全国高等学校医药教材

北京协和医学院　清华大学医学部教材

（供西医医学院校本博、本硕连读、本科和专科学生使用）

中　医　学

（第 2 版）

主　编　梁晓春　孙　华

副主编　徐慧媛　张孟仁　田国庆

编　委（按姓氏笔画排序）

尹德海　王道海　包　飞　田国庆

孙　华　朴元林　齐贺斌　吴群励

张孟仁　张亚敏　陈素辉　杨　丹

宣　磊　郝伟欣　徐慧媛　梁晓春

董振华　潘明政

秘　书　朴元林

中国协和医科大学出版社

图书在版编目（CIP）数据

中医学／梁晓春，孙华主编. —2 版. —北京：中国协和医科大学出版社，2019.10
ISBN 978-7-5679-0716-4

Ⅰ. ①中… Ⅱ. ①梁… ②孙… Ⅲ. ①中医学-医学院校-教材 Ⅳ. ①R2

中国版本图书馆 CIP 数据核字（2019）第 072289 号

中医学（第 2 版）

主　　编：梁晓春　孙　华
责任编辑：吴桂梅

出版发行：**中国协和医科大学出版社**
　　　　　（北京东单三条九号　邮编 100730　电话 65260431）
网　　址：www.pumcp.com
经　　销：新华书店总店北京发行所
印　　刷：北京朝阳印刷厂有限责任公司

开　　本：889×1194　　1/16
印　　张：27.75
字　　数：710 千字
版　　次：2019 年 10 月第 2 版
印　　次：2019 年 10 月第 1 次印刷
定　　价：78.00 元

ISBN 978-7-5679-0716-4

内 容 提 要

　　《中医学》教材是北京协和医学院中医教研室在总结数十年教学经验的基础上撰写而成的。尽可能地将中西医结合的理念和内容贯穿其中，旨在使西医学生学习并掌握与西医完全不同的中医理法方药的系统思维方法，掌握中医学的基础理论及中药、方剂、针灸等基本知识。本教材语言表达简明扼要，通俗易懂，执简驭繁。在教材内容上，增加了中西医理论构建的特点、形成和发展的差异及传统医学中的人文思想等；在教材结构上，把脏腑的生理功能和病理辨证合二为一，还增加了临床病例的辨证分析；在治则和治法方面把"调整阴阳"作为治疗疾病的总纲，把"治病求本"作为治疗疾病的指导思想，起到提纲挈领的作用。中药和方剂部分增加了现代药理研究等内容，针灸部分突出理论联系实际的基本原则，国家标准《腧穴名称与定位》（GB/T 12346—2006）已全面进入教材。重点介绍了经络、腧穴、刺灸法、针灸的治疗原则和配穴处方，在每章节前面确定了教学目标和要求学生掌握、熟悉和了解三个不同层次的内容，章节后面附有复习思考题及英文摘要。

　　本教材主要适合于西医医学院校本博、本硕连读、本科和专科各专业中医学课程的教学需要，对于其他自学考试及西学中人员，也有参考价值。

前　言

　　西医高等院校中普遍开设中医学课程，其目的在于使西医学生掌握中医学的基本特点，理解不同医学体系对生命的认知差异，了解脏腑、病因病机、中药、方剂、针灸等基本知识，接受传统医学熏陶，开拓临床思维，丰富诊疗手段，为今后中西医结合临床工作及科学研究打下了一定的基础。但长期以来西医高等院校中医学教材内容多，课时少，老师采用满堂灌的教学方法，而对于已经习惯于西医思维方法的医学生来说，很难适应这种传统医学的思维方法。学生根本听不懂，更谈不上学以致用。近十多年来，北京协和医学院中医教研室为了改变这种现状，曾对现行的教学内容、课程结构及教学形式等方面进行了改革。例如，把脏腑学说和脏腑辨证合二为一，讲完"心"的生理功能就接着讲"心"的病理辨证，通过生理来讲述病理，再用病理来反证生理，既节省了课时，又避免了重复，起到了事半功倍的效果。同时，注重学生临床能力的培养，将常见病证的辨证施治搬到临床见习时讲解，并由学生在见习中对患者进行"望、闻、问、切"，作出初步的"辨证论治"，然后教师进行点评。教学改革使中医教学质量有了明显的提高，中医学课程获得北京协和医学院精品课程，也获得了北京市高等教育委员会教学成果二等奖。基于以上工作的基础，中医教研室全体教师编写了这本教材。

　　本教材在语言表达上，考虑到西医学生没有学习过医古文，力求简明扼要，通俗易懂。将教材中用到的经典古文部分都予以适当的解释。在教材内容上，考虑到学生已完成了西医基础课和部分临床课的学习，西医的现代医学关于解剖、生理、病理、疾病的概念等已在学生头脑中基本形成。尽可能把传统医学与现代医学相结合，把中西医理论构建的特点、形成和发展的差异，中西医思维模式的不同，以及中西医结合的研究成果都体现在绪论中，从绪论开始激发学生对中医的兴趣。例如，中医思维模式主要是从宏观辩证的角度来认识人体的生理病理过程，而西医主要从微观分析的角度来研究人体的生命和疾病。虽然二者的方法不同，但都应用了比较、分类、类比、归纳演绎、分析综合的方法，如中医的"揆度奇恒""司外揣内""援物比类"等都是逻辑思维方法的具体应用，而西医的"鉴别诊断""疾病分类""动物造模"和"诊断性治疗"等也采用了逻辑思维方法。二者在方法学的差别主要体现在整体与局部、定性与定量、功能与实质以及检验标准等方面。西医注重现代理化依据，而中医更重视逻辑思辨。把现代的医学理论、思维方法渗透到中医学中去，帮助学生理解中医基本理论、整体观念及辨证施治的优势。在教材结构上，把精、气、血、津液的形成、作用及病理变化；脏腑的生理功能和病理辨证合二为一，还增加了临床病例的辨证分析，既节省课时，又便于理解。在治则和治法部分把"调整阴阳"作为治疗疾病的总纲，把"治病求本"作为治疗疾病的指导思想，对讲解"正治反治""病治异同""标本缓急"等可以起到提纲挈领的作用。中药和方剂部分配以丰富的图表取代冗长的阐述，增加现代药理研究等内容，以帮助学生对中药及方剂药效的理解。针灸部分图文并茂，重点介绍了经络、腧穴、刺灸法、针灸的治疗原则和配穴处方，还介绍了常见病证的针灸治疗及其他疗法。展示了针灸学的理、法、方、穴、术的临床应用价值，突出了理论联系实际的基本原则。本教材中的穴位名称、定位及主治主要以国家质量监督检验检疫总局与国家标准化管理委员会颁布的国家标准《腧穴名称与定位》（GB/T 12346—2006）为依据，并参照之前的国家标准及有关文献。在教材编写体例上，在每章节前面确定了教学目标和要求学生掌握、熟悉和了解三个不同层次的内容，章节后面附有复习思考题及英文摘要。不仅可帮助学生梳理所学的知识，还有利于学生学习中医药的英文词汇，同时也为本校国外交换学生的学习提供方便。

本教材参考了近几年的10多部《中医学》教材，汲取了各版教材的精华，对教材的编写理念、结构、体例等方面进行了探索性改革。对教材内容、结构和体例进行了数次修改，反复推敲，力争实现教材内容的整体优化，力求达到系统性、科学性、完整性和创新性的完美结合。2010年出版后，成为北京协和医学院八年制学生的指定教材，并得到业内专家和医学院校学生的高度评价。本次再版，又进行部分内容的修订。但由于编者水平有限，教材中错误或不当之处，敬祈读者指正。

本教材得到了北京协和医学院的教学改革立项课题资助，得到了中国协和医科大学出版社的大力支持，以及北京协和医学院中医教研室全体教师的共同努力。教材英文摘要部分得到了中国中西医结合杂志英文版张文老师的斧正，谨致谢忱！

《中医学》编委会

2019 年 7 月 8 日

目　　录

第一章　中医学绪论

【内容提要】　中医学植根于中华优秀传统文化的土壤之中，是中华民族在长期医疗生活实践中积累总结而成的，具有独特的理论体系和丰富的诊疗经验。中医学以阴阳五行学说为哲学基础；以整体观念为指导思想；以脏腑经络、精、气、血、津、液为理论基础；以"辨证论治"为诊疗特点。几千年来为中华民族的繁衍昌盛做出过巨大贡献。时至今日，仍然为人类医疗和保健发挥着不可或缺的作用。

> **【学习目标】**
>
> 1. 了解中医学理论体系的源流、形成和发展。
> 2. 掌握中医学的基本特点。
> 3. 熟悉中医学理论体系和现代医学的异同。
> 4. 掌握"证""症""病"的区别。
> 5. 了解传统医学人文思想及传统医德的意义与价值。

灿烂辉煌的中华文明孕育了博大精深的中医药文化，从伏羲制九针、神农尝百草开始，逐渐形成了包括经络文化、诊疗文化、本草文化、养生文化等在内的完整的中医药理论体系。在历史的长河中，古巴比伦医学、印度医学和中医学被称为人类最早形成体系的三大传统医学，前二者虽比中医药学发展要早，但现在仅存一些零散的理论和疗法，唯有中医学以其独特完整的理论体系和卓越的临床疗效，屹立于世界医学之林。中医学是中华民族在长期医疗生活实践中积累总结而成的，曾对中华民族的繁衍昌盛做出过巨大的贡献。时至今日，仍然为人类医疗和保健发挥着重要的作用。

第一节　中医学的发展历程

一、远古时代——中医学的原始阶段

人类漫长的进化过程就是人类生活与生产的知识和技能不断积累和发展的过程。早在远古时代，我们的祖先为了生存和繁衍，在觅食充饥的过程中，在同自然灾害、猛兽、疾病的斗争中，积累了一些原始医疗保健的知识。"伏羲制九针""神农尝百草""黄帝论内经"这些经典的传说就足以证明这一点。伏羲氏是上古的一位睿智的首领，也是上古的"三皇"之一，他在我国古代医疗的发展过程中起着重要的作用。在原始社会的山顶洞人时期，伏羲氏指导人们制造工具，结网打鱼，投矛狩猎。在使用石器的过程中，逐步发明了用石针治病。石针的形状各不相同，圆头的，用来按压镇痛；尖头的，用来点刺或

放血；带刃的，用来切割等，这就是传说中的"伏羲制九针"。《易传》载：伏羲氏统治天下，他经常仰头观天象，研究日月星辰的运行；俯身察地形，考查山川泽壑走向。又观鸟兽动物皮毛的纹采和生长在大地上的各类植物各得其宜的情况，近从己身取象，远从器物取象，在这种情况下开始创造八卦，用来通晓万事万物变化的性质，用来分类归纳万事万物的形状。《帝王世纪》称：伏羲"味百药而制九针"。因此千余年来被我国医界尊奉为医药学、针灸学之始祖。在氏族公社时期，神农帮助人们寻找食物，识别植物，经过无数次尝试和长期的经验积累，逐步认识到哪些植物对人体有害，哪些植物对人体有益，如《淮南子·修务训》记载："神农尝百草之滋味，水泉之甘苦，令民知所避就。当此之时，一日而遇七十毒"。这就是传说中的"神农尝百草"。我国第一部药物学"神农本草经"，就是后人为了纪念原始社会人们的贡献，托名神农而写的。被尊为中华"人文初始"的黄帝，因居"轩辕之丘"，称轩辕氏，为五帝之首。和炎帝共同开创了中华文明。黄帝播百谷草木，大力发展生产，制衣冠、建舟车、制音律，并和岐伯等大臣一起讨论医学的问题。

殷商时期，农业、手工业的生产有了显著的发展，青铜器的广泛应用，使银针、金针等医疗工具得以发明。陶器的发明为汤液制备提供了条件，相传伊尹著有《汤液经》这就是传说中的"伊尹治汤液"。商代的甲骨文中开始出现医用文字，如疾、医、疗等，周代就出现医学分科，如食医、疡医、疾医。并有了医师考核制度。由此可见，中医学的起源史，也就是人类文明的发展史。

二、春秋战国至秦汉——中医理论体系的形成阶段

春秋战国时期，中国社会急剧变化，政治、经济、文化都有显著发展。"诸子蜂起，百家争鸣"，学术思想空前活跃，元气论自然观和阴阳五行学说等在战国末年已具雏形。秦始皇统一中国后，积极推行统一文字、统一法律、统一度量衡等政策，文化一统成为当时的基本趋势。医学家也在这一大趋势中，求同存异，建构了统一的中医理论体系。《黄帝内经》《难经》《神农本草经》等医学经典著作相继启封问世，标志着中医理论体系的初步形成。

（一）奠基之作《黄帝内经》 《黄帝内经》简称《内经》，包括《素问》和《灵枢》两个部分，共18卷，162篇，是先秦至西汉医学经验和理论的总结，内容十分丰富。该书从整体观念出发，运用朴素的唯物论和自发的辩证法思想，对人体生理病理及疾病的诊断和治疗等方面都做出了较为全面的阐述，奠定了中医学的基础，使中医学从原始经验阶段步入抽象概念的理论阶段。

《内经》强调人是一个有机整体，并与自然、社会环境密切相关。人体结构的各个组成部分不是孤立的，而是彼此联系的，这种联系表现在生理与病理、脏腑与经络等各个方面。《内经》将体内的脏腑与体表的形体官窍作了对应联系，并认为局部的病变，可以影响到全身或其他脏器，因而在治疗上重视局部与整体的联系。《内经》又提出了人与自然、社会环境相统一的观点，人体的健康与疾病，直接受到四时气候、地理环境以及社会政治经济地位等方面的影响，因而强调在医疗实践中，必须因时、因地、因人制宜，才能做出正确的诊断和治疗。《内经》系统地将反映当时文化进步的古代哲学思想（如精气、阴阳、五行学说等）引入医学领域，以解释人体生命的起源、生命过程的维系、疾病预防及诊断与治疗等。

（二）解经续集《难经》 《难经》全称《黄帝八十一难经》，其成书较《黄帝内经》为晚。约成书于东汉以前（有说在秦汉之际），相传系秦越人（扁鹊）所著。该书内容简要，辨析精微。全书以《内经》基础理论为主，对人体脏腑功能形态、诊法脉象、经脉针法等诸多问题逐一论述，涉及生理、病理、诊断、治疗等各个方面。尤其对脉学有较详细而精当的论述，对经络学说以及脏腑学说中的命门、三焦的论述，在《内经》的基础上有所阐述和发展。《难经》不但在理论方面丰富了中医药学的内容，而且在临床方面颇多论述。除针灸之外，还提出了"伤寒有五"的理论，对后世伤寒学说与温病学说的发展产生了一定的影响。《难经》对诊断学、针灸学的论述也一直被医家所遵循。对历代医学家理论思维和医理研究有着广泛而深远的影响。该书补充了《内经》的不足，因而有人称《难经》是解经之作。

（三）拓荒之作《神农本草经》　《神农本草经》是我国现存最早的药学专著，简称《本经》或《本草经》。约成书于公元一世纪。全书收载 365 味中药，并根据药物毒性的大小分成上、中、下三品，上品药无毒，主补益；中品药或有小毒或无毒，主治病；下品药有毒，主除病邪、破积聚。书中所录药物功效的记载，屡经检验，大多准确可信，如黄连治痢、常山截疟等。书中还提出寒凉温热、酸苦甘辛咸等中药性味学说，明确了"治寒以热药，治热以寒药"的用药原则，使药理学与病理学密切结合，使中医药学理论体系更加充实。同时，该书提出单行、相须、相使、相畏、相恶、相反、相杀等"七情和合"的药物配伍理论，为组方提供了重要的理论依据，创立了组方配伍的"君臣佐使"原则，总结了丸、散、汤、酒、膏等基本剂型。该书的问世，使中药学科进入了迅速发展的轨道。

（四）临床巨著《伤寒杂病论》　《伤寒杂病论》为东汉末年著名医学家张机（字仲景）所著。后经王叔和分为《伤寒论》与《金匮要略》两部分，前者以六经辨伤寒，后者以脏腑论杂病。该书提出了"观其脉证，知犯何逆，随证治之"的辨证论治原则，使中医学的基础理论与临床实践紧密结合起来，为临床医学的发展奠定了坚实的基础，对后世产生了极为深远的影响。其主要贡献在于：①提出了运用理法方药辨证论治的治疗原则，创立了六经辨证；②发展了方剂学，创制和收载了许多方剂，配伍严谨，药味精练，疗效显著，至今仍在临床广泛应用；③在病因和发病学上，提出了经络受邪入脏腑的论点和血瘀、房室、外伤三因学说。从而使中医理论和实践经验不断丰富，使中医学提高到了一个新的水平。

三、晋至隋唐——中医学分科及发展阶段

三国、两晋、南北朝时期，中国社会处于动乱割据状态，中医学的发展受到一定的影响。但在脉学、针灸学等方面仍取得一些进展，如晋·王叔和编撰的《脉经》是我国第一部脉学专著，丰富了脉学的基本知识和理论；晋·皇甫谧编撰的《针灸甲乙经》，是我国现存最早的针灸学专著；隋·巢元方编撰的《诸病源候论》，是我国第一部病因病机证候学专著。隋唐时期国家重归统一，政治稳定，文化繁荣，也是我国医药学发展的辉煌时期。这一时期的医学发展表现出了两个特点：一是一批分支学科在分化中日趋成熟，临床各科蓬勃发展，外科手术发展亦至鼎盛。唐·孙思邈编撰《千金要方》和《千金翼方》，可称我国第一部医学百科全书；唐·王焘的《外台秘要》集唐以前医学之大成，从理论到临床均有新的发展。针灸学、妇科学、儿科学、外伤科学都出现了专著；二是中医学海纳百川，融合来自印度、波斯等国外医学知识，成为当时世界医学中心。唐朝廷组织苏敬等人编写的《新修本草》成为世界上最早由国家制订颁布的官方药典。

四、宋至金元——学派涌现及理论突破阶段

两宋是医学发展的重要时期。中医药学在各方面获得重大进展，例如，宋元时，预防天花的人痘术已在中国出现，开创了免疫学的先河；宋末宋慈的《洗冤录》一书，达到了古代法医学的顶峰；官办药局的《太平惠民和剂局方》对配方进行了严格规范。针灸铜人的铸造，《铜人腧穴针灸图经》的编撰使

针灸教学有所遵循，均表明中医学达到了一个新的高峰。金元时期出现"古方今病不相能"的思潮，涌现出一些学派，不仅活跃了医坛学术气氛，更倡导了注重理论研究之风，并在某些方面取得了突破。具有代表性的当属"金元四大家"，刘完素提出"百病多因于火"，治疗主张以寒凉为主，后世称他为"寒凉派"；张从正认为凡病皆因"邪"而生，"邪去则正安"，极力主张以祛邪为主，反对滥用补药，成为独树一帜的"攻下派"；李杲深究"脾胃"，提出"内伤脾胃，百病由生"，治疗以补益脾胃为主，被誉为"补土派"或"补脾派"；朱震亨结合江南地域特点，倡导"阳常有余，阴常不足"，治疗推崇养阴类药，后世医家尊为"养阴派"。诸家见解，虽各有偏颇，但在不同程度上丰富了中医学理论，推动了中医学术的发展。

五、明清时期——综合集成及中西医汇通萌芽阶段

明代以前，中医学在世界范围内遥遥领先。明代以后相对于西方医学，其发展速度就日见迟缓。与此同时，中医药学出现了革故鼎新的趋势。吴有性创立了"戾气学说"；李时珍的本草巨著《本草纲目》走向世界；张景岳的命门学说《景岳全书》独树一帜；王肯堂的诊疗规范《证治准绳》启封问世；这些著作对宋、金、元、明以来医学各领域众多进展在总结归纳的基础上进行了创新。清代的主要医学成就就是温病学说的形成，以温病四大家为代表，著有《温病条辨》《温热论》《温热经纬》《温证论治》等书。叶天士创立温病学说及卫气营血辨证，薛生白深入论述了湿热病的病因、病机及治法，吴鞠通创三焦分治纲领，王孟英集前贤温病学说之大成，对暑、湿、火三气辨证从理论到治疗推向了一个新的阶段。被西方医学界称为中国近代解剖学家的清代医学家王清任，反对因循守旧，勇于革新，他的《医林改错》改正了古医籍中在人体解剖方面的某些错误，肯定了"灵机记性不在心在脑"，并发展了瘀血理论，创立了多首治疗瘀血病证的有效方剂，此书曾被译成外文，对世界医学的发展也产生一定的影响。

清代，西方医药开始传入中国，出现了中西汇通思想，代表人物，如清初著名学者方以智，他所著的《医学汇通》《通雅》等，引进了西方传教士带来的有关人体解剖及生理的一些新知识，为后来中西医汇通派的形成打下了一定的基础。

六、鸦片战争至中华人民共和国成立——低谷中孕育着新的飞越

鸦片战争后，"西风东进"，西方医学在中国迅速传播，中西汇通思想不断滋长，队伍不断扩大，被称为中西汇通派。代表人物有唐宗海，著有《中西医汇通医书五种》，提出："西医亦有所长，中医岂无所短……不存疆域异同之见，但求折中归于一是"。朱沛文著有《华洋藏象约纂》，认为中西医"各有是非，不能偏主，有宜从华者，有宜从洋者"。张锡纯著有《医学衷中参西录》，主张"采西人之所长，以补吾人之所短"，确立了衷中参西的汇通原则，对中西药物并用进行了大胆的尝试；恽铁樵著有《药庵医学丛书》等，强调"中医而有演进之价值，必能吸收西医之长，与之化合，以产生新中医"。这一时期，中西医汇通还得到官方的支持和认可。到了民国，国民党政府试图以立法方式，废止中医。在《规定旧医登记案原则》中采取了釜底抽薪的办法，提出不准中医办学，使其后继无人，以达到中医消亡之目的。此案暴发了中医近代史上规模浩大的抗争浪潮，全国各地中医药团体、全国商会联合会等团体质问南京政府的函电不可胜数。香港、菲律宾、新加坡等海外中医药团体也纷纷来电请愿。面对国内外中医界和各界人士的强烈反对，国民政府不得不取消废止中医提案。正是由于中医学自身不容忽视的医疗价值和一大批仁人志士的奋力抗争，她得以顽强生存下来。直至中华人民共和国成立以后，中医学才枯木逢春。

七、中华人民共和国成立以来——中医、中西医结合创新发展

在党的中医政策的关怀下，全国中医高等院校先后成立，培养了大量的中医及中西医结合人才；医疗机构和研究院所茁壮成长，学术研究取得了令人瞩目的成果。例如，中医研究院屠呦呦教授等关于"青蒿素和双氢青蒿素的发明"，征服了恶性疟疾，为世界热带医学做出了杰出的贡献，被称为"20世纪下半叶最伟大的医学创举"及"中国的第五大发明"。2011年获得拉斯克奖，2015年获得诺贝尔生理学或医学奖，2017年获2016年度国家最高科学技术奖；韩济生院士等关于"针刺镇痛原理的研究"阐明了针刺镇痛的机制，证明了针刺穴位能够刺激中枢神经中镇痛化学物质释放，从而起到镇痛作用，为针灸走出国门提供了科学的依据；陈可冀院士等关于"血瘀证及活血化瘀研究"，明确了"血瘀证"的科学内涵，阐明了活血化瘀治法的基本规律和作用原理。规范了血瘀证诊断及活血化瘀治疗，提高了治疗心脑血管疾病的临床水平，荣获国家科技进步一等奖；吴咸中院士等关于"急腹症与通里攻下法研究"，揭示了"六腑以通为用"的真谛，降低了急腹症的手术率，更新了现代医学对急腹症治疗学的观念；沈自尹院士等针对肾本质的研究，证实了肾虚与下丘脑-垂体-肾上腺皮质、甲状腺、性腺三轴全套功能的不同层次失调有关，发现温补肾阳药可直接兴奋下丘脑皮质激素释放激素的基因表达，提高下丘脑双氢睾酮受体的亲和力，探寻了补肾抗衰老的客观指标及疗效依据；王辰院士及相关研究人员在我国4个省的11家医院开展了一项前瞻性、非盲法、随机对照试验，观察麻杏石甘-银翘散治疗H1N1流感患者的疗效。共观察410例经实验室确诊的H1N1流感患者。结果显示，中药麻杏石甘-银翘散无论是单用还是与奥司他韦联用均能缩短H1N1流感毒感染患者的退热时间。张亭栋教授、陈竺院士等关于"砷制剂治疗白血病"，完善了白血病的治疗，打开了中医药走向世界的大门。尤其令人兴奋的是2008年陈竺院士等发表的《中药复方黄黛片治疗急性早幼粒细胞白血病的研究》，利用现代分子生物学的语言揭示了中药复方的协同作用及科学内涵，他们发现在急性早幼粒细胞性白血病（APL）的小鼠模型，单独应用硫化砷可延长白血病小鼠的生存期，而三药联合可取得明显强于单独或两药联合产生的治疗效果。在APL小鼠模型中，硫化砷、丹参酮单独应用时可引起白血病细胞一定程度的分化，而三药联合可使白血病细胞"改邪归正"，分化成熟。在分子水平上，三药联合可显著增强由硫化砷引起的对PML-RARa癌蛋白的降解破坏，因此是"祛邪"的作用，而硫化砷是君药。在正常情况下，造血细胞由幼稚到成熟的分化过程中，促进细胞分化的基因（属"正"的因素）必须逐渐增高，而抑制细胞分化的基因（可认为是"邪"的因素）必须相应减少；在细胞周期的调控方面，促进细胞周期的蛋白（"阳"）与抑制细胞周期的因子（"阴"）必须维持平衡。在白血病，"正"往往受到压制而"邪"盛，"阳亢"而"阴虚"。值得注意的是，在药物作用下，促进细胞分化的基因表达明显增高，抑制细胞分化的基因显著降低，丹参酮在其中起重要作用；促进细胞周期的蛋白明显得到抑制，而抑制细胞周期的蛋白显著增多，其中靛玉红发挥重要作用，中药复方可以扶正祛邪，调整阴阳，且证实丹参酮是臣药，靛玉红是佐药。该研究还发现，丹参酮与靛玉红通过增加负责运输硫化砷的水甘油通道蛋白9的含量，促使进入白血病细胞的硫化砷明显增多，二者都起到"使药"的作用。复方黄黛片通过各组分的联合应用，产生大于三个组分加和的协同效应。一位药理学国际权威专家认为，"是一项十分令人感兴趣、具有高度科学意义的研究，开启了用中药复方原理设计联合治疗方案的范例，势必引起学界的极大关注"。还有中国特色的恶性肿瘤的治疗模式，"带瘤生存"的治疗理念；小夹板固定治疗骨折，"动静结合、内外兼治、筋骨并重"的治疗方法，有助于功能恢复，并能节省费用的治疗优势等，不胜枚举。这些研究成果不仅印证了古老中医药治疗的科学性，而且还得到了国际社会的认可。

第二节　中医学的特点

一、整体观念

中医学非常重视人体本身的统一性、完整性及其与自然界的相互联系，认为人体是一个有机的整体，与自然界息息相关，同时受社会和环境影响。整体观念就是强调在观察分析和研究处理问题时，要注重事物本身所存在的统一性、完整性和联系性。中医学的整体观念是关于人体自身的完整性及人与自然和社会环境的统一性的认识。自然界的一切变化都会对人的心理、生理以及病理产生影响。人们在能动地适应自然、改造自然与自然和谐相处中维持着正常的生命活动。

（一）**人体自身的统一性**　中医学认为，人体是一个有机整体，是以五脏为核心，与六腑互为表里，通过经络与体表、形体、官窍相联系的有机统一的整体。具体体现在四个方面。

1. **就人体结构而言**　人体是由若干脏腑所组成的，这些脏腑是不可分割、相互联系的，任何局部都是整体的一个组成部分，如"舌为心之苗""口为脾之窍"等。

2. **就基本物质而言**　组成各脏腑并维持其功能活动的物质是同一的，即精、气、血、津、液，这些物质分布并运行于全身，以保证全身脏腑的功能活动，如"气为血之帅、血为气之母""精血互生""气随津脱"等。

3. **就功能活动而言**　人体组织结构和基本物质的统一性，决定了各种不同功能活动之间密切的联系性。它们互根互用，协调制约，相互影响，如血液的生理功能的实现，要靠心、肝、脾、肺、肾共同协调完成，包括心主血脉、肺朝百脉、肝调血量、脾生血及精血互生等。

4. **就诊断治疗而言**　中医认为人体在生理功能上相互协调，在病理上也相互影响。在诊断上，察外知内，根据外在病变表现推测内在脏腑的病理变化，综合分析辨证；在治疗上，强调从整体进行调节，注重因时、因地、因人制宜。

（二）**人与自然界的统一性**　自然界是人类生命的源泉，"天食人以五气，地食人以五味"。自然界的一切变化都可以直接或间接影响着人体的功能活动，在正常变化的范围内，人体可以做出相应的生理性适应，但若变化过大超出人体所能适应的限度，或者人体适应能力下降时，就可能成为疾病。这就是中医所谓"天人相应观"，它具体体现在自然环境对功能活动的影响等不同方面。

1. **季节气候对人体生理的影响**　四季春温、夏热、长夏湿、秋凉、冬寒是正常的气候变化，人体的生理功能也随之而变化，称之为适应性调节。正如《灵枢·五癃津液别》说："天暑衣厚则腠理开，故汗出……天寒则腠理闭，气湿不行，水下留于膀胱，则为溺与气。"

2. **昼夜晨昏变化对人体生理的影响**　中医学认为，在一日之内，随着昼夜晨昏阴阳消长的变化，人体的阴阳气血也进行相应的调节，与之相适应。如《灵枢·顺气一日分为四时》说："以一日分为四时，朝则为春，日中为夏，日入为秋，夜半为冬。"又如《素问·生气通天论》说："故阳气者，一日而主外，平旦人气生，日中而阳气隆，日西而阳气已虚，气门乃闭。"这种人体阳气白天趋于体表，夜间潜于内里的运动趋向，反映了人体随昼夜阴阳二气的盛衰变化而出现适应性调节。

3. **地域气候对人体生理的影响**　地理环境和生活习惯的不同，在一定程度上也影响着人体的生理活动和脏腑功能，进而影响体质的形成。如江南多湿热，人体腠理多稀疏；北方多燥寒，人体腠理多致密。生活在这样的环境中，一旦易地而处，环境突然改变，初期多感不太适应。但人体也能进行相应的调节和适应，经过一段时间大都能够适应。

人对生存的自然环境的适应不是消极的、被动的，而是积极的、主动的。随着科学技术的发展，人们对客观世界的认识逐渐深入，人类自身不仅能主动地适应自然，而且能在一定程度上改造自然，美化环境，使大自然为人类服务。如《素问·移精变气论》提到"动作以避寒，阴居以避暑"；《养生类纂》指出"积水沉之可生病，沟渠通浚，屋宇清洁无秽气，不生瘟疫病"。这些记载就说明先人在改造自然方面的措施和实践。

（三）人与社会环境的统一性　　人体的生命活动，不仅受到自然环境变化的影响，而且受到社会环境的制约。政治、经济、文化、宗教、法律、婚姻、人际关系等社会因素，会通过与人的信息交换影响着人体各种生理、心理活动和病理变化，而也在认识世界和改造世界的交流中，维持着生命活动的稳定、有序、平衡及协调。社会环境的变更，人的社会地位及经济条件的变化，对人体的身心健康常常产生很大的影响。再者，在不同的社会环境之中，每个人身心状况与体质有着明显差别。一般来说，良好的社会环境，融洽的人际关系，可使人精神振奋，积极上进，心情愉快，气血调和，阴阳平衡；若社会环境不佳，人际关系恶劣，家庭纠纷、亲人离别等不良事件就会使人压抑、紧张、焦虑，气血不和，阴阳失衡。另外，社会环境、经济状况及社会地位的骤变也会导致人的精神情志的紊乱，从而影响人体脏腑功能而致某些疾病的发生。正如《素问·疏五过论》指出："尝贵后贱"可致"脱营"病，"尝富后贫"可致"失精"病，并解释说："故贵脱势，虽不中邪，精神内伤，身必败亡；始富后贫，虽不伤邪，皮焦筋屈，痿躄为挛"。

二、辨证论治

辨证论治是中医学的特点和精华，也是中医学认识疾病和治疗疾病的基本原则。在临床诊断和治疗疾病的过程中，既强调辨证论治，又注重辨证和辨病相结合。

（一）病、证、症的基本概念　　病，即疾病。是致病因素作用于人体，正邪相争引起的脏腑或组织生理功能障碍导致机体阴阳失调的一个完整的病理过程。在这一过程中，始终存在着损伤、障碍与修复、调节的矛盾斗争，亦即邪正斗争。疾病一般都有一定的病理演变规律，有较固定的临床症状和体征，有诊断要点和与相似疾病的鉴别点。因此，疾病的这一概念反映了某一种疾病全过程的总体属性、特征和规律，如西医的感冒、肝癌、胃炎等；中医的肺痨、瘿病、消渴等，皆属疾病的概念。

证，即证候。是疾病过程中某一阶段或某一类型的病理概括，是中医学的特有概念，反映疾病的阶段性或不同类型的病理变化本质，揭示疾病的某一阶段或某一类型的病理变化的主要矛盾，一般由一组相对固定的、有内在联系的、能揭示疾病某一阶段或某一类型病变本质的症状和体征构成。证候是病因病机的外在表达；病因病机是证候的内在本质。由于病机的内涵中包括了病变的部位、原因、性质和邪正消长变化，故证候能够揭示病变的机制和发展趋势，中医学将其作为确定治法及处方遣药的依据，如麻疹病在不同的病变阶段有不同的临床表现，出现不同的证候，当采用相应的方法治疗；又如感冒病分为风寒、风热、风燥、暑湿等几种类型。临床辨证过程中，应予以鉴别。

症，即症状和体征，是疾病的具体表现，可以是患者主观的痛苦症状，也可以是医师捕捉到的客观体征，也可以是实验室发现的异常指标，所有的这些自觉症状、他觉体征以及实验室的异常指标都是症。它是判断疾病、辨识证候的主要依据，但只是疾病的现象，未必能完全反映疾病的本质。同一个症状，可由不同的致病因素引起，其病理机制不尽相同，因此可见于不同的疾病和证候。孤立的症状不能反映疾病或证候的本质，因而不能作为治疗的依据，如头晕，就只是一个症状，不能只用止晕药物，而是要根据四诊合参来确定是肝阳上亢引起的头晕，还是血瘀阻络导致的头晕，明确后方可治疗。

病、证、症三者既有区别又有联系。疾病和证候都由症状和体征构成，证候是反映疾病某一阶段或某一类型的病变本质；各阶段或类型的证候贯串并叠合起来，便是疾病的全过程。一种疾病由不同的证候组成，而同一证候又可见于不同的疾病过程中。故辨证论治，重在证候的确立，据证施治。

（二）辨证论治的基本概念 辨证论治包括辨证和论治两个方面。辨证论治既不是对症治疗，根据病人的主诉，或者抓住个别症状进行治疗；也不是某病用某药的辨病施治。辨证包含着如何做出具体深入的分析，并找出病证的主要矛盾；论治指的是如何采取针对性措施，来解决主要矛盾。辨证是确定治则治法的前提和依据，论治则是在辨证的基础上，确定治疗原则、选择治疗的具体手段和方法，并加以实施，治疗的效果又是检验辨证正确与否的依据。

辨证——即采用望、闻、问、切等诊法所收集的资料，包括症状和体征，在中医理论指导下，通过分析综合，去粗取精，去伪存真，辨清疾病的原因、性质、部位、发展阶段及邪正之间的关系等，最后概括、判断为某种性质的证。因此，辨证的过程就是对病人做出正确、全面判断的过程，或者说通过分析综合找出主要矛盾的过程。

论治——即是根据辨证的结果，选择和确定相应治疗原则和治疗方法的过程，也就是研究和实施治疗的过程。

中医认识和治疗疾病，是从症状入手，通过四诊手段，分析综合，审证求因。找出疾病的本质，确定治疗方案。例如，头痛，由于病因不同，除头痛以外可表现出一些不同的特征，如外感头痛，可伴有恶寒、发热、脉浮等症；若血瘀头痛，可出现舌质紫暗、脉涩等症。如此方能避免治疗用药的盲目性，减少失误，提高疗效。

第三节　中医和西医理论体系之异同

中西医理论体系的形成与发展离不开特定的东西方文化背景。东方文化的认知方法是经验和直觉，从整体上来认识和处理包括疾病和生命等复杂事物和问题；而西方文化的认知方法则是实证加推理。也就是说中医学是经验的归纳，而西医学是实验的总结，中医看到的是模糊的整体，而西医看到的是清晰的局部。从理论构建来看，中医学采用宏观形象，而西医学采用微观观察；从思维方法来看，中医学应用辨证思维，而西医学应用逻辑思维；在认识方法上，中医学是取类比象，而西医学是实体解剖；在知识应用上，中医学以辨证论治为核心，而西医学以辨病施治为基础；中医是治疗有病的人，重视人的整体变化；而西医是治疗人的病，关注病的病理特征。可以说中医是关于人的生命过程及其运动方式的相互关联的学说，以促进人的自我实现、自我发展、自我和谐为宗旨，强调生命动态的"形神合一"；追求自然环境的"天人合一"。尽管东西方医学是两种完全不同的理论体系，但事实上，中医和西医有很多相似之处。中医思维模式主要是从宏观辨证的角度来认识人体的生理病理过程，而西医主要从微观分析的角度来研究人体的生命和疾病。虽然二者的方法不同，但都应用了比较、分类、类比、归纳演绎、分析综合的方法。例如，中医的"揆度奇恒""司外揣内""援物比类"等都是逻辑思维方法的具体应用，而西医的"鉴别诊断""疾病分类""动物造模"和"诊断性治疗"等也采用了逻辑思维方法。正如卫生部长陈竺院士所言：中医强调"阴阳平衡"，与现代系统生物学有异曲同工之妙；中医强调"天人合一"，与现代西方科学讲的健康环境因素十分相似；中医强调"辨证施治"，类似于西方医学通过药物遗传学为每个病人找到最适合的药；中医的复方理论，实际上就是现在的西方治疗学越来越强调的各种疗法的综合使用。因此，了解中西医理论之异同，打破中西医之间的壁垒，东西方两种认知力量汇聚是现代医学向更高境界提升和发展的一种必然趋势。

第四节　中医的整体观念与现代医学模式

医学模式是医学对人的生命、健康和疾病的理论认识。生物医学模式，是在生物科学的基础上，把人看作纯生物体。运用分析实验的方法，把疾病用偏离正常的可测量的生物学变量来说明，从而形成的关于生命、健康、疾病的总的观点。由于西医学源于对多个个体的实验结果、源于对生物个体解剖和生理功能的认识，因而其将病人视作为一个个生物个体，所形成的从基础到临床医疗的模式是一个生物医学模式；而中医学，源于对多个病人的治病实践、源于对一个个病人的治病经验的概括与总结，所形成的医疗模式是一个整体观医学模式。由于医学模式不同，医学主体也就不同。在认识疾病和医疗疾病时，西医学是以疾病为主体，着眼于对疾病本身发生发展规律的研究，着重对该疾病的早期诊断与治疗，对于患有该疾病的人则被视为从属主体；而中医学，是以患有某种疾病的病人为主体对象进行整体分析、判断与施治。西医强调的是患者的病，中医关注的是患病的人。由于医学主体的不同，治疗的目标也就不同。例如，病毒性疾病的治疗，西医主要针对导致引起疾病的病毒进行治疗；而中医关注的是患病毒性疾病的病人，采用提高病人自身内在的抗病能力，来抗击病毒。在医疗过程中，西医是根据"视、触、叩、听"的客观检查和化验指标及影像报告，来确定诊断并制订治疗方案；而中医是通过"望、闻、问、切"获得的信息，通过综合分析判断，"辨证论治"，给病人以个体化的治疗。

随着科学的发展，生物医学越来越暴露出自身的局限性。由于生命是一个非常复杂的系统，把复杂的生命现象仅仅归结为物理、化学过程是不够的，社会的、心理的因素在生命过程中起到非常重要的作用。于是在20世纪70年代，提出了医学模式的转换，将单纯的"生物医学"模式转换为"生物-心理-社会"医学模式。中医学的整体观，强调自然和社会环境对人体的影响，不仅认为人体本身是一个有机整体，而且认为人与自然、社会也是一个统一体。它以人为中心，以自然环境与社会环境为背景，用系统论的整体性原则、联系性原则阐述了人与自然、人与社会、精神与形体以及形体内部的整体性联系，认为人体自身的结构与功能的统一、"形与神俱"以及人与自然、社会环境相适应是其健康的保证，而这种人体自身的稳态及其与自然、社会环境协调的被破坏则标志着疾病的发生。因此，中医学在讨论生命、健康、疾病等医学重大问题时，不仅着眼于人体自身，而且重视自然环境和社会环境对人体的各种影响。在防治疾病的过程中，要求医者"上知天文，下知地理，中知人事"。天文、地理是指自然环境中各种影响因素及其变化，"人事"则泛指社会人际关系。其涉及甚为广泛，大至整个社会政治、经济文化及地域性习俗风尚等；次则涉及病者的政治经济地位、个人经历和处境遭遇等；小则与人情世故、文化修养等个体因素有关。这一基本精神，贯穿于中医学之总体，并起着主导作用，使整个中医学紧密、有机地融合成一体。既要顺应自然法则，因时因地制宜，又要注意调整病人因社会因素导致的精神情志异常，提高其适应社会的能力。由此所见，中医学很早就从宏观上描绘出了"生物-心理-社会"医学模式的全部构架。中医学的整体观可概括为"自然-社会-形神"的医学模式。

由此所见，现代医学模式下的西医体系和传统中医学体系就存在着观念上的一致性、理念上的重叠性，为探索两种人类医学智慧找到了一块共同的基石。表现在二者都不把"人"视作为一个超然独立、与世无关的实体，而是看作社会环境中的一员。因此，认识健康与疾病，不仅着眼于个体，更着眼于人与周围的相互联系，相互影响。其次，二者都注意到精神心理因素在个体健康与疾病中所起的作用。另外，新医学模式和中医学整体观可敦促医学工作者把注意力，从单纯注重"病"转移到注重生病的"人"，其次考虑他所患的"病"，不可只见病，不见人，因为病常因人而异。由于医学是发生在医师与患者之间的社会实践活动，在整个医疗过程中，始终进行着人际交往。医患关系对于医疗效果有着明显而重要的影响。有研究提示，同一病人，同样的药物，同等剂量，但因医患关系的不同，治疗效果可以迥然相异。

社会和医学的发展在强烈地呼唤着医学新体系的诞生，科学地融合有全人类各种医学智慧，无论是西医、还是中医，在新世纪内构建医学新理论体系是共同的历史责任。中医学的整体观，注重自然、社会、心理、生物等因素。这一基本精神主导着历代医学家的认识和实践活动，具有丰富而合理的内涵和积极的现实意义，可以为未来医学合理模式的确定和完善提供启迪和借鉴。

第五节　传统医学中的人文思想及其现代价值

"人文"一词最早见于《易经》。《易经》贲卦的象辞上讲："刚柔交错，天文也；文明以止，人文也。观乎天文以察时变，观乎人文以化成天下"。这里讲的人文是指教化，是指文而化之的意思。泛指人类文明，并认为所有这一切都不能离开天地自然，且只能在处理好人与自然关系的过程中去创造、去完成，这就是"人文化成"。医学是研究人的健康和疾病及其相互变化规律的一门学科，其研究的对象是人，而人具有自然、心理和社会三重属性。因此，医学必然具有人文属性。中医学植根于中国传统文化的土壤之中，蕴含着丰富的人文思想。奉行"天人合一"的思想；崇尚"生命至重"的理念；坚守"医乃仁术"的德行；强调"医贵乎精"的信念；恪守"贵义贱利"的准则；遵守"尊重同行"的行规。这些都是医学人文思想的具体体现。

一、天人合一

传统医学认为"人与天地万物一体""天食人以五气，地食人以五味"。自然界的一切变化，如季节的更替、地域的差异等，都会直接或间接地影响人体，反映出各种不同的生理活动或病理变化。正如《灵枢·五癃津液别》载："天暑衣厚则腠理开，故汗出。天寒则腠理闭，气湿不行，水下流于膀胱，则为溺与气"。不仅四季如此，就是一日之中昼夜晨昏的变化，也会对人体的生理活动有不同影响，人体也要与之相适应。"阳气者，一日而主外，平旦人气生，日中而阳气隆，日西而阳气已虚，气门乃闭"。此外，因地域的差异、生活环境的不同，在一定程度上也影响着人体的生理活动和脏腑的机能，进而形成体质的差异。如：南方气候湿热，人体腠理多稀疏；北方气候多燥寒，人体腠理多致密。一旦异地而处，初期多感不适，称为"水土不服"，需要一段时日才能逐渐适应，谓之"天人相应"。但当气候变化的太过与不及超过了人体自我调节适应的能力，或者由于人体自我调节的机能失常，不能对自然环境的变化做出适应性调节时，就会发生疾病。比如，春季应暖而反寒，常易使人患风寒感冒；夏季过于炎热，则易使人受热中暑。因此《素问·四气调神大论》指出："故阴阳四时者，万物之终始也，死生之本也。逆之则灾害生，从之则苛疾不起"。强调"必顺四时而适寒暑，和喜怒而安居处，节阴阳而调刚柔……"。因此中医辨证论治就是根据就诊病人体质的差异、自然气候的不同、社会人事的变动等，因时、因地及因人制宜。不能只见树木不见森林，同理，不可只见病不见人。

二、生命至重

《素问·宝命全形论》载"天覆地载，万物悉备，莫贵于人"。传统医学历来强调以人为本，治病救人是天职，敬畏生命是天道。唐代孙思邈认为："人命至重，有贵千金，一方济之，德逾于此"。《素问·汤液醪醴论篇》明确指出："病为本，工为标，标本不得，邪气不服"指的是一种医患模式。"病为本"指疾病本身以及病家自身为矛盾的主要方面，为本；"工为标"指医生及所采用的治疗措施为次要方面，为标。医生只有遵循这种医患模式，才能做出正确的诊断并获得良好的效果。"病为本"体现了医师对患者人格、意愿等实际情况的尊重，当这种尊重被患者体会并认可后，便会形成一种有利于疾病向愈的良好氛围。古希腊哲学家希波克拉底说过，"对于一个医生来说，了解一个患者比了解一个患者患什么病更重要"。因此，传统医学要求医者在诊治疾病的过程中，一方面要注意"百姓之血气各不同形"，整体把握病人的性别、年龄、体质、心理、地域、环境等诸多因素，实行"辨证施治""因人制宜"；另一方面要做到临证疑惑，审谛覃思。

三、医乃仁术

晋代杨泉指出："夫医者，非仁爱之士不可托也；非聪明达理不可任也，非廉洁淳良不可信也"。明代裴一中《言医·序》也强调："学不贯今古，识不通天人，才不近仙，心不近佛者，宁耕田织布取衣食耳，断不可作医以误世！"陈实功《医家五戒十要》立下律条："凡遇贫难者，当量力微赠，方为仁术"。近年来医患冲突频仍，成为社会之痛。究其所因，有医疗体制的弊端、有媒体不良的渲染、有患者对生死的误解等诸多因素，但不可否认，医学人文思想的缺失是造成医患关系紧张的直接原因。美国医生特鲁多的墓志铭写道，医生"有时是治愈；常常是帮助；总是去安慰"。近年来大部分医者只重视人的生物属性，而忽略了人的社会属性和情感属性。由于医学的局限性，我们不可能治愈所有的病人。医生的神圣职责就是要尽最大努力去帮助病人，减少其痛苦，尽最大可能去安慰病人。《灵枢·师传》曾对"话疗"有精辟的论述："人之情，莫不恶死而乐生，告之以其败，语之以其善，导之以其所便，开之以其所苦，虽有无道之人，恶有不听者乎"。

四、医贵乎精

医者如果只有悲天悯人之心，而没有治病救人之术，那么"济世活人"就会成为空话。唐代孙思邈认为医学是"至精至微之事""学者必须博极医源，精勤不倦，不得道听途说"。提出了"省病诊疾，至意深心；详察形候，纤毫勿失，处判针药，无得参差"。他直到白发暮年还手不释卷，"一事长于己者，不远千里，伏膺取决"。王世雄在《回春录序》中也说："医者，生人之术也，医而无术，则不足生人"。叶天士更是入木三分地指出："术不精则无异于杀人"，他在临终时告诫后人："医可为而不可为，必天资能悟，语书万卷，而后可借术济世。不然，鲜有不杀人者，是以药铒为刀刃也"。张仲景"感往昔之沦丧，伤横夭之莫救"，乃"勤求古训、博采众方"，撰写了《伤寒杂病论》，创立了六经辨证，为中医辨证施治奠定了基础。明代李时珍远涉深山旷野，遍访穷乡僻壤，才写成巨著《本草纲目》。清代王清任冲破封建礼教束缚，赴义冢，观尸体，纠正我国医书上记载脏器结构及功能的某些错误，著成《医林改错》。临床治疗要做到不耻下问，要懂得"差之毫厘，谬之千里"的道理。孙思邈曾经抨击一些人"世有愚者，读方三年，便谓天下无病可治；及治病三年，乃知天下无方可用"。

五、贵义贱利

"悬壶济世""杏林春暖""橘井泉香"等成语都是出自我国古代医生救死扶伤的典故，同时也是贵义贱利的象征。东汉张仲景鄙视"竞逐荣势，企踵权豪，孜孜汲汲，唯名利是务"的庸俗之辈。孙思邈一生救济，"无欲无求"。在《大医精诚》中指出："若有疾厄来求救者，不得问其贵贱贫富，长幼妍蚩，怨亲善友，华夷愚智，普同一等，皆如至亲之想……"。并告诫"医人不得恃己所长，专心经略财物，但作救苦之心，于冥运道中，自感多福者耳。又不得以彼富贵，处以珍贵之药，令彼难求，自眩功能，谅非忠恕之道"。龚廷贤《万病回春》告诫后世医家："凡病家延医，乃寄之以生死，理当敬重，慎勿轻藐，贫富不在论财，自尽其诚，稍亵之则非重命耳"。陈实功《医家五戒十要》立下律条："凡病家大小贫富人等，请观者便可往之，勿得迟延厌弃……""凡遇贫难者，当量力微赠，方为仁术"。还有徐大椿的《医学源流论》告诫为医者不要做"立奇方以取异；或用僻药以惑众；或用参茸补热之药以媚富贵之人；或假托仙佛之方，以欺愚鲁之辈；或立高谈怪论，惊世盗名；或造假经伪说，瞒人骇俗；或明知此病易晓，伪说彼病以示奇"的庸医。启迪后人要有强烈的事业心和责任感，否则为无德之医，世人弃之。北京协和医院提出"待病人如亲人，提高患者满意度"的办院理念，就是强调病人第一、贵义贱利的最好体现。

六、尊重同行

医者应当具备尊重同行的品德。孙思邈在《备急千金要方》中告诫："为医之法，不得多语调笑，谈谑喧哗，道说是非，议论人物，炫耀声名，訾毁诸医，自矜己德。"并抨击有的人"偶然治瘥一病，则昂头戴面而有自许之貌，谓天下无双。此医人之膏肓也"。一名优秀的医生，应"捐众贤之砂砾，掇群才之翠羽"。时时处处谦虚谨慎，尊重同行，精求医理，博采众长。明代著名外科学家陈实功在《外科正宗》中说："凡乡井同道之士，不可轻侮傲慢。与人切要谦和谨慎，年尊者恭敬之；有学者师事之；骄傲者逊让之；不及者荐拔之。如此自无谤怨，信和为贵也"。明代龚廷贤《万病回春·云林暇笔》中也对医生不尊重同行的行为给予严厉的批评。他说总有一些"无行之徒，专一夸己之长，形人之短。每至病家，不问疾疴，唯毁前医之过，以骇患者"。这种同行相忌，自古而然。时至今日，这种陋习仍然会成为医患纠纷的重要原因之一。在门诊经常可以见到这样的场景、当一癌症患者几经周折来到大医院，有些医生开口便说："太晚了，被误诊了！""这药用错了，南辕北辙了"诸如此类。这么一来，患者立刻面如土色，加速了病情的恶化，伴随而来的就是医疗纠纷。作为医生首先应该认真分析患者目前的病情，了解以往治疗的得失，尽快纠正其误诊或误治，确定当前患者最为合适的治疗方法及药物。目前医患矛盾的加剧，医疗纠纷的频发和同行之间的相互拆台不无关系。如果我们每个人能够学点传统医德，人与人之间就会共同营造一个温馨的医疗环境，就可以避免因同行"唯毁前医之过"的行为发生医疗纠纷。

七、现代价值

市场经济的冲击，医疗卫生资源的不足以及改革滞后的医疗卫生体制，使得医患矛盾日益加剧，昨天医生对病人是"见彼苦恼，若己有之"的朋友，而今天就反目成仇。有的病人带着录音机走进诊室；有的病人对于医生开的药贵被认为是拿回扣；有的病人对于医生开的药便宜也会产生质疑；更有甚者带着凶器扑向医生和护士……。昨天哪怕病人只要有 1% 的希望，医生就会尽 99% 的努力去挽救的职业操守，变成了没有百分之五十以上的把握，谁都不敢"深入虎穴"。本来医生应该把主要的精力放在精于专业，提高医疗水平，现在不得不"瞻前顾后，自虑吉凶，护惜身命"。医患双方都感到紧张焦虑，时时都在警惕，处处都在防范。梦想的丰满与现实的骨感，使得许多医生的职业荣誉感、自豪感荡然无存。这种医患关系如果不加以改善，势必"两败俱伤"。患者得不到最好的医疗服务，医生得不到技术的提高，医患矛盾及纠纷将会愈演愈烈。北京协和医学院社会科学系教授张新庆就医务人员从业状况进行了跨省份的大规模调查，结果显示74.9%的医务人员认为当前我国的医患关系紧张，35.7%的人感到一般，仅有3.6%的人感到和谐。三甲综合医院中感到医患关系紧张的人有76.1%，高出中医医院5个百分点。习近平主席在澳大利亚墨尔本理工大学中医孔子学院授牌仪式的讲话中指出："中医药学凝聚着深邃的哲学智慧和中华民族几千年的健康养生理念及其实践经验，是中国古代科学的瑰宝，也是打开中华文明宝库的钥匙。中医药以人为本，崇尚和谐，注重人文关怀，倡导大医精诚的职业道德，深刻体现了中华民族的认知方式和价值取向，是我国文化软实力的重要体现。繁荣发展中医药文化，有助于弘扬中华文化，推进文化强国建设，增强中华民族凝聚力"。良好的医疗环境与和谐医患关系呼唤医学人文之魂，让我们从中国传统医学中的汲取人文思想的养分，结合现代医疗实践，形成既有优良传统思想、又有显著时代特征的职业规范和医德准则，源远流长的中医传统人文思想在与现代精神的交融中一定会重现其现代价值。

【Abstract】

Traditional Chinese Medicine (TCM) is rooted in the excellent traditional Chinese civilization. Accumulated and summarized from long-term medical practices in China, it constructs a distinct theoretical system enriched by keen observation, diagnosis and treatment. Originating from the philosophy of yin-yang and five phases, it is guided by the concept of holism, based on the theories of viscera and bowels, meridians and collaterals, essence, qi, blood, fluid and humor, and characterized by syndrome differentiation dependent therapy. Historically, TCM has played an indelible contribution for the prosperity of China for thousands of years. Up to now, it still has an indispensable role in healthcare services for the public.

【复习思考题】

1. 中医学的基本特点包括哪些内容？
2. 辨证论证的基本概念以及辨证与论治的关系如何？
3. 如何理解人体是一个有机整体？
4. 如何理解人与自然环境的整体性？
5. 如何理解人与社会环境的整体性？
6. 如何理解中西医理论体系之异同？
7. 如何理解传统医学人文思想及医德在今天医疗工作中的指导意义？

（梁晓春）

第二章 阴阳五行学说

【内容提要】 阴阳五行学说是中国古代的朴素的唯物论和自发的辩证法思想，属于古代的哲学思想的范畴。是古人用来认识自然和解释自然的一种世界观和方法论。阴阳学说认为世界是物质的，物质世界是在阴阳二气相互作用下滋生、发展和变化着的。五行学说认为金、木、水、火、土五种基本物质构成了整个世界，五种物质的不同配比，组成了万物，并通过相生、相克的关系，维系和推动着事物的运动和变化。阴阳五行学说渗透到中医学领域，用以解释生命的起源，说明人体生理病理的变化，并以此指导临床实践。成为中医学理论体系的重要组成部分。

【学习目标】

1. 掌握阴阳学说的基本概念。
2. 掌握阴阳的变化规律。
3. 掌握阴阳学说在中医学中的应用。
4. 掌握五行学说的基本概念。
5. 掌握五行的生克乘侮关系。
6. 掌握五行学说在中医学中的应用。

阴阳五行学说是中国古代的哲学理论。是古人用来认识自然和解释自然的一种世界观和方法论，具有朴素的唯物论和自发的辩证法思想。阴阳学说渗透于中医学的各个方面，构筑了中医学理论体系的基本框架。用以说明生命的起源、人体组织结构、生理功能和病理变化，并有效指导预防疾病及临床诊断和治疗。

第一节 阴 阳 学 说

阴阳学说萌生于商周，成熟于战国与秦汉之际。是古人探求宇宙本原和解释宇宙变化的一种世界观和方法论，属于中国古代唯物论和辩证法的范畴。

先秦时期的哲学家们认为，世界是物质的，物质世界是在阴阳二气的相互作用下滋生、发展和变化着的。《管子·乘马》说："春秋冬夏，阴阳之推移也；时之短长，阴阳之利用也；日夜之易，阴阳之化也"，说明四时与昼夜的更替，日有升落，月有圆缺，皆是阴阳双方运动变化、相互作用的结果。同时还认为，宇宙万物都蕴含着阴阳两个相反的方面，阴阳相互作用所产生的冲和之气是推动事物发生发展变化的根源。《周易·说卦》则把阴阳学说从哲学高度进行概括，指出："一阴一阳之谓道"，把阴阳的存在及其运动变化视为宇宙的基本规律。可见先秦时期的哲学家们，不但认识到存在于事物内部的阴阳两方面的运动是事物发生发展变化的根本原因，而且认识到阴阳的相互作用、对立统一、消长转化是事物运动变化的基本规律，因而标志着阴阳学说作为古人认识世界的一种方法论的形成。

春秋战国时期，医学家开始将阴阳学说渗透到中医学领域之中，贯穿于中医学理论的各个方面，用以说明生命的起源以及人体的组织结构、生理功能和病理变化，并指导着临床医疗实践，成为中医理论体系的重要组成部分。

一、阴阳的基本概念

阴阳，是对自然界相互关联的某些事物或现象对立双方属性的概括。所谓"阴阳者，一分为二也"（《类经·阴阳类》）。阴阳最初的涵义是非常朴素的，是指日光的向背而言，朝向日光则为阳，背向日光则为阴。后来阴阳不再特指日光的向背，而引申为概括自然界具有对立属性的事物和现象双方的抽象概念。阴阳学说认为"阴阳者，万物之能始也""天地合而万物生，阴阳接而变化起"。

二、事物的阴阳属性

阴阳学说认为，宇宙间凡属相互关联且又相互对立的事物或现象，或同一事物内部相互对立的两个方面，都可以用阴阳来概括分析其各自的属性，如天与地，日与月，水与火，寒与热，升与降，明与暗等。一般来说，凡是运动的、外向的、上升的、温热的、无形的、明亮的、兴奋的都属于阳；相对静止的、内守的、下降的、寒冷的、有形的、晦暗的、抑制的都属于阴。以天地而言，则"天为阳，地为阴"，天气清轻向上故属阳，地气重浊向下故属阴。以水火而言，则"水为阴，火为阳"，水性寒而润下故属阴，火性热而炎上故属阳。以物质的运动变化而言，"阳化气，阴成形"，物质从有形化为无形的过程属于阳，由无形凝聚成有形的过程属于阴。阴和阳的相对属性引入医学领域，将人体中具有中空、外向、弥散、推动、温煦、兴奋、升举等特性的事物及现象统属于阳，而将具有实体、内守、凝聚、宁静、凉润、抑制、沉降等特性的事物和现象统属于阴。如脏为阴而腑为阳，精为阴而气为阳，营气为阴而卫气为阳等。就是说事物的阴阳属性在某种意义上是绝对的。

但是事物的阴阳属性在某种意义上又是相对的，一方面，阴阳无限可分，即阴阳之中可再分阴阳，即所谓阴中有阳，阳中有阴。例如，昼为阳，夜为阴。而白天的上午与下午相对而言，则上午为阳中之阳，下午为阳中之阴；夜晚的前半夜与后半夜相对而言，则前半夜为阴中之阴，后半夜为阴中之阳。由此可见，自然界中相互关联又相互对立的事物可以概括为阴阳两类，事物内部又可分为阴和阳两个方面，而每一事物内部的阴或阳的任何一方，还可以再分阴阳。故《素问·阴阳离合论》说："阴阳者，数之可十，推之可百，数之可千，推之可万，万之大，不可胜数，然其要一也"。另一方面，阴阳的属性在一定条件下可以相互转化。例如，属阴的寒证在一定条件下可以转化为属阳的热证；属阳的热证在一定条件下也可以转化为属阴的寒证。病变寒热性质的改变，其证候的阴阳属性也随之改变；再如，人体气化过程中，精属阴，气属阳，精代谢为能量（气），为阴转化为阳；消耗能量而获得营养物质（精）的产生，为阳转化为阴。

三、阴阳的变化规律

阴阳学说的核心是阐述阴阳之间的相互关系及其通过这些关系来认识自然界万物生长、发展和变化的内在机制和规律（图2-1）。阴阳的变化规律主要有以下几个方面：

（一）**阴阳对立** 是指阴阳双方存在对立和制约的关系。自然界一切事物或现象都存在着相互对

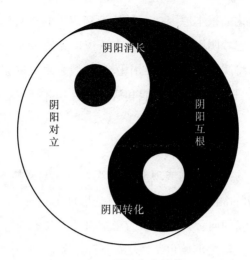

图 2-1　阴阳变化规律

立的阴阳两个方面，如上与下、左与右、天与地、动与静、出与入、升与降、昼与夜、明与暗、寒与热、水与火等。阴阳双方既是对立的，又是统一的，统一是对立的结果。例如，自然界阴阳的对立制约：春夏之所以温热，是因为春夏阳气上升抑制了寒凉之气；秋冬之所以寒冷，是因为秋冬阴气上升抑制了温热之气的缘故。这是自然界阴阳相互制约和相互消长的结果。所以《素问·脉要精微论》说："是故冬至四十五日，阳气微上，阴气微下；夏至四十五日，阴气微上，阳气微下。"这里的"四十五日"，是指从冬至到立春，或从夏至到立秋。冬至一阳生，所以从冬至到立春，阳气逐渐上升，阴气逐渐下降，至夏季则阳气盛极，阴气伏藏。夏至一阴生，所以从夏至到立秋，阴气逐渐上升，阳气逐渐下降，至冬至则阴气盛极，阳气伏藏。如此循环，寒热交替，年复一年。又如，人体中的阳气能推动和促进机体的生命活动，加快新陈代谢，而人体中的阴气能调控和抑制机体的代谢和各种生命活动，阴阳双方相互制约而达到协调平衡，则人体生命活动健康有序，即《素问·生气通天论》所谓"阴平阳秘，精神乃治"。

（二）**阴阳互根**　是指阴阳双方互为存在的前提和条件，也就是说，阴阳双方都以对方的存在而存在。正如王冰注《素问·生气通天论》说："阳气根于阴，阴气根于阳，无阴则阳无以生，无阳则阴无以化"。在自然界中，热为阳，寒为阴，没有热也就无所谓寒，没有寒也就无所谓热；天为阳，地为阴，没有天也就无所谓地，所以说阳依存于阴，阴依存于阳。在人体，《素问·阴阳应象大论》说："阴在内，阳之守也；阳在外，阴之使也"。指出阳以阴为基，阴以阳为偶；阴为阳守持于内，阳为阴役使于外，阴阳相互为用，不可分离。

《素问·阴阳应象大论》曰："阴生阳长，阳杀阴藏"，就是说阳依赖于阴而存在，阴依赖于阳而存在。倘若由于某些原因，阴和阳之间的互根关系遭到破坏，就会导致"孤阴不生，独阳不长"，甚则"阴阳离决，精气乃绝"。如果人体阴阳之间的互滋互用关系失常，就会出现"阳损及阴"或"阴损及阳"的病理变化。

（三）**阴阳消长**　是指阴阳双方始终处于动态的平衡之中，如阴消阳长，阳消阴长，阴阳消长是阴阳运动变化的一种形式，阴阳出现消长变化的根本原因在于阴阳之间存在着对立制约与互根互用的关系。以四时气候变化而言，从冬至春及夏，气候从寒冷逐渐转暖变热，是"阳长阴消"的过程；由夏至秋及冬，气候由炎热逐渐转凉变寒，是"阴长阳消"的过程。四时气候的变迁，寒暑的更易，反映了阴阳消长的过程。以人体的生理活动而言，白天阳气盛，故机体的生理功能以兴奋为主；夜晚阴气盛，故机体的生理功能以抑制为主。子夜一阳生，日中阳气隆，机体的生理功能由抑制逐渐转向兴奋，是"阳长阴消"的过程；日中至黄昏，阴气渐生，阳气渐衰，机体的生理功能也由兴奋逐渐转向抑制，是"阴长阳消"的过程。由此可以看出，阴与阳之间的互为消长是不断进行着的，是绝对的；而阴与阳之间的平衡则是相对的，是动态的平衡。

（四）**阴阳转化**　是指阴阳双方在一定条件下可向各自相反的方向转化，阳可以转化为阴，阴可以转化为阳。如果说阴阳消长是量变的过程，那么阴阳转化就是质变的过程。

任何事物都处在不断地运动变化之中。《素问·天元纪大论》所说的"物生谓之化"，是指事物由小到大的发展阶段；"物极谓之变"，是指事物发展到极点，由盛到衰，向它反面转化的阶段。由此可见，任何事物在发展过程中都存在着"物极必反"的规律。正如《素问·阴阳应象大论》曰："重阴必阳，重阳必阴""寒极生热，热极生寒"以及《灵枢·论疾诊尺》曰："寒甚则热，热甚则寒"，就是指阴阳消长变化发展到"极"的程度，就要向它的反面转化。以自然气候来说，一年四季之中正常的寒暑交替，都是有一个"渐变"的过程，如果"非其时而有其气"，夏季酷热天气的骤冷和下冰雹就属于"突变"的状况；以疾病来说，阴阳的转化常常表现为在一定条件下表证与里证，寒证与热证，虚证与实证的相互转化。例如，急性热病（如重症肺炎等），表现为高热、面红、咳喘、气粗、烦渴、脉数有力等，属于阳实热证。邪热极盛，耗伤正气，可致正不胜邪，而突然出现面色苍白、四肢厥冷、精神萎靡、脉微欲绝（如休克等）一派虚寒表现的阴证，就是热极（高热）的阳证转化为阴寒证的实例。又如，阳盛体质的人感受风寒，出现恶寒等表寒证，但由于寒邪束表，阳气闭而化热，则有外寒转化为内热的阳热证。上述两个病例中，前者的热毒极重，后者的寒邪外束，即是促成阴阳相互转化的内在必备条件。

阴阳之间的这些关系及其运动规律彼此互相联系，互相影响。阴阳的对立互根是阴阳最普遍的规律，事物之间的阴阳两个方面通过对立制约而取得了平衡协调，通过互根互用而互相促进，不可分离。阴阳消长是在阴阳对立制约、互根互用基础上表现出的量变过程，阴阳转化则是在量变基础上的质变，是阴阳消长的结果。阴阳的动态平衡由阴阳之间的对立制约、互根互用及其消长转化来维系，而阴阳自和表达了其自动维持和自动恢复这一动态协调平衡的能力与趋势。如果阴阳的这种动态平衡遭到了破坏，又失去了自和的能力，在自然界就会出现反常现象，在人体则会由生理状态进入病理状态，甚至导致死亡。

四、阴阳学说在中医学中的应用

阴阳学说渗透于中医学的各个方面，构筑了中医学理论体系的基本框架。以阴阳学说来解释和说明人体的组织结构、生理功能、病理变化，并指导临床诊断和治疗。

（一）**说明人体的组织结构**　人体是一个有机整体。组成人体的所有脏腑经络形体官窍，既是有机联系的，又都可以根据其所在部位、功能特点划分为相互对立的阴阳两部分。从人体部位来说，体表属阳，体内属阴。就其四肢内外侧来说，四肢外侧为阳，四肢内侧为阴。以脏腑来分，五脏属里，藏精气而不泻，故为阴；六腑属表，传化物而不藏，故为阳。因为阴阳之中复有阴阳，所以分属于阴阳的脏腑形体官窍还可以再分阴阳。五脏分阴阳：心肺居于上属阳，而心属火，主温通，为阳中之阳；肺属金，主肃降，为阳中之阴。肝、脾、肾居下属阴，而肝属木，主升发，为阴中之阳；肾属水，主闭藏，为阴中之阴；脾属土，居中焦，为阴中之至阴。故《素问·金匮真言论》说："背为阳，阳中之阳，心也；背为阳，阳中之阴，肺也。腹为阴，阴中之阴，肾也；腹为阴，阴中之阳，肝也；腹为阴，阴中之至阴，脾也"。人体组织结构之间，以及每一组织结构的本身，尽管关系复杂，但都可以用阴阳来概况说明，所以《素问·宝命全形论》说："人生有形，不离阴阳"。

（二）说明人体的生理功能　中医学认为，人体正常的生命活动是阴阳两个方面对立制约、互根互用和消长转化，维系着协调平衡的结果。例如，物质和功能之间的关系，物质属阴，功能属阳；气为阳，血为阴。生、长、壮、老、已的整个生命过程，是由精血所化之气来推动和调控的。脏腑经络的功能，是由贮藏和运行于其中的精、气、血作为基础的。精、血藏于脏腑之中，主内守而属阴，气由精血所化，运行于全身而属阳。精、血与气的相互资生、相互促进，维持了脏腑经络形体官窍的功能活动稳定有序。若人体内的阴阳二气不能相互为用而分离，人的生命活动也将终止。故《素问·生气通天论》说："阴平阳秘，精神乃治；阴阳离决，精气乃绝"。

（三）说明人体的病理变化　"阴平阳秘"是健康的保证，而阴阳失衡就是疾病的根源。所谓"阴阳乖戾，疾病乃起"，就是指阴阳平衡失调是一切疾病的基本机制。常见的阴阳失衡有四个方面。

1. 阴阳偏盛　指阴或阳的一方偏于亢奋的病理状态。《素问·阴阳应象大论》指出："阳胜则热，阴胜则寒"，阳胜，是指机体阳气亢盛所致的一类病证。因阳气的特性为热，故说"阳胜则热"。如温热之邪侵犯人体，可出现高热、烦躁、面赤、脉数等"阳胜则热"的热证。阴胜，是指机体阴气偏盛所致的一类病证。因阴气的特性是寒，故说"阴胜则寒"。如寒邪直中太阴，可出现面白形寒，脘腹冷痛，泻下清稀，舌质淡苔白，脉沉迟或沉紧等"阴胜则寒"的寒证。

2. 阴阳偏衰　指阴或阳的一方偏于虚弱的病理状态。《素问·调经论》指出："阳虚则外寒，阴虚则内热"，阳虚，是指机体阳气不足所致的一类病证。由于阳气不足，温煦失司，不能制约阴寒即出现的虚寒征象；阴虚，是指机体阴津不足所致的一类病证。由于阴津亏损，濡润不足，不能制约阳热即出现的虚热征象。

3. 阴阳互损　是指在阴或阳偏衰到一定程度时，会出现阴损及阳，阳损及阴的阴阳互损的病理状态。当阳虚至一定程度时，因阳虚不能生阴，继而出现阴虚的现象，称为"阳损及阴"。同样，当阴虚至一定程度时，因阴虚不能生阳，继而出现阳虚的现象，称为"阴损及阳"。阳损及阴或阴损及阳，最终都导致"阴阳两虚"。这种阴阳两虚并不是阴阳双方处于低水平的平衡状态，同样存在着偏于阳虚或偏于阴虚的不同。例如，由精虚无以化气而导致气虚的阴损及阳，属以阴虚为主的阴阳两虚；由气虚无力生血而致血虚的阳损及阴，属以阳虚为主的阴阳两虚。

4. 阴阳转化　在临床上，不同的病理状态，在一定条件下可以相互转化。《素问·阴阳应象大论》曰："重阴必阳，重阳必阴""寒极生热，热极生寒"，即指这类的病理变化。"重"和"极"就是阴阳转化的必要条件，如外感热毒之邪，出现高热，治疗不及时就会出现四肢厥冷等阴寒之证。

（四）指导疾病诊断　诊断疾病的过程包括诊察疾病和辨识证候两个方面。阴阳学说用于疾病的诊断，主要包括分析四诊所收集的资料和概括各种证候的阴阳属性两个方面。《素问·阴阳应象大论》曰："善诊者，察色按脉，先别阴阳"。

通过望、闻、问、切四诊所收集的各种资料，包括即时的症状和体征，以阴阳理论辨析其阴阳属性，表、热、实属于阳；里、虚、寒属于阴。从色泽的明暗辨别阴阳，一般来说，色泽鲜明为病属于阳；色泽晦暗为病属于阴。从气息分辨阴阳，通常来看语声高亢洪亮、多言而躁动者，多属实、属热，为阳；语声低微无力、少言而沉静者，多属虚、属寒，为阴。呼吸微弱，多属于阴证；呼吸有力声高气粗，多属于阳证。从动静喜恶判断阴阳，临床出现躁动不安属阳，蜷卧静默属阴；身热恶热属阳，身寒喜暖属阴等。从脉象观察阴阳，以部位分，寸为阳，尺为阴；以动态分，则至者为阳，去者为阴；以至数分，则数者为阳，迟者为阴；以形状分，则浮大洪滑为阳，沉涩细小为阴等。

（五）指导疾病治疗　疾病的根本是阴阳失衡，治疗的关键就是调节阴阳，补其不足，泻其有余，使之恢复相对平衡，达到阴平阳秘。主要包括三个方面。

1. 指导养生　注重养生是保持身体健康的重要手段，而其最根本的原则就是要"法于阴阳"，即遵循自然界阴阳的变化规律来调理人体之阴阳，使人体中的阴阳与四时阴阳的变化相适应，以保持人与自然界的和谐统一。

2. 确定治则治法　阴阳失调是疾病的基本病机，而偏盛偏衰和互损又是其基本表现形式，因而调节阴阳平衡是治疗疾病的基本原则之一。

3. 归纳药物的性能　药物性能由药物的气（性）、味和升、降、浮、沉来决定。按照阴阳来分，温、热性的药物属阳，寒、凉性的药物属阴；药味辛、甘、淡的属阳，酸、苦、咸的属阴；药物在体内趋于升浮作用的属阳，趋于沉降作用的属阴。

第二节　五行学说

五行学说认为，宇宙间的一切事物都是由木、火、土、金、水五种基本物质所构成的，并认为自然界各种事物的发展变化，都是这五种物质不断运动和相互作用的结果。宇宙间的一切事物都可用五行的特性进行演绎、推论和归类。五行之间的生克乘侮关系是各种事物普遍联系的基本法则。五行学说运用到中医学领域后，作为一种思维方法贯穿于中医学理论体系的各个方面，用以说明人体的生理功能及病理变化，并指导疾病的诊断和治疗，成为中医学理论体系的重要组成部分。

一、五行的基本概念

"五"，是指木、火、土、金、水五种基本物质；"行"，有两层涵义：一是指行列、次序；二是指运动变化。因此，可将"五行"定义为，木、火、土、金、水五种物质及与之相关的不同事物之间的联系和变化。

五行学说认为，木、火、土、金、水是构成世界万物的基本元素，世界上所有事物和现象的发生、发展、变化都是这五种物质运动变化的结果。这五种物质各具特性，但都不是孤立存在的，而是紧密联系的。五行既相互资生，又相互制约，从而促进了自然界事物的发生和发展，维持着它们之间的协调和平衡。

二、五行的特性

古人在长期的生活实践中，通过长期观察，对木、火、土、金、水五种物质的特性进行了归纳，并做出演绎分析。以这五种物质的抽象特性来推演各种事物的五行属性。根据《尚书·洪范》的记载，将五行特性分述如下：

木的特性："木曰曲直"。所谓"曲直"，是以树干曲曲直直地向上、向外伸长舒展的生发姿态来形容具有生长、升发、条达、舒畅等特性的事物及现象。凡具有这类特性的事物或现象，都可归属于"木"。

火的特性："火曰炎上"。所谓"炎上"，是指火具有温热、升腾、向上的特征。因此，凡具有温热、升腾等特性的事物或现象，均可归属于"火"。

土的特性："土爰稼穑"。"稼"指播种，"穑"指收获。所谓"稼穑"，指土地可供人们播种和收获食物。延伸而言，凡具有生化、承载、受纳特性的事物或现象，均可归属于"土"。由于农耕生产方式影响，古人对"土"特别重视，故有"土载四行""万物土中生，万物土中灭"以及"土为万物之母"等说法。

金的特性："金曰从革"。"从革"，从者，顺从也，革者，变革、改革。引申为肃杀、潜降、收敛等。凡具有这类特性的事物或现象，皆可归属于"金"。

水的特性："水曰润下"。所谓"润下"，是指水具有滋润和向下的特性。凡具有寒凉、滋润、向下、静藏等特性和作用的事物或现象，均可归属于"水"。

三、事物属性的五行归类

五行学说对事物属性的归类推演，是以天人相应为指导思想，以五行为中心，以空间结构的五方，时间结构的五季，人体结构的五脏为基本框架，将自然界的各种事物和现象以及人体的生理病理现象，采用"取象比类"和"推演络绎"的方法，按其属性进行归纳。凡具有生发、条达、调畅等性质和作用者，统属于木；具有温热、炎上等性质和作用者，统属于火；具有承载、生化等性质和作用者，统属于土；具有收敛、肃降等性质和作用者，统属于金；具有寒凉、滋润、向下等性质和作用者，统属于水。从而将人体的生命活动与自然界的事物和现象联系起来，形成了人体内外互相关联的五行结构系统，用以说明人体的生理病理现象及人与自然环境的统一性，如日出东方，东方属木，人体的肝喜条达与木的升发、条达特性相似，故将东方、肝归属于木，这就是取类比象法。根据已知的某些事物的五行归属，推演归纳其他相关的事物的方法是推演络绎法，如已知肝属木，由于肝合胆，主筋膜，其华在爪，开窍于目，因此可推演络绎出胆、筋、爪、目归属于木（表2-1）。

表 2-1　自然界与人体的五行分类简表

自然界						五行	人体				
五味	五色	五化	五气	五方	五季		五脏	五腑	五官	五体	五志
酸	青	生	风	东	春	木	肝	胆	目	筋	怒
苦	赤	长	暑	南	夏	火	心	小肠	舌	脉	喜
甘	黄	化	湿	中	长夏	土	脾	胃	口	肉	思
辛	白	收	燥	西	秋	金	肺	大肠	鼻	皮	悲
咸	黑	藏	寒	北	冬	水	肾	膀胱	耳	骨	恐

四、五行学说的生克乘侮

五行学说认为，五行之间不是孤立的、静止的，而是密切联系和运动变化着的。以五行间的相生、相克等关系来探索和阐释事物间的相互联系和相互协调，同时还以五行相乘、相侮来探索和阐释事物间的协调平衡被破坏后的相互影响（图 2-2）。

（一）**相生相克**　古人认为，事物之间存在着两种最基本的关系，其中之一，便是相生关系。所谓"相生"，指五行中某一行事物对于另一行事物具有促进、助长和资生作用。五行相生的规律和次序是木生火、火生土、土生金、金生水、水生木。事物之间的另一种基本关系就是相克关系。所谓"相克"，是指五行中某一行事物对于另一行事物具有抑制、约束、削弱等作用，如《素问·宝命全形论》指出："木得金而伐，火得水而灭，土得木而达，金得火而缺，水得土而绝，万物尽然"。正是由于这类机制的存在，自然界才得以既生机蓬勃，又不至于亢而为害。五行相克的规律和次序是木克土、土克水、水克火、火克金、金克

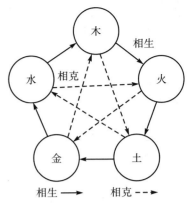

图 2-2　五行生克图

木。这种联系体现为"生中有克"和"克中有生"。只有这样，自然界才能维持协调有序，人体才能维持其生理状态。正如张介宾说："造化之机，不可无生，亦不可无制。无生则发育无由，无制则亢而为害"。

根据生克次序，对五行中的任何一行来说，都存在着"生我""我生"和"克我""我克"四个方面的联系。就木而言，木之"生我"者为水，"我生"者为火，"克我"者为金，"我克"者为土。而"生我"和"我生"在《难经》中被喻为"母"和"子"。"生我"者为"母"，"我生"者为"子"。"克我"和"我克"又称作"所不胜"和"所胜"。"克我"者即"所不胜"，"我克"者即"所胜"。可见五行中任何一行都受着其他四行的不同影响，任何一行又可以不同方式影响其他四行。

（二）**相乘相侮**　相乘：乘，即乘虚侵袭。指相克太过为病。五行相乘，实为五行之间过度的"相克"。相乘的次序与相克相同，即木乘土，土乘水，水乘火，火乘金，金乘木。导致五行相克异常而出现相乘的原因一般有以下三个方面：①所不胜行过于亢盛，因而对其所胜行的制约太过，使其虚弱，如木过亢，则过度克制其所胜土，导致土虚弱不足，称为"木亢乘土"。临床上所见的剧烈的情志变化引起的脾胃功能失调，一般属此种情况；②所胜行过于虚弱，其所不胜行则相对偏亢，故所胜行也受到其所不胜行的制约而出现相乘。如木虽然没有过亢，但土已经过于虚弱不足，木对土来说属相对偏亢，故土也受到木的较强的克制而出现相乘，称为"土虚木乘"。临床上所见的慢性胃病因情绪变化的发作，多属此种情况；③既有所不胜行的过于亢盛，又有其所胜行的虚弱不足，则出现较重的相乘。如既有木的过亢，又有土的虚弱不足，二者之间则出现更为严重的相乘。一般称为"木乘土"。临床上所见的肝气郁结或上逆，而脾胃功能早已虚弱不足，则易发生较重的"肝气乘脾"病理变化，病人的病情也较重。

五行相乘与相克在次序上是一样的，但性质是不同的。相克是在五行运动处于正常情况下的相互制约，相乘是一种不正常的过度制约现象。

相侮：侮，即欺侮，有恃强凌弱之义，是指五行中的一行对其"所不胜行"的反向制约，又称"反克"。故相侮的次序与相克、相乘相反。依次顺序为木侮金，金侮火，火侮水，水侮土，土侮木。引起五行相克异常而产生相侮的原因，一般也有三：①所胜行过于亢盛，不仅不受其所不胜行的制约，反而反向克制其所不胜行，因而出现相侮。如木过于亢盛，不但不受其所不胜金的制约，反而反过来欺侮金，一般称为"木火刑金"。临床上常见的肝火犯肺证，即属此种情况；②所不胜行虚弱不足，而其所

胜行则相对偏亢，故所不胜行必然受到其所胜行的反向克制而出现相侮。如金虚弱不足，而木相对偏亢，金不但不能制约木，反而被木反向克制，一般称为"金虚木侮"。临床所见的慢性肺病（如肺痨）常因情绪剧烈变化而加重或发作，即属此种情况；③既有所胜行的过于亢盛，又有其所不胜行的虚弱不足，易出现较为严重的相侮。如既有金的虚弱不足，又有木的过于亢盛，相侮则较为严重，一般称为"木侮金"。临床所见的既有慢性肺病长期不愈，肺气已虚，又有较为强烈的情绪刺激，肝气正亢，因而发作为较深重的病证，一般属于此种情况。

相乘与相侮，都属于不正常的相克现象，既有联系，又有区别。二者的区别在于，相乘是按五行相克次序的克制太过，相侮则是与相克次序相反方向的克制异常。二者的联系在于，发生相乘时，有时也可同时出现相侮，发生相侮时，有时也可同时伴有相乘。二者皆用于阐释疾病的病理变化。如《素问·五运行大论》说："气有余，则制己所胜而侮所不胜；其不及，则己所不胜侮而乘之，己所胜轻而侮之"，既指出了五行相乘与相侮的产生原因，又说明了相乘与相侮之间的关系。

五、五行学说在中医学中的应用

五行学说在中医学的应用，主要是以五行的特性来分析归纳人体脏腑、经络、形体、官窍等组织器官和精神情志等各种功能活动，构建以五脏为中心的生理病理系统，进而与自然环境相联系，建立天人一体的五脏系统，并以五行的生克制化规律来分析五脏之间的生理联系，以五行的生克乘侮等关系来阐释五脏病变的相互影响，指导疾病的诊断和防治。

（一）阐述人与自然的关系　五行学说渗透到中医学中，以五脏为中心，推演络绎整个人体的各种组织结构与功能，将人体的形体、官窍、精神、情志等分归于五脏，并将自然界的五方、五气、五色、五味等与人体的五脏联系起来，建立了以五脏为中心的天人一体的五脏系统，将人体内外环境联结成一个密切联系的整体。五脏的功能不是孤立的，而是互相联系的。中医学借助五行以探索五脏生理功能之间的内在联系，即相互资生和制约关系。以肝为例，《素问·阴阳应象大论》说："东方生风，风生木，木生酸，酸生肝，肝生筋……肝主目"，而《素问·金匮真言论》也指出："东方青色，入通于肝，开窍于目，藏精于肝，其病发惊骇，其味酸，其类草木……是以知病之在筋也"。这样把自然界的东方、春季、青色、风气、酸味等，通过五行的木与人体的肝、筋、目联系起来，构筑了联系人体内外的肝木系统，体现了天人相应的整体观念。

（二）说明五脏的生理功能　按照五脏的生理特性，五行学说将脏腑分别归属于五行，并以五行来说明各脏的生理特性。木有生长、升发、舒畅、条达的特性，肝属木，故肝喜条达而恶抑郁，有疏通气血，调畅情志的功能；火有温热、向上的特性，心主血脉、"禀阳气"为五脏之主，故心属火。土性敦厚，有生化万物的特性，脾主运化水谷、化生精微以营养脏腑形体，为气血生化之源，故脾属土。金性清肃、收敛，肺具有清肃之性，以清肃下降为顺，故肺属金。水具有滋润、下行、闭藏的特性，肾有藏精、主水功能，故肾属水。

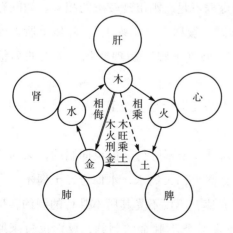

图 2-3　脏腑五行相乘相侮图

（三）阐释五脏的相互关系　五行学说运用五行生克制化理论来说明脏腑生理功能的内在联系，即五脏之间存在着既相互资生又相互制约的关系（图 2-3）。

1. 以五行相生说明五脏之间的资生关系　肝生心即木生火，如肝藏血以济心，肝之疏泄以助心行血；心生脾即火生土，如心阳温煦脾土，助脾运化；脾生肺即土生金，如脾气运化，化气以充肺；肺生肾即金生水，如肺之精津下行以滋肾精，肺气肃降以助肾纳气；肾生肝即水生木，如肾藏精以滋养肝血，肾阴资助肝阴以防肝阳上亢。

2. 以五行相克说明五脏之间的制约关系　肾制约心即水克火，如肾水上济于心，可以防止心火之亢烈；心制约肺即火克金，如心火之阳热，可以抑制肺气清肃太过；肺制约肝即金克木，如肺气清肃，可以抑制肝阳的上亢；肝制约脾即木克土，如肝气条达，可疏泄脾气之壅滞；脾制约肾即土克水，如脾气之运化水液，可防肾水泛滥。

3. 以五行制化说明五脏之间的协调平衡　依据五行学说，五脏中的每一脏都具有生我、我生和克我、我克的生理联系。五脏之间的生克制化，说明每一脏在功能上因有他脏的资助而不至于虚损，又因有他脏的制约和克制，而不至于过亢；本脏之气太盛，则有他脏之气制约；本脏之气虚损，则又可由他脏之气补之。例如，脾（土）之气，其虚，则有心（火）生之，其亢，则有肝（木）克之；肺（金）气不足，脾（土）可生之；肾（水）气过亢，脾（土）可克之。这种制化关系把五脏紧紧联系成一个整体，从而保证了人体内环境的统一。

应当说明的是，五脏的生理功能及其相互资生、相互制约的关系，是以五行的特性及其生克规律来论述的。然而，五脏的功能是多样的，其相互间的关系也是复杂的。五行的特性并不能说明五脏的所有功能，而五行的生克关系也难以完全阐释五脏间复杂的生理联系。因此，研究脏腑的生理功能及其相互间的内在联系时，不能局限于五行之间相生相克的理论。

（四）解释五脏的病理传变　五行学说可用于解释某些病理状况，特别是用以说明病理情况下脏腑间的某些相互影响。这种相互影响，被称之为"传变"。可分为相生关系的传变和相克关系的传变两类。

1. 相生关系的传变　是指病变顺着或逆着五行相生次序的传变，可归纳成"母病及子"和"子病及母"两种类型。

（1）母病及子　是指病变由母脏累及到子脏。例如，肾属水，肝属木，水能生木，故肾为母脏，肝为子脏；肾病及肝，就是母病及子。临床常见的肝肾阴虚，肝阳上亢证，就是肾阴不足，不能滋养肝木而导致的"水不涵木"，是母病及子的结果。

（2）子病及母　又称"子盗母气"，即病变由子脏影响到母脏。例如，肝属木，心属火，木能生火，故肝为母脏，心为子脏；心病及肝，就是子病累母。临床常见的心肝血虚证，就是因心血不足引起肝血亏虚的"子病及母"之虚证；因心火亢盛引动肝火而形成心肝火旺证属"子病及母"之实证。另外，还有子脏盛导致母脏虚的虚实夹杂病变，如肝火亢盛，下劫肾阴，以致肾阴亏虚的病变。

2. 相克关系的传变　是指病变顺着或逆着五行相克次序的传变，包括"相乘"与"相侮"两种类型。

（1）相乘　指相克太过为病。其原因不外乎一行过强，一行过弱。五行相克太过谓之相乘，以木克土为例，正常情况下，木能克土，土为木之所胜。若木气过于亢盛，对土克制太过，可致土的不足。这种由于木的亢盛而引起的相乘，称为"木旺乘土"。五行不及相乘，仍以木克土为例，正常情况下，木能制约土，若土气不足，木虽然处于正常水平，土仍难以承受木的克制，因而造成木乘虚侵袭，使土更加虚弱。这种由于土的不足而引起的相乘，称为"土虚木乘"。

（2）相侮　指反克为病。指逆着原先相克次序的病理传变，其原因亦不外乎一行太盛，一行太虚。

以肺肝关系为例，正常情况下，肺可制约肝，但在某些病理情况下，如肺虚或肝旺，反倒出现了肝来侮肺，表现为"木亢侮金"就是肝火犯肺的病理传变。又如，正常情况下，金克木，木克土，但当木过度虚弱时，则不仅金来乘木，而且土也会因木的衰弱而"反克"之。这种现象，称为"木虚土侮"。

（五）指导诊断疾病　中医认为，"有诸内必形其诸外"，就是说任何外在的形式都是内在事物的具体表现。人的五脏六腑的功能是否正常，在人的体表面色等方面都能表现出来。因此，可以通过综合望、闻、问、切收集色泽、声音、形态、脉象等诸方面的异常变化，根据五行学说来推断病情。例如，面见青色，喜食酸味，脉见弦象，可能与肝病有关；面见赤色，口中味苦，脉见洪象，多被诊断为心火亢盛。

（六）指导临床治疗

1. **指导控制疾病的传变**　一脏之病常可波及他脏而使疾病发生传变。因此，治疗时，除需对已病之脏进行治疗外，还应在五行生克理论指导下，调整各脏之间的相互关系，防止疾病进一步传变。如肝脏有病，肝气太过，木旺每易乘土，此时，常应先健脾防其传变；脾胃不弱则不易传变，肝病也就容易痊愈。"见肝之病，则知肝当传之于脾，故先实其脾气"就是指提早治疗未病之脏以防止传变。

2. **指导确定治则与治法**　根据相生规律确定治疗原则，包括"虚则补其母""实则泻其子"。补母，是指一脏之虚证，不仅须补益本脏以使之恢复，同时还要依据五行相生的次序，补益其"母脏"，通过"相生"作用而促其恢复。如肝血不足，除需用补肝血的药物（如白芍等）外，还可以用补肾益精（如何首乌等）的方法，通过"水生木"的作用促使肝血的恢复。泻子，是指一脏之实证，不仅须泻除本脏亢盛之气，同时还可依据五行相生的次序，泻其"子脏"，通过"气舍于其所生"的机制，以泻除其"母脏"的亢盛之气。如肝火炽盛，除须用清泻肝火的药物（如龙胆草、黄芩等）外，还可用清泻心火（如黄连、莲子心等）的方法，通过"心受气于肝""肝气舍于心"的机制，以消除亢盛的肝火。体现"虚则补其母"治则的具体治法有滋水涵木法、培土生金法、金水相生法。体现"实则泻其子"治则的具体治法有肝旺泻心法等。根据相克规律制订的具体治法有抑木扶土（疏肝健脾、疏肝和胃法），适用于肝脾不和、肝胃不和证；佐金平木（泻肺清肝法），适用于金旺乘木证；培土制水（健脾利水法），适用于土不制水证；泻火补水（泻心火以滋肾阴）适用于心肾不交证（图2-4）。

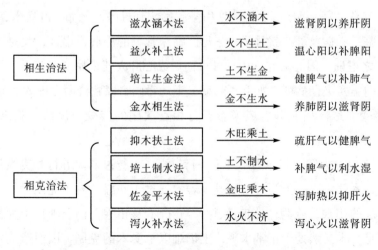

图2-4　五行在治疗中的应用

3. 指导脏腑用药　药物的五色、五味与五脏的关系是以其药物的颜色、不同性能与归经为依据，按照五行归属来确定的，即青色、酸味入肝，赤色、苦味入心，黄色、甘味入脾，白色、辛味入肺，黑色、咸味入肾。如白芍、山茱萸味酸，入肝经以补肝之精血；丹参味苦色赤，入心经以活血安神；石膏色白味辛，入肺经以清肺热；白术色黄味甘，入脾经以补益脾气；玄参、生地色黑味咸，入肾经以滋养肾阴等。临床脏腑用药，除色味外，还必须结合药物的四气（寒、热、温、凉）和升、降、浮、沉等理论综合分析，辨证应用。

【Abstract】

The theories of yin-yang and five phases embody ancient Chinese naive materialism and spontaneous dialectics, and belong to the ancient philosophy category. They are the world perspective and methodology through which ancient people understood and explained the natural world. The theory of yin-yang holds that the natural world is made up of matter, and that the material world develops and constantly varies under the interaction of yin and yang. The theory of five phases believes that the natural world is derived from metal, wood, water, fire and earth, and that different compositions of the five phases form different things. Thus things develop and change through the activities of constant inter-promotion and inter-restraint among the five phases. The theories of yin-yang and five phases are incorporated into TCM as an indispensable component to explain the origin of life, understand physiological and pathological changes of the human body, and guide clinical practice.

【复习思考题】

1. 阴阳学说的基本内容包括哪些？
2. 如何理解阴阳的对立和制约？
3. 如何理解阴阳的互根与互用？
4. 阴阳学说在中医学中的应用包括哪些方面？
5. 五行学说的基本内容包括哪些？
6. 何谓五行相生？其次序如何？
7. 何谓五行相克？其次序如何？
8. 何谓五行相乘？其次序如何？导致相乘的原因是什么？
9. 何谓五行相侮？其次序如何？导致相侮的原因是什么？
10. 五行学说在中医学中的应用包括哪些方面？
11. 如何运用五行生克理论指导控制疾病的传变？

（梁晓春）

第三章 病因病机

【内容提要】 中医的病因包括了外感性致病因素、内伤性致病因素、继发性致病因素和其他致病因素四大类。外感性致病因素主要包括六淫（风、寒、暑、湿、燥、火）和疠气两部分。内伤性致病因素包括七情（喜、怒、忧、思、悲、恐、惊）、饮食、劳逸等三方面。继发性致病因素虽不是直接的发病原因，但由于疾病的发生发展，致使机体功能失常，形成某些病理性产物，这些病理产物常给机体带来继发性损害，因而，也是不可忽视的致病因素之一，主要包括痰饮、瘀血、结石三方面。

病机是指疾病的发生发展的机制。病邪作用于人体，发生机体阴阳失衡，脏腑功能障碍，气血紊乱，从而产生全身或局部的各种各样的病理变化。但从总体上来说，多数疾病的病机不外乎正邪相争、气机失常及阴阳失调等。

【学习目标】

1. 掌握中医病因学的概念。

2. 掌握六淫与六气的区别及六淫的概念、性质、致病特点和主要临床表现。

3. 掌握七情内伤的概念和致病特点。

4. 掌握痰饮、瘀血的概念、致病特点和主要临床表现。

5. 熟悉饮食、劳逸的概念和致病特点。

6. 了解疫疠的致病特点。

7. 掌握中医病机学的基本概念。

第一节 病 因

病因是指引起人体疾病发生的原因，又称致病因素。中医病因学说是研究致病因素的概念、形成、性质、致病特点、致病规律以及指导临床诊断与治疗的一门学说，是中医学理论体系的重要组成部分。

由于历史原因，中医学对致病因素的认识，不可能像现代医学那样利用自然科学手段认识疾病的原因，而主要是依据病人患病时的症状，联系自然界的现象，加以比拟或推理。古人曾做过病因分类学方面的研究，其中宋代医学家陈言在《金匮要略》的基础上提出的"三因学说"，即内因、外因和不内外因对后世影响很大。现代对病因的分类，大都沿用此法。本章节根据病因的来源、性质及致病特点等，将致病因素归纳为四大类：①外感性致病因素：主要包括外感六淫、疠气等；②内伤性致病因素：主要包括七情内伤、饮食失宜、劳逸过度等；③继发性致病因素：包括痰饮、瘀血、结石等；④其他致病因素：主要包括外伤、冻伤、烧烫伤、虫兽伤等。

一、外感致病因素

外感致病因素来源于自然界，多从人体肌表、口鼻侵及机体而发病。包括六淫、疠气等。

（一）六淫 风、寒、暑、湿、燥、火是六种自然界正常的气候变化，称"六气"。六气成为致病的因素时称"六淫"，是六种外感病邪的统称。六气的正常运行变化，有利于万物的生长、繁衍。人类在生命活动过程中，逐步认识了六气的变化特点，通过自身的调节机制产生了一定的适应能力，使人体的生理活动与六气的变化相适应。所以，正常的六气不易使人发病。如果气候变化异常，六气发生太过或不及，或非其时而有其气（如春天当温而反寒，冬季当凉而反热），以及气候变化过于急骤（如暴寒、暴暖），超出了机体的适应能力，就会导致疾病的发生。淫是太过、侵淫之义，不属正气，所以又有"六邪"之称。

六淫致病的共同特点：

季节性：因六淫本为四时主气的太过或不及，故发病常有明显的季节性，如春季多风病，夏季多暑病，长夏初秋多湿病，深秋多燥病，冬季多寒病等。因为气候变化是复杂的，不同体质对外邪的感受性不同，所以特殊情况下，同一季节也可有不同性质的外感病发生。

地域性：六淫致病与生活地域及环境影响密切相关。不同的地域有不同的发病特点，如西北高原地区多寒病、燥病；东南沿海地区多温病、湿病。工作或居处环境失宜，也能导致六淫侵袭而发病，如久处潮湿环境者多由湿邪为病；高温环境作业者又常由暑邪、燥热或火邪为害；干燥环境又多以燥邪为病等。

相兼性：六淫邪气既可单独致病又可相兼为害，如风寒感冒、湿热泄泻、风寒湿痹等证，都是两邪或多邪共同致病所引发的病证。

转化性：六淫致病以后，在疾病发展过程中，不仅可以互相影响，而且还可以在一定条件下相互转化，如寒邪入里可郁而化热，暑湿日久能化燥伤阴，六淫皆可化火等。

外感性：六淫为病，多有由表入里的传变过程。六淫之邪多从肌表或口鼻而入，侵犯人体而发病。六淫致病的初起阶段，每以恶寒发热、舌苔薄白、脉浮为主要临床特征，称表证。故六淫致病称"外感病"。

此外，临床上还有某些并非因为外感六淫而发病，而是由于脏腑气血功能失调所产生的内风、内寒、内湿、内燥、内热（火）等五种病理变化，其临床表现虽与风、寒、湿、燥、火等六淫致病特点及其病理反应相似，但不属外邪致病，而是由内所生，故称为"内生五邪"。

六淫的性质及致病特点：

1. 风 风为春季的主气，故风邪致病多见于春天。风邪来去疾速，善动不居，变幻无常，其性轻扬、开泄、动摇，且无孔不入。风邪外袭多自皮毛肌腠而入，从而产生外风病证。自然界各种反常气候多依附于风而致病，或以风邪为先导，故风邪是外感病极为重要的致病因素，称为"百病之长"。

（1）风邪的性质及致病特点

1）风为阳邪，其性开泄，易袭阳位 风邪具有轻扬、升发、向上、向外的特性，故属于阳邪；其性开泄，是指风邪易使腠理疏泄而开张。正因其能轻扬、升发，并善于向上、向外，所以风邪致病，常伤及人体的上部（头面）、阳经和肌表，使皮毛腠理开泄，出现头痛、汗出、恶风等症状，即所谓"风伤卫"。《素问·太阴阳明论》说："伤于风者，上先受之"。

2）风性善行而数变　"善行"是指风性善动不居，具有行无定处、病位游移的特点，如风邪导致之"痹证"，临床症状就可出现疼痛走窜不定，亦称之为"行痹"或"风痹"；"数变"是指风邪致病具有变幻无常和发病迅速的特性而言，如风疹块（荨麻疹），起病急速，发无定处，此起彼伏，时隐时现的特点。同时，以风邪为先导的外感疾病，一般发病多急，传变也较快，如风中于头面，可突发口眼喎斜；小儿风水证，起病仅有表证，但短时间内即可现头面一身俱肿、小便短少等。《素问·风论》中"风者，善行而数变"，即概括了风邪为病的这一特性。

3）风为百病之长　风为百病之长，是指风邪为六淫之邪的首要致病因素，其余外邪常依附于风而侵犯人体，如外感风寒、风热、风湿、风燥等证。古人甚至将风邪作为外感致病因素的总称。故《素问·骨空论》说："风者，百病之始也"。《素问·风论》曰："风者，百病之长也"。《临证指南医案》云："盖六气之中，惟风能全兼五气……。盖因风能鼓荡此五气而伤人，故曰百病之长"。由此可见，风邪为外邪致病的先导。

4）风性主动　动即动摇不定，风性主动指风邪致病具有动摇不定的特征。凡眩晕、震颤、抽搐、颈项强直、角弓反张、两目上视等动的症状，都属风证。临床上因受风而面部肌肉颤动，或口眼喎斜，为风中经络；因金刃外伤，复受风毒之邪而出现四肢抽搐、角弓反张等症，也属于风性主动的临床表现。《素问·阴阳应象大论》中就有"风胜则动"之论述。

（2）常见的风证　风邪侵及人体肌表、经络等所致。

伤风：恶风、头痛、鼻塞、有汗、发热或不发热，苔薄白、脉浮缓。治宜辛散风邪。

风痹：肌肉关节疼痛游走不定，又称"行痹"。治宜祛风通络。

风疹：肌肤原有湿或胃肠有湿热，又外感风邪，使内不得疏泄，外不得透达，湿热郁于皮肤腠理之间，形成风疹块，奇痒，时发时消，此起彼伏，治宜祛风止痒。

内风：主要症状为眩晕、麻木、震颤、抽搐等，症状变化大，且有动摇的特点。可因外感发展，由表入里引起，也可因内脏病变或功能失调引起，如热极生风、肝阳化风、阴虚动风及血虚生风等。

2. 寒　寒为冬季主气，故寒邪致病多见于冬季。在气温较低的冬季，因气温骤降，人体防寒保暖不当，则常易受寒邪侵袭，故冬多寒病。此外，淋雨涉水，或汗出当风，或贪凉露宿，以及屋内空调过凉，亦是寒邪的致病途径，故其他季节也可由寒致病。寒邪具有寒冷、凝结、收引的特性。寒邪伤于肌表，郁遏卫阳，称为"伤寒"；寒邪直中于里，伤及脏腑阳气，则为"中寒"。此外由于机体阳气不足，失于温煦的病理反映，称为"内寒"，不属六淫致病。

（1）寒邪的性质及致病特点

1）寒为阴邪，易伤阳气　寒为阴气盛的表现，故其性属阴，阴邪伤及阳气，导致阳气失去正常的温煦、气化作用，可出现阳虚阴盛的寒证。如外寒侵袭肌表，卫阳被遏，就会出现恶寒发热、无汗、鼻塞、流清涕等症；寒邪直中脾胃，脾阳受损，便可见脘腹冷痛，呕吐，腹泻等症；若寒邪直中少阴，心肾阳虚，则可见恶寒蜷卧，手足厥冷，下利清谷，小便清长，精神萎靡，脉微细等症。

2）寒性凝滞，主痛　凝滞，即凝结阻滞不通。寒性凝滞，即指寒邪侵入，易使气血津液凝结、经脉阻滞。寒邪伤人，阳气受损，失其温煦，易使经脉气血运行不畅，甚或凝结阻滞不通，不通则痛，故寒邪伤人多见疼痛症状。如寒客肌表经络，气血凝滞不通，则头身肢体关节疼痛，若以关节冷痛为主者，称为"寒痹"或"痛痹"；寒邪直中胃肠，则脘腹剧痛；寒客肝脉，可见少腹或阴部冷痛等。正如《素问·痹论》说："痛者，寒气多也，有寒故痛也"。因此又有"寒性凝滞而主痛"之说。

3）寒性收引 "收引"，有收缩牵引之意。寒性收引，即指寒邪侵袭人体，使气机收敛，腠理、经络、筋脉收缩而挛急。如寒邪侵及肌表，毛窍腠理闭塞，卫阳被郁不得宣泄，可见恶寒、发热、无汗等；寒客血脉，则气血凝滞，血脉挛缩，可见头身疼痛，脉紧；寒客经络关节，则经脉收缩拘急，甚则挛急作痛，屈伸不利，或冷厥不仁等。如《素问·举痛论》说："寒则气收""寒气客于脉外则脉寒，脉寒则缩蜷，缩蜷则脉绌急，绌急则外引小络，故卒然而痛"。缩蜷、绌急，即为寒邪所伤经络、血脉收引而致。

（2）常见的寒证 寒邪由外侵入机体而致病。

伤寒：外感寒邪，寒客肌表，营卫不和，腠理闭阻，出现恶寒，发热，无汗，头项强痛，身痛，苔白，脉浮紧。治宜辛温解表。

寒痹：寒邪伤络或筋骨，可见关节疼痛，痛有定处，得热痛减，遇寒加剧，四肢拘急，屈伸不利。治宜温经散寒。

中寒：寒邪直接伤里，可见腹痛、腹泻、肠鸣，呕吐清水，或战栗身凉，四肢冷，脉伏。治宜温中散寒。

内寒：阳气虚弱，脏腑功能衰退，出现阳虚里证，可见纳差，畏寒肢冷，腰脊冷痛，气短唇青，腹胀便溏，小便频数，男子阳痿，女子带下清稀。治宜温阳散寒。

3. 暑 暑为夏季的主气，为火热之气所化，主要发生于夏至以后，立秋之前，有明显的季节性。暑邪与温、热及火属同一类的病邪，其区别在于程度与季节的不同。如《素问·热论》说："先夏至日者为病温，后夏至日者为病暑"。暑邪致病具有炎热、升散、兼湿的特性，纯属外邪，无内暑之说。暑邪致病，有伤暑和中暑之别。起病缓，病情轻者为"伤暑"；发病急，病情重者，为"中暑"。

（1）暑邪的性质及致病特点

1）暑为阳邪，其性炎热 暑为盛夏火热之气所化，火热属阳，故暑邪为阳邪。夏季气候炎热，暑邪随其炎热之势，较其他季节的火热之邪更为炽盛，既暑邪伤人多表现为一系列阳热症状，如高热、心烦、面赤、脉洪大等。

2）暑性升散，伤津耗气 升，即升发、向上。暑为阳邪，其性升发，故易上扰心神，或侵犯头目，则头晕、目眩、面赤等。"散"，指暑邪侵犯人体，可致腠理开泄而多汗。汗出过多，气随津泄，不仅伤津，而且耗气，故临床除见口渴喜饮、尿赤短少等津伤之症外，往往可见气短、乏力，甚则气津耗伤太过，清窍失养而突然昏倒、不省人事。故《素问·刺志论》说："气虚身热，得之伤暑"。

3）暑多挟湿 暑季除气候炎热外，且常多雨而潮湿，热蒸湿动，故暑邪为病，常兼挟湿邪而侵犯人体。其临床特征，除发热，烦渴等暑热症外，常兼见四肢困倦，胸闷呕恶，大便溏泻而不爽等湿阻症状。

（2）常见的暑证

伤暑：身热，多汗，头痛无力，气少倦怠，恶心，胸闷，口渴喜饮，脉虚数。治宜解表清暑。

中暑：突然发病，头晕痛，恶心，呕吐，身热，烦躁，无汗，多突然昏倒，不省人事，手足厥冷，脉大而虚，或脉虚而数。治则：急用芳香开窍，醒后用甘寒清热。

4. 湿 湿为长夏主气，具有重浊、黏滞、趋下的特性。长夏即农历六月，时值夏秋之交，阳热尚盛，雨水且多，热蒸水腾，潮湿充斥，为一年中湿气最盛的季节。故湿邪为病，长夏居多。湿邪为病，亦有外湿、内湿之分。外湿多由气候潮湿，或涉水淋雨，居处潮湿等外在湿邪侵袭人体所致。内湿则是由于脾失健运，水湿不化，停聚作祟形成。外湿和内湿虽有不同，但在发病过程中又常相互影响。伤于外湿，湿邪困脾，健运失职，湿浊内生；而脾阳虚损，水湿不化，外湿乘虚而入，合内湿而伤人。

（1）湿邪的性质和致病特点

1）湿为阴邪，易损伤阳气，阻遏气机　湿为重浊有质之邪，其性类水，故属阴邪。湿邪侵入，易伤阳气。如清代叶桂《温热论·外感温热》说："湿胜则阳微"。脾主运化水液，性喜燥而恶湿，故外感湿邪，常先困脾。脾阳不振，运化无权，水湿内生、停聚，发为泄泻、水肿、尿少、腹水等症。如《素问·六元正纪大论》说："湿胜则濡泄"。湿为重浊有质之邪，侵入最易留滞于脏腑经络，阻遏气机，使脏腑气机升降失常，经络阻滞不畅。若湿阻胸膈，气机不畅则胸膈满闷；若湿阻中焦，脾胃气机升降失常，纳运失司，则脘痞腹胀，食欲减退；若湿停下焦，肾与膀胱气机不利，则小腹胀满、小便淋涩不畅。

2）湿性重浊　"重"，即沉重、重着，指湿邪致病，出现以沉重感为特征的临床表现，如头身困重、四肢酸楚沉重等。若湿邪外袭肌表，困遏清阳，清阳不升，则头重如束布帛，如《素问·生气通天论》说："因于湿，首如裹"。湿邪阻滞经络关节，阳气不得布达，则可见肌肤不仁、关节疼痛重着等，称之为"湿痹"或"着痹"。"浊"，即秽浊不清，指湿邪为患，易呈现分泌物和排泄物秽浊不清的现象。如湿浊在上则面垢、眵多；湿滞大肠，则大便溏泄、下痢脓血；湿浊下注，则小便浑浊、妇女白带过多；湿邪浸淫肌肤，则可见湿疹等。

3）湿性黏滞　"黏"，即黏腻；"滞"，即停滞。湿邪致病，以黏腻停滞为特点。主要表现在两个方面：一是症状的黏滞性。湿病症状多表现为黏滞而不爽，如排泄物和分泌物多滞涩不畅。湿滞大肠，则大便排泄不爽，或里急后重；湿阻膀胱，则小便滞涩不畅，或尿频涩痛；湿浊内蕴，则见口黏口甘，舌苔厚滑黏腻等，皆为湿邪为病的常见症状；二是病程的缠绵性。因湿性黏滞，易阻气机，气不行则湿不化，故起病隐缓，病程较长，反复发作，或缠绵难愈。如湿温、湿疹、湿痹（着痹）等，皆因其湿而不易速愈，或反复发作。所以吴瑭《温病条辨·上焦》谓："其性氤氲黏腻，非若寒邪之一汗即解，温热之一凉即退，故难速已"。

4）湿性趋下，易袭阴位　湿邪为重浊有质之邪，属阴，而有下趋之特点。湿邪为病，多易伤及人体下部，如水肿、湿疹等病以下肢较为多见。此外，湿邪下注致病，如淋病、尿浊、带下、腹泻、痢疾等，都为湿性趋下、易袭阴位特点的体现。故《素问·太阴阳明论》说："伤于湿者，下先受之"。

（2）常见的湿证

伤湿：湿邪伤表，即表湿证。证见恶寒发热，头重身重，困倦乏力，胸闷，口不渴，苔白滑，脉浮缓，治宜解表胜湿。

湿痹：又称着痹。湿犯经络，关节酸痛沉重，甚则难以转侧或肿胀，治宜祛湿通络。

内湿：多由脾失健运所致。脾不运化，水湿内停，阻滞气机。湿滞上焦则胸闷，恶心，口淡、口黏乏味，不思饮食，渴而不欲饮，治宜芳香化湿；湿滞中焦，则脘腹痞闷，饮食不化，肢体困重，苔厚腻，治宜苦温燥湿；湿滞下焦则足肿、淋浊、带下、尿少、便溏，治宜淡渗利湿。

5. 燥　燥为秋季的主气，又称"秋燥"。具有干燥、收敛等特性。秋季天气不断收敛，其气清肃，气候干燥，空气失于水分滋润，自然界呈现一派秋凉而劲急干燥的气候，故秋季多燥病。燥邪伤人，多自口鼻而入，首犯肺卫，发为外燥病证。燥邪为病可由相兼的寒热邪气的不同又有温燥、凉燥之分。初秋尚有夏末之余热，久晴无雨，燥与热合，侵犯人体，发为温燥证；深秋又有近冬之寒气，寒气与燥相合，侵犯人体，则发为凉燥证。

（1）燥邪的性质和致病特点

1）燥性干涩，易伤津液 燥邪属阳，易伤阴液，如《素问·阴阳应象大论》说："燥胜则干"。燥邪为病，可见各种阴津亏虚、滞涩的证候，如口鼻干燥，咽干口渴，皮肤干涩，甚则皲裂，毛发不荣，小便短少，大便干结等。

2）燥易伤肺 肺为娇脏，喜清润而恶燥。肺主气司呼吸，直接与自然界大气相通，且外合皮毛，开窍于鼻。故燥邪伤人，多从口鼻而入，最易伤肺，出现干咳少痰，或痰黏难咯，或痰中带血，甚则喘息胸痛等肺津受伤的症状。此外，肺与大肠相表里，肺津耗伤，大肠失润，传导失司，可现大便干燥不畅等症。

（2）常见的燥病

温燥：燥而偏热，多发初秋之际，外感温燥之邪，常见发热恶寒，口渴，目赤，咽痛，干咳无痰或少痰，或痰带血丝，咯痰不爽，尿短赤，苔薄黄而干，治宜辛凉透表润燥。

凉燥：燥而偏寒，多发秋末之际，外感凉燥之邪，常见恶寒发热，无汗，头痛鼻塞，口干咽燥，咳嗽少痰或无痰，苔薄白而干，治宜宣肺解表润燥。

内燥：多由吐、泻、汗、下过甚，或热病久而伤津，或久病致精血耗伤均可形成内燥。表现口渴咽燥，干咳，皮肤干燥，粗糙，毛发干枯不荣，大便秘结，舌光或苔薄而无津，脉细涩，治宜养阴润燥。

6. 火（热）及火证 火（热）旺于夏季，但并不像暑那样具有明显的季节性，如其他季节气温骤高，亦可化为火热之邪，伤人致病。火与热虽程度不同，有"火为热之极，热为火之渐"之说，但性质无异，故火与热常互称。火热邪气致病有内外之分，属外感者，多是直接受温热邪气侵袭，如风热、燥热、湿热等；属内生者，则常由脏腑阴阳气血失调，阳气亢盛而成，如心火、肝火、胃火等。

（1）火热之邪的性质和致病特点

1）火（热）为阳邪，其性趋上 火热之性燔灼、升腾，故为阳邪。"阳胜则热"，故火邪致病多见高热、烦渴、汗出、脉洪数等症。火性趋上，故火热之邪易侵害人体上部，尤以头面部更著，出现目赤肿痛、咽喉肿痛、口舌生疮糜烂、牙龈肿痛、耳内肿痛或流脓等症。

2）火热易扰心神 心属火，火热致病，易犯心经，扰动心神。轻者心神不宁而心烦、失眠；重者可神不守舍，出现狂躁不安，或神昏、谵语等症。故《素问·至真要大论》说："诸热瞀瘛，皆属于火""诸躁狂越，皆属于火"。

3）火热易伤津耗气 火热之邪，最易迫津化汗外泄，或直接灼煎津液，使人体阴津耗伤，即所谓热盛伤阴。临床表现除热象显著外，往往伴有口渴喜冷饮，咽干舌燥，小便短赤，大便秘结等津伤阴亏的征象。同时，阳热太盛，伤津耗气，气随汗泄，临床可兼见体倦乏力、少气懒言等气虚症状，重则可致全身津气脱失的气脱证。

4）火热易生风动血 "生风"，是指火热之邪侵犯人体，燔灼肝经，耗劫津液，筋脉失养失润，易引起肝风内动的病证。又称"热极生风"。临床表现为高热神昏、四肢抽搐、两目上视、角弓反张等。"动血"，指火热之邪入于血脉，易灼伤脉络，迫血妄行，导致各种出血证，如吐血、衄血、便血、尿血、皮肤发斑、妇女月经过多、崩漏等。

5）火邪易致疮痈 火邪入于血分，可聚于局部，腐蚀血肉，发为痈肿疮疡。《灵枢·痈疽》说："大热不止，热胜，则肉腐，肉腐则为脓……故命曰痈"。由火毒壅聚所致之痈疡，其临床表现以疮疡局部红肿热痛为特征。

（2）常见的火证　感受火邪热邪引起，或因外感其他病邪后转化。

热证：发病急，面红目赤，咽喉肿痛，高热烦渴，口干舌燥，尿黄少，便干结。甚或狂躁、昏迷、谵语。或有吐、衄、便血、尿血及发斑等，舌质红，舌苔黄黑芒刺，脉洪数有力，治宜清热泻火。

虚火：多因脏腑阴阳失衡，阴虚阳盛，虚火内生。表现为起病较缓慢，病程长，低热，潮热，五心烦热或骨蒸劳热，两颧绯红，口干咽燥，失眠，盗汗，尿短赤，舌红少苔，脉细数，治宜滋阴清热。

（二）疠气　疠气，指一类具有强烈致病性和传染性的外感病邪。在中医文献中，疠气又称为"疫毒""疫气""异气""戾气""毒气""乖戾之气"等。明代吴又可《温疫论·原序》说："夫瘟疫之为病，非风非寒非暑非湿，乃天地间别有一种异气所感。"指出疠气是有别于六淫而具有强烈传染性的外感病邪。

疠气可以通过空气传染，经口鼻侵入致病；也可随饮食、蚊虫叮咬、虫兽咬伤、皮肤接触等途径传染而发病。

疠气侵入，导致多种疫疠病，故又称疫病，瘟病，或瘟疫病，如痄腮（腮腺炎）、烂喉丹痧（猩红热）、疫毒痢、白喉、天花、肠伤寒、霍乱、鼠疫、疫黄（急性传染性肝炎）、流行性出血热等，都属感染疠气引起的疫病，实际上包括了现代临床许多传染病甚至烈性传染病。

1. 疠气的致病特点

（1）发病急骤，病情危笃　一般而言，疠气多属热毒之邪，其性疾速，而且常挟毒雾、瘴气等秽浊之邪侵犯人体，故其致病比六淫更显发病急骤，来势凶猛，变化多端，病情险恶。因而发病过程中常出现发热、扰神、动血、生风、剧烈吐泻等危重症状。《温疫论》述及某些疫病，"缓者朝发夕死，重者顷刻而亡"，足见疠气致病来势凶猛、病情危笃。

（2）传染性强，易于流行　疠气具有强烈的传染性和流行性，可通过空气、食物等多种途径在人群中传播。当处在疠气流行的地域时，无论男女老少，体质强弱，凡触之者，多可发病。疠气发病，既可大面积流行，也可散在发生。

（3）一气一病，症状相似　疠气作用于脏腑组织器官，发为何病，具有一定的特异性，而且其临床表现也基本相似。疠气对机体作用部位具有一定选择性，从而在不同部位产生相应的病证。疠气种类不同，所致之病各异。每一种疠气所致之疫病，均有各自的临床特点和传变规律，所谓"一气致一病"。例如，痄腮，无论男女，一般都表现为耳下腮部肿胀；又如天花，无论老少，皆有皮肤损害。说明疠气有一种特异的亲和力，某种疠气可专门侵犯某脏腑、经络或某一部位而发病，所以"众人之病相同"。

2. 疠气的发生与流行　疠气发生与流行因素有多种，除与人群正气即体质的强弱有关外，主要与气候、环境、预防措施及社会因素等有关。

（1）气候因素　自然气候的反常变化，久旱、酷热，洪涝、湿雾瘴气、地震等，均可滋生疠气而导致疾病的发生，如霍乱等病的大流行与此类因素有关。

（2）环境因素　环境卫生不良，如空气、水源、食物等受到污染，均可引起疫病发生（如麻疹、疫毒痢、疫黄等病）。

（3）预防措施不当　由于疠气具有强烈的传染性，人触之者皆可发病。若预防隔离工作不力，也往往会使疫病发生或流行。故《松峰说疫》告诫说："凡有疫之家，不得以衣服、饮食、器皿送于无疫之家，而无疫之家亦不得受有疫之家之衣服、饮食、器皿"。

（4）社会因素 社会因素对疠气的发生与疫病的流行也有一定的影响。若战乱不停，社会动荡不安，工作环境恶劣，生活极度贫困，则疫病容易不断发生和流行。若国家安定，且注意卫生防疫工作，采取一系列积极有效的防疫和治疗措施，疫疠即能得到有效的控制。

二、内伤性致病因素

（一）七情 七情，是指喜、怒、忧、思、悲、恐、惊七种正常的情志活动，是人体的生理和心理活动对外界环境刺激的不同反应。一般情况下这些情志变化不会致病，只有强烈持久的情志刺激，超越了人体的生理和心理适应能力，损伤机体脏腑精气，导致功能失调，或人体正气虚弱，脏腑精气虚衰，对情志刺激的适应调节能力低下，七情则成为致病因素，也称之为"七情内伤"。由此可见，七情能否致病，除与情志本身反应强度、方式有关外，还与个体的心理特征、生理状态具有密切的关系。

1. 七情致病特点

（1）直接伤及内脏 七情是机体对内外环境变化所产生的复杂心理反应，以内脏精气为物质基础。因此，七情过激致病，可直接伤及内脏。如心在志为喜，过度高兴则伤心；肝在志为怒，过度恼怒则伤肝；脾在志为思，过度思虑则伤脾；肺在志为悲，过度悲伤则伤肺；肾在志为恐，过度惊恐则伤肾。

正常情志活动的产生依赖于五脏精气充盛及气血运行的畅达，而心为脏腑之主，主血而藏神；肝藏血，主疏泄；脾主运化，为气血生化之源。由此可见，七情致病以心、脾、肝三脏病理表现最为多见。

（2）影响脏腑气机 七情致病主要影响脏腑气机失常，气血运行紊乱，出现相应的临床表现。如《素问·举痛论》说："……百病生于气也，怒则气上，喜则气缓，悲则气消，恐则气下……惊则气乱……思则气结"。

1）怒则气上 怒为肝之志，过怒可导致肝气疏泄太过，气机上逆，甚则血随气逆，并走于上。临床主要表现为头胀头痛，面红目赤，呕血，甚则昏厥卒倒；若兼发肝气横逆，影响脾胃运化功能，可兼见腹痛、腹泻等症。《素问·生气通天论》说："大怒则形气绝，而血菀于上，使人薄厥"。《素问·举痛论》说："怒则气逆，甚则呕血及飧泄"。《素问·调经论》说："血之与气并走于上，则为大厥，厥则暴死，气复反（返）则生，不反则死"。

2）喜则气缓 喜为心之志，过度喜乐可导致心气涣散不收，重者心气暴脱或神不守舍。临床可见精神不能集中，甚则神志失常、狂乱，或见心气暴脱的大汗淋漓、气息微弱、脉微欲绝等症。如《淮南子·精神训》说："大喜坠阳"。

3）悲则气消 悲为肺之志，过度悲伤可导致肺失宣降及肺气耗伤。临床常见意志消沉、精神不振、气短胸闷、乏力懒言等症。

4）思则气结 思为脾之志，过度思虑伤心脾，导致心脾气机郁滞，运化失职的病机变化。临床可见精神萎靡、反应迟钝、不思饮食、腹胀纳呆、便溏等症。

5）恐则气下 恐为肾之志。恐，是一种胆怯、惧怕的心理反应。长期恐惧或突然意外惊恐，皆能导致肾气受损，肾气不固，气陷于下，可见二便失禁、精遗骨痿等症。恐惧伤肾，精气不能上荣，则心肺失其濡养，水火升降不交，可见胸满腹胀、怵惕不安、夜不能寐等症。

6）惊则气乱 指猝然受惊伤心肾，导致心神不定，气机逆乱，肾气不固的病机变化。临床可见惊悸不安，慌乱失措，甚则神志错乱，或二便失禁。《素问·举痛论》说："惊则心无所倚，神无所归，虑无所定，故气乱矣"。

情志内伤引起的病理变化相当复杂，既可单一情志伤人，也可两种以上情志交织伤人而出现一脏或多个脏腑损伤的症状。临床中还要全面综合分析，以进行正确判断。

（3）七情变化影响病情　在疾病过程中，七情变化对病情具有一定的影响。情绪消沉，悲观失望，或七情异常波动，可使病情加重或恶化。例如，高血压患者，遇事暴怒，会突然眩晕欲仆，甚至神昏失语，半身不遂。

（二）饮食　饮食是人类生存和保持健康的必要条件，饮食失宜，则可影响营养摄取，导致疾病发生而成为致病因素。饮食失宜可分为三个方面，即饮食不节、饮食不洁和饮食偏嗜。

1. 饮食不节　饮食不节又称饥饱失常。良好的饮食行为，应以适度为宜。过饥过饱，或饥饱无常，均可影响健康，导致疾病发生。

（1）过饥　指摄食不足，如饥而不得食，或有意识限制饮食，或因脾胃功能虚弱而纳少，或因七情强烈波动而不思饮食，或不能按时进食等。《灵枢·五味》说："谷不入，半日则气衰，一日则气少矣"。长期摄食不足，营养缺乏，气血生化减少，一方面因气血亏虚而脏腑组织失养，功能活动衰退，全身虚弱；另一方面又因正气不足，抗病力弱，易招致外邪入侵，继发其他疾病。此外，长期摄食过少，胃腑失于水谷之养，也可损伤胃气而致胃部不适或胃脘疼痛等；如果有意抑制食欲，又可发展成厌食等较为顽固的身心疾病。儿童时期，如果饮食过少致营养不良，可影响其正常的生长发育。

（2）过饱　指饮食超量，或暴饮暴食，或中气虚弱而强食，以致脾胃难于消化转输而致病。轻者表现为饮食积滞不化，以致病理产物"积食"内停，可见脘腹胀满疼痛，嗳腐吞酸，呕吐、泄泻、厌食、纳呆等，故《素问·痹论》说："饮食自倍，肠胃乃伤"。甚者，可因脾胃久伤或营养过剩，而发展为消渴、肥胖、痔疮、心脉痹阻等病证。如《素问·生气通天论》所说："因而饱食，筋脉横解，肠澼为痔""膏粱之变，足生大疔"等。若病理产物"积食"停滞日久，可进一步损伤脾胃功能，致使运化功能久不得复，还可聚湿、化热、生痰而引起其他病变发生。

此外，若饮食无度，时饥时饱等，也易导致脾胃损伤；大病初愈阶段，若饮食不当，如暴食、过于滋腻，或过早进补等，还可引起疾病复发；小儿喂养过量，易致消化不良，久则可致"疳积"等。

2. 饮食不洁　是指进食不洁净的食物而导致疾病的发生。多是缺乏良好的卫生习惯，进食陈腐变质，或被疫毒、寄生虫等污染的食物所造成。饮食不洁而致的病变以胃肠病为主。若进食腐败变质食物，则胃肠功能紊乱，出现脘腹疼痛、恶心、呕吐、肠鸣腹泻或痢疾等。若进食被寄生虫污染的食物，则可导致各种寄生虫病，如蛔虫病、蛲虫病等，常表现有腹痛时作、嗜食异物、面黄肌瘦等。若蛔虫窜进胆管，还可出现上腹部剧痛，时发时止，吐蛔，四肢厥冷之蛔厥证。若进食被疫毒污染的食物，可发生某些传染性疾病。若进食或误食被毒物污染或有毒性的食物，则会发生食物中毒，轻则脘腹疼痛，呕吐、腹泻；重则毒气攻心，神昏谵语，甚至导致死亡。

3. 饮食偏嗜　是指特别喜好某种性味的食物或专食某些食物，如饮食偏寒偏热，或饮食五味有所偏嗜，或嗜酒成癖等，久之可导致人体阴阳失调，或导致某些营养物质缺乏而引起疾病。

（1）寒热偏嗜　一般而言，良好的饮食习惯要求寒温适中。《灵枢·师传》说："食饮者，热无灼灼，寒无沧沧。寒温中适，故气将持，乃不致邪僻也"。若过分偏嗜寒热饮食，可导致人体阴阳失调而发生某些病变。如偏食生冷寒凉之品，久则易于耗伤脾胃阳气，导致寒湿内生，发生腹痛泄泻等症；若偏嗜辛温燥热饮食，又可使肠胃积热，出现口渴、腹满胀痛、便秘，或酿成痔疮病证。久易聚湿、生痰、化热而致病，甚至变生癥积。

（2）五味偏嗜　五味，指酸、苦、甘、辛、咸，其各有不同的作用，不可偏废。人体的精神气血都由饮食五味所资生，且五味与五脏，又各有其一定的亲和性。《素问·至真要大论》说："夫五味入胃，各归所喜，故酸先入肝，苦先入心，甘先入脾，辛先入肺，咸先入肾"。如果长期嗜好某种性味的食物，就会导致该脏的脏气偏盛，功能活动失调而发生多种病变。

五味偏嗜，既可引起本脏功能失调，也可因脏气偏盛，以致脏腑之间平衡关系失调而出现他脏的病理改变。故《素问·生气通天论》说："味过于酸，肝气以津，脾气乃绝；味过于咸，大骨气劳，短肌，心气抑；味过于甘，心气喘满，色黑，肾气不衡；味过于苦，脾气不濡，胃气乃厚；味过于辛，筋脉沮弛，精神乃央"。《素问·五藏生成》说："多食咸，则脉凝泣而变色；多食苦，则皮槁而毛拔；多食辛，则筋急而爪枯；多食酸，则肉胝䐜而唇揭；多食甘，则骨痛而发落"。即指五味偏嗜，脏气偏盛，导致"伤己所胜"的病理变化。

（3）食类偏嗜　若专食某种或某类食品，或厌恶某类食物而不食，或膳食中缺乏某些食物等，久之也可成为导致某些疾病发生的原因，如瘿瘤（碘缺乏）、佝偻（钙、磷代谢障碍）、夜盲（维生素A缺乏）等。过食肥甘厚味，可聚湿生痰、化热，易致肥胖、眩晕、中风、胸痹、消渴等病变，若因偏食而致某些营养物质缺乏，也可发生多种病变。

（三）劳逸　正常的劳动和体育锻炼，有助于气血流通，增强体质。必要的休息，可以消除疲劳，恢复体力和脑力，故合理调节劳逸是保证人体健康的必要条件。如果劳逸失度，就可导致脏腑经络及气血津液失常而发生疾病。因此，劳逸失度也是内伤病的致病因素之一。

1. 过劳　包括劳力过度、劳神过度和房劳过度。

（1）劳力过度　指较长时间的过度用力，劳伤形体而积劳成疾，或者是病后体虚，勉强劳作而致病。

劳力太过而致病，其病变特点主要表现在两个方面：一是过度劳力而耗气，损伤内脏的精气，导致脏气亏虚，功能减退。因肺为气之主，脾为气之源，故劳力太过尤易耗伤脾肺之气，常见如少气懒言，体倦神疲，喘息汗出等。《素问·举痛论》说："劳则气耗"。二是过度劳力而致形体损伤，即劳伤筋骨。体力劳动，主要是筋骨、关节、肌肉的运动，如果长时间用力太过，则易致形体组织损伤，久而积劳成疾。《素问·宣明五气》说："久立伤骨，久行伤筋"。

（2）劳神过度　是指思虑太过，劳伤心脾而言。因心主血藏神，脾在志为思，血是神志活动的重要物质基础，故用神过度，长思久虑，则易耗伤心血，损伤脾气，以致心神失养，神志不宁而心悸、健忘、失眠、多梦和脾失健运而纳少、腹胀、便溏、消瘦等。

（3）房劳过度　又称"肾劳"。是指性生活不节，房事太过，或手淫恶习，或妇女早孕多育等。肾藏精，为封藏之本。若房事不节，损伤肾中精气，动摇肾之根本，可见腰膝酸软、眩晕耳鸣、精神萎靡、性功能减退等，或遗精、早泄，甚或阳痿等。妇女早孕多育，亏耗精血，累及冲任及胞宫，可见月经失调，带下过多，不孕不育等。此外，房劳过度也是导致早衰的重要原因。

2. 过逸　即过度安逸。人体每天需要适当的活动，气血才能流畅，阳气才得以振奋。《素问·宣明五气》说："久卧伤气，久坐伤肉"。故过度安逸，则可损伤机体组织器官，导致各种疾病发生。过逸致病主要表现在两个方面：一是安逸少动或久卧不动，阳气失于振奋，气机失于畅达，脾胃等脏腑功能衰减，则见食少、胸闷、腹胀、肢困、肌肉软弱或发胖臃肿等。另外，脾气不振，气血不足，可见动则心悸、气喘汗出等；或气虚抗邪无力，易感外邪；二是长期用脑过少，不善思考，可致神气衰弱，常见精神萎靡、健忘、反应迟钝等。

三、继发性致病因素

继发于其他疾病过程而产生的致病因素，称"继发性病因"。痰饮、瘀血、结石等是疾病过程中所形成的病理产物，这些病理产物形成之后，又以一种致病因素作用于人体，可加重原发疾病的病理变化，也可导致新的疾病发生。

（一）痰饮 痰饮是人体水液代谢障碍所形成的病理产物。一般以较稠浊的称为痰，清稀的称为饮。痰，可分为有形之痰和无形之痰。有形之痰，是指视之可见，闻之有声的痰液，如咳嗽吐痰、喉中痰鸣等。无形之痰，是指只见其征象，不见其形质的痰病，临床上可通过其所表现的证候来确定，包括瘰疬、痰核和停滞在脏腑经络等组织中的痰。因此，中医对"痰"的认识主要以临床征象为依据进行分析确定。饮，流动性较大，可留积于人体脏器组织的间隙或疏松部位。因其所停留的部位不同而表现各异。《金匮要略·痰饮咳嗽病脉证治》有"痰饮""悬饮""溢饮""支饮"等不同名称。因痰、饮同出一源，故常并称为痰饮。

1. 痰饮的形成　痰饮多由各种原因，如外感六淫、饮食失宜、劳逸过度、七情内伤等，使与水液代谢有关的脏腑，如肺、脾、肾、三焦等气化功能失调，导致水液代谢障碍，以致水津停滞湿聚为水，水积成饮，饮凝成痰。中医认识痰饮病证，除根据临床病证特点外，还要全面综合分析，以进行判断。无论是对病理变化还是临床症状认识，水、湿、痰、饮都不可截然分开。

2. 痰饮的致病特点

（1）致病广泛复杂　痰饮一旦产生，可随气流窜全身，外而经络、肌肤、筋骨，内而脏腑、全身各处，无处不到，致病广泛。如《杂病源流犀烛·痰饮源流》说："其为物，则流动不测，故其为害，上至巅顶，下至涌泉，随气升降，周身内外皆到，五脏六腑俱有……故痰为诸辨之源，怪病皆由痰成也"。因痰饮引起病证繁多，故有"百病多由痰作祟"之说。

痰饮病证的临床症状表现复杂，可分为痰证和饮证。①痰的病证特点：根据痰停留的部位不同，出现的症状亦不同。如痰滞在肺，可见喘咳咯痰；痰阻于心，心血不畅，而见胸闷心悸；痰迷心窍，则可见神昏、痴呆；痰火扰心，则发为癫狂；痰停于胃，胃失和降，可见恶心、呕吐、胃脘痞满；痰在经络筋骨，则可致瘰疬痰核，肢体麻木，或半身不遂，或成阴疽流注等；痰浊上犯于头，可见眩晕、昏冒；痰气凝结咽喉，则可出现咽中梗阻，吞之不下，吐之不出之病证；②饮的病证特点：饮在肠间，则肠鸣沥沥有声；饮在胸胁，则胸胁胀满，咳嗽气促引痛，称"悬饮"；饮在膈上，则咳喘气逆，不能平卧，其形如肿，称为"支饮"；饮溢肌肤，则见肌肤水肿，无汗，身体痛重，称"溢饮"。

（2）阻滞气血运行　痰饮为有形之邪，可随气流行，或停滞于经脉，阻滞气机，妨碍血行；若痰饮流注于经络，则致经络气机阻滞，气血运行不畅，出现肢体麻木、屈伸不利，甚至半身不遂，或形成瘰疬痰核、阴疽流注等；若痰饮留滞于脏腑，则阻滞脏腑气机，使脏腑气机升降失常。

（3）影响水液代谢　痰饮本为水液代谢失常的病理产物，一旦形成之后，可作为一种继发性致病因素作用于人体，进一步影响肺、脾、肾等脏腑的功能活动，影响水液代谢。痰湿困脾，可致水湿不运；痰饮阻肺，可致宣降失职，水液不布；痰饮停滞下焦，可影响肾、膀胱的蒸化功能，以至水液停蓄。可见痰饮致病能影响人体水液的输布与排泄，加重水液代谢障碍。

（4）重浊黏滞缠绵　痰饮由水湿停滞聚集而成，故具有湿邪致病的特点，如大多有沉重、秽浊、黏滞不爽的症状。同时所致疾病均有病势黏滞缠绵，病情容易反复，病程相对较长。临床上常见由痰饮所致的疾病，如咳嗽、哮喘、眩晕、癫痫、中风、瘰疬、瘿瘤等，大多缠绵难愈。

（二）**瘀血** 瘀血为血液运行障碍、停滞所形成的病理产物。包括离经之血，滞留于经脉、四肢及脏腑之中而未能消散之血液。在中医文献中，瘀血又称"恶血""衃血""蓄血""败血""污血"等。

瘀血是疾病过程中形成的病理产物，又是某些疾病的致病因素。瘀血与血瘀的概念不同。血瘀是指血液运行不畅或血液瘀滞不通的病理状态，属于病机学概念；而瘀血是能继发新病变的病理产物，属于病因学概念，二者不能混淆。

1. 瘀血的形成

（1）气虚 气虚运血无力，血行不畅；或气虚统摄血液不利，血溢脉外而为瘀。

（2）气滞 气为血之帅，气行则血行，气滞则血瘀。《血证论·吐血》说："气为血之帅，血随之而运行；……气结则血凝，气虚则血脱，气迫则血走"。

（3）血寒 寒主凝滞，寒邪客入于血脉，或阳虚阴盛内寒，均可导致血液凝涩而运行不畅。《医林改错·积块》说："血受寒则凝结成块"。

（4）血热 外感火热邪气入舍于血，或体内阴虚阳盛化火，血热互结，煎灼血中津液，使血液黏稠而运行不畅；或热灼脉络，迫血妄行导致内出血，以致血液壅滞于体内某些部位不散而成瘀血。《医林改错·积块》说："血受热则煎熬成块"。

（5）出血 各种外伤，如跌打损伤、金刃所伤、手术创伤等，致使脉管破损而出血，成为离经之血；或其他原因，如脾不统血、肝不藏血而致出血，以及妇女经行不畅、流产等，如果所出之血未能排出体外或未及时消散，留积于体内则成瘀血。

2. 瘀血的致病特点 瘀血致病特点极为复杂，可随着瘀血阻滞的部位不同而异。如瘀阻于心，则胸闷、心前区绞痛、唇青舌紫，瘀血化热则可神昏发狂等；瘀阻于肺，可见胸痛、气促、咯血；瘀阻于肝，可见胁痛、胁下痞块；瘀阻于肠胃，可见吐血或黑便；瘀阻于胞宫，经行不畅，可见痛经、月事不调、经色紫暗有块，或见崩漏；瘀阻于肢体肌肤，可见局部肿痛青紫；瘀阻于脑，脑络不通，可致突然昏倒，不省人事，或留有严重的后遗症，如痴呆、语言謇涩等。瘀血致病证候虽多，但有共同的特点表现。

（1）疼痛 是瘀血致病常见症状。瘀血阻滞经脉，气血不畅或堵塞不通，不通则痛。疼痛呈持续性，或为刺痛，或为刀割，痛处拒按、固定不移，多于夜间加剧。

（2）肿块 瘀血不散，久之形成肿块。外伤瘀血，伤处则见青紫色血肿；瘀血积于体内、四肢，患处可及肿块，位置固定，称为癥积。

（3）出血 瘀血阻塞脉络，血不循经，溢出脉外，导致出血，血色多呈紫暗色，或夹有血块。

（4）色青紫暗 青紫为血瘀之色。面色黧黑，口唇及指端紫暗，皮肤甲错，舌色紫暗，或有瘀斑，舌下青紫。

（三）**结石** 结石指体内某些部位形成并停滞为病的砂石样病理产物或结块。常见的结石有泥砂样结石、圆形或不规则形状的结石、结块样结石（如胃结石）等，且大小不一。一般来说，结石小者，易于排出；而结石较大者，难于排出，多留滞而致病。

1. 结石的形成 结石的成因较为复杂，有些机制目前尚不清楚。比较常见的因素有：

（1）饮食不当 饮食偏嗜，喜食肥甘厚味，影响脾胃运化，蕴生湿热，内结于胆，久则可形成胆结石；湿热下注，蕴结于下焦，日久可形成泌尿道结石。若空腹食柿，影响胃的受纳和通降，可形成胃结石。此外，某些地域的水质中含有过量的矿物及杂质等，也可能是促使结石形成的原因之一。

（2）情志内伤 情志不遂，肝气郁结，疏泄失职，胆气不达，胆汁淤结，排泄受阻，日久可形成结石。

（3）服药不当　长期过量服用某些药物，致使脏腑功能失调，或药物沉积于体内某些部位而形成结石。

（4）体质差异　先天禀赋差异，以致某些物质的代谢异常，则易患结石。

2. 结石的致病特点

（1）多发于肝、肾、胆、胃、膀胱等脏腑　肝气的疏泄，关系着胆汁的生成和排泄；肾气的蒸化，影响尿液的生成和排泄，故肝、肾功能失调易生成结石。肝、肾有管道与胆及膀胱相通，而胃、胆、膀胱等管腔性器官，结石易于停留。故结石为病，多为肝、胆、肾、膀胱、胃结石。

（2）病程较长，病情轻重不一　结石多为湿热内蕴，日渐煎熬而成，故大多数结石的形成过程缓慢而漫长。因结石的大小不等，停留部位不一，故临床症状表现差异很大。一般来说，结石小，病情较轻，有的甚至无任何症状；结石过大，则病情较重，症状明显，发作频繁。

（3）阻滞气机，损伤脉络　结石为有形实邪，停留体内，势必阻滞气机，影响气血津液运行，如局部胀痛、水液停聚等。重者，结石嵌顿于狭窄部位，如胆管或输尿管中，气血严重瘀阻，常出现腹部绞痛，若损伤脉络，可致出血，如尿血等。

四、其他致病因素

主要包括外伤、烧烫伤、冻伤及虫兽伤等。若治疗不当，可导致感染、失血等，甚则危及生命。

1. 外伤　枪弹、刀斧、持重努扭等均可造成外伤。轻者引起局部皮肤肌肉瘀血肿痛、出血，或骨折、脱臼等；重则可伤及内脏或出血过多，危及生命。此外，枪弹、金刃及皮肤肌肉伤，治疗不当或再感邪毒，以致溃烂化脓为"金疮"。

2. 烧烫伤　沸水、沸油、烈火、高温物体或气体等均可造成烧烫伤，属火毒致病。轻者引起局部肌肤出现红、肿、热、痛或起水疱；重则可因面积过大，或伤及肌肉组织过深，导致津液大伤，脱水休克，或火毒内攻脏腑，出现烦躁不安、发热、少尿等症，甚至导致死亡。

3. 冻伤　过度寒冷，低温的环境下，可使机体发生冻伤，属寒毒致病。局部性冻伤，多发生在手足、耳郭、鼻尖及面颊等易暴露的部位。寒性收引，主凝滞，故而受伤部位初始苍白、冷麻，继之肿胀、青紫，痒痛；血瘀不畅，肌肤失养，故而冻处易溃破腐烂。全身性冻伤，多为阴寒过盛，阻遏阳气，失其温煦与推动作用，可见体温下降，面色苍白，唇舌肢末青紫，反应迟钝，呼吸微弱，脉微欲绝等阳衰之症，此时如不及时救治则可导致死亡。

4. 虫兽伤　包括毒虫、毒蛇、疯狗及野兽等对人体的伤害。这种伤害轻则局部损伤，出现瘙痒、肿痛、破溃、出血等；重则损及内脏，或出血过多而死亡。毒蛇咬伤，可见全身中毒症状，不及时治疗，可致死亡。疯狗咬伤，可发生"狂犬病"，此为危重之证，多不治而亡。

第二节　病　机

病机指疾病发生、发展及其变化的机制。病邪作用于人体，人体之正气奋起抗邪，引起正邪相争。如果邪气对人体的损害居于主导地位，人体阴阳的相对平衡就会遭到破坏，或使脏腑、经络、气血的功能失调，进而产生全身或局部的各种病理变化而发生疾病。

中医病机学是根据以五脏为中心的脏象学说，把局部病变同机体全身状况联系起来，从机体内部脏腑经络之间的相互联系和制约关系，来探讨疾病的发生、发展和转归，从而形成了注重整体联系的病机观。概括起来，主要包括正邪相争、阴阳失调、气机紊乱等基本规律。

一、正邪相争

正邪相争，是指在疾病发生的过程中，机体的抗病能力与致病邪气之间相互斗争。在疾病发生的复杂过程中，始终贯穿着正气与邪气之间的盛衰转化。正气是人体正常功能活动的总称，即人体正常功能及所产生的各种维护健康的能力，包括自我调节、防病抗邪和病后康复能力；邪气，又称病邪，简称邪，与正气相对而言，泛指各种致病因素，包括存在于外界环境之中和人体内部产生的各种具有致病或损伤正气作用的因素，如六淫、疫疠、七情、外伤、痰饮和瘀血等。邪正双方不断斗争的态势和结果，不仅关系着疾病的发生，而且直接影响着疾病的发展和转归。从一定意义上来说，疾病过程就是正邪相争及其盛衰变化的过程。

（一）**正邪相争与发病** 疾病的发生过程非常复杂，但概括起来，不外乎是正气与邪气相争过程中的盛衰转化。正气不足是发病的内在因素，邪气侵袭是发病的重要条件。

1. 正气在发病中的作用 在正常情况下，人体脏腑功能协调，气血充盈，卫外固密，足以抗御邪气的侵袭，病邪便难以侵入。此为"正气存内，邪不可干"（《素问遗篇·刺法论》）。当正气不足时，邪正之间的力量对比表现为邪盛正衰。正气无力抗邪，感邪后又不能及时驱邪外出，也无力尽快修复病邪对机体造成的损伤及调节紊乱的功能活动，于是疾病发生。此所谓"邪之所凑，其气必虚"（《素问·评热病论》）。由此可见，正气在正邪斗争中占主导地位。

2. 邪气在发病中的作用 中医重视正气，强调正气在发病中的主导地位，并不排除邪气对疾病发生的重要作用。邪气是发病的必要条件，没有邪气的侵袭，机体一般不会发病，但在一定的条件下，邪气甚至起主导作用，如高温、高压电流、化学毒剂、枪弹杀伤、毒蛇咬伤等，即使正气强盛，也难免不被伤害。疫疠在特殊情况下，常常成为疾病发生的决定性因素，因而导致了疾病的大流行。所以中医学提出了"避其毒气"的主动预防措施，以防止传染病的发生和播散。

由此可见，正邪相搏的胜负，决定疾病的发生与否。正胜则邪退，机体不受邪气的损害，无临床症状和病理体征，即不发病；邪胜则正衰，机体受损，出现临床症状和病理体征，即疾病发生。中医学就从这两个方面的辩证关系出发，建立了发病学的基本观点，既强调了人体正气在发病上的决定作用，又不排除邪气的致病条件。

（二）**正邪盛衰与病邪出入** 疾病过程中，正、邪两种力量并非固定不变，而是在其相争的过程中，双方力量对比上发生着消长盛衰的变化。正邪之间的这种变化，导致疾病发生不同的病理变化而出现不同的疾病转归，即表邪入里，或里邪出表。

1. 表邪入里 是指外邪侵入机体，首先停留于肌表而引发表证，而后内传入里，转化为里证的病理传变过程。说明疾病发展，病情加重。病邪由表入里，大多是由于正气不足，或邪气过盛，致使正不胜邪，邪气入里；或由于失治、误治，表邪不衰，传变入里。例如，外感风温初起时，仅出现发热恶寒、头痛鼻塞、咽喉疼痛、脉浮数等表热证，继而出现但热不寒、口渴汗出、咳嗽咯黄痰、脉滑数等邪热壅肺之里证，此为表热证转化为里热证，即表邪入里。

病邪由表入里的传变，一般按规律依次相传，如伤寒病的六经传变，寒邪依太阳、阳明、少阳、太阴、少阴、厥阴的顺序，由表入里逐经传变；温病则依卫、气、营、血四个阶段传变。病邪依次由表入里的传变，多为正气逐渐虚衰，驱赶外邪不利所致。但当邪气过盛，暴伤正气，病邪也可不遵次序"顺传"而直接入里，如伤寒病有直中三阴证，即寒邪袭表，表卫不固，病邪直接伤及脾胃，证见腹痛、泄泻等病变；又如温邪袭表，初始发热恶寒，邪在卫分，但很快出现身热夜甚、神昏谵语、斑疹隐隐等热入营血之候，称之为"逆传心包"。

2. 里邪出表　是指病邪由里透达于表的传变过程。此为正气逐渐恢复，邪气逐渐衰败，正气驱邪出表。里邪出表预示疾病趋愈，病情好转，如热邪致病，内热炽盛，出现口渴烦热，舌红苔黄，脉洪大等里热症状，然汗出而热解，说明邪气由里出表，机体即可恢复健康。

（三）**正邪盛衰与虚实**　疾病过程中正邪相争的运动变化，贯穿于疾病发展变化的全过程，体内邪正双方力量对比的盛衰，决定着患病机体的虚与实两种不同的病理变化。

1. 虚实病机　《素问·通评虚实论》说："邪气盛则实，精气夺则虚"，指出了机体疾病状态下的虚实两种病理状态。

（1）实　是指邪气的致病力强盛，而正气的抗病能力未衰。正邪相搏，斗争激烈，反应明显，临床上出现一系列病理性反映比较剧烈的、有余的证候，称为实证。实证常见于外感六淫和疠气致病的初期和中期，或由于湿、痰、水饮、食积、瘀血等病理产物滞留于体内而导致的病证。

（2）虚　是以正气虚损为矛盾主要方面的一种病理反映。正气不足，抗病能力减弱，防御能力和调节能力低下，对于致病邪气的斗争无力，难以出现较剧烈的病理反应。临床上表现一系列虚弱、衰退和不足的证候，称为虚证。虚证常见于疾病的后期和慢性疾病过程中。

2. 虚实变化　在复杂的疾病发生过程中，正邪虚衰可产生单纯虚和实的病机，也可由于种种原因引起虚实之间的多种变化，主要有虚实错杂、虚实转化及虚实真假等。

（1）虚实错杂　指在疾病过程中，邪盛和正虚同时存在的病理状态。包括虚中夹实和实中夹虚两种病理变化。

1）虚中夹实　虚中夹实是指以虚为主，又兼有实邪为患的病理状态，如脾阳不振，运化无权，而致湿邪内生，导致水肿。临床上既有神疲肢倦、不思饮食、食后腹胀、大便溏软等脾虚之象，又见肌肤四肢浮肿等水饮内蕴之实证。因病理变化以虚为主，故而为虚中夹实。

2）实中夹虚　是以实为主，又兼有正气虚损的病理状态。如外感热病在发展过程中，由于热邪伤阴，可形成邪热炽盛、阴气受伤的病证。临床表现既有高热气粗、心烦不安、面红目赤、尿赤便秘、苔黄脉数等实热之症状，又兼见口渴引饮、气短心悸、舌燥少津等阴液不足的表现。本证津伤源于实热，故而为实中夹虚。

分析虚实错杂的病机，应根据邪正之孰缓孰急，虚实之孰多孰少，来确定虚实之主次。此外，从病位来分析虚实错杂的病机，尚有表里、上下等虚实不同的错杂证候，如表实里虚、里实表虚、上实下虚、下实上虚等。

（2）虚实转化　是指疾病过程中，邪正双方力量的对比经常发生变化，因而疾病在一定条件下也可发生由实转虚和因虚致实的病理变化。

1）由实转虚　是指原本以邪气盛为主要病机的实证，转化为以正气虚损为主要病机的虚证，这一过程为由实转虚。例如，外感性疾患，疾病初期多属于实，如表寒证或表热证等，由于治疗不及时或治疗不当，护理失宜，或年高体弱，抗病能力较差，从而病情迁延不愈，正气日损，可逐渐出现肌肉消瘦、纳呆食少、面色不华、气短乏力等肺脾功能衰减之虚象，此为由实转虚。

2）因虚致实　是指原本以正气亏损为主要病机之虚证，由于脏腑生理功能低下，导致气、血、津液等不能正常运行，产生了气滞、瘀血、痰饮、水湿等实邪停留体内，转化为邪实为主要病机的实证，这一过程为因虚致实。例如，肾阳虚衰，不能主水，而形成的阳虚水停之候，既有肾脏温化功能减退的虚象，又有水液停留于体内的邪实之象，这种水湿泛滥乃由肾阳不足，气化失常所致，故称之为因虚致实。实际上，因虚致实是正气不足，邪气亢盛的一种虚实错杂的病理变化。

（3）虚实真假　一般情况下，疾病的表象与本质相一致，可以反映病机的虚或实。但在特殊情况下，会出现临床表现与疾病本质不相符的假象，因而出现了"至虚有盛候"的真虚假实证和"大实有羸状"的真实假虚证。

1）真虚假实　是指病机的本质为"虚"，但表现出"实"的临床假象。例如，正气虚弱的人，有时反出现类似实证的假象。一方面可以见到纳呆食少、疲乏无力、舌胖嫩苔润、脉虚无力等正气虚弱的表现，同时又可见腹满、腹胀、腹痛等实证征象。区别要点：腹虽满，却时有减轻，不像实证之腹满不减；腹虽胀，但时有和缓，异于实证之常急不缓；腹虽痛，但喜按，与实证之腹痛拒按不同。再如，老年或大病久病，因气虚推动无力而出现的便秘（大便不干不硬，但排泄无力），也属此类。

2）真实假虚　是指病机的本质为"实"，但表现出"虚"的临床假象。一般是由于邪气亢盛，结聚体内，阻滞经络，气血不能外达所致。例如，热结肠胃，里热炽盛之病人，一方面见到大便秘结、腹满硬痛拒按、潮热谵语、舌苔黄燥等实热证的表现，同时因阳气被郁，不能四布，出现面色苍白、四肢逆冷、精神萎顿等状似虚寒的假象。再如，小儿食积而出现的腹泻，妇科瘀血内阻而出现的崩漏下血等，也属此类。

总之，在疾病的发生和发展过程中，病机的虚和实，只是相对的而不是绝对的。因此，在临床上不能以静止的、绝对的观点来对待虚和实的病机变化，而应以运动的、相对的观点来分析虚和实的病机。

（四）正邪盛衰与疾病转归　在疾病的发生、发展过程中，由于邪正双方的斗争力量对比不断发生消长盛衰的变化，这种变化对疾病转归起着决定性的作用。一般而论，正胜邪退，疾病趋向于好转和痊愈；邪胜正衰，则疾病趋向于恶化，甚则导致死亡；若邪正力量相持不下，则疾病趋向迁延或慢性化。

1. 正胜邪退　是指在疾病过程中，正气奋起抗邪，正气渐趋强盛，而邪气渐趋衰减，疾病向好转和痊愈方向发展的一种病理变化，也是在许多疾病中最常见的一种转归。这是由于患者的正气比较充盛，抗御病邪的能力较强，或因为邪气较弱，或因及时、正确的治疗，邪气难以进一步发展，进而促使病邪对机体的侵害作用消失或终止，精气血津液等的耗伤和机体的脏腑、经络等组织的病理性损害逐渐得到康复，机体的阴阳两个方面在新的基础上又获得了相对平衡，疾病即痊愈。

2. 邪胜正衰　是指在疾病过程中，邪气亢盛，正气虚弱，机体抗邪无力，疾病向恶化、危重，甚至向死亡方面转归的一种病理变化。这是由于机体的正气虚弱，或由于邪气的炽盛，或因失于治疗，或治疗不当，机体抗御病邪的能力日趋低下，不能制止邪气的侵害作用，机体受到的病理性损害日趋严重。若正气衰竭，邪气独盛，脏腑经络及精血津液的生理功能衰惫，阴阳离决，则机体的生命活动亦告终止。例如，在外感病过程中，"亡阴""亡阳"等证候的出现，即是正不敌邪，邪胜正衰的典型表现。

3. 邪正相持　指在疾病过程中，邪正双方势均力敌，出现正邪对峙，病势处于迁延状态的一种病理过程。此时，由于正气不能完全驱邪外出，因而邪气可以稽留于一定的部位，病邪既不能消散，亦不能深入传变，故又称为"邪留"或"邪结"。一般说来，邪气留结之处，即是邪正相搏病理表现明显之所，疾病随邪留部位的不同而有不同的临床表现。

若正气已虚，余邪未尽，或邪气深伏伤正，正气无力驱尽病邪，致使疾病处于缠绵难愈的病理过程，称为正虚邪恋。正虚邪恋，可视为邪正相峙的一种特殊病机。一般多见于疾病后期，疾病由急性转为慢性，或慢性病久治不愈是遗留某些后遗症的主要原因之一。

邪正相峙阶段，仍然存在正邪的消长盛衰变化，从而形成疾病阶段性的邪正对比态势的不同变化。例如，疾病处于正虚邪恋阶段，由于种种原因，正气渐复，但邪气亦盛，可表现为正邪相争的实证，而后邪渐退正气伤，又复见正虚邪恋的虚证或虚实错杂证。可见邪正相峙的态势具有不稳定性，出现病情起伏，时轻时重。

二、阴阳失调

阴阳失调，是阴阳之间失去平衡协调的总称。指在疾病的发生发展过程中，由于各种致病因素的影响，导致机体阴阳双方失去相对的平衡协调所出现的阴阳盛衰、互损、格拒、转化以及亡失等病理变化。《素问·生气通天论》说："阴平阳秘，精神乃治"，因此，阴阳失调又是疾病发生、发展变化的内在根据，是疾病的基本病机之一。

（一）**阴阳盛衰** 阴阳盛衰是阴和阳的偏盛或偏衰，而表现为或寒或热。《景岳全书·传忠录》所说："寒热者，阴阳之化也"。疾病的发生变化过程中，寒热证候的形成及相互间的转化，主要为患病机体阴阳双方消长盛衰的变化来决定的，其表现形式有阳盛、阴盛、阳虚、阴虚四种。

1. 阳盛则热 阳盛是指机体在疾病过程中，所出现的阳气病理性偏亢，脏腑经络功能亢进，机体反应性增强，邪热过剩的病理变化。形成阳盛的主要原因，多由于感受温热阳邪，或感受阴邪而从阳化热；或七情内伤，五志过极而化火；或因气滞、血瘀、痰浊、食积等郁而化热化火所致。

阳盛则热的病机特点是阳盛而阴未虚或亏虚不明显。临床表现为实热证。阳以热、动、燥为其特点，故阳气偏盛则表现为壮热、烦躁、舌红苔黄、脉数等热证，故曰"阳盛则热"。因为阳的一方偏盛会导致阴的一方相对偏衰，所以除上述临床表现外，同时还会出现口渴、小便短少、大便干燥等阴液不足的症状，这种阴气偏衰的表现是阳盛所引起的，故又称"阳盛则阴病"，但矛盾的主要方面在于阳盛。

2. 阴盛则寒 阴盛是指机体在疾病过程中，所出现的阴气病理性偏盛，脏腑经络功能障碍或减退，机体反应性下降，热量耗伤过多，阴寒过剩以及代谢产物积聚的病理变化。形成阴盛的主要原因，多由感受寒湿阴邪，或过食生冷，寒湿中阻，阻遏阳气温煦作用，而至阳不制阴，阴寒内盛。

阴盛则寒的病机特点是阴盛而阳未虚或虚损不甚。临床表现为寒证。阴以寒、静、湿为其特点，故阴偏盛则表现为形寒、肢冷、喜暖、口淡不渴、苔白、脉迟等寒证，故曰"阴盛则寒"。因为阴的一方偏盛会导致阳的一方相对偏衰，所以除上述临床表现外，同时还会出现恶寒、溲清、便溏等阳气不足的症状。这种阳气偏衰的表现是阴盛所引起的，故又称"阴盛则阳病"。但矛盾的主要方面在于阴盛。

3. 阳虚则寒 阳虚是指机体在疾病过程中，所出现的阳气虚损，失于温煦，功能减退或衰弱的病理变化。形成阳偏衰的主要原因，多由于先天禀赋不足，或后天饮食失养，或劳倦内伤，或久病损伤阳气所致。

阳虚则寒病机特点为机体阳气不足，阳不制阴，阴相对亢盛。临床表现为虚寒证。故曰"阳虚则寒"。由于阳气的虚衰，其温煦功能减弱，经络、脏腑等组织器官的某些功能活动也因之而减弱衰退，血和津液的运行迟缓，水液不化而阴寒内盛，是阳虚则寒的主要机制。阳虚则寒，虽也可见到面色㿠白、畏寒肢冷、舌淡、脉迟等寒象，但还有喜静蜷卧、小便清长、下利清谷等虚象。所以，阳虚则寒与阴盛则寒，不仅在病机上有所区别，而且在临床表现方面也有不同，前者是虚而有寒，后者是以寒为主，虚象不明显。

阳气不足，一般以脾肾阳虚为主，其中尤以肾阳不足为最。因为肾阳为人身诸阳之本，所以肾阳虚衰（命门之火不足）在阳气偏衰的病机中占有十分重要的地位。

4. 阴虚则热　阴虚是指机体在疾病过程中，所出现阴气不足，滋润、宁静、抑制的功能减弱，以至功能相对亢盛，产热相对增多的病理变化。形成阴偏衰的主要原因，多由于阳邪伤阴，或因五志过极，化火伤阴，或因久病耗伤阴液所致。

阴虚则热的病机特点为阴气不足，阴不制阳，阳气相对偏盛。临床表现为虚热证。故曰"阴虚则热"。由于阴液不足，以及滋养、宁静功能减退，以致阳气相对偏盛。

阴虚之证，一般以肝肾为主，因为肾阴为诸阴之本，所以肾阴不足在阴偏衰的病机中占有极其重要的地位。由于阴液不足，不能制约阳气，从而形成阴虚内热、阴虚火旺和阴虚阳亢等多种表现，如五心烦热、骨蒸潮热、面红目赤、消瘦、盗汗、咽干口燥、舌红少苔、脉细数无力等，即是阴虚则热的表现。阴虚则热与阳盛则热的病机不同，其临床表现也有所区别，前者是虚而有热，后者是以热为主，虚象并不明显。

（二）阴阳互损　指在阴或阳任何一方虚损的前提下，病变发展影响到相对的一方，形成阴阳两虚的病理变化。在阴虚的基础上，继而导致阳虚，称为阴损及阳；在阳虚的基础上，继而导致阴虚，称为阳损及阴。因为肾藏精气，内寓真阴真阳，为全身阳气阴液之根本，所以无论阴虚或阳虚，大多是在损及肾阴阳及肾本身阴阳失调的情况下，才易于发生阳损及阴或阴损及阳的阴阳互损的病理变化。

1. 阴损及阳　由于阴液亏损，阳气生化而不足，或无所依附而耗散，导致阳气不足，从而在阴虚的基础上又出现阳虚，形成了以阴虚为主的阴阳两虚的病理变化。例如，临床常见的遗精、盗汗、失血等慢性消耗性病证，严重地耗伤了人体阴精，因而化生阳气的物质基础不足，发展到一定阶段就会出现自汗、畏冷、下利清谷等阳虚之候。

2. 阳损及阴　由于阳气虚损，无阳则阴不能生，导致阴液的生化不足，从而在阳虚的基础上又出现阴虚，形成了以阳虚为主的阴阳两虚的病理变化。例如，临床上常见的水肿一病，其病机主要为阳气不足，温煦推动不利，水液停滞，溢于肌肤所致。但其病变发展，则又可因阳气不足，化生功能减退，出现形体消瘦、烦躁，甚则筋无所养而抽搐等阴虚症状，转化为阳损及阴的阴阳两虚证。

实际上，由阴或阳的一方不足导致另一方虚损，终究会导致阴阳两虚，只是程度轻重不同而已，这在脏腑，气血病理变化中屡见不鲜。因肾阴为全身阴液之本，肾阳为全身阳气之根，故阳损及阴、阴损及阳，最终又总是以肾阳、肾阴亏虚为主要病变。

（三）阴阳格拒　阴阳格拒是由于某些原因引起阴或阳的一方偏盛至极，而壅遏于内，将另一方排斥于外，迫使阴阳之间不相维系所致。阴阳格拒是阴阳失调中比较特殊的一类病机，包括阴盛格阳和阳盛格阴两方面。表现为真寒假热或真热假寒等复杂的病理现象。

1. 阴盛格阳（真寒假热）　是指阴寒过盛，阳气被格拒于外，出现内真寒外假热的一种病理变化。例如，寒性疾病发展到严重阶段，临床上除有阴寒过盛之面色苍白、精神萎靡、畏寒蜷卧、小便清长、下利清谷、脉微细欲绝等症状外，又见身反不恶寒（但欲盖衣被）、面颊泛红、口渴（但喜热饮）等假热之象。

2. 阳盛格阴（真热假寒）　是指邪热过盛，深伏于里，阳气被遏，闭郁于内，不能透达于外，出现真热假寒的一种病理变化。例如，热性病发展到极期，临床上除有阳热极盛之面红、气粗、心胸烦热、胸腹扪之灼热、口干舌燥、舌红等症状外，又见四肢厥冷（但不喜加衣被）、表情淡漠、困倦懒言等假寒之象。

（四）阴阳亡失　指机体的阴液或阳气突然大量的亡失，导致生命垂危的一种病理变化。包括亡阴和亡阳。

1. **亡阳**　是指机体的阳气发生突然脱失，而致全身功能突然严重衰竭的一种病理变化。一般来说，亡阳多由于邪盛，正不敌邪，阳气突然脱失所致，也可由于素体阳虚，正气不足，疲劳过度等多种原因，或过用汗法，汗出过多，阳随阴泄，阳气外脱所致。慢性消耗性疾病的亡阳，多由于阳气的严重耗散，虚阳外越所致，其临床表现多见大汗淋漓、手足逆冷、精神疲惫、神情淡漠，甚则昏迷、脉微欲绝等一派阳气欲脱之象。

因为阳气和阴精具有依存互根的关系，亡阳则阴精无以化生而耗竭。所以亡阳之后，继之往往出现阴竭。

2. **亡阴**　是指由于机体阴液发生突然性的大量消耗或丢失，而致全身功能严重衰竭的一种病理变化。一般地说，亡阴多由于热邪炽盛，或邪热久留，大量煎灼阴液所致，其临床表现多见汗出不止而黏、四肢温和、渴喜冷饮、身体干瘪、皮肤皱褶、眼眶深陷、精神烦躁或昏迷谵妄、脉细数无力，或脉洪大按之无力。同样，因阴液与阳气的依存互根关系，阴液亡失，则阳气涣散不收，浮越于外，故亡阴可迅速导致亡阳，阴竭则阳脱，阴阳不相维系而衰竭。

亡阴和亡阳，在病机和临床征象等方面，虽然有所不同，但因机体的阴和阳存在着互根互用的关系。阴亡，则阳无所依附而浮越；阳亡，则阴无以化生而耗竭。故亡阴可以迅速导致亡阳，亡阳也可继而出现亡阴，最终导致"阴阳离决、精气乃绝"，生命活动终止。

三、气机失调

气机失调指疾病过程中，由于致病因素的作用导致脏腑气机，即升降出入运动失调的病理状态。人体脏腑、经络等功能的正常发挥及其之间联系等，均离不开气机的协调运动，如肺气的宣发与肃降；肝气的升发与疏泄；脾气的升清与胃气的降浊；心肾的相交等，都是气机协调的具体体现。临床中气机失调病变涉及广泛，表现复杂，但不外乎升降不及、升降太过、升降反常三类。

1. **升降不及**　指由气机升降作用减弱所产生的病理状态。多由脏腑虚弱，运行无力，或气机阻滞，运行不畅所致。例如，脾气主升，肺主肃降，脾虚则清阳不升，而头晕、便溏；肺虚则失宣肃，而呼吸少气，咳嗽气促；大肠传送糟粕，以通为顺，如腑气不足，传导不利，可出现糟粕停滞而便秘，均为升降不及所致。

2. **升降太过**　指气机升降作用过强，超出了正常范围所产生的病理状态。例如，胃、小肠、大肠均以通为顺，但通降太过，就会出现大便溏泻，甚则滑脱不禁；又如，肝气主升，若升发太过，则可出现肝气上逆、肝阳上亢、肝火上炎等证。

3. **升降反常**　指气机升降运行与其正常趋势相反所产生的病理状态，即当升反降、当降反逆。例如，脾气不升，中气下陷，则见泄泻、脱肛、胃或子宫下垂；胃气不降，则见呃逆、嗳气，甚则呕吐等症；肝气不疏，则见肝气郁结。

气机失调有多种表现形式，如气的运动受阻，运行不利，可称之为"气机不畅"；人体某一脏腑或部位气机阻滞，运行不畅所表现出来的证候，可称之为"气滞"证；气无力升举，或下降太过称之为"气陷"证；气的上升过度，下降不及，称之为"气逆"证；气的外泄太过称之为"气脱"证；气机不畅而停聚于内，称之为"气结""气郁"证，甚者脏腑经络气机闭塞，可出现"气闭"证。

【Abstract】

The four main causes of disease in TCM include exterior, interior, secondary, and other pathogenic factors. The exterior include 6 pathogenic factors [such as wind, cold, summer-heat, dampness, dryness and heat (fire)], and epidemic pathogens. The interior pathogenic factors include seven emotions (joy, anger, melancholy, anxiety, sorrow, fear and shock), poor diet and fatigue. Although secondary pathogenic factors are indirect causes, they can still lead to dysfunction and pathogenic products due to the development and causes of the disease, resulting in secondary damages to the human body and should not be overlooked. Such products include phlegm and rheum, blood stasis, and stone formation (calculi).

The pathogenesis is the mechanism of how the disease occurs, develops and changes. When pathogenic factors affect the human body, yin-yang imbalance occurs along with dysfunction of the viscera and disorder of qi and blood, leading to systemic or local pathological changes. Overall, the pathogenesis involves conflict between healthy qi and pathogenic factors, qi dysfunction, and yin-yang imbalance.

【复习思考题】

1. 简述六淫的基本概念及与六气的区别。

2. 简述六淫的致病特点。

3. 简述七情内伤的致病特点。

4. 简述七情与脏腑精气的关系。

5. 何谓痰饮，简述痰饮的致病特点。痰饮的形成与哪些脏腑有关，为什么？

6. 瘀血是怎样形成的？简述瘀血致病特点及病证特点。

7. 简述中医病机学的基本特点。主要包括哪几方面？

8. 简述正邪相争的基本转归。

9. 简述阳盛则热、阴盛则寒、阳虚则寒、阴虚则热四种病机特点。

（郝伟欣）

第四章　四　　诊

【内容提要】　望、闻、问、切是中医诊断疾病的方法。望诊是对人体的神色形态、舌质、舌苔、排泄物、分泌物进行观察，以了解疾病的变化。闻诊是听病人的语言、呼吸等声音以及嗅病人的分泌物、排泄物的气味来了解疾病情况；问诊是询问病人的自觉症状、病因、病情变化、诊治经过及既往病史等情况，以了解病情发生发展；切诊是通过切脉、按肌肤、四肢手足、胸腹、俞穴等，获得与疾病相关的体征资料。临床诊断疾病时，必须四诊合参，才能较全面掌握疾病的发生及变化情况，从而为正确的诊治提供依据。

【学习目标】

1. 掌握中医诊法基本概念。
2. 掌握得神、失神、假神、常色和病色特征及其临床意义。
3. 掌握正常舌象、异常舌象的特征及临床意义。
4. 掌握问诊的基本内容。
5. 掌握妇女经、带变化的临床意义。
6. 掌握常见病脉的临床意义。
7. 熟悉舌面的特定部位与相应脏腑的联系及望诊注意事项。
8. 熟悉诊脉基本操作及"三部九候"的基本内容。
9. 熟悉异常形体、姿态、皮肤变化特征及所主病证。
10. 了解机体排泄物之质、色、量变化的临床意义。
11. 了解望头面五官、毛发、二阴、小儿指纹的基本内容。
12. 了解异常声音与气味特征及所主病证。

　　中医诊法是指中医用以诊察病人以收集与疾病有关资料的基本手段，是中医学独具特色的诊断疾病方法。主要包括望、闻、问、切四个方面，简称"四诊"。

　　"四诊"的理论是在长期的临床实践中逐步形成和发展起来的。中医学认为，人体是一个有机的整体，人体皮、肉、筋、骨、脉、经络等与脏腑密切相关。局部的变化可以影响全身，内脏的变化也可以表现于五官、四肢、体表等各个方面。《丹溪心法》云："欲知其内者，当以观乎外；诊于外者，斯以知其内，盖有诸内者必形诸外"。医者通过四诊不同诊察方法，全面了解和系统地掌握与病人健康相关的各种信息，以中医理论为指导，探求病因、病位、病性及病势，阐述其内在联系，从而制订出行之有效的治疗方案。

四诊各有其独特作用，不能相互取代，临床中必须综合运用，才能对病证做出正确的判断。如果只强调一种诊法的重要而忽视其他诊法，则会由于搜集疾病相关资料不全面，而影响对疾病的正确判断。

第一节　望　　诊

望诊是医师用视觉观察病人的神、色、形、态、舌象及分泌物、排泄物等变化，获得诊断疾病之依据，并判断、估计疾病的轻重、性质以及预后的一种诊病手段。由于人体脏腑、气血、经络等变化，均可反映于体表的相关部位或出现特殊表现，因而可以通过望诊来捕捉信息，以此辨别和推断病情。望诊在中医诊断学中占有重要地位，被列为四诊之首。

望诊须在充足的自然光线下进行，结合病情，有步骤、有重点地仔细观察。分全身望诊和局部望诊。

一、全身望诊

全身望诊主要是通过观望病人的精神、面色、形态等整体表现，从而对疾病的性质如表里、寒热、虚实与病情的轻重缓急产生总体认识。

（一）**望神**　广义的神是指人体生命活动的外在表现，狭义的神是指神志、意识、思维活动。神以精气为物质基础，通过人体形态动静、面目表情、语言气息及对外界环境的反应等方面表现出来。望神，即是通过观察人体生命活动的整体表现来判断病情。通过观察神的变化，推测病人精气的盛衰、病情的轻重、疾病的发展、预后及转归。神的表现一般分为三种。

1. 有神　亦称得神。表现为神志清楚，表情自然，面色荣润，目光明亮，语言清晰，反应灵敏，精力充沛，呼吸匀畅，体态自如，肌肉丰满等。表示正气充足，脏腑功能未衰，或病情轻浅，预后良好。

2. 失神　亦称无神。表现为精神萎靡，言语不清，或神昏谵语，面色晦暗，目光呆滞，表情淡漠，反应迟钝，动作失灵，呼吸异常，循衣摸床，撮空理线，手撒尿遗，或卒倒而目闭口开，周身大肉已脱，是精损气亏神衰的表现。表示病邪深入，正气已伤，脏腑功能虚弱，预后不良。

3. 假神　是垂危患者出现精神暂时好转的假象。表现于大病、久病、重病的病人，已到病危阶段，突然出现精神好转，此为临终前兆。若病人神志不清，或精神萎靡，目无光彩，声低语弱，突然神志清醒，精神转佳，目光明亮，语声清亮，言语不休，思食索饮，欲见亲人等。这些病情"减轻""好转"的现象，是一种假象，是因精气衰竭已极，阴不敛阳，阳气无所依附而外越，以致暴露出一时"好转"的假象，故称假神。古人将其比喻为"残灯复明""回光返照"。

假神与病情好转的区别：假神是"好转"出现的比较突然，与整个病情不相符，只是局部的和暂时的。病情好转，是整个病情的好转，有一个逐渐变化的过程，而不是突然、短暂的变化。

（二）**望色**　望色是指观察病人皮肤的颜色光泽变化，以了解病情的方法。

皮肤色泽是脏腑气血的外荣。颜色的变化可反映不同脏腑的病证和疾病的不同性质；光泽的变化即肤色的荣润或枯槁，可反映脏腑精气的盛衰。由于面部气血充盛，且皮肤薄嫩，色泽变化易于显露，古人也认为"十二经脉，三百六十五络，其气皆上注于面"，故望色主要指望面部色泽。通过面部色泽的变化，可以帮助了解脏腑气血的盛衰和疾病的发展变化。

1. 常色　是指正常人的面色，即面色微黄，红润而有光泽。由于体质禀赋的不同，气候条件与生活环境等因素，亦可出现偏红、偏白的差异，只要是荣润光泽即为正常。

2. **病色**　是指人体在疾病状态时的面部色泽。可以认为除常色之外，其他一切反常的颜色都属病色。病色有白、赤、黄、青、黑五种。

（1）**白色**　主虚、寒、失血证。白色为气血虚弱不能荣养机体的表现。阳气不足，气血运行无力，或耗气失血，致使气血不充，血脉空虚，均可呈现白色。如面色㿠白而浮肿，多为阳气不足；面色淡白而消瘦，多属营血亏损；面色青白，多为寒证；面色苍白，多属阳气虚脱，或失血过多；若突然面色苍白，冷汗淋漓，多为阳气暴脱之危证。

（2）**赤色**　主热证。赤色为热盛之证。血得热而行，热盛则血脉充盈，血色上荣，故面色赤红。热证有实热、虚热之别。实热证可见满面通红，多伴发热、口渴、便秘等；虚热证仅见两颧嫩红，多伴午后发热、盗汗、五心烦热等。此外，若在病情危重之时，面红如妆者，多为"戴阳证"，是精气衰竭，阴不敛阳，虚阳上越所致，属真寒假热之证。

（3）**黄色**　主虚证、湿证。黄色是脾虚湿蕴之表现。脾主运化水谷，若脾失健运，水湿不化，或水谷精微不得化生气血，致使肌肤失于充养，故见黄色。如面色淡黄憔悴称为萎黄，多属脾胃气虚，气血不得化生，营血不能上荣于面部所致；面色发黄而且虚浮，称为黄胖，多属脾虚失运，湿邪内停所致。黄而鲜明如橘皮色者，属阳黄，为湿热熏蒸所致；黄而晦暗如烟熏者，属阴黄，为寒湿郁阻所致。

（4）**青色**　主寒证、痛证、血瘀证、惊风证。青色为经脉阻滞，气血不通之象。寒主收引主凝滞，寒盛而留于血脉，则气滞血瘀，故面色发青。经脉气血不通，不通则痛，故青色也可见于痛证。如面色青黑或苍白淡青，多属阴寒内盛；面色青灰，口唇青紫，多属心血瘀阻，血行不畅；小儿面色青紫，以鼻柱、两眉间及口唇四周明显，是惊风先兆。

（5）**黑色**　主肾虚证、水饮证、血瘀证。黑为阴寒水盛之色。肾阳虚衰，水饮不化，气血不畅，经脉肌肤失于濡养故见黑色。面色黧黑，兼见唇甲紫暗，多为肾阳衰微，阴寒凝滞或心血瘀阻；目眶周围色黑，眼睑浮肿，多为肾虚水泛；面黑而肌肤甲错，多为瘀血；面色青黑，且剧痛者，多为寒凝瘀阻。

（三）望形态

1. **望形体**　望形体即望人体的宏观外貌，以测知内在脏腑状况的方法。人的形体组织内合五脏，五脏盛衰可通过形体而体现。故望形体可以测知五脏精气的盛衰。内盛则外强，内衰则外弱。一般地说，五脏功能旺盛，外形则强壮；五脏功能不足，外形则衰弱。

（1）**胖瘦**　形体肥胖，皮肤细白，气短无力，多为脾失健运，痰湿内蕴之证，故有"肥人多湿"之说，常见于肥胖症。形体瘦弱，肌肉瘦削，皮肤枯燥，若瘦而食少为脾胃虚弱；若伴有两颧发红、潮热盗汗、五心烦热等症者，多属阴血不足，内有虚火之证，故又有"瘦人多火"之说，常见于慢性胃炎、结核病、甲状腺功能亢进症等。

（2）**浮肿**　面浮肢肿而腹胀为水肿证；腹胀大如裹水，脐突、腹部青筋，属臌胀证。常见于急、慢性肾炎及肝硬化腹水等。

（3）**瘦瘪**　消瘦若达到"大肉脱失"的程度，皮肤干瘪，卧床不起，则是脏腑精气衰竭的危象。常见于晚期肿瘤及多种原因导致的恶病质。若小儿发育迟缓，面黄肌瘦，或兼有胸廓畸形，囟门迟闭等，多为"疳积"之证。

2. **望动态**　是通过观察病人的动静姿态及形体动作，进行诊断疾病的一种方法。正常的姿态是运动自如，反应灵敏。在疾病中，由于阴阳气血的盛衰，姿态也随之出现异常变化，不同的疾病产生不同的病态。

（1）动静　阳主动，阴主静。喜动者多为阳证、热证、实证。其表现为卧时面常向外，或仰卧伸足，揭衣弃被，不欲近火，坐卧不宁，烦躁不安等；喜静者多为阴证、寒证、虚证。其表现为卧时面常向内，或蜷缩成团，不欲转身，喜加衣被，向火取暖。

（2）咳嗽　伴有坐而仰首，难于平卧，呼吸气粗，喘促痰多，多属肺有痰热，肺气上逆之实证；伴有喘促气短，动则喘甚，平卧喘憋，多属肺虚或肾不纳气证；身肿心悸，气短咳喘，喉中痰鸣，多属肾虚水泛，水气凌心证。常见于肺炎、支气管哮喘、肺心病等。

（3）抽搐　四肢抽搐或拘挛，项背强直，角弓反张，属痉病，常见于脑膜炎、破伤风及某些高热疾病。手指震颤蠕动，头颈动摇不定，属气血不足，筋脉失养，常见于帕金森病等。

（4）偏瘫　一侧手足举动不遂即半身不遂，口眼㖞斜，语言不利，属中风偏枯证。常见于脑血管意外等。

（5）痿痹　足膝软弱无力，行动不灵，多为痿证，常见于重症肌无力、肌营养不良、肌肉萎缩、运动神经元病、脊髓灰质炎等；手足屈伸困难或肿胀，属风寒湿痹，常见于类风湿关节炎、骨性关节炎等。

二、局部望诊

中医学认为，人体是一个有机整体，任何局部都是整体的一个组成部分，所以整体的病变可以反映在局部。局部望诊是在整体望诊的基础上，根据病情或诊断需要，对病人身体某些具体部位进行重点、细致地观察，进而了解疾病本质。望局部情况时，要注意各部位的生理功能特征及其与脏腑经络的内在联系，结合其他诊法，从整体观念出发，进行综合分析，明确局部病理体征所提示的临床意义。

（一）望头面部

1. 望头　头为精明之府，内藏脑髓，为肾所主，故望头可以了解脑、肾的病变及气血的盛衰。头形过大或过小，伴有智力低下者，多因先天不足，肾精亏虚。头形过大，还可因脑积水引起。望小儿头部，还须诊察颅囟。若小儿囟门凹陷，多属虚证；囟门高突，多为热邪亢盛，见于脑髓疾病；若小儿囟门迟迟不能闭合，为肾气不足，发育不良的表现。无论大人或小儿，头摇不能自主者，皆为肝风内动之兆。

2. 望面部　面肿为水湿泛滥，或风邪热毒；腮肿为风温毒邪；口眼㖞斜，多为中风。

（二）望五官　五官的功能，源于五脏。通过诊察五官的异常变化，可了解脏腑病变。

1. 望目　主要望目的神、色、形、态。眼部内应五脏：目眦血络属心，白睛属肺，黑睛属肝，瞳子属肾，眼泡属脾。

（1）目神　人之两目有无神气，是望目的重点。凡视物清楚，转动灵活，精彩内含，神光充沛者，为有神；若白睛混浊，黑睛晦滞，转动不灵，失却精彩，浮光暴露，为无神。

（2）目色　如目眦赤，为心火；白睛赤为肺火；白睛出现红络，为阴虚火旺；全目赤肿为肝火或肝经风热；眼睑红肿糜烂为脾胃湿热或肝经湿热；白睛色黄为黄疸，属湿热或寒湿；白睛青蓝为肝风或虫积；目眦淡白为血虚；目眶周围见黑色，为肾虚水泛之水饮病，或寒湿下注的带下病。

（3）目形　目窠微肿，状如卧蚕，是水肿初起，老年人下睑浮肿，多为肾气虚衰；目窝凹陷，是阴液耗损之征，或因精气衰竭所致；眼球突起而喘，为肺胀；眼突而颈肿则为瘿病。

（4）目态　目睛上视，不能转动，或双眼上斜、眼球固定直视，多见于惊风、瘛疭或精脱神衰之重证；横目斜视是肝风内动的表现；眼睑下垂，为脾肾双亏，或外伤所致；瞳仁扩大，多属肾精耗竭，为濒死危象。

2. 望鼻　主要是审察鼻之颜色、外形及其分泌物等变化。主要反映肺与脾胃的情况。

（1）色泽　鼻色明润，为常色。鼻头色赤，为肺热之征；色白为气虚血亏之征；色黄为里有湿热；色青多为腹中痛；微黑为水气内停。鼻头枯槁，为脾胃虚衰，胃气不能上荣之候。鼻腔干燥，为阴虚内热，或燥邪犯肺。

（2）形态　鼻头或鼻周色红，生有丘疹者，多为酒糟鼻，因肺脾热盛、湿热蕴结所致；鼻腔内赘生小肉，撑塞鼻腔，气息难通，称为鼻痔，多由肺经风热凝滞而成；鼻翼煽动频繁，呼吸喘促者，称为鼻煽。若久病鼻煽，为肺肾精气虚衰之危证；新病鼻煽，多为肺热；鼻背溃陷见于梅毒；鼻柱崩坏，眉毛脱落见于麻风病。

（3）分泌物　鼻流清涕，为外感风寒；鼻流浊涕，为外感风热；鼻流浊涕而腥臭，是鼻渊，多因外感风热或肺热或胆经蕴热所致。若鼻燥衄血，多因阳亢于上或热迫血妄，根据全身情况有实热、虚热之分。

3. 望耳　应注意耳的色泽、形态及分泌物。主要反映肾与肝胆的情况。另外，耳郭上的一些特定部位与全身各部有一定的联系，其分布大致像子宫内倒置的胎儿，头颅在下，臀足在上。当身体的某部有了病变时，就可能在耳郭的某些相应部位反映出来，可供诊断时参考。

（1）色泽　正常耳部色泽微黄而红润。色红明润，为肾精充足或病情轻、病位浅、预后好。若耳色白多属寒证；色青而黑多主痛证；耳轮焦黑干枯，多由肾精亏极，精不上荣所致。

（2）形态　正常人耳部饱满而润泽，皮肤干湿适中。若耳瘦削而干枯为肾精不足；耳轮萎缩为肾气竭绝之危候；耳旁红肿疼痛多为肝胆火热；耳内疼痛为胆经有热或肝胆湿热；若久病血瘀可见耳轮甲错。

（3）分泌物　浓稠发黄为风热邪毒、肝胆湿热。

4. 望唇与口　望唇口要注意观察唇口的色泽和动态变化。唇口主要反映脾胃的情况。

（1）望唇　唇部色诊的临床意义与望面色基本相同，但因唇黏膜薄而透明，故色泽比面色更为明显。正常唇色为红而鲜润。若唇色淡红属虚、属寒；唇色深红，属实、属热；唇色深红而干焦者，为热极伤津；唇色嫩红为阴虚火旺；樱桃样红为煤气中毒；唇色淡白，多属气血两虚；唇色青紫者常为阳气虚衰，血行瘀滞。口唇干枯皲裂，为津液已伤，唇失滋润；唇口糜烂，多为脾胃积热，热邪灼伤；唇内溃烂，其色淡红，为虚火上炎；唇边生疮，红肿疼痛，为心脾积热。

（2）望口　望口需注意口之形态：口噤：口闭而难张。如口闭不语，兼四肢抽搐，多为痉病或惊风；如兼半身不遂者，为风中脏腑之重证。口撮：上下口唇紧聚之形。常见于小儿脐风或成人破伤风。口僻：口角或左或右㖞斜之状，为中风证。口张：口开而不闭。口张而气但出不返者，是肺气将绝之候；口腔黏膜近白齿处，见边有红润的白色小点，为麻疹先兆。

5. 望齿、龈　望齿、龈应注意其色泽、形态和润燥的变化。主要反映肾与胃的情况。

（1）望齿　正常牙齿洁白而有光泽。牙齿干燥不泽，为津液不足；齿燥如枯骨，为肾精枯竭；牙齿黄垢为胃浊熏蒸；牙齿松动稀疏，齿根外露，多属肾虚或虚火上炎；牙齿有洞腐臭，为龋齿，俗称虫牙，为脾胃湿热，或过食甘味所致；睡中磨牙，为胃有积滞或虫积。

（2）望龈　正常齿龈为淡红而润泽。龈色淡白，为血虚不荣；红肿或兼出血多属胃火上炎；龈微红不痛，齿缝出血多属肾阴不足，虚火内生；龈色淡白不肿，痛而齿缝出血者，为脾虚不能摄血；齿龈腐烂，流腐臭血水者，是牙疳病，多为脾胃湿热。

6. 望咽喉 咽喉主要反映肺、胃与肾的情况。咽喉红肿而痛，多属肺胃积热；红肿而溃烂，有黄白腐点是热毒深极；若鲜红娇嫩，肿痛不甚者，属阴虚火旺；若咽部两侧红肿突起如乳突，称乳蛾，为肺胃热盛，外感风邪凝结而成；若咽间有灰白色假膜，擦之不去，重擦出血，随即复生者，为白喉（因其有传染性，故又称疫喉）。

（三）望躯体 躯体部的望诊包括颈项、胸、腹、腰、背及前后二阴的诊察。

1. 望颈项部 颈项是连接头部和躯干的部分，其前部称为颈，后部称为项。颈项部的望诊，应注意外形和动态变化。

（1）外形变化 颈前颌下喉结之处，有肿物和瘤，可随吞咽移动，皮色不变也无疼痛，缠绵难消，且不溃破，为瘿病，常见于甲状腺肿。颈侧颌下，肿块如垒，累累如串珠，皮色不变，初觉疼痛，谓之瘰疬，常见于淋巴结炎、淋巴结核。

（2）动态变化 如颈项软弱无力，谓之项软，多为脾肾不足等。后项强直，前俯及左右转动困难者，称为项强。如睡醒之后，项强、疼痛、活动不利，称为落枕；颈项强直、角弓反张，多为肝风内动。

2. 望胸部 膈膜以上，锁骨以下的躯干部谓之胸。望胸部要注意外形变化。

正常人胸部外形两侧对称，呼吸时活动自如。如小儿胸廓向前向外突起，变成畸形，称为鸡胸，多因先天不足，后天失养，骨骼失于充养；若胸似桶状，咳喘、羸瘦者，是风邪痰热，肺气壅滞所致；患者肋间饱胀，咳则引痛，常见于饮停胸胁之悬饮证；如肋部硬块突起，连如串珠，是因肾精不足，骨质不坚，致骨软变形，称为"佝偻病"；乳房局部红肿，甚至溃破流脓，为"乳痈"，多因肝失疏泄，乳汁不畅，乳络壅滞而成。

3. 望腹部 膈膜以下，骨盆以上的躯干是腹部。腹部望诊主要诊察腹部形态变化。

如腹皮绷急，胀大如鼓者，称为臌胀。立、卧位腹部均高起，按之不坚者为气臌；立位腹部膨胀，卧位则平坦，摊向身侧的，属水臌；病人腹部凹陷如舟者，称腹凹，多见于久病之人，脾胃之气大亏，或新病阴津耗损，不充形体；婴幼儿脐中有包块突出，皮色光亮者谓之脐突，又称脐疝。

4. 望背部 由项至腰的躯干后部称为背。望背部主要观察其形态变化。

若脊骨后突，背部凸起的称为龟背，常因小儿时期，先天不足，后天失养，骨失充养，脊柱变形所致；若患者病中头项强直，腰背向前弯曲，反折如弓状者，称为角弓反张，常见于破伤风或脑病。

5. 望腰部 季肋以下，髂嵴以上的躯干后部谓之腰。望腰部主要观察其形态变化。

如腰部疼痛，转侧不利者，称为腰部拘急。可因寒湿外侵，经气不畅，或外伤闪挫，血脉凝滞所致。

6. 望前阴

（1）阴囊 阴囊肿大，不痒不痛，皮泽透明，是水疝，常见于鞘膜积液、重度低蛋白血症等；阴囊内有肿物，卧则入腹，起则下坠，名为狐疝，见于小肠疝气。

（2）阴茎 阴茎痿软，缩入小腹的为阴缩，内因阳气亏虚，外因寒邪凝滞经脉而成；如阴茎硬结，破溃流脓者，常见于梅毒。

（3）女阴 妇女阴中突物如梨状，称阴挺，见于子宫脱垂。因中气不足，产后劳累，升提乏力，致胞宫下坠阴户之外。

7. **望后阴**   后阴即肛门，中医又称魄门。后阴望诊要注意脱肛、痔瘘和肛裂。肛门上段直肠脱出肛外，名为脱肛；肛门内外之周围有物突出，肛周疼痛，甚至便时出血者，称痔疮；若痔疮溃烂，日久不愈，在肛周发生瘘管，管道或长或短，或有分支或通入直肠，称肛瘘；肛门有裂口，疼痛，便时流血，称肛裂。

（四）望四肢   望四肢主要是诊察手足、掌腕、指（趾）等部位的形态色泽变化。

1. **望手足**   手足拘急，屈伸不利者，多因寒凝经脉；手足抽搐常见于邪热亢盛，肝风内动之痉病；扬手掷足，为内热亢盛，热扰心神；手足振摇不定，为气血俱虚，肝筋失养，虚风内动；四肢肌肉萎缩，多因脾气亏虚，营血不足，四肢失荣；半身不遂是瘫痪病；足痿不行，称下痿证；胫肿或跗肿指压留痕，谓之水肿；足膝肿大而股胫瘦削，是鹤膝风。

2. **望掌腕**   掌心皮肤燥裂，疼痛，迭起脱屑，称鹅掌风；腕部肿胀与痹证有关。

3. **望指（趾）**   手指挛急，不能伸直者，是"鸡爪风"；指（趾）关节肿大变形，屈伸不便，多系风湿久凝，肝肾亏虚所致，见于类风湿关节炎；足趾皮肤紫黑，溃流败水，肉色不鲜，味臭痛剧，为脱疽。

（五）望皮肤   皮肤属一身之表，为机体御外之屏障。脏腑的病变，可反映于皮肤肌表。望皮肤应注意其色泽、外形的变化及其斑疹。

1. **色形**   皮肤面目俱黄，多为黄疸；皮肤青紫，多见于中毒；皮肤虚浮肿胀，按之可凹陷，多属水湿泛滥；皮肤粗糙如鳞，抚之涩手，称"皮肤甲错"，常见于血瘀或阴虚血燥；皮肤干瘪枯槁，多为津液耗伤；皮肤呈大片红肿，色赤如丹者，名"丹毒"，多由风热、肝火或湿热所致。

2. **斑疹**   斑和疹都是某些疾病反映于皮肤的一类症候。

斑：点大成片，色红或紫，平摊于皮肤、摸之不碍手，消失后不脱皮，为之斑。斑有阴斑、阳斑之别。阴斑：斑色淡红，隐而不显；阳斑：斑出红赤如锦纹。

疹：点小如粟，高出肤面，扪之碍手，消失后有脱皮，为之疹。有麻疹、风疹、瘾疹之别。

斑与疹临床意义不同，一般斑重于疹。斑与疹均有顺逆之分，若斑疹分布均匀，疏密适中，颜色红活润泽，松浮于皮肤表面为顺证，预后良好；若斑疹分布稠密不均，紧束有根，其色紫暗，压之不易褪色，色如鸡冠为逆证，预后不良；若斑疹色黑而晦滞焦枯，是热毒内结，正气衰亡之危象，预后差。

3. **痘疮**   皮肤起疱，形似豆粒，故名曰"痘疮"。常见于天花、水痘等。若见水疱，如带状簇生，称之为"缠腰龙""串腰龙"，见于带状疱疹，为湿热蕴积或肝郁化火所致。

4. **痈毒疔疖**   皮肤赤色如丹砂，边缘清楚，热痛相伴，或形如云片，上有粟粒小疹，发热作痒，并向周围浸润，或伴渗出流水，皮肤破溃，此为丹毒；皮肤瘙痒小疹，夹有脓疱，黄水淋漓，此为湿毒；若局部红肿，高出皮肤，根部紧束，此为痈；漫肿无头，坚硬不红，此为疽；初起呈粟米状，根部坚硬，麻木或发痒，顶部起白头，疼痛较剧，此为疔；形如豆粒梅核，红热胀痛，起于浅表，继而顶部有脓头，此为疖。痈毒疔疖多为湿毒所致。

5. **其他**   对称性皮肤粗糙肥厚、苔藓、糠屑、瘢痕疙瘩、皮肤溃破久不收口等，均属慢性皮损，属气血不足、脾虚湿阻、血瘀等。

（六）望毛发   发为肾之华，又为血之余。正常人头发多而浓密色黑且润泽，是肾气充盛的表现。发稀疏不长，是肾气亏虚所致；发黄干枯，久病落发，多为精血不足所致；若发脱油腻，多为湿热所致；若突然出现片状脱发，称为"斑秃""鬼剃头"，为血虚受风或紧张惊吓所致；青少年脱发，多因肾虚或血热；青年白发，伴有健忘，腰膝酸软者，属肾虚。此外，阴毛、腋毛、眉毛脱失，表明气血不足。尤其妇女阴毛、腋毛、眉毛突然或较快速度脱失应警惕某些内分泌疾病，如甲状腺功能低下、希恩综合征等。

三、望排出物

排出物指排泄物和分泌物，包括痰、涎、涕、唾、呕吐物、二便及经、带、汗液等。望排出物就是审察其色、质、形、量等变化，以了解有关脏腑的病变及邪气性质。一般而言，凡色白质清稀者，多属寒证、虚证，是寒邪伤阳，或阳气亏虚，水湿不化所致；凡色黄质黏稠者，多属热证、实证。是热邪熏浊，煎熬津液所致；凡色发黑，挟有血块者，多为瘀血。是血行不畅，脉络瘀阻，血不循常道而外溢所致。本节主要介绍痰、涕、呕吐物及大小便等。经、带、汗液等在其他相关章节论述。

（一）**望痰** 痰是人体水液代谢障碍的病理产物，根据痰的色、质、量的变化和有关兼症，以了解疾病的性质和病位。

痰液色白清稀，为寒痰；痰黄而黏稠，或质坚有块者，为热痰；痰清稀而多泡沫者，为风痰；痰白滑而量多，易于咳出者，为湿痰；痰少而黏，难于咳出，为燥痰。若干咳无痰，或咳嗽阵作，有少量泡沫痰，亦属肺燥；痰中带血，色鲜红，为热伤肺络；咳吐脓血痰液，味腥臭，或吐脓痰如米粥者，为肺痈。

（二）**望涕** 涕是鼻黏膜分泌的黏液，正常时涕量适中，不溢出鼻腔外有润泽鼻窍的功能。鼻为肺窍，《素问·宣明五气》说："五脏化液……肺为涕"。一般来说，鼻流清涕者，为外感风寒，肺气失宣所致；鼻流浊涕者，为风热袭表犯肺，肺失清肃所致；若久流浊涕不止，为鼻渊，为风火热毒郁蒸鼻窍所致；若流出脓样浊涕，恶臭难闻，涕带血丝，且颈部有肿块者，可能为鼻咽癌。

（三）**望呕吐物** 呕吐由胃失和降，胃气上逆所致。古人认为，有物有声谓之呕，有物无声谓之吐，有声无物谓之干呕，一般总称为呕吐。胃气以降为顺，胃气上逆，使胃内容物随之反上出口，则成呕吐。因致呕的原因不同，故呕吐物的性状及伴随症状亦因之而异。

呕吐物清稀，无酸臭味者，为胃寒证；呕吐物秽浊，有酸臭味者，为胃实热证；呕吐不消化食物，其味酸腐者，多属食积；呕吐不消化食物而无酸腐味，呕吐频作，伴见胁满、叹气者，多因肝气不舒，横逆犯胃；呕吐痰涎清水，量多无臭者，为水饮停胃；呕吐黄绿色苦水，多为肝胆湿热或肝经郁火；呕吐鲜血或紫暗有块，夹有食物残渣，多属胃有积热或肝火犯胃；呕吐脓血者，属胃痈。

（四）**望大便** 主要观察大便的颜色、便质及便量的变化。正常大便色黄，呈条状，干湿适中，便后舒适。疾病状态下会出现颜色、便质及便量的变化。若大便清稀，完谷不化，或如鸭溏者，属寒泻，常见于慢性结肠炎、肠激惹综合征等；若大便色黄、稀清如糜有恶臭者，属热泻，常见于急性肠炎、消化不良等；大便夹有黏冻、脓血，为湿热邪毒蕴结大肠，肠络受损所致，多见于痢疾和肠癌等；大便色白，多属脾虚或湿热所致，常见于胆管梗阻性疾患；便黑如柏油，是胃络出血，多见于上消化道出血；小儿便绿，多为消化不良的征象；大便燥结者，多属实热证；大便干结如羊屎，排出困难，或多日不便而不甚痛苦者为阴血亏虚；大便下血，先血后便伴血色鲜红，是近血，多见于痔疮，先便后血伴血色褐暗，是远血，多见于上消化道出血。

（五）**望小便** 主要观察小便的颜色、尿质和尿量的变化。正常小便颜色淡黄，清净不浊，尿后有舒适感。若小便清长量多，伴有形寒肢冷，属寒证；小便短赤量少，尿道灼热疼痛，属热证；尿浑如膏脂或有滑腻之物，为膏淋；尿有砂石，小便困难而痛，为石淋，相当于西医所指的泌尿系结石；尿中带血为血尿，伴有排尿困难而灼热刺痛者是血淋，相当于西医所指的泌尿系感染或结石，也可见于肾癌、膀胱癌以及某些血液病等。

四、望小儿指纹

通过观察小儿示指掌侧前缘浅表浮露络脉的色泽与形态变化来诊察病情的方法。3岁以下小儿诊脉困难，常代以诊指纹。小儿指纹为寸口脉的分支，与寸口脉同属肺经，其形色变化可反映寸口脉的变化，故望指纹与诊寸口脉具有相似的诊断意义。

1. 指纹观察方法 让家长抱小儿面向光亮，医者用左手握住小儿示指，再用右手拇指轻推其示指内侧络脉，由指端向掌侧连推几次，用力要适中，使指纹显露，边推边诊察。按部位可分为风、气、命三关。示指第一节属风关，第二节属气关，第三节属命关（图4-1）。正常指纹，黄红相兼，隐现于风关之内。

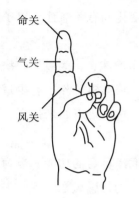

图4-1 小儿风、气、命三关

2. 异常指纹临床意义 指纹的色泽、浮沉及部位可反映疾病的性质、病势轻重、邪正盛衰情况。指纹浮现明显者，多为病邪在表；指纹沉而不显者，多为病邪在里；色鲜红者，多外感风寒；色紫红者，多为热证；色青者主风、主惊、主痛；色紫黑者，多为血络瘀闭，病情危重。指纹细而浅淡者，多属虚证；粗而浓滞者，多属实证。指纹显于风关，表示病邪轻浅；过风关至气关者，为邪已深入，病情较重；过气关达命关者，为邪陷病深；若指纹透过风、气、命三关，一直延伸指端者，即所谓"透关射甲"，提示病情危重。

3. 影响因素 小儿指纹亦受多种因素的影响，如年幼儿络脉显露而较长；年长儿络脉不显而略短。皮肤薄嫩者，指纹较显而易见；皮肤较厚者，络脉常模糊不显。肥胖儿络脉较深而不显；体瘦儿络脉较浅而易显。天热脉络扩张，指纹增粗变长；天冷脉络收缩，指纹变细缩短。因此，望小儿指纹也要排除相关影响，才能做出正确诊断。

五、望舌

望舌即舌诊，是中医学中最具特色的诊断方法之一。舌诊对了解疾病本质，指导辨证论治有很大价值，在中医诊法中占有重要位置。

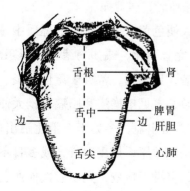

图4-2 舌诊部位分属图

舌尖看心肺的变化，舌中间看脾胃的变化，舌根部看肾的变化，舌两边看肝胆的变化

（一）舌与脏腑的关系 舌通过经络直接或间接与五脏相连，有"舌为心之苗，又为脾之外候"之说。另外，足太阴脾经、足少阴肾经、足厥阴肝经、手少阴心经均连于舌；正常的舌苔是由胃气上蒸所生，胃气的盛衰，可从舌苔的变化上反映出来。由此可见，舌与脏腑经络有着密切的关系。在长期的临床实践中，前人发现舌面的特定部位与相应的脏腑有一定的联系，即舌尖主心肺、舌中主脾胃、舌根主肾和舌边主肝胆（图4-2）。若某一脏腑发生病变，舌面相应的部位就会反映出来。这种分部诊察舌象的方法对判断脏腑病变具有一定的参考价值。

（二）舌诊的方法与注意事项

1. 光线 充足柔和的室内自然光线，伸舌时可面向光亮处，使光线直射舌面，避开有色的墙壁、窗帘等物体反光干扰。

2. 姿势　自然伸舌，舌体放松，舌面平展，舌尖自然下垂，充分暴露舌体，不可过力伸舌，避免舌体紧张、卷缩，伸舌时间不应过长，必要时可稍休息后再重复观察。

3. 辨假象　某些食物、药物可影响舌苔颜色，造成染苔，应注意问诊鉴别；饮食对舌质亦有影响，水食过热或食用刺激性食物后，舌质变红或绛。所以一般不宜在病人进食或漱口后立即进行舌诊。

4. 顺序　一看舌苔，二看舌质；依舌尖、舌中、舌根及舌两边的顺序进行观察。

（三）舌诊的内容　望舌主要观察舌质和舌苔的变化。舌质也称为舌体，是舌的肌肉组织、脉络组织；舌苔是附着于舌面的一层苔状物，中医学认为舌苔是胃气所生。舌质和舌苔的综合变化所构成的形象，称为"舌象"。望舌质又分为望色、形、态等方面；望舌苔可分望质、色两方面。正常舌象可以概括为淡红舌、薄白苔，即舌质淡红明润，舌体胖瘦适中，柔软灵活；舌苔薄白均匀，干湿适中，不黏不腻，揩之不去。下面所提及的舌象变化主要是指患病时的表现。

1. 望舌质

（1）望舌神　舌神的有无对判断疾病的预后有重要意义。舌质红活明润称为有神，说明气血充盈，津液充足，或病情轻浅，正气未伤，预后良好；舌质干瘪晦暗为无神，说明气血虚衰，津液不足，正气已伤，病情较为严重，预后不佳。

（2）望舌色　色，即舌质的颜色。一般可分为淡白、淡红、红、绛、紫、青几种。其中淡红色为正常舌色，其他为病色。

淡白舌：舌色较正常浅淡。主虚证、寒证。多见于血虚，为阳气衰弱，气血不足。因阳虚生化阴血的功能减退，推动血液运行之力亦减弱，以致血液不能营运于舌中，故舌色浅淡而白。色淡而胖嫩为虚寒；胖嫩而边有齿痕为气虚、阳虚。

红舌：舌色较正常深，呈鲜红色。主热证。因热盛致气血沸涌、舌体脉络充盈，则舌色鲜红。全舌红，甚有芒刺者多为实热新病；伴有黄腻苔多为湿热证；红而少苔或无苔为阴虚火旺；舌红而舌心干燥多为热灼胃津；舌尖红是心火上炎；舌边红为肝胆有热。

绛舌：舌色深红，较红舌颜色更深浓。主内热深重。所主之热病有外感与内伤之别：外感热病多为邪热深入营分、血分；内伤多为阴虚火旺。舌绛无苔，光亮如镜，称为"镜面舌"，为内热致阴液亏耗。红舌、绛舌颜色越深，表明热邪越重。

青紫舌：舌质呈现青紫，或舌有青紫色之瘀点或斑点。所主其证或为热极，或为寒证，或为瘀血。舌质绛紫色深而干燥为邪热炽盛；舌质淡紫或青紫而滑润者为阴寒内盛。青紫兼有瘀斑或瘀点舌，多为内有瘀血蓄积；舌紫肿大亦可见于中毒。

（3）望舌形　是指望舌体的形状。包括老嫩、胖瘦，胀瘪、裂纹、芒刺、齿痕等异常变化。

老嫩："老"即指舌质纹理粗糙，形色坚敛，多属实证、热证；"嫩"指舌质纹理细腻，形色浮嫩，多属虚证或虚寒证。

胖瘦："胖"指舌体胖大、肿胀，多与水湿停留有关。舌质淡而胖，舌边有齿痕者，多属脾虚或肾阳虚、水湿停留；舌质红而肿胀，多属湿热内蕴或热毒亢盛。舌胖嫩紫暗多为中毒证；"瘦"指舌体瘦小而薄，多属虚证。舌质淡而舌形瘦者，多为气血不足；舌质红绛而舌形瘦者，多属阴虚内热。

芒刺：舌乳头增生、肥大，突起如刺，多属热邪亢盛。芒刺越大、越多，热邪越重。根据芒刺出现的部位，可分辨病变部位。如舌尖有芒刺，多为心火亢盛；舌边有芒刺，多属肝胆火盛；舌中有芒刺，主胃肠热盛；芒刺紫绛而干多为热盛阴伤。

裂纹：舌体上有多种纵行或横行的裂沟，且裂沟中无舌苔覆盖，多由于黏膜萎缩而形成。舌质红绛而有裂纹者多属热盛，津液耗伤；舌质淡而有裂纹者多属精血亏损；舌生裂纹细碎多见于老年阴虚。此外，裂纹舌也可出现在健康人中，称先天性舌裂，其裂纹中多有舌苔覆盖，身体无其他不适。

齿痕：舌体边缘有牙齿压印的痕迹，故称齿痕舌。齿痕舌多由脾虚运化水湿不利，湿阻于舌，舌受牙齿挤压所致。齿痕常与胖嫩舌同见，主脾虚或湿盛。

舌疮：疮形如粟粒，或为溃疡。局部红痛，多为心经热毒壅盛；舌疮疼痛较轻，多为肝肾阴虚，虚火上炎。

舌下脉络：舌尖上卷，若见舌下静脉呈青紫色，粗大迂曲，兼见舌有瘀斑、瘀点，多为有瘀之象。

（4）望舌态　观察舌体有无强硬、痿软、舌纵、短缩、麻痹、颤动、歪斜、吐弄等。

强硬：舌体僵硬强直，屈伸不利或运动不灵，以致语言謇涩不清，称为强硬舌。多因热扰心神，舌无所主或高热伤阴，筋脉失养，或痰阻舌络所致。多见于热入心包，高热伤津，痰浊内阻，为中风或中风先兆等证。

痿软：舌体软弱而无力屈伸，痿废不灵，称为痿软舌。多因气血虚极，阴液失养筋脉所致。可见于气血俱虚，热灼津伤，阴亏已极等证。

舌纵：舌伸出口外，内收困难，或不能回缩，称为舌纵。可见于实热内盛，痰火扰心及气血两虚证。

卷缩：舌体卷缩而不能伸出，称为卷缩舌。舌卷缩淡白而润，属阳气暴脱，寒凝筋脉；舌卷缩而干红，属热盛伤津，筋脉拘挛；舌胖苔腻而卷缩，属痰浊内阻，引动肝风，风邪挟痰，舌根拘紧。无论因寒因热，皆属危重证候。

颤动：舌体震颤抖动，不能自主，称为颤动舌。多因气血两虚，筋脉失养或血虚生风及热极生风所致。

麻痹：舌有麻木感而运动不灵，称舌麻痹。多因营血不足，不能上荣于舌而致。若舌麻而时发颤动，属肝风内动之候。

歪斜：伸舌歪向一侧，舌体不正，称为歪斜舌。多因风邪中络，或风痰阻络所致，多见于中风证或中风先兆。

吐弄：舌伸出口外，久不回缩为"吐舌"；舌不停舐上下左右口唇，或舌微出口外，立即收回，皆称为"弄舌"，二者合称为"吐弄舌"。此为心、脾二经有热所致。吐舌多见于疫毒攻心或正气已绝；弄舌常见于小儿智力发育不全或惊风先兆。

舌态主病见表4-1。

2. 望舌苔

（1）苔质　望舌苔质地，主要观察舌苔的厚薄、润燥、腐腻、剥脱等变化。

厚薄：厚薄以"见底"和"不见底"为标准。凡透过舌苔隐约可见舌质为见底，即薄苔；不能透过舌苔见到舌质为不见底，即厚苔。苔质的厚薄反映病邪的深浅和重轻。薄苔亦属正常舌苔，若患有疾病，亦多为疾病初起或病邪在表，病情较轻；厚苔多为病邪入里，病情较重，或有痰饮食积。舌苔由薄而增厚，多为正不胜邪，病邪由表传里，病情由轻转重，为病势发展的表现；舌苔由厚变薄，多为正气恢复，邪气得以消散外达，病情由重转轻，病势退却。

表 4-1　主要舌态主病参考表

舌 态	望诊所见		主 病
强硬	舌体强硬，活动不灵，屈伸不便，致使语言不利		外感热病，常见热入心包，或痰湿内阻，邪热炽盛
痿软	舌体软弱伸卷无力	舌质淡	气阴两伤
		舌质绛红	热伤阴，或阴亏已极
舌纵	舌伸出口外，内收困难，或不能回缩		实热内盛，痰火扰心及气血两虚证
卷缩	舌体紧缩不能伸长	舌淡白而润	寒凝筋脉。热病阴伤已极
		舌红绛而干	热盛伤津
		舌胖而黏腻	痰湿内阻
颤动	舌体抖动不定，不能自停		外感热病中是热极生风或热病后期，虚风内动
			内伤杂病中，常表示气血不足或中风之象
麻痹	舌感麻木而运动不灵		营血不足；伴有舌颤者，多属肝风内动
歪斜	舌体歪向一侧		中风或中风先兆
吐弄	舌伸出口外，久不回缩；舌不停舐上下左右口唇，或舌微出口外，立即收回		心、脾二经有热。吐舌多见于疫毒攻心或正气已绝；弄舌常见于小儿智能发育不全或惊风先兆

润燥：反映体内津液的情况。舌苔润泽，干湿适中，为润苔。润苔为正常舌苔，若患有疾病，亦表示津液未伤；若水液过多，甚至伸舌涎流欲滴，为滑苔。滑苔表示寒湿不化，多见于阳虚而痰饮水湿内停之证；若干枯无津，为燥苔，由津液不能上承所致，多见于热盛伤津、阴液不足，或燥邪伤阴等证。舌苔由润变燥，多为燥邪伤津，或热甚耗津，表示病情加重；舌苔由燥变润，多为燥热渐退，津液渐复，说明病情好转。

腐腻：苔质疏松如豆腐渣，堆于舌面，易于擦去，为腐苔。多为实热蒸化胃中食浊，为胃中宿食化腐的表现，常见于痰浊、食积，且有胃肠郁热之证；苔质致密、细腻如一层混浊光滑的黏液覆盖于舌面，为腻苔。多因脾失健运，湿浊内盛，阳气被阴邪所抑制而造成，多见于痰饮、湿浊内停等证。

剥脱：舌本有苔，忽然全部或部分剥脱，剥处见底，称剥落苔。若全部剥脱，不生新苔，光洁如镜，称镜面舌、光舌，由于胃阴枯竭、胃气大伤所致，属胃气将绝之危候；舌苔剥脱不全，剥处光滑，余处仍有残存舌苔，称花剥苔，是胃之气阴两伤所致。舌苔从有到无，是胃之气阴不足，正气渐衰的表现；舌苔剥落之后，复生薄白之苔，乃邪去正胜，胃气渐复之佳兆。此外，剥脱苔也可出现在健康人中，若身体无其他不适，不作为疾病依据。

有根与无根：无论苔之厚薄，若紧贴舌面，似从舌里生出者称有根苔，又称真苔；苔不着实，似浮涂舌上，刮之即去，非如舌上生出者，称无根苔，又称假苔。有根苔表示病邪虽盛，但胃气未衰；无根苔表示胃气已衰。

总之，观察舌苔的厚薄可知疾病的深浅；舌苔的润燥，可知津液的盈亏；舌苔的腐腻，可知湿浊等情况；舌苔的剥落和有根、无根，可知气阴的盛衰及病情的发展趋势等。

（2）苔色　苔色即舌苔之颜色。一般分为白苔、黄苔、灰苔、黑苔及兼色变化。观察苔色可以了解疾病的性质。

白苔：一般常见于表证、寒证。例如，苔薄白而润为风寒表证；苔薄白而干，舌尖微红为风热表证；苔白而厚腻为寒湿之里证。但在特殊情况下白苔也主热证，可见舌上满布白苔，如白粉堆积，扪之不燥，为"积粉苔"。是由外感秽浊不正之气，毒热内盛所致。又如，苔白燥裂如砂石，扪之粗糙，称"糙裂苔"，皆因湿病化热迅速，内热暴起，津液暴伤，苔尚未转黄而里热已炽，多见于温病或误服温补之药而致。

黄苔：主里证、热证。黄苔有淡黄、嫩黄、深黄、焦黄等不同。一般说，黄苔的颜色越深，则热邪越重。苔薄黄而润，邪初入里，津液未伤；苔黄而干为热伤津液；苔黄而腻则为湿热内蕴；苔薄淡黄，为外感风热表证或风寒化热。苔由白转黄，为表邪入里化热的征象；苔由黄转白，为热证已解。

灰苔：灰苔即浅黑色。主痰湿、里证。舌苔灰而润滑，舌质不红，为寒湿内蕴或痰饮内停；舌苔灰而干燥，舌质红，多属热炽伤津，常见于里热证或阴虚火旺证。

黑苔：多主里证，见于病情较重者。舌苔黑而干，为实热内炽，伤及津液；苔黑燥裂，舌绛芒刺，为热极津枯；舌苔黑而湿润，多属阳虚寒盛；苔黑生刺，望之虽燥，但渴不喜饮，舌质淡白，多为假热真寒，常见于疾病比较严重的阶段。

3. 舌质与舌苔的关系　疾病的发生发展过程，是一个复杂的整体性变化过程，因此在分别掌握舌质、舌苔的基本变化及其主病时，还应同时分析舌质和舌苔的相互关系。一般情况下，同一性质的疾病，其舌质与舌苔变化一致，如实热证，多见舌红苔黄而干；虚寒证多舌淡苔白而润；阴虚火旺证，多见舌红苔燥，或少苔，或无苔而少津；湿热蕴结证多舌红苔黄腻等。但由于疾病变化复杂，临床上也可出现舌苔与舌质二者变化不一致的情况。例如，苔白虽主寒主湿，但若出现在红绛舌兼白干苔时，则属燥热伤津；又如，灰黑苔可属热证，亦可属寒证，须结合舌质润燥来辨。因此理论学习时可分别掌握，临床运用时必须二者合参，进行综合评判（表 4-2）。

表 4-2　常见舌象主病参考

| 舌　象 | | 主　病 |
舌　质	舌　苔	
淡白舌	薄白苔	阳虚，气血两虚
	薄白中剥	气血两虚，胃阴不足
	黄腻苔	脾胃虚弱，湿热内蕴
	灰黑水滑	阳虚内寒、寒湿内停
红舌	白苔	热病渐入营
	薄黄	热盛
	黄腻	湿热证
	黄厚而干	热盛伤阴津，或热病入里
	无苔	阴虚火旺
绛舌	焦黄	胃肠热结，里实热证
	黑干燥裂	邪热盛极，阴枯
	无苔	热入血分，阴分大伤
青紫舌	黄燥苔	阴血枯燥，虚火内燔
	黑苔滑润	寒极
	白润	寒盛，气血凝滞

（四）舌象变化的临床意义 舌象的变化可以客观地反映病情，对临床辨证论治、判断病情转归及其预后有着十分重要的意义。

1. 判断正气的盛衰 舌苔为胃气所生，古人云："有胃气则生，无胃气则死"，说明舌苔在判断正气盛衰方面的重要地位。舌苔薄白而润，胃气充足；舌光无苔，胃气衰败，或胃气大伤。舌质反映人体脏腑的虚实、气血的盛衰。舌质红润，为气血旺盛；舌质淡白，为气血虚衰。

2. 分辨病位深浅 无论外感，还是内伤，观其苔之薄厚可测知病邪之深浅轻重。如舌苔薄白，疾病初起，病位在表；舌苔厚，病邪入里，病位较深；舌质红绛，病位深，病情重。

3. 区别病邪性质 白苔多主寒，黄苔多主热；腐腻苔多属痰浊、食积；青紫舌多为瘀血之证。

4. 判断病情进退 舌象的变化，大多随正邪的消长、病情的进退而发生变化，特别是在外感疾病中变化更为明显。舌苔由薄白转为黄厚、变灰、变黑，提示病邪由表入里、由轻变重、由寒化热；舌苔由润转燥，提示热渐盛，津液伤；舌苔由厚变薄，由燥转润，提示病邪渐退，津液复生。当然，在某些特殊的情况下，病虽重而舌象变化不明显，也可以出现舌象异常而机体并无大碍，故还需四诊合参，作出正确的判断。

5. 测知病情的预后 舌胖瘦适中，活动自如，淡红润泽，舌苔薄白，属正气内存，胃气旺盛，预后良佳；若舌质干枯，舌苔突剥，舌强或偏歪、震颤等，多属病情较重，预后不佳。

第二节 闻 诊

闻诊是医师运用听觉和嗅觉，对病人发出的声音和气味进行测知诊查疾病的一种方法。人体的声音和气味，均和脏腑生理和病理变化密切相关，因而通过听声音、嗅气味，可以诊察机体各脏腑功能的变化。听声音包括听病人的语声、呼吸、咳嗽，呃逆、呕吐、嗳气等声音变化；嗅气味包括嗅病人的口气、体气和排泄物的气味。

一、听声音

（一）发声异常 患病时，若语声高亢洪亮，多言而躁动，多属实证、热证；若语声低微无力，少言而沉静，多属虚证、寒证或邪去正伤之证；声音重浊，多为感受风寒或风热犯肺，或湿浊阻滞，鼻气壅塞所致；音哑与失音，有外邪袭肺，肺失宣降之实证，亦有肺肾阴虚，津不上承之虚证或虚火灼肺所为；若鼾声不绝，昏睡不醒，多见于高热神昏或中风入脏之危证；若呻吟不止为重病或身痛不适；若大声惊呼，多见于意外刺激或骤发剧痛或受惊吓引起；小儿阵发惊呼，声尖惊恐，多是肝风内动，扰乱心神之惊风证。

（二）语言异常 一般来说，沉默寡言者多属虚证、寒证；烦躁多言者，多属实证、热证。语声低微，时断时续者，多属虚证；语声高亢有力者多属实证。

中医有"言为心声"之说，心主神志，故语言异常多属心的病变。常见语言错乱有：

1. 谵语 表现为神志错乱、意识思维障碍所出现的语无伦次。因邪气太盛，扰动心神所致。

2. 郑声 神志不清，声音细微，言多重复，时断时续。多见于心气大伤，精神散乱之虚证。

3. 独语 神志清醒，意识思维迟钝时出现的语言异常，喃喃自语，喋喋不休，见人则止，首尾不相续。为心气亏虚，心神失养，或痰气郁结，清窍蔽阻所致。

4. 错语 语言颠倒错乱，或言后自知说错，不能自主，又称"言语颠倒""言语错乱"。多因肝郁气滞，痰浊内阻，心脾两虚所致。

5. 狂语　精神错乱，胡言乱语，喧扰妄动，烦躁不安，不避亲疏，病人情绪处于极度兴奋状态，属阳证、热证。多因痰火扰心、肝胆郁火所致。

6. 言謇　口吃不顺，舌强语謇，言语不清，多见于中风证。

（三）呼吸与咳嗽

1. 呼吸　主要与肺肾两脏关系密切。肺司呼吸，肾主纳气，肺肾两脏病变均可导致呼吸异常。

呼吸有力，声高气粗而急促，多见于外感邪气有余，属实证和热证；呼吸声低气微而慢，气少不足以言，也称"少气"。多见于虚证和寒证；呼吸急促而气息微弱，属元气大伤之危重证候；气粗而呼吸不匀，或时断时续，属久病肺肾之气欲绝之象。

呼吸急促困难，甚至张口抬肩，鼻翼煽动，端坐呼吸，不能平卧，称"气喘"，可见于多种急慢性肺脏或心脏疾病。喘有虚实之别，发病急骤，呼吸困难，胸满声高气粗，呼出为快，甚则仰首目突，脉数有力，属实喘，多因外邪袭肺或痰浊阻肺所致；发病缓慢，呼吸短促，不相接续，吸入为快，活动后喘促更甚，气怯声低，形体虚弱，倦怠乏力，脉微弱，属虚喘，多因肺气不足，或肾不纳气所致。呼吸时喉中痰鸣如哨，时发时止，称"哮"，多为痰饮内伏所致。哮证有寒热之别，寒哮，又称"冷哮"，多在冬春季节，遇冷而作，因阳虚痰饮内停，或外感风寒，诱发寒饮阻肺所致；热哮，常在夏秋季节，气候燥热时发作，因阴虚火旺或热痰阻肺所致。哮必兼喘，但喘不一定兼哮。

2. 咳嗽　是肺病中最常见的症状，是肺失肃降，肺气上逆的表现。"咳"是指有声无痰，"嗽"是指有痰无声，"咳嗽"为有声有痰。由于"咳"与"嗽"往往同时出现，因而临床应用中统称"咳嗽"。咳嗽一症，首当鉴别外感与内伤。

外感咳嗽，起病较急，病程较短，必兼表证，多属实证；内伤咳嗽，起病缓慢，病程较长或反复发作，以虚证居多。咳嗽之辨证，要注意咳声的特点，如咳声紧闷，多属寒湿；咳声清脆多属燥热；咳嗽昼甚夜轻者，常为热为燥；夜甚昼轻者，多为肺肾阴亏；若无力作咳，咳声低微者，多属肺气虚。此外，对咳嗽的诊断，还须参考痰的色、量等不同表现和兼见症状以鉴别寒热虚实。

临床上还可见顿咳和犬吠样咳嗽，顿咳又称"百日咳"，其特点是咳嗽阵作，咳声连续，是痉挛性发作，咳剧气逆则涕泪俱出，甚至呕吐，阵咳后伴有怪叫，其声如"鹭鸶鸣"。以 5 岁以下的小儿多见，好发于冬春季节，其病程较长，不易速愈。多因风邪与伏痰搏结化热，阻遏气道所致。一般说，初病多属实，久病多属虚；痰多为实，痰少为虚；咳剧有力为实，咳缓声怯为虚。实证顿咳多因风寒犯肺或痰热阻肺所致；虚证顿咳多见肺脾气虚。白喉病则咳声如犬吠，干咳阵作，为疫毒内传，里热炽盛而成。

（四）呕吐、嗳气与呃逆　呕吐、嗳气与呃逆均属胃气上逆所致，因病邪影响的部位不同，而见呕吐、嗳气与呃逆等不同表现。

1. 呕吐　可分为呕吐、干呕。有声有物称呕；有物无声称吐，如吐酸水、吐苦水等。干呕是指欲吐而无物且有声，或仅呕出少量涎沫。以上诸证临床统称为呕吐。

因导致胃气上逆的原因不同，故呕吐的声响形态亦有区别。吐势徐缓，声音微弱者，多属虚寒呕吐；吐势较急，声音响亮者，多为实热呕吐。虚证呕吐多因脾胃阳虚和胃阴不足所致；实证呕吐多是邪气犯胃、浊气上逆所致。

2. 嗳气　是气从胃中上逆出咽喉时发出的声音。饱食之后，偶有嗳气不属病态。嗳气有虚实之别。虚证嗳气，其声多低弱无力，多因脾胃虚弱所致；实证嗳气，其声多高亢有力，嗳后腹满得减，多为食滞胃脘，常因肝气犯胃，或寒邪客胃所致。

3. 呃逆 俗称"打呃"。是气从咽部冲出，发出一种不由自主的冲击声，是胃气上逆，膈肌拘挛所致。呃逆有虚、实、寒、热之别。一般呃声高亢，音响有力的多属实、属热；呃声低沉，气弱无力的多属虚、属寒。实证往往发病较急，多因寒邪直中脾胃或肝火犯胃所致；虚证多因脾肾阳衰或胃阴不足所致；久病呃逆不绝，声低气怯，多为胃气衰败之征。正常人在进食后，或遇风寒，或进食过快均可见呃逆，往往是暂时的，多能自愈。

二、嗅气味

（一）病体气味

1. 口气 是指患者张口时，口中发出气味。酸馊者多见于胃有宿食；臭秽者多见于脾胃湿热，或消化不良；腐臭者多见于口腔本身的病变，如牙疳、龋齿或口腔不洁，或内有溃腐疮疡等。

2. 汗气 因引起出汗的原因不同，汗液的气味也不同。外感六淫邪气，如风邪袭表，或卫阳不足，肌表不固，汗出多无气味；实热壅盛，或久病阴虚火旺之人，汗出量多而有酸腐之气。

3. 鼻臭 是指鼻腔呼气时有臭秽气味。其因有三：一是鼻流黄浊黏稠腥臭之涕、缠绵难愈、反复发作，是鼻渊；二是鼻部溃烂，如梅毒、麻风、癌肿可致鼻部溃烂，而产生臭秽之气；三是内脏病变，如鼻呼出之气带有"烂苹果味"，是消渴病之较重阶段。

4. 身臭 身臭伴疮疡溃烂流脓水，为皮肤感染；腐臭或尸臭味，多见于脏腑败坏，如肝病晚期；尿臊味多见于晚期尿毒症者。另外，腋下汗臭为狐臭，非器质性疾病。

（二）排泄物与分泌物气味 各种排泄物与分泌物包括痰、涕、呕吐物、大小便、妇人经带等。异常气味可以反映疾病性质。一般而言，湿热或热邪致病，其排出物多混浊而有臭秽、难闻的气味；寒邪或寒湿邪气致病，其排出物多清稀而腥或无特殊气味。

1. 痰、涕 痰浊腥臭为肺痈；鼻涕黄稠腥臭为肺热鼻渊。

2. 呕吐物 气味臭秽，多因胃热炽盛。呕吐物气味酸腐，呈完谷不化之状，则为宿食内停；气味腥臭，挟有脓血，可见于胃痈；气味发腥，质地清稀，为脾胃有寒；气味酸腐，伴有嗳气，多因胃中热盛或宿食停滞于胃而化热；嗳气无臭多因肝气犯胃或寒邪客胃所致。

3. 小便 气味臊臭，色黄混浊，属实热证；若小便清长，微有腥臊或无特殊气味，属虚证、寒证。尿有"烂苹果味"，为消渴病。

4. 大便 气味恶臭，黄色稀便或赤白脓血，为大肠湿热内盛；气味发腥，大便溏泻，为脾胃虚寒；小儿大便酸臭，伴有不消化食物，为食积内停。

5. 矢气 气味酸臭或如败卵，多因暴饮暴食，食滞中焦或肠中有宿食内停所致；矢气连连，声响不臭，多属肝郁气滞，腑气不畅。

6. 经带 月经或产后恶露臭秽，因热邪侵袭胞宫；带下气臭秽，色黄，为湿热下注；带下气腥，色白，为寒湿下注。

第三节 问 诊

问诊是医师采用对话方式，向病人及其知情者询问疾病发生、发展、目前症状、治疗经过及其他与疾病有关的情况，是全面了解病情的主要方法。问诊在四诊中占有十分重要的地位，许多病情、症状、治疗经过、既往史以及病人生活习性、工作环境等，只有通过问诊才能了解。所以，问诊可以使医师全面掌握与疾病有关的详细情况，为医师分析病情、诊断疾病及辨证用药提供可靠依据。问诊的目的在于充分收集其他三诊无法取得的与辨证关系密切的资料。其资料最全面，最广泛，也最可靠。在辨证中，问诊获得的资料所占比重较大。

问诊时，首先要抓住主症，然后围绕主症，根据中医的基本理论，从整体观念出发，既有重点，又要全面地进行询问。自明代张景岳以后，一般认为，《十问歌》是比较全面而重点突出的问诊方法。十问歌内容为："一问寒热二问汗，三问头身四问便，五问饮食六问胸，七聋八渴俱当辨，九问旧病十问因，再兼服药参机变；妇女尤必问经期，迟速闭崩皆可见；再添片语告儿科，天花麻疹全占验"。十问歌可供参考，现多归纳为以下八问。

一、问寒热

寒与热是病人常见自觉症状。问寒热是询问患者有无冷与热的感觉。寒，有恶寒、畏寒之别。病人主观感觉怕冷，但覆加衣被或近火取暖仍不能缓解其寒冷感觉，称恶寒，多为感受外邪所致；病人身寒怕冷，覆加衣被或近火取暖则寒冷感觉缓解或消失，称畏寒，多为内伤阳虚而致。热，即发热，无论患者体温是否正常，只要全身或局部有发热主观感觉，都称发热，多为阳盛或阴虚所致。寒热的产生，主要取决于病邪性质和机体阴阳盛衰两个方面。因此，通过询问患者寒热感觉可以辨别病变寒热性质和阴阳盛衰等情况。问寒热时应注意二者是单独存在还是同时并见，还要注意询问寒热症状轻重程度、出现时间、持续时间长短、临床表现特点及其兼症等。临床常见寒热症状有四种情况。

（一）恶寒发热 恶寒与发热感觉并存称恶寒发热，是外感表证主要症状之一。恶寒发热为外感表证初起，外邪与卫阳之气相争的反应。外邪束表，郁遏卫阳，肌表失于温煦故恶寒；卫阳失宣，郁而发热。如恶寒重，发热轻，多属外感风寒的表寒证；发热重，恶寒轻，多属外感风热的表热证；恶寒发热，并有恶风、自汗、脉浮缓，是外感表虚证；恶寒发热，兼有头痛、身痛、无汗、脉浮紧，是外感表实证。

（二）但寒不热 通常情况下，患者只有怕冷感觉而无发热者，即为但寒不热，多为里寒证。新病畏寒，可见于寒邪直中脏腑经络，或外感病初起尚未发热之时；久病畏寒，多为阳虚内寒证等。

（三）但热不寒 仅觉发热而无怕冷感觉，即为但热不寒。可见于里热证，由于热势轻重、时间长短及其变化规律不同，临床上有壮热、潮热、微热之分。

1. 壮热 身发高热（体温超过 39℃），持续不退，属里实热证。为风寒之邪入里化热或温热之邪直中于里，邪盛正实，交争剧烈，里热炽盛，蒸达于外所致。

2. 潮热 定时发热或定时热甚，有一定规律，如潮水之有定时。外感与内伤疾病中皆可见有潮热。由于潮热的热势高低、持续时间不同，临床上又有三种情况。

（1）阳明潮热 此种潮热多见于《伤寒论》中的阳明腑实证，故称阳明潮热。其特点是热势较高，热退不净，多在日晡时（下午 3~5 时）热势加剧，故又称日晡潮热。此由邪热蕴结胃肠，燥屎内结而致，病在阳明胃与大肠。

（2）湿温潮热 此种潮热多见于"温病"中的湿温病，故称湿温潮热。其特点为初按肌肤多不甚热，扪之稍久才觉灼手。临床上又称"身热不扬"。多在午后热势加剧，退后热不净。湿温潮热是湿热病特有的一种热型，亦属潮热的范畴。

（3）阴虚潮热 此种潮热多见于阴虚证候之中。其特点为午后或夜间发热加重，热势较低或自觉发热而体温不高。多伴胸中烦热，手足心发热，故又称"五心烦热"。严重者有热自骨髓向外透发感觉，则称"骨蒸潮热"。

3. 微热　即患者发热时间较长，热势较轻微，体温一般不超过38℃，又称长期低热。可见于温病后期，内伤气虚、阴虚、小儿夏季热等病证中。大多为温病后期，余邪未清，余热留恋所致。

由气虚而致的长期微热，称气虚发热。其特点是劳累后发热明显增重。其主要病机是因脾气虚，中气不足，无力升发敷布阳气，阳气不能宣泄而郁于肌表，故发热。劳则气耗，故劳累后发热加重；由阴虚而致的长期微热，称阴虚发热。其特点与病机同阴虚潮热。小儿夏季热：气候炎热时发热不已，至秋凉时不治自愈，亦属微热。是小儿气阴不足（体温调节功能尚不完善），不能适应夏令炎热气候所致。

（四）**寒热往来**　恶寒与发热交替发作，寒时自觉寒而不热，热时自觉热而不寒。一日一发、隔日一发，也可一日数发，可见于少阳病、温病及疟疾。

在外邪由表入里的过程中，邪气停留于半表半里之间，既不能完全入里，正气又不能抗邪外出。此时邪气不太盛，正气始衰，正邪相争处于相持阶段。正足邪弱则热，邪盛正衰则寒，一胜一负，一进一退，故见寒热往来。可见于少阳病和疟疾。

二、问汗

汗为津液所化生，在体内为津液，经阳气蒸发从腠理外泄于肌表则为汗液。

正常情况下，劳累、剧烈运动、环境或饮食过热、情绪紧张等情况下，均可以出汗。发生疾病时，各种因素影响了汗的生成与调节，便可引起异常出汗。发病时出汗也有两重性，一方面出汗可以使邪气随汗而出，是机体抗邪的正常反应；另一方面汗为津液所生，过度的出汗可以耗伤津液，导致阴阳失衡的严重后果。问汗时要询问病人有无出汗、出汗的时间、部位、汗量、性质、主要兼症以及出汗后症状的变化。

（一）**表证辨汗**

1. 无汗　外感寒邪，郁于肌表，寒性收引，腠理致密，汗不能达，故无汗，为表寒，属表实证。

2. 有汗　外感风热之邪，风性开泄，热性升散，腠理疏松，汗液外泄，为表热，属表虚证。

（二）**里证辨汗**

1. 自汗　时时汗出，活动尤甚为自汗。常伴有神疲乏力，气短懒言或畏寒肢冷等症状。多因气虚或阳虚不能固护肌表，腠理疏松，玄府不密，津液外泄所致；动则耗气，故活动后出汗加重。

2. 盗汗　入睡汗出，醒后汗止为盗汗。多伴有潮热、颧红、五心烦热、舌红脉细数等症状，属阴虚。人入睡时卫阳入里，肌表不密，虚热蒸津外泄，醒后卫阳出表，玄府密闭，故汗止。

3. 大汗　大汗不已，出汗量多。伴有面赤，口渴饮冷，脉洪大，属实热证。里热炽盛，蒸津外泄，故汗出量多。邪气尚盛，正气未虚，正邪相搏，汗出不止，汗出愈多，正气愈伤。若冷汗淋漓，或汗出如油，伴有呼吸喘促，面色苍白，四肢厥冷，脉微欲绝，常称"脱汗""绝汗"，为久病、重病时正气大伤，阳气外脱，津液大泄，属正气已衰，阳亡阴竭的危候，预后不良。

4. 战汗　先恶寒战栗，继而汗出。战汗是邪正交争的表现，是疾病发展的转折点。若汗出热退，脉静身凉，烦渴顿除，为正气胜于邪气，病渐转愈之佳象；若战汗之后热势不退，并伴烦躁不安，脉来急疾，多属邪盛正虚，不能胜邪，而热复内陷，疾病恶化，属危象。

（三）**局部辨汗**

1. 头汗　仅头部或头颈部出汗较多，称"头汗"。因上焦邪热或中焦湿热上蒸，逼津外泄，或病危虚阳浮越于上所致。

2. 半身汗　指半边身体有汗，或半边身体经常无汗，或上或下，或左或右，可见于中风先兆、中风证、痿证、截瘫等病。多因患侧经络闭阻，气血运行不调所致。

3. 手足汗　指手心、足心出汗较多，多因热邪郁于内或阴虚阳亢，逼津外出而达于四肢所致。

三、问疼痛

疼痛是临床常见的一种自觉症状，各科均可见到。引起疼痛原因很多，有外感有内伤，其病机有虚有实。凡新病疼痛，疼痛剧烈，持续不解，拒按者为实证；久病疼痛，疼痛较轻，时作时止，喜按者为虚证。问诊时，应问清疼痛产生原因、性质、部位、时间、喜恶等。

（一）疼痛性质　由于引起疼痛的病因病机不同，其疼痛性质亦不同。

1. 胀痛　痛且有胀感，称胀痛。多因气机郁滞所致。

2. 刺痛　疼痛如针刺，称刺痛。其特点是疼痛的范围较小，疼痛部位固定不移。多因瘀血所致。

3. 绞痛　痛势剧烈如绞割者，称绞痛。其特点是疼痛有剜割、绞结之感，疼痛难以忍受。多为有形实邪阻塞经络，闭阻气机，或寒邪内侵，气机郁闭，导致血流不畅而成。可见于心血瘀阻的心痛、蛔虫上窜或寒邪内侵胃肠引起的脘腹痛等。

4. 窜痛　疼痛部位游走不定或走窜攻痛，称窜痛。其特点是痛处不定，或者感觉不到确切的疼痛部位。多为风邪留滞，阻滞气机，产生疼痛。

5. 掣痛　痛处有抽掣感或同时牵引他处而痛，称掣痛。其特点是疼痛多呈条状或放射状，或有起止点，有牵扯感。多由筋脉失养或经络阻滞不通所致。

6. 灼痛　痛处有烧灼感，称灼痛。其特点是痛处有灼热感，或痛处亦可触之觉热，喜冷凉。多由火热之邪侵犯经络，或阴虚阳亢，虚热灼于经络所致。

7. 冷痛　痛处有冷感，称冷痛。其特点是痛处有发凉感，或触之亦觉发凉，痛处喜温恶凉。多因寒凝筋脉或阳气不足而致。

8. 重痛　疼痛伴有沉重感，称重痛。其特点是痛处有重物坠着之感，多见于头部、四肢及腰部。多因湿邪困阻气机而致。

9. 酸痛　痛而有酸楚感，称酸痛。其特点是疼痛有发酸发紧之感，喜揉喜按。多为精血不足，湿浊阻止气机而致。

10. 隐痛　痛而隐隐，绵绵不休，称隐痛。其特点是痛势较轻，可以耐受，隐隐作痛，持续时间较长。多因气血不足，或阳气虚弱，导致经脉气血运行涩滞所致。

（二）疼痛部位　询问疼痛部位，可以判断疾病位置及相应经络脏腑的变化情况。

1. 头痛　外感内伤皆可引起头痛。外邪阻滞经络，气血瘀滞不畅所致，属实；内伤多由脏腑虚弱，清阳不升，脑府失养，或肾精不足，髓海不充所致，属虚；脏腑功能失调产生的病理产物（如痰饮、瘀血）阻滞经络所致的疼痛，则或虚或实，或虚实夹杂。

凡头痛较剧，痛无休止，并伴有外感表现者，为外感头痛；如头重如裹，肢重者属风湿头痛；凡头痛较轻，病程较长，时痛时止者，多为内伤头痛；如头痛隐隐，过劳则甚，属气虚头痛；如头痛隐隐，眩晕面白，属血虚头痛；如头脑空痛，腰膝酸软，属肾虚头痛；如头痛晕沉，自汗便溏，属脾虚头痛；凡头痛如刺，痛有定处，属血瘀头痛；凡头痛如裹，泛呕眩晕，属痰浊头痛；凡头胀痛，口苦咽干，属肝火上炎头痛；头痛，恶心呕吐，心下痞闷，食不下，属食积头痛。

头部不同部位的疼痛，一般与经络分布有关，如头项痛属太阳经病；前额或连及眉棱骨痛属阳明经病；两颞或太阳穴附近疼痛属少阳经病；头顶痛属厥阴经病，头痛连齿属少阴经病。

2. 胸痛　胸居上焦，心肺之府，所以胸病以心肺病变居多。

胸痛、潮热盗汗，咯痰带血者，属肺阴虚生内热，虚火灼伤肺络所致，见于肺痨；胸痛憋闷，痛引肩臂者，为胸痹，多由胸阳不振，痰浊内阻或气虚血瘀等导致心脉气血运行不畅所致；胸背彻痛剧烈、面色青灰、手足青至节者，为真心痛，多由于胸阳不振，气滞血瘀导致心脉急骤闭塞不通所致；胸痛、壮热面赤，喘促鼻煽者，为热邪壅肺，肺失宣降所致，见于肺痈；胸闷咳喘，痰白量多者，属痰湿犯肺，因脾虚聚湿生痰，痰浊上犯所致；胸胀痛，走窜、太息易怒者，属肝气郁滞，因情志郁结不舒，胸中气机不利所致；胸部刺痛、固定不移者，属血瘀。

3. 胁痛　是指胁一侧或两侧疼痛。因胁为肝胆所居，肝胆经脉循行分布之处，故胁痛多属肝胆及其经脉的病变。胁胀痛、太息易怒者，多为肝气郁结所致；胁肋灼痛，气急烦躁，多为肝火郁滞；胁肋胀痛，身目发黄，多为肝胆湿热蕴结或寒湿淤于肝胆；胁部刺痛、固定不移，为肝郁血瘀，经络不畅所致；胁痛，患侧肋间饱满，咳唾引痛是饮邪停留于胸胁所致，可见于悬饮病。

4. 胃脘痛　胃脘，包括整个胃体。胃上口贲门称上脘，胃下口幽门称下脘，界于上下口之间的胃体称中脘。胃脘痛即指胃痛。

凡寒、热、食积、气滞等病因及机体脏腑功能失调累及于胃，皆可影响胃腑气机通畅，而出现疼痛症状。如胃脘冷痛，疼势较剧，得热痛减，属寒邪犯胃；胃脘灼痛，多食善饥，口臭便秘者，属胃火炽盛；胃脘胀痛，嗳气不舒，胁肋胀满，属胃失和降、肝胃不和，多是肝气犯胃所致；胃脘刺痛，固定不移，属瘀血胃痛；胃脘胀痛，嗳腐吞酸，厌食，为食滞胃脘；胃脘隐痛，呕吐清水，属胃阳虚；胃脘灼痛嘈杂，饥不欲食，属胃阴虚。

5. 腹痛　腹部范围较广，可分为大腹、小腹、少腹三部分。脐周围称为脐腹，属脾与小肠。脐以上统称大腹，包括脘部、左上腹、右上腹，属脾胃及肝胆。脐以下为小腹，属膀胱、胞宫、大小肠。小腹两则为少腹，是肝经经脉所过之处。

根据疼痛的不同部位，可以测知疾病所在脏腑，根据疼痛的性质以确定病因病性。如大腹隐痛、便溏、喜温喜按，属脾胃虚寒；小腹胀痛，小便异常，病在膀胱；少腹冷痛，牵引阴部，为寒凝肝脉；绕脐痛，起包块，按之可移者，为虫积腹痛；凡腹痛暴急剧烈、胀痛、拒按，得食痛甚者，多属实证；凡腹痛徐缓、隐痛、喜按、得食痛减者，多属虚证；凡腹痛得热痛减者，多属寒证。凡腹痛而喜冷者，多属热证。

6. 腰痛　如腰部冷痛，以脊骨痛为主，活动受限，多为寒湿痹证；腰部冷痛，小便清长，属肾虚；腰部刺痛，固定不移，属闪挫跌扑瘀血；腰部灼痛，为湿热阻络。

7. 背痛　背痛连及头项，伴有外感表证，是风邪客于太阳经；背冷痛伴畏寒肢冷，属阳虚；脊骨空痛，不可俯仰，多为精气亏虚，督脉受损。

8. 四肢痛　多由风寒湿邪侵犯经络、肌肉、关节，阻碍气血运行所致。亦有因脾虚、肾虚者。根据疼痛的部位及性质可以判断病变的原因、部位。例如，四肢关节痛、窜痛多为风痹；四肢关节痛，周身困重多为湿痹；四肢关节疼痛剧烈，得热痛减为寒痹。四肢关节灼痛，喜冷，或有红肿，多为热痹；如足跟或胫膝隐隐而痛，多为肾气不足。

9. 周身痛　新病周身酸重疼痛，多伴有外感表证，属外邪束表；若久病卧床周身疼痛，属气血亏虚，经脉不畅。

附：问周身其他不适

问周身其他不适，是指询问周身各部，如头、胸、胁、腹等处，除疼痛以外的其他症状。常见症状有头晕、目眩、目涩、视力减退、耳鸣、耳聋、重听、胸闷、心悸、腹胀、麻木等。问诊时，应询问有无其他不适症状及不适症状产生有无明确诱因、持续时间长短、表现特点、主要兼症等。

头晕：头目昏花，视物旋转。多因风火上扰、阴虚阳亢、心脾血虚、中气不足、肾精不足和痰浊作祟等引起。

目痛：羞明多眵，多属风热；目痛较剧，伴头痛，恶心、呕吐，瞳孔散大，多是青光眼；目痛干涩，时作时止，多为阴虚火旺。

目眩：是指视物昏花迷乱，或眼前有黑花闪烁，流萤飞蚊的感觉。多因肝肾阴虚、肝阳上亢、肝血不足或气血不足，目失所养而致。

目涩：眼目干燥涩滞，或似有异物入目等不适感觉。伴有目赤，流泪，多属肝火上炎所致；若伴久视加重，闭目静养减轻，多属血虚阴亏。

雀目：黄昏视物不清，天明视觉恢复正常称雀目，又称夜盲。多因肝血不足或肾阴损耗，目失所养而致。

耳鸣：患者自觉耳内鸣响，如闻蝉鸣或潮水声，或左或右，或两侧同时鸣响，或时发时止，或持续不停，称耳鸣。临床有虚实之分，如突发耳鸣声大，用手按而鸣声不减，属实证，多因肝胆火盛所致；如渐觉耳鸣，声音细小，以手按之，鸣声减轻，属虚证，多由肾虚精亏，髓海不充，耳失所养而致。

耳聋：听觉丧失，常由耳鸣发展而成。新病突发耳聋多属实证，是邪气蒙蔽清窍，清窍失养所致；渐聋多属虚证，多因脏腑虚损而成。一般而言，虚证多而实证少，实证易治，虚证难调。

重听：是听声音不清楚，往往引起错觉，即听力减退的表现。多因肾虚或风邪外入所致。

胸闷：胸部堵塞不畅，满闷不舒，称胸闷，亦称"胸痞""胸满"，多因胸部气机不畅所致。导致胸部气机不畅的原因诸多，可出现于多种病证之中，需参考其他症状辨证。

心悸、怔忡：自觉心跳异常，心悸不安，不能自主，称心悸；若因惊而悸称惊悸。心悸多为自发，惊悸多因惊而悸。怔忡是心悸与惊悸的进一步发展，心中悸动较剧、持续时间较长，病情较重。引起心悸怔忡的原因主要有心阳亏虚，鼓动乏力；气血不足，心失所养；阴虚火旺，心神被扰；水饮内停，上犯凌心；痰浊阻滞，内扰心神；气滞血瘀，心脉瘀阻等。

腹胀：是指腹部饱胀，满闷，如有物支撑的感觉，或有腹部增大的表现。腹胀有虚、实、寒、热之别，其病机均以气机不畅为主。实证可见于寒湿犯胃、阳明腑实、食积胃肠、肝气郁滞、痰饮内停等证；虚证多见脾虚不运等。腹部的范围较广，不同部位之腹胀揭示不同病变。例如，上腹部胀，多属脾胃病变；小腹部胀，多属膀胱病变；胁下部胀，多属肝胆病变。

麻木：是指知觉减弱或消失的一种病证。多见于头面四肢。常因气血不足或风痰湿邪阻络、气滞血瘀等引起。其主要病机为经脉失去气血营养所致。

四、问饮食与口味

问饮食情况，以了解脾胃功能的盛衰；问口味的变异，以了解脏腑功能的虚实。问饮食情况包括询问食欲食量、口渴饮水、口味偏嗜、冷热喜恶、呕吐与否等几方面。

（一）问食欲与食量

1. 食欲减退　又称"纳呆""纳少""恶食"，即不思进食，厌恶食物或饥不欲食。食欲减退，食量减少，多见于脾胃气虚、湿邪困脾或肝胆湿热等证；妇女妊娠初期，厌食呕吐者，为妊娠恶阻；感觉饥饿而又不欲进食，或进食很少，可见于胃阴不足，虚火内扰证；喜进热食多属寒证；喜进冷食多属热证。进食后稍安多属虚证；进食后加重，多属实证或虚中夹实证。疾病过程中，食欲渐复，表示胃气渐复，预后良好。反之，食欲渐退，食量渐减，表示胃气渐衰，预后多不良。若病重不能食，突然暴食，食量较多，是脾胃之气将绝的危象，称"除中"，是中气衰败，死亡前兆，属"回光返照"的一种表现。

2. 多食易饥　食欲亢进，食量较多，食后不久即感饥饿，又称"消谷善饥"，是胃火亢盛，腐熟太过所致。亦可见于消渴病之中消证，常伴有身体逐渐消瘦症状。

3. 偏嗜食物　嗜食某种食物或某种异物。其中偏嗜异物者，又称"异嗜"，若小儿异嗜，喜吃泥土、生米等异物，多属虫积；若妇女已婚停经而嗜食酸味，多为妊娠。

（二）问口渴与饮水　询问患者口渴与饮水的情况，可以了解患者津液的盛衰和输布情况以及病证的寒热虚实。

1. 口渴　见于津液不足、湿热、痰饮、瘀血等证。临床上口渴与饮水的辨证应根据口渴特点、饮水多少和有关兼症来加以综合分析。若口渴冷饮，兼壮热面赤，烦躁多汗，脉洪大，属热盛津液大伤的表现，多见于热证；若口渴喜热饮，且饮水不多，常见于寒证；口渴不多饮，或水入即吐，见于痰饮水湿内停，或湿热阻滞，津不上承；若口干欲漱不欲咽，多为瘀血之象；若伴有多饮多尿，是为消渴。

2. 口不渴　为津液未伤，或见于寒证或无明显热邪之证。

（三）问口味　指向病人口中有无异常味觉。口苦多见于肝胆湿热；口淡乏味，多因脾胃气虚而致；口甜，多见于脾胃湿热证；口黏腻，多属湿困脾胃；口中泛酸，可见于肝胆蕴热证，或肝胃不和；口中酸腐，多见于伤食；口咸多见于肾虚；口臭多见于胃火炽盛，或肠胃积滞；口腥伴有咯血呕血，或唾有血丝，多见于肺胃血络受伤；口中尿味可见于尿毒内蕴。

五、问睡眠

睡眠与人体卫气循行和阴阳盛衰有关。在正常情况下，卫气昼行于阳经，阳气盛，则人醒；夜行于阴经，阴气盛，则入睡。问睡眠，应了解病人有无失眠或嗜睡、睡眠时间的长短、入睡难易、有梦无梦等。临床常见的睡眠失常有失眠、嗜睡。

1. 失眠　又称"不寐""不得眠"。指经常不易入睡，或睡而易醒，不易再睡，或睡而不酣，易于惊醒，甚至彻夜不眠的表现。其病机是阳不入阴，神不守舍。失眠有虚实之别：气血不足，神失所养，或阴虚阳亢，虚热内生，或肾水不足，心火亢盛等，皆可扰动心神，导致失眠，属虚证；痰火、食积、瘀血等邪气内扰，心神不宁，出现失眠，属实证。

2. 嗜睡　又称多眠。指神疲困倦，睡意很浓，经常不自主入睡。其轻者神识清楚，呼之可醒而应，精神极度疲惫，困倦易睡，或似睡而非睡的状态，称"但欲寐"；如日夜沉睡，呼应可醒，神识蒙眬，偶可对答，称"昏睡"。实证多由湿邪困阻，清阳不升，或热邪上扰清窍，内陷心包，心神受扰所致；虚证多因气血不足，精明之府失于荣养，或心肾阳衰，阴寒内盛，神气不振。

六、问二便

问二便，是询问患者大小便情况，如大小便的性状、颜色、气味、便量多少、排便时间、排便间隔、排便时感觉及排便时伴随症状等。询问二便情况可以判断机体消化功能强弱，津液代谢状况，同时也是辨别疾病寒热虚实性质的重要依据。

有关二便的性状、色、味，已分别在望诊、闻诊中叙述。这里介绍二便的次数、量的多少、排便时的异常感觉及排便时间等。

（一）问大便

1. 便秘　即大便秘结。以排便次数减少，每周少于 3 次，质硬便难，或排便时间延长为特征。根据临床症状分热秘、燥秘、气秘、冷秘、虚秘等。

（1）热秘　好发于素体阳盛、嗜酒、喜食辛辣或热病之后者，表现为大便燥结，数日不通，脘腹胀满，疼痛拒按，苔黄厚腻或焦黄起芒刺，脉沉实或滑数。

（2）燥秘　表现为大便干结如羊屎，排便异常困难，甚则十数日一次，舌红少津，脉细或细数无力。

（3）气秘　多发于忧愁、思虑过度、情志不畅或久坐不动的人，表现为大便不通，欲便不得，甚则腹胀疼痛，嗳气频作，胸脘痞满，胁肋作胀，纳食减少，苔薄腻，脉弦。

（4）冷秘（寒秘）　多发于年老体衰、久病或素体阳虚者，表现为大便秘结，面色青黑，腹中冷痛或腰脊冷乏，肢冷身凉，喜热畏寒，小便清长，舌淡苔白润，脉沉迟或反微涩。

（5）虚秘　好发于劳倦过度、年高津衰或病后、产后及失血伤津过多者，表现为大便干结如羊屎，排便异常困难，甚则十数日一次，舌淡或舌红少津，脉细或细数无力。虚秘可分气虚便秘、血虚便秘、阴虚便秘 3 种，可根据临床中伴有的气虚证、血虚证及阴虚证加以区别。

2. 溏泻　又称便溏或泄泻，即大便稀软不成形，甚则呈水样，排便间隔时间缩短，便次增多，一日数次或更多为特点。泄泻有寒热虚实之别。湿热泄泻，发病急促，腹痛肠鸣，大便臭秽，亦可便有黏液、脓血；寒湿泄泻，泻如稀水，大便腥臭；食积泄泻，吐泻交作，呕吐物气味酸臭，大便臭秽；脾虚泄泻，顽谷不化，便质溏薄，病情迁延；脾肾阳虚泄泻，每日黎明前腹痛泄泻，泻后则安，亦称"五更泻""鸡鸣泻"；若滑泻失禁，多因久病体虚，肛门失约而致。可见于脾阳虚衰、肾阳虚衰，或脾肾阳衰等证。

3. 排便感觉异常　指排便时有明显不适感觉，病因病机不同，产生的感觉亦不同。

（1）肛门灼热　指排便时肛门有烧灼感。多由大肠湿热蕴结而致，可见于湿热泄泻、暑湿泄泻等证。

（2）排便不爽　指排便不畅爽，有滞涩难尽之感。多由肠道气机不畅所致，可见于肝郁犯脾、伤食泄泻、湿热蕴结等证。

（3）里急后重　即腹痛窘迫，肛门重坠欲泻，便出不爽。大便急而不可耐，称里急；排便时，便量极少，肛门重坠，便出不爽，或欲便又无，称后重，二者合而称之里急后重。多因湿热之邪内阻，肠道气滞所致，见于痢疾。

（4）肛门气坠　即肛门有重坠向下之感，甚则肛欲脱出。多因脾气虚衰，中气下陷而致。多见于中气下陷证。

（二）问小便

1. 尿量异常　小便清长量多，畏寒喜暖，为虚寒证；小便量少黄赤，为热盛伤津，或过用汗、吐、泻法后伤及阴液所致；尿量增多，伴有口渴多饮，体重下降，为消渴病；尿少，伴有浮肿，属水湿内停，气化不利。

2. 排尿次数异常

（1）排尿次数增多 小便频数，由膀胱气化功能失职而致。多见下焦湿热、下焦虚寒、肾气不固等证。

（2）排尿次数减少 可见于癃闭，在排尿异常中介绍。

3. 排尿异常 排尿感觉和排尿过程发生变化，出现异常情况，如尿痛、癃闭、尿失禁、遗尿、尿闭等。

（1）小便涩痛 即排尿不畅，且伴有急迫灼热疼痛感，多为湿热下注膀胱，灼伤经脉，气机不畅而致。可见于淋证。

（2）癃闭 小便不畅，点滴而出为癃，小便不通，点滴不出为闭，一般多统称癃闭。癃闭证有虚实之别，实者多为湿热蕴结、肝气郁结或瘀血、结石阻塞尿道而致；虚者多为年老气虚，肾阳虚衰，膀胱气化不利而致。

（3）余沥不尽 即小便后点滴不禁。多为肾气不固所致。

（4）小便失禁 指小便不能随意识控制而自行遗出。多为肾气不足，下元不固；下焦虚寒，膀胱失煦，不能制约水液而致。若患者神志昏迷，小便自遗，则病情危重。

（5）遗尿 指睡眠中小便自行排出，俗称"尿床"。多见于儿童。由膀胱失于约束所致。可见于肾阴、肾阳不足，脾虚气陷等证。

七、问经带

妇女有月经、带下、妊娠、产育等生理特点，发生疾病时，便可引起这几方面的变化。这些变化可能是妇女的独立疾病，也可能是妇科以外疾病的伴随症状而成为这些疾病的诊断依据。因此，对青春期开始之后的女性患者，除了一般的问诊内容外，还应询问其经、带等情况。

（一）问月经

1. 经期 即月经的周期，每次月经相隔时间正常约为28天。经期异常主要表现为月经先期、月经后期和月经先后不定期。

（1）月经先期 月经周期提前八九天以上，称月经先期。多因血热妄行，或气虚不摄而致。

（2）月经后期 月经周期错后八九天以上，称月经后期。多因血寒、血虚、血瘀而致。

（3）月经先后不定期 月经超前与错后不定，称月经先后不定期，又称月经紊乱。多因情志不舒，肝气郁结，失于条达，气机逆乱，或者脾肾虚衰，气血不足，冲任失调，或瘀血内阻，气血不畅，均可导致月经先后不定期。

2. 经色 经色浅淡，质地清稀，多为寒证或气血亏虚；经色鲜红，质地浓稠，多为热证；经色暗红或紫黑，多为血瘀证。

3. 经量 经期血量，称经量，经量超过或少于正常生理范围均为异常。月经过多，多因血热妄行，瘀血内阻，气虚不摄而致；月经量少，多因寒凝，经血不至，或血虚，经血化源不足，或血瘀，经行不畅而致。

4. 崩漏 妇女不规则的阴道出血。一般突然出血、来势急、血量多叫"崩"；淋漓出血，来势缓，血量少的叫"漏"。"崩"与"漏"的出血情况虽有不同，但归其发病机制一致。在疾病发展过程中可相互转化，所以临床上常崩漏并称。临床以血热、气虚最为多见。经血不止，其势多急骤，为血热；经血不止，其势多缓和，为气虚统摄无权。此外，瘀血也可致崩漏。

5. 经闭　成熟女性，月经未潮，或来而中止，停经 3 月以上，又未妊娠者，称闭经或经闭。经闭由多种原因造成，其病机总不外经络不畅，经血闭塞，或血虚血枯，经血无源，闭而不行。可见于肝气郁结，瘀血，湿盛痰阻、阴虚、脾虚等证。

闭经应注意与妊娠期、哺乳期、绝经期等生理性闭经，或者青春期、更年期，因情绪、环境改变而致一时性闭经加以区别。

6. 痛经　月经期，或行经前后，出现小腹或腰部疼痛的症状称痛经。多因气血运行不畅，或胞脉失养所致。可见于寒凝、气滞血瘀、气血亏虚等证。

（二）问带下　主要了解白带的量、色、质和气味等。凡带下色白而清稀、无臭，多属虚证、寒证；带下色黄或赤，稠黏臭秽，多属实证、热证；若带下色白量多，淋漓不绝，清稀如涕，多属寒湿下注；带下色黄，黏稠臭秽，多属湿热下注；若白带中混有血液，为赤白带，多属肝经郁热。

八、问小儿

小儿科古称"哑科"，不仅问诊困难，而且不一定准确。问诊时，若小儿不能述说，可以询问其家长或保育员。问小儿，除了一般的问诊内容外，还要注意询问出生及出生前后情况，喂养情况，生长发育情况及预防接种情况，传染病史及传染病接触史等。若妊娠期母体有病，或早产，小儿则可先天禀赋不足、体质虚弱、抗病力低下，或发育障碍；若喂养不当，饥饱无度，饮食不节，均可损伤脾胃；若抚养失宜，冷热不均，易患外感疾患等。此外，还要询问各种预防接种情况，以及是否患过特殊疾病，如麻疹、水痘等。

第四节　切　　诊

切诊是医师运用手的触觉，对病人寸口脉及体表特定的部位进行触摸、按压、体验，从而了解病情的一种诊断方法。切诊包括（寸口）脉诊和按诊两部分。脉诊又称切脉、诊脉，是通过对脉象变化的体察，了解体内病变的切诊方法。寸口是人体脏腑气血交会之处，独取寸口的方法，在汉代成书的《八十一难经》中就已经形成。按诊，是用手触摸按压病人体表某些部位，以了解局部异常变化，从而推断病变部位性质和病情轻重等情况的切诊方法。

一、脉诊

（一）脉象形成的原理　脉象的形成与心脏的活动密切相关。心主血脉，包括血和脉两个方面，脉为血之府，心与脉相连，心脏有规律的搏动推动血液在脉管内运行，脉管也随之产生有节律的搏动。血液循行脉管之中，流布全身，环周不息，除心脏的主导作用外，还必须有各脏器的协调配合。如肺朝百脉，即是循行全身的血脉，均汇聚于肺，且肺主气，通过肺气的敷布，血液才能布散全身；脾胃为气血生化之源，脾主统血；肝藏血，主疏泄，调节循环血量；肾藏精，精化气，是人体阳气的根本，各脏腑组织功能活动的原动力；精可以化生血，是生成血液的物质基础之一。因此，脉象的形成，与脏腑气血密切相关。

（二）诊脉的部位和方法

1. 诊脉常用部位　手腕部的寸口脉。寸口又称脉口、气口，其位置在腕后桡动脉搏动处，诊脉独取寸口的理论依据是：寸口为手太阴肺经之动脉，为气血会聚之处，而五脏六腑十二经脉气血的运行皆起于肺而止于肺，故脏腑气血之病变可反映于寸口。另外，手太阴肺经起于中焦，与脾经同属太阴，与脾胃之气相通，而脾胃为后天之本，气血生化之源，故脏腑气血之盛衰都可反映于寸口，所以独取寸口可以诊察全身的病变。寸口脉分为寸、关、尺三部（图 4-3），通常以腕后高骨处（桡骨茎突）为标记，高骨内侧为关脉位置，关前（近腕侧）为寸脉，关后（近肘侧）为尺脉。

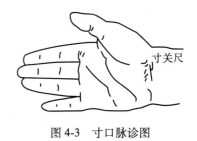

图 4-3 寸口脉诊图

2. 诊脉的方法 医者和患者侧向坐，卧床病人取正卧位，手臂平放和心脏近于同一水平。诊脉下指时，首先用中指按在关脉位置，接着用示指按在寸脉位置，无名指按在尺脉位置。位置放准之后，以指腹接触脉体。布指的疏密要和患者的身长相适应为宜。三指平布同时用力按脉，称总按；为了重点体会某一部脉象，也可用一指单按其中一部脉象，如要重点体会寸脉，则微微提起中指和无名指，诊关脉则微提示指和无名指，诊尺脉则微微提起提示指和中指。临床上总按、单按常配合使用，这样对比的诊脉方法，颇为实用。诊脉时用轻指力按在皮肤上称举，又称浮取或轻取；用重指力按在筋骨间，称按，又称沉取或重取；指力不轻不重，还可亦轻亦重称寻。因此，诊脉必须注意举、按、寻之间的脉象变化。如此脉分三部，每部有轻、中、重取三法，共称"三部九候"。

此外，少部分人脉不见于寸口，而从尺部斜向手背，称斜飞脉；若脉出现于寸口的背侧，则称反关脉，还有出现于腕部其他位置者，都是生理特异脉位，是桡动脉解剖位置的变异，不属病脉。

诊小儿脉可用"一指（拇指）定关法"，而不细分三部，因小儿寸口部短，不容三指定寸关尺。

诊脉时医者的呼吸要自然均匀，因医者以正常的一呼一吸（称一息）作为时间单位计算病人的脉搏至数。一般一息四五至为正常。此外，"息"除了以息计脉之外，还指医者诊脉时要做到虚心而静，全神贯注。

（三）正常脉象 正常脉象古称平脉，是健康无病之人的脉象。正常脉象的形态是三部有脉，一息四或五至，不浮不沉，不大不小，从容和缓，柔和有力，节律一致，尺脉沉取有一定力量，并随生理活动和气候环境的不同而有相应的正常变化。

寸关尺分候脏腑，历代医家说法不一，目前多以下列为准（表 4-3）。

左寸可候：心。右寸可候：肺。

左关可候：肝。右关可候：脾。

左尺可候：肾。右尺可候：肾（命门）。

表 4-3 寸口分部表

部位	左	右
寸	心	肺
关	肝	脾
尺	肾	肾（命门）

（四）**诊脉的方法和注意事项** 总的来说，诊脉时要求有一个安静的内外环境。诊脉之前，先让患者休息片刻，使气血平静，医师也要平心静气，然后开始诊脉。诊室也要保持安静。在特殊的情况下，应随时随地诊察患者，不必拘泥于这些条件。

（五）**脉象的分类与主病**

1. 浮脉

【脉象】 轻取即得，重按稍减而不空，举之泛泛而有余，如水上漂木。

【主病】 表证、虚证。

【脉理】 浮脉主表，反映病邪在经络肌表部位，邪袭肌腠，卫阳奋起抵抗，脉气鼓动于外，脉应指而浮，浮紧为表寒，浮数为表热，浮而有力为表实，浮而无力为表虚。常见于伤风、感冒及多种传染病的初期。但也有久病体虚或阴虚阳无所依，浮阳外越而呈现浮而无力的虚脉。

2. 沉脉（附：伏脉）

【脉象】 轻取不应，重按乃得，如石沉水底。

【主病】 里证。

【脉理】 病邪在里，正气相搏于内，气血内困，故脉沉而有力，为里实证；若脏腑虚弱，阳气衰微，气血不足，无力统运营气于表，则脉沉而无力，为里虚证；沉迟为里寒，沉数为里热。

伏脉：比沉脉显现部位更深，重按推筋着骨始得。为邪气内闭或剧烈疼痛或厥证。

3. 迟脉

【脉象】 脉来迟慢，一息不足四至。

【主病】 寒证。迟而有力为寒痛冷积，迟而无力为虚寒。久经锻炼的运动员，脉迟而有力，则不属病脉。

【脉理】 迟脉主寒证，因阳气不足，鼓动血行无力，故脉来一息不足四至。若阴寒冷积阻滞，阳失健运，血行不畅，脉迟而有力。因阳虚而寒者，脉多迟而无力。

4. 数脉（附：疾脉）

【脉象】 脉搏次数多，一息六至以上。

【主病】 热证。有力为实热，无力为虚热。

【脉理】 邪热内盛，气血运行加速，故见数脉。因邪热盛，正气不虚，正邪交争剧烈，故脉数而有力，主实热证。若久病耗伤阴液，阴虚内热，则脉虽数而无力；若脉显浮数，重按无根，是虚阳外越之危候。

疾脉：一息七八至，多属阳气极盛，阴气欲竭，或元气将脱的重证。

5. 虚脉

【脉象】 三部脉举之无力，按之空虚。

【主病】 虚证。

【脉理】 气虚不足以运其血，故脉来无力，血虚不足充盈脉道，故按之空虚。因气虚不敛而外张，血虚气无所附而外浮，脉道松弛，故脉形大而势软。

6. 实脉

【脉象】 三部脉举按均有力。

【主病】 实证。

【脉理】　邪气亢盛而正气不虚，邪正相搏，气血壅盛，脉道紧满，故脉来应指坚实有力。正常人亦可见实脉，是正气充足、脏腑功能良好的表现。

7. 滑脉

【脉象】　脉来流利圆滑，如珠走盘，应指圆滑。

【主病】　痰饮、食积、实热。

【脉理】　邪气壅盛于内，正气不衰，气实血涌，故脉往来甚为流利，应指圆滑。正常人和妇女月经期、妊娠也可见滑脉，是气血充盛而调和的表现。

8. 涩脉

【脉象】　脉来涩滞不畅，迟细而短，往来艰涩，极不流利，如轻刀刮竹。

【主病】　精血亏少，气滞血瘀，挟痰，挟食。

【脉理】　精伤血少津亏，不能濡养经脉，血行不畅，脉气往来艰涩，故脉涩而无力；气滞血瘀，痰食胶固，气机不畅，血行受阻，则脉涩而有力。

9. 弦脉

【脉象】　脉端直而长，如按琴弦，有劲有弹力，脉管的硬度大。

【主病】　肝胆病，痰饮，痛证，疟疾。

【脉理】　弦是脉气紧张表现。邪气滞肝，疏泄失常，气郁不利则见弦脉；痰饮阻滞气机，脉气因而紧张，故脉弦；疟邪为病，伏于半表半里，少阳枢机不利而见弦脉。

10. 紧脉

【脉象】　脉来绷急，应指有力，如绳索绞转，脉的张力大，脉跳有力。

【主病】　寒证、痛证。

【脉理】　寒邪侵袭人体，与正气相搏，以致脉道紧张而拘急，故见紧脉。诸痛而见紧脉，也是寒邪积滞与正气激搏之缘故。

11. 濡脉

【脉象】　浮而细软，如帛在水中。

【主病】　虚证，湿证

【脉理】　濡脉主诸虚。若为精血两伤，阴虚不能维阳，故脉浮软，精血不充，则脉细；若为气虚阳衰，虚阳不敛，脉也浮软，浮而细软，则为濡脉；若湿邪阻压脉道，亦见濡脉。

12. 洪脉（附：大脉）

【脉象】　洪脉极大，状若波涛汹涌，来盛去衰。

【主病】　里热证。常见于高热病人。

【脉理】　洪脉的形成，因阳气有余、气壅火亢，内热充斥，致使脉道扩张，气盛血涌，故脉见洪象。若久病气虚或虚劳，失血，久泄等病证而出现洪脉，是正虚邪盛的危险证候，或为阴液枯竭，孤阳独亢或虚阳亡脱。此时，浮取洪盛，沉取无力无神。

大脉：脉形大而无来盛去衰之势，多是病势进展之象，所谓"大则病进"（大而有力）；如脉大而无力则为正气不足。

13. 细脉（小脉）

【脉象】　脉细如线，脉形窄，波动小，但应指明显。

【主病】　气血两虚，诸虚劳损，湿证。

【脉理】　细为气血两虚所致。营血亏虚不能充盈脉道，气不足则无力鼓动血液运行，故脉体细小；湿邪阻压脉道，伤人阳气也见细脉。

小脉也即细脉，主病与细脉同。

14. 促脉

【脉象】　脉来急数，时而一止，止无定数，即脉搏快有不规则的间歇。

【主病】　阳热亢盛，气血痰食瘀滞。

【脉理】　阳热盛极，或气血痰饮、宿食瘀滞化热，正邪相搏，血行急速，故脉来急数。邪气阻滞，阴不和阳，脉气不续，故时一止，止后复来，指下有力，止无定数；若元阴亏损，促而无力，为虚脱之象。

15. 结脉

【脉象】　脉来缓慢，时而一止，止无定数。

【主病】　阴盛气结，寒痰血瘀，气血虚弱，癥瘕积聚。

【脉理】　阴盛，阳气受阻，气机郁结，血行瘀滞，故脉来缓急，脉气不相顺接，时一止，止后复来，止无定数；若气血衰，脉气不继，亦见时一止，气血续则脉复来，止无定数。

16. 代脉

【脉象】　脉来时见一止，止有定数，良久方来。可见于心律失常时二联律，三联律等。

【主病】　脏气衰微，风证，痛证。

【脉理】　脏气衰微，气血亏损，以致脉气不能衔接而歇止，良久复动；风证、痛证见代脉，因邪气所犯，阻于经脉，致脉气阻滞，不相衔接，为实证。

（六）**相兼脉与主病**　引起疾病的原因是多方面的，疾病的表现和变化是错综复杂的，因此，临床常见的脉象，常是反映疾病多个方面的相兼脉。

相兼脉又称"复合脉"，是两种或两种以上单一脉象的综合表现，如浮紧、浮数、沉迟、沉细数等。其临床意义一般是组成相兼脉的各单一脉主病的总合，如浮紧脉主表寒证；浮数脉主表热证；沉迟脉主里寒证；沉细数脉主里虚热证等。

常见的相兼脉及主病：

1. 浮紧脉　表寒证，或风寒痹证。

2. 浮缓脉　伤寒表虚证。

3. 浮数脉　表热证。

4. 浮滑脉　表证挟痰证，或有风痰。

5. 沉迟脉　里寒证。

6. 弦数脉　热证，或肝经有热。

7. 滑数脉　痰热证，或内热食积。

8. 洪数脉　气分热盛。

9. 沉弦脉　肝郁气滞，水饮内停。

10. 沉涩脉　血瘀证。

11. 弦细脉　肝肾阴虚，肝郁脾虚。

12. 沉缓脉 脾虚，水湿停留。

13. 沉细脉 阴虚或血虚证。

14. 弦滑数脉 肝火挟痰，痰火内蕴。

15. 沉细数脉 阴虚，血虚有热。

16. 弦紧脉 寒痛，寒滞肝脉。

（七）**诊小儿脉** 诊小儿脉，与成人有所不同，因小儿寸口部位狭小，难分寸关尺三部。此外，小儿临诊时容易惊哭，惊则气乱，脉气亦乱，故难于掌握，后世医家多以一指总候三部。操作方法是医师用拇指按小儿掌后高骨脉上，分三部以定息数。

小儿脉象主病，以浮、沉、迟、数定表、里、寒、热，以有力无力定虚实，不详求二十八脉。还需指出，小儿肾气未充，不论脉体素浮素沉，重按多不见，若重按乃见，便与成人的实脉同论。

（八）**脉症顺逆与从舍**

1. **脉症顺逆** 指从脉与症的相应、不相应来判断疾病的顺逆。在一般情况下，脉与症是一致的，即脉症相应，但也有时候脉与症不一致，也就是脉症不相应，甚至还会出现相反情况。从判断疾病顺逆来说，脉症相应者主病顺，不相应者逆，逆则主病凶。一般来说，凡实证，脉见洪、数、滑、实，则谓脉症相应，为顺，表示邪实正盛，正气足以抗邪；若实证反见细、微、弱的脉象，则为脉症相反，是逆症，说明邪盛正虚，易致邪陷。再如，暴病脉来浮、洪、数、实者为顺，反映正气充盛能抗邪；久病脉来沉、微、细、弱为顺，说明有邪衰正复之机；若新病脉见沉、细、微、弱为之逆，说明正气已衰；久病脉见浮、洪、数、实为之逆，则表示正衰而邪不退。

2. **脉症从舍** 既然有脉症不相应的情况，其中必有一真一假，或为症真脉假，或为症假脉真，所以临证时必须辨明脉症真假以决定从舍，或舍脉从症，或舍症从脉。

舍脉从症：在症真脉假的情况下，必须舍脉从症。例如，症见腹胀满，疼痛拒按，大便燥结，舌红苔黄厚焦燥，而脉迟细者，则症所反映的是实热内结肠胃，是真；脉所反映的是因热结于里，阻滞血液运行，故出迟细脉，是假象，此时当舍脉从症。

舍症从脉：在症假脉真的情况下，必须舍症从脉。例如，伤寒，热闭于内，证见四肢厥冷，而脉滑数，脉所反映的是真热；症所反映的是由于热邪内伏，格阴于外，出现四肢厥冷是假寒；此时当舍症从脉。

二、按诊

按诊，就是医者用手直接触摸、按压患者体表某些部位，以了解局部异常变化，从而推断疾病部位、性质和病情轻重等情况的一种诊病方法。按诊是在望、闻、问诊的基础上，更进一步充实诊断与辨证所需客观资料的手段。按诊临床应用范围广泛，其手法主要有触、摸、按、叩法。包括按肌肤、按手足、按胸腹、按腧穴等。

（一）**按肌肤** 按肌肤是为了探明肌肤的寒热、润燥以及肿胀等情况。凡阳气盛的身多热，阳气衰的身多寒；凡身热初按甚热，久按热反转轻的，是热在表；若久按其热反甚，热自内向外蒸发者，是热在里。

肌肤濡软而喜按者，为虚证；患处硬痛拒按者，为实证。轻按即痛者，病在表浅；重按方痛者，病在深部。

皮肤干燥者，尚未出汗或津液不足；干瘪者，气血津液不足；湿润者，身已汗出或津液未伤；皮肤甲错者，伤阴或内有瘀血。

按压肿胀，可以辨别水肿和气肿。按之凹陷，放手即留手印，不能即起，为水肿；按之凹陷，举手即起，为气肿。

（二）按手足　按手足主要在探明寒热，判断病证性质属虚属实、在内在外及预后。凡疾病初起，手足俱冷，是阳虚寒盛，属寒证；手足俱热者，多为阳盛热炽，属热证；手足背部较热者，为外感发热，手足心较热者，为内伤发热。小儿手心热多为食积，手背热多为外感。

此外，按手足寒温可测知阳气存亡，四肢犹温，是阳气尚存，预后尚佳；若四肢厥冷，其病多凶，预后不良。

（三）按胸腹　胸腹各部位划分：膈上为胸，膈下为腹。侧胸部从腋下至第十一、十二肋骨的区域为胁。腹部剑突下方位置称心下。胃脘相当于上腹部。大腹为脐上部位，小腹在脐下，少腹即小腹之两侧。

按胸腹就是根据病情需要，有目的地对胸前区、胁肋部和腹部进行触摸、按压，必要时进行叩击，以了解其局部的病变情况。

胸腹按诊的内容，又可分为按虚里、按胸胁和按腹部三部分。

1. 按虚里　虚里位于左乳下心尖搏动处，为诸脉所宗。探索虚里搏动的情况，可以了解宗气的强弱，病之虚实，预后之吉凶。古人对此至为重视。虚里按之应手，动而不紧，缓而不急，为健康之征；其动微弱无力，为不及，是宗气内虚；若动而应衣，为太过，是宗气外泄之象；若按之弹手，洪大而博，属于危重的证候。

2. 按胸胁　前胸高起，按之气喘者，为肺证；胸胁按之胀痛者，可能是痰热气结或水饮内停；若右胁下扪及肿大包块，或软或硬，多属气滞血瘀，若表面凹凸不平，则要警惕肝癌；摸之热感，按之疼痛，可为肝痈；左胁下扪及包块即脾，则要警惕肝硬化、血吸虫病及某些血液病等；疟疾日久，胁下出现肿块，称为疟母。

3. 按腹部　按腹部主要了解凉热、软硬度，胀满、肿块、压痛等情况，以协助疾病的诊断与辨证。腹壁冷，喜暖手按扶者，属虚寒证，腹壁灼热、喜冷物按放者，属实热证；腹部有包块，按之柔软且聚散不定者为瘕为聚，多属气机阻滞；按之坚硬，部位固定，为癥为积，多属血瘀痰阻；凡腹痛，喜按者属虚，拒按者属实；按之局部灼热，痛不可忍者，为内痈；腹部胀满，按之有充实感觉，有压痛，叩之声音重浊，多为实满；腹部膨满，按之不实，无压痛，叩之作空声，为气胀，多为虚满；腹部高度胀大，如鼓之状者，称臌胀。它是一种严重的病证，可分水臌与气臌。另外，有些高度肥胖者，亦见腹大如鼓，但按之柔软，且无脐突及其他重病征象，当与臌胀鉴别。如若左小腹作痛，按之累累有硬块者，为肠中有宿粪。右小腹作痛，按之疼痛，有包块应手者，为肠痈；若腹部按之有条状物，凹凸不平，按之起伏聚散，多为虫积。

（四）按腧穴　按腧穴，是按压身体上某些特定穴位，通过这些穴位的变化与反应，来推断内脏的某些疾病。腧穴的变化主要是出现结节或条索状物，或者出现压痛及敏感反应。例如，肺病患者，有些可在肺俞穴摸到结节，或中府穴出现压痛；肝病患者可出现肝俞或期门穴压痛；胃病在胃俞和足三里有压痛；肠痈阑尾穴有压痛。此外，临床中常利用某些腧穴的敏感反应，对体内某些疾病进行鉴别诊断与治疗。如胆管蛔虫腹痛，指压双侧胆俞则疼痛缓解。

【Abstract】

Inspection, listening and smelling, inquiry, and palpation are four types of TCM diagnostic methods. Inspection includes the complex traditional art of observing the tongue's texture and coating as well as its luster of the skin, hair, body type, movement, posture, excretions, and secretions. Listening and smelling includes all information derived from a patient's own voice and breathing and other such sounds, and the smells of secretions and excretions from the patient. Inquiry includes information gathered from the symptoms, the causes, development of the disease and the patient's past medical history. Palpation includes the traditional art of pulse diagnosis, and physically examining the skin, four limbs, abdomen, and acupoints in order to gather vital signs of the disease. In clinical diagnosis, the four diagnostic methods should be used in conjunction for comprehensively understanding the changes of the disease and accurately administering diagnosis and treatment.

【复习思考题】

1. 何谓"四诊"? 简述"四诊"的基本内容。

2. 何谓望神? 简述望神的基本内容。

3. 病色分几种? 各有何意义。

4. 斑与疹有何不同? 如何辨别预后?

5. 舌质病色有几种? 有何临床意义? 异常苔色有几种? 有何临床意义?

6. 简述异常舌形与舌态的临床意义。

7. 简述阴虚证、实热证、湿热证、寒证、寒湿证的典型舌象表现。

8. 简述闻诊的基本内容。

9. 如何通过排泄物与分泌物区别虚实寒热证?

10. 何谓恶寒、畏寒? 简述恶寒、畏寒的形成机制。

11. 简述但寒不热、但热不寒的基本内容。各有何种意义?

12. 何谓自汗、盗汗、绝汗? 各有何意义?

13. 简述疼痛的基本类型。

14. 简述口渴与欲饮、不欲饮的意义。

15. 简述寒证与热证中"二便"特点。

16. 简述妇女月经先期、后期、不定期的基本成因。月经量多、量少有何意义?

17. 询问妇女白带的主要内容有哪些? 各有何意义?

18. 简述病脉的形成机制。浮脉、弦脉、促脉、结脉、代脉、浮数脉、沉迟脉、弦细脉、滑数脉各代表哪些证候?

(徐慧媛)

第五章　八纲辨证及其相互关系

【内容提要】　八纲，即表、里、寒、热、虚、实、阴、阳。八纲辨证是根据四诊所收集的资料，经过分析和综合，以概括疾病的部位、类别、性质以及邪正盛衰等方面的情况，从而归纳为表证、里证、寒证、热证、虚证、实证、阴证、阳证八种基本证候。运用八纲辨证时，首先辨别表里，确定病变的部位、病势以及疾病的转归；然后辨别寒热、分清病变性质；再辨别虚实、了解邪正的盛衰；最后概括为阴证或阳证。

八纲辨证是概括性的辨证纲领，是脏腑辨证、气、血、津液辨证及其他辨证方法的基础。八纲不是单纯的、孤立的，而是存在着"相兼""夹杂""转化"的复杂关系，有时还会出现"假象"。因此，在辨证过程中必须认真分析病情，审证求因，方能得出正确的判断，从而给予合理的治疗。

【学习目标】

1. 掌握八纲的基本概念以及八纲辨证中各证的特点。

2. 掌握表证与里证、寒证与热证的鉴别要点，虚证与实证各自包括的内容。

3. 掌握寒热真假的临床表现及辨别要点。

4. 掌握阳虚证、阴虚证、亡阳证、亡阴证的概念与证候表现。

5. 熟悉阴证与阳证的证候表现。

6. 熟悉八纲之间的相兼、错杂、真假、转化关系。

7. 熟悉表里同病和转化的发生机制。

8. 熟悉虚实转化的发生机制。

在长期的医疗实践中，中医学形成了一整套适用于中医辨证论治的理论体系，主要有八纲辨证、脏腑辨证、气血津液辨证、六经辨证、卫气营血辨证和病因辨证等，其中八纲辨证是各种辨证的总纲，也是从各种辨证方法的个性中概括出来的共性。脏腑辨证是以脏腑学说为依据，从脏腑病变中总结出来的辨证方法，主要应用于内科杂病，是其他各种辨证的基础；六经辨证、卫气营血辨证及病因辨证是从外感病发展变化过程及致病因素的致病特点总结出来的辨证理论和方法。以上各种辨证方法虽各有特点，对不同的病证也各有侧重，但由于人体的有机整体性决定了各辨证之间又相互联系和相互补充。

第一节 八 纲 辨 证

八纲，即阴、阳、表、里、寒、热、虚、实。是根据四诊所获得的资料，从整体观出发进行综合分析，以探求疾病类别、部位、性质、病势轻重转机以及机体反应的强弱、正邪双方力量对比等情况，进而归纳为阴证、阳证、表证、里证、寒证、热证、虚证、实证八类基本证候。

八纲辨证是概括性的辨证纲领，是根据病人的整体证候表现概括出疾病的共性和规律。尽管疾病的表现极其复杂，基本都可以归纳于八纲之中，即从疾病类别上，可分为阴证和阳证；从病位上，可分表证和里证；从病性上可分为寒证和热证；从邪正盛衰，又可分为实证和虚证。八纲辨证就是把千变万化的疾病证候，按照表与里、寒与热、虚与实、阴与阳这种朴素的两点论加以分析，明确疾病本质，从而确立治疗原则。由此可见，八纲辨证在诊断疾病过程中，起到提纲挈领作用。

一、表里

表里是辨别病变部位深浅、病情轻重和病势趋向的两个纲领。人的皮毛、肌肤、腠理和经络在外，属表；脏腑、血脉、骨髓在内，属里。表证是疾病的初起阶段，病在肌表，病位浅而病情轻；里证是病邪入里，脏腑受病，病位深而病情重。

（一）表证 表证是病位浅在肌表的证候。一般为六淫外邪从皮毛、口鼻侵入机体后，邪留肌表所出现的一系列症状、体征，多为外感病初起阶段。表证具有起病急、病程短、病位浅和病情轻的特点。

主症：以发热恶寒（或恶风）、头痛、舌苔薄白、脉浮为基本证候，常兼见四肢关节及全身肌肉酸痛、鼻塞、咽痛、咳嗽等症状。

分析：外邪侵犯皮毛肌腠，正邪相争则发热；卫气受遏，肌表失于温煦，故而恶寒或恶风；邪气阻滞经脉，气血运行不畅，故而头身疼痛；邪气在表，故舌苔薄白；正邪相争于表，故脉浮；肺主一身之表，鼻为肺之窍，咽喉为肺之通道，故外邪袭表，症为鼻塞、咽痛、咳嗽等。

因为外邪有寒热之分，正气抗御外邪的能力有强弱不同，所以表证又分为表寒、表热、表虚、表实证。辨别表寒证与表热证，是以恶寒发热的轻重和舌象、脉象为依据；辨别表虚证与表实证，结合病人体质，以有汗无汗为依据（表5-1）。

表 5-1 表证鉴别表

证型	恶寒	发热	汗出	口渴	舌	脉
表寒证	重	轻	无	不渴	舌淡红，苔薄白而润	浮紧
表热证	轻	重	有	口渴	舌质稍红，苔薄白不润	浮数
表虚证	恶风恶寒	轻	有		舌质淡，舌苔薄白	脉浮而无力
表实证	恶寒	重	无		舌质淡，舌苔薄	脉浮而有力

（二）里证 里证是与表证相对而言，表示病变部位在机体深层，是脏腑气血受病所反应的一系列证候的概括。

里证的成因，大致有三种情况：一是表证进一步发展，表邪不解，内传入里，侵犯脏腑而产生；二是外邪直接入侵脏腑而发病；三是其他原因，如内伤七情、劳倦、饮食等因素，直接导致脏腑功能失调发生。

里证包括的证候范围很广，凡非表证的一切证候皆属里证。概括起来则以脏腑的证候为主，病程长，不恶寒，不恶风，脉不浮，多有舌质舌苔的改变。里证有里寒、里热、里虚、里实的区别，其具体内容详见脏腑辨证部分。

（三）表证与里证的鉴别　辨别表证与里证，多依据病史的询问，病证的寒热及舌苔、脉象的变化。一般来说，新病、病程短者，多见于表证；久病、病程长者，常见于里证。发热恶寒者，为表证；但热不寒或但寒不热者，均属里证。舌苔无异常变化，或仅见于舌边尖红属表证；舌苔有异常表现者多属里证；脉浮者为表证；脉沉者为里证。

（四）表证与里证的关系

1. 表里同病　指表证和里证在同一个人、同一个时期出现，如病人既有恶寒、发热、头痛等表证，又有腹胀、尿黄、便秘等里证。常见的有三种情况：一是表证未解，邪已入里；二是病邪同时侵犯表里；三是旧病未愈，又感外邪。

2. 表里转化　在一定的条件下，表证和里证可以相互转化，即所谓"由表入里"和"由里出表"。这种转化取决于正邪双方相争的状况。由表入里，多因邪气过盛，或机体抵抗力下降，或护理不当，或失治、误治等，均可导致表邪入里，即由表证转化为里证；由里出表，多为治疗及时，护理得当，机体抗邪能力增强，使病邪被驱。表证转为里证，表示病情加重；病邪由里出表，表示病势减轻。

二、寒热

寒热是辨别疾病性质的两个纲领。寒热是阴阳偏盛偏衰的具体表现。寒证是机体阳气不足或感受寒邪所表现的证候；热证是机体阳气偏盛或感受热邪所表现的证候。所谓"阳盛则热，阴盛则寒""阳虚则寒，阴虚则热"，便是此意。辨别疾病性质属寒属热，是确定治疗原则的重要依据之一，是应用温热药或寒凉药的重要依据，即所谓"寒者热之，热者寒之"。

（一）寒证　寒证是感受阴寒之邪，或阳虚阴盛、机体功能活动衰减所表现证候的概括。多由外感寒邪，或因内伤久病，耗伤阳气，阴寒偏盛所致。

主症：恶寒或畏寒喜暖，口不渴或喜热饮，面色苍白，肢冷蜷卧，小便清长，大便稀溏。舌质淡，苔白而润，脉沉迟或紧。

分析：阳气不足，或外感寒邪，机体不得温煦，故而恶寒或畏寒，肢冷蜷卧而喜暖；阴寒内盛，津液不伤，故而口不渴或喜热饮；阳气不足，水液不得温化，故而小便清长，大便稀溏；阳虚不化，寒湿内生，故而舌质淡，苔白而润；阳气不振，无力推动血脉运行，故而脉沉迟或沉紧。

（二）热证　热证是感受阳热之邪，或阳盛阴虚，脏腑功能活动亢进所表现证候的概括。多由外感热邪，或寒邪入里化热，或素体阳盛，或情志内伤，郁而化火，或过食辛辣，淤积化热，致使机体阳热过盛。

主症：发热喜冷，口渴喜冷饮，烦躁不安，面红目赤，大便燥结，小便短赤。舌质红，苔黄，脉数。

分析：阳热偏盛，故发热喜凉；热伤津液，故而口渴喜冷饮、小便短赤、大便燥结；火性上炎，故而面红目赤；热扰心神，故而烦躁不安；舌质红，苔黄属热象；邪热亢盛，鼓动血脉，故见脉数。

附：实热与虚热

中医临床之热证系指阳热过盛，正气未衰的实热证，而各种原因造成的机体阴液亏损，所谓阴虚阳越的虚热证，其临床表现不同。治疗原则也有本质不同，为"虚则补之，实则泻之"（表5-2）。

表5-2　实热证与虚热证的鉴别

实热证	虚热证
发病急，病程短	发病缓慢，病程长
高热，怕热，大汗出	低热，骨蒸潮热，盗汗
神昏谵语，甚则发狂	五心烦热，失眠多梦
烦渴喜冷饮	口干，但饮不多
咯吐黄稠痰、脓痰，或咯血	痰少，痰黏，或痰带血丝
大便秘结，小便短赤	大便量少，小便黄、量少
面红目赤	两颧绯红
舌红，苔黄厚	舌红，少苔或无苔
脉洪数	脉细数
热邪炽盛	阴液亏耗，虚损内呈
治以清热泻火	治以滋阴清热

（三）寒证与热证的鉴别　寒证与热证的鉴别，不是孤立地根据某一症状就能完成的，而是对疾病的全部表现综合观察分析，才能获得正确的结论。临床上多从病人的面色、寒热喜恶、口渴与否、二便情况以及舌脉变化等进行辨别（表5-3）。

表5-3　寒证、热证鉴别

	面色	四肢	寒热	口渴	大便	小便	舌象	脉象
寒证	苍白	不温	怕冷	不渴或热饮不多	稀溏	清长	舌淡苔白润	迟或紧
热证	红赤	灼热	发热	口渴喜冷饮	秘结	短赤	舌红苔黄干	数

（四）寒证与热证的关系　寒证与热证虽是对立的两个证型，有着阴阳盛衰的本质区别，但相互之间又有关联。寒、热两证既可在同一病人身上同时出现，表现为寒热错杂的证候，又可在一定条件下相互转化；在疾病的危重阶段，还可出现假象。临床表现错综复杂，需谨慎详辨。

1. 寒热错杂　寒证与热证交错在一起同时出现，称寒热错杂。根据临床表现可分为表里与上下两部分。表里的寒热错杂表现为表寒里热、表热里寒；上下的寒热错杂表现为上热下寒、上寒下热等。

（1）表寒里热　病人本有内热而又感受风寒，或外邪传里化热而表寒未解。表现为既有恶寒、发热、无汗、头痛、身痛或气喘、脉浮紧等表寒证，又有烦躁、口渴、尿黄、便结等里热证。

（2）表热里寒　病人本有内寒，又感风热，或因外邪不解而过服寒凉，导致脾胃阳气受损。表现为既有发热、头痛、恶风等表热证，又同时出现大便溏泄、小便清长、肢冷、不渴等里寒证。

（3）上热下寒　病人上部表现为热，下部表现为寒的证候。例如，既见胸中烦热，频欲呕吐的上热证，又见腹痛喜暖，大便稀薄的下寒证，即属此类病证。

（4）上寒下热　病人上部表现为寒，下部表现为热的证候。例如，胃脘冷痛，呕吐清涎，同时又兼见尿频，尿痛，小便短赤。此为上寒在脾胃而下热在膀胱之证候。

寒热同时并见，除要分清寒热见于表里、上下、经络、脏腑之外，还需辨清寒与热孰多孰少和标本主次，对于指导临床用药有着十分重要的意义。

2. 寒热转化　寒证与热证在一定条件下可以相互转化。病人以寒证为首发症状，后出现热证，当热证出现后，寒证消失，属寒证转化为热证；若病人以热证为首发症状，后出现寒证，当寒证出现后，热证消失，属热证转化为寒证。

寒热转化反映了邪正盛衰的情况。由寒证转化为热证，是邪盛而正气尚足，阳气旺盛，邪气从阳化热。如寒邪袭肺，病初表现畏寒咳嗽、咯痰清稀、苔白滑，但由于失治、误治或寒邪过重，寒邪未能及时被逐，久郁化热。临床症见发热咳嗽、咯痰黄稠、胸痛、舌红苔黄，脉洪大而数等肺热症状，此为寒证转化为热证；由热证转化为寒证，多为邪热伤正，正不胜邪，阳气受损。例如，某些温热病，初期热盛，面红目赤，大汗出，阴液耗伤，继之出现面色苍白，四肢厥冷，一派寒象，此为热证转化为寒证；风寒之邪可以郁而化热，由表寒证变成表热证，外邪侵入肌表后容易入里化热，表寒证可以转化为里热证。

3. 寒热真假　在疾病过程中的一般情况下，疾病本质与临床表现一致，即寒证见寒象、热证见热象。但在疾病发展到寒极或热极的危重阶段，可以出现一些"热极似寒""寒极似热"的假象。临床上把疾病本质是热证而表现为寒象的称"真热假寒"；把疾病本质是寒证而表现为热象的称"真寒假热"。这种情况往往表示疾病比较严重。如果不能辨清疾病本质，被假象所迷惑，可导致误诊、误治。

（1）真热假寒　即内有真热而外见假寒的证候，又称"阳盛格阴"。例如，热性病中毒较重时可见表情淡漠、困倦懒言、四肢厥冷、脉沉细等似为寒证。但其反见身寒恶热，不喜添加衣被，口渴喜冷饮、咽干口臭、谵语，并见小便短赤，大便秘结，舌红绛，苔黄干，脉虽沉细但数而有力等热象。其病机为阳热过盛，伏潜于里，阳气内郁不能外达四肢，本质仍属热证，故称"真热假寒"。治疗应清泻里热，疏达阳气。

（2）真寒假热　即内有真寒而外见假热的证候，又称"阴盛格阳"。例如，慢性消耗性疾病患者见身热、面红、口渴、苔黑、脉浮大等热证。但身热欲加衣被，口渴而喜热饮，且饮而不多，舌质淡白，苔黑而润，脉虽浮大但无力，并见小便清长，大便溏稀等寒象。其病机为阴盛于内，迫阳于外，虚阳外越，其本质仍是寒证，故称"真寒假热"。治疗应温里回阳，引火归元。

辨别寒证与热证的真假要抓住要点，主要从寒热是否喜加衣被；口渴喜冷还是喜热饮。另外，二便、舌象、脉象也可以反映疾病的本质，需从以上几个方面综合分析。从寒证与热证的比较可以看出，寒证属阴盛，多与阳虚并见；热证属阳盛，常有阴液亏耗的表现。

三、虚实

虚实是用以概括和辨别正气强弱和病邪盛衰的两个纲领。一般而言，虚指正气不足，虚证便是正气不足所表现的证候；实指邪气过盛，实证便是由邪气过盛所表现的证候。《素问·通评虚实论》说："邪气盛则实，精气夺则虚"。若从正邪双方力量对比来看，虚证虽是正气不足，而邪气也不盛；实证虽是邪气过盛，但正气尚未衰，表示正邪相争剧烈的证候。辨别虚实，是治疗采用扶正（补虚）或攻邪（泻实）的依据，即所谓"虚则补之，实则泻之"。

（一）**虚证**　虚证指正气虚弱，脏腑功能衰退所表现的证候。虚证的形成，多见于素体虚弱，先天不足，后天失养，或因久病、重病伤及正气，或七情劳倦，或因外伤出血等原因导致气血阴阳亏虚。临床上根据气血阴阳的不同虚损，可分为气虚、血虚、阴虚、阳虚。气虚与血虚，主症于气血津液章节介绍，本节不作详述。

1. 阴虚证　阴虚证是阴液亏损所表现证候的概括。主症见午后潮热，夜间盗汗，两颧发红，五心烦热，口干咽燥，小便短黄，大便干结，舌红少苔，脉细或细数。

分析：阴虚内热生，故见午后潮热，两颧发红，五心烦热；阴虚阳越，逼津外泄，故见夜间盗汗；热伤津液，故见口干咽燥、小便短黄、大便干结；舌红少苔，脉细或细数，属阴虚内热的表现。

2. 阳虚证　阳虚证是体内阳气不足所表现证候的概括。主症见畏寒，形寒肢冷，面色㿠白，口淡不渴，小便清长，大便溏泄，舌淡苔白，脉沉或迟。

分析：阳虚内寒生，肌肤不得温煦，故见形寒肢冷；阳气不足，气血运行不畅，故见面色㿠白；阳气虚弱，阴寒内生，故见口淡不渴、小便清长、大便溏泄；舌淡苔白，脉沉或迟，为阳虚的表现。

从表5-4可以看出，气虚和阳虚，属阳气不足，故临床表现相似，均有面色㿠白，神疲乏力，自汗等症状。但二者又有区别，气虚是虚而无"寒象"，阳虚是虚而有"寒象"，即畏寒、肢冷、脉迟等。血虚和阴虚属阴液不足，故临床表现相似，均有消瘦、头晕、心悸、失眠等症状。但二者又有区别，血虚是虚而无"热象"，阴虚是阴液亏损不能约束阳气而导致阳亢，故虚而有"热象"，即低热或潮热、口干、咽燥等。

表5-4　气虚、血虚、阴虚、阳虚的鉴别

分类	共同证候	不同证候	治则	常用方剂
气虚	面色㿠白、神疲乏力、自汗等	气短、乏力、动则气短等症明显，脉虚无力	益气	四君子汤等
阳虚		畏寒，形寒肢冷，小便清长，下利清谷，脉迟	补阳	肾气丸、参茸丸等
血虚	消瘦，头晕，心悸，失眠	面色苍白无华或萎黄，手足麻木，口唇、指甲淡白，舌质淡，脉细弱无力	养血	四物汤等
阴虚		低热或潮热，颧红，五心烦热，口干，咽燥，盗汗，舌红绛、质瘦或有裂纹，无苔或少苔，脉细数	滋阴	六味地黄丸、一贯煎等

（二）**实证**　实证是邪气过盛，脏腑功能活动亢盛所表现证候的概括。由于邪气的性质及其损伤部位不同，其临床表现亦不相同。实证多因外感六淫邪气，侵犯人体，或脏腑功能失调，以致引起体内的某些病理产物，如血瘀、痰饮、水湿、虫积、食滞等。

主症：临床表现因病邪的性质及其侵犯的脏腑不同而呈现不同证候，其特点是邪气盛，正气未衰，正邪相争处于激烈阶段。常见症状为高热，形体壮实，声高气粗，面红，烦躁谵妄，脘腹胀满疼痛而拒按，痰涎壅盛，大便秘结或下利，小便不利或淋漓涩痛。舌苔厚腻，脉实有力。

分析：邪气过盛，正气与之抗争，阳热亢盛，故而发热；实邪扰心，故而烦躁谵妄；邪阻于肺，故而痰涎壅盛；邪积于肠胃，腑气不通，故而腹胀疼痛拒按，大便秘结；湿热下注大肠，可见下利，下注膀胱，可见小便不利或淋漓涩痛；正盛邪实，气血壅盛，故苔厚腻，而脉实有力。

（三）**虚证与实证的鉴别**　辨别虚证与实证，主要从病程的长短、形体的盛衰、精神状态的好坏、声音气息的强弱、痛处喜按与拒按、大小便的情况以及舌象、脉象来鉴别。一般新病、初病、病程短者多属实证，旧病、久病、病程长者多属虚证；外感多属实证，内伤多属虚证；从体质上，年轻体壮者多属实证，年老体弱者多属虚证。临床症状与体征参考表5-5。

表5-5　虚证与实证的鉴别

	病程	面色	体质	形态	疼痛	二便	舌象	脉象
虚证	久病	㿠白、苍白萎黄无华	虚弱	精神萎靡，身倦乏力，气弱懒言	喜按	大便稀溏，小便清长	舌淡嫩，少苔	细弱
实证	新病	面红	壮实	精神兴奋，声高气粗	拒按	大便秘结，小便短赤	苔厚腻	实而有力

（四）**虚证与实证的关系**　疾病的变化是一个极其复杂的过程，因体质、治疗、护理等各种因素的影响致使虚证与实证之间发生虚实夹杂、虚实转化等相关变化。

1. **虚实夹杂**　在同一病人身上虚证和实证同时出现，称虚实夹杂。虚实夹杂的证候表现不一，有以虚为主夹有实证、以实为主夹有虚证以及虚实并重。例如，肺心病病人，既有咳嗽、咯吐黄痰、下肢浮肿等实证，又有气短乏力，动则加剧、脉沉弱的虚证。

2. **虚实转化**　在疾病发展过程中，因正邪相争，故在一定条件下，虚证和实证可相互转化。实证转化为虚证，大多由于邪气过盛损伤正气，或由于误治、失治而成。如病之初始为高热、汗出、口渴、脉洪大之实证，因未能及时治疗，日久不愈，导致津液耗伤，出现低热、形体消瘦、面色苍白、气短乏力、舌苔少或无苔、脉细无力等虚证，此为实证转化为虚证；虚证转化为实证，一般来讲，是由于正气亏虚，脏腑生理功能低下，导致气、血、水等不能正常运行，产生了气滞、瘀血、痰饮、水湿等实邪，即病理产物停留体内，此为虚证转化为实证，而实际是虚实错杂证。如肾阳虚衰，气化不利，水液停滞，下肢浮肿，即阳虚水停之候。此证既有肾脏温化功能减退的虚象，又有水液停留于下肢的邪实之象，这种水湿泛滥乃由肾阳不足，气化失常所致，可称之为因虚致实。也是一种虚实错杂的证候。

四、阴阳

阴阳是概括疾病类别的两个纲领，大之可概括整个病情，小之可用于一个症状的分析。《类经·阴阳类》说："人之疾病，……必有所本，或本于阴，或本于阳，病变虽多，其本则一"。指出了证候虽然复杂多变，但总不外阴阳两大类。阴阳又是八纲的总纲，可以概括其他三对纲领，即表、实、热证属于阳证；里、虚、寒证属于阴证。临床上阴证多指里证的虚寒证，阳证多指里证的实热证。

（一）**阴证与阳证**　阴证是体内阳气虚衰，或体内寒邪凝滞的证候。一般而言，阴证必见寒象，属虚、属寒，机体反应呈衰退状态。主要临床证候：面色苍白，精神萎靡，畏寒肢冷，气短声微，口不渴，小便清长，大便溏泻，舌淡胖嫩，苔白，脉沉弱。

阳证是体内阳气亢盛，或体内热邪壅盛的证候。一般而言，阳证必见热象，属实、属热，机体反应呈亢奋状态。主要临床证候：身热面赤，精神烦躁，气壮声高，口渴喜饮，呼吸气粗，小便短赤，大便秘结，舌红绛，苔黄，脉洪滑实。

阴证与阳证的主要临床表现可参考表5-6。

表5-6　阴证与阳证的鉴别

四诊	阴　　证	阳　　证
望	面色苍白或暗淡，身重蜷卧，倦怠无力，萎靡不振，舌质淡而胖嫩，舌苔白而润滑	面色潮红或通红，狂躁不安，口唇燥裂，舌质红绛，舌苔厚，甚则燥裂，或黑而生芒刺
闻	语声低微，静而少言，呼吸怯弱，气短	语声壮实，烦而多言，甚则狂言，呼吸气粗，喘促痰鸣
问	饮食减少，喜温热，口不渴，口淡无味，大便溏薄，小便清长或少	口干口苦，喜凉，烦渴引饮，大便燥结，小便短赤
切	疼痛喜按，身寒足冷，脉沉、细、涩、迟、弱、无力	疼痛拒按，身热足暖，脉浮、洪、滑、数、实而有力

（二）亡阴与亡阳　亡阴与亡阳，是疾病过程中两种危险证候，多在高热，大汗不止，剧烈吐泻，失血过多，有阴液或阳气迅速亡失情况下出现，常见于休克病人。

1. 亡阴证　指体内阴液大量消耗或丢失后所出现阴液衰竭的证候。主要临床证候：汗出而黏，面色潮红，烦躁不安，身热，手足温，呼吸急促，渴喜冷饮，舌红而干，脉细数无力。

2. 亡阳证　指体内阳气严重耗损后所出现阳气虚脱的证候。主要临床证候：大汗淋漓，面色苍白，精神淡漠，身畏寒，手足厥冷，气息微弱，口不渴或喜饮热饮，舌淡，脉微欲绝。

亡阴与亡阳的临床表现，除原发疾病的各种危重症状外，均有不同程度的汗出。但亡阴之汗，汗出热而黏，兼见肌肤热，手足温，口渴喜饮，脉细数疾而按之无力等阴竭而阳极的证候；亡阳之汗，大汗淋漓，汗凉不黏，兼见畏寒蜷卧，四肢厥冷，精神萎靡，脉微欲绝等阳脱而阴盛的证候。因为阴阳互根，所以一旦出现亡阴证或亡阳证，人体的阳气和阴液大量丧失。阴液耗竭则阳气无所依附而散越，阳气衰竭则阴液无以化生而枯竭。故此，亡阴证与亡阳证极少单独存在，而是二者迅速转化，相继出现，只是有先后主次的不同而已。亡阴和亡阳的治疗都以扶正固脱为主。亡阴者，当益气敛阴、救阴生津，方用生脉散；亡阳者，当益气固脱、回阳救逆，方用独参汤、参附汤等。

亡阴与亡阳的证治，参见表5-7。

表5-7　亡阴、亡阳的鉴别

	汗	四肢	其他症状	舌	脉	治则
亡阴	热汗、味咸而黏	尚温畏热	面色潮红、全身灼热、烦躁、昏迷、气促、渴喜冷饮	红绛而干	细数疾而按之无力或虚大	益气敛阴、救阴生津
亡阳	汗冷、味淡不黏	厥冷畏寒	面色淡，全身发凉、淡漠、昏迷、气微、口不渴或喜热饮	淡白滑润	微细欲绝或浮而空	益气固脱、回阳救逆

第二节　八纲相互关系

表里、寒热、虚实、阴阳八纲的区分不是单纯、彼此孤立、静止不变的，而是互相联系、互相转化的。归纳起来，八纲之间存在"相兼""夹杂""转化"的关系。

一、相兼关系

相兼，即指两个纲以上的症状同时出现，如外感热病初期，见有表证，还须进一步辨其兼寒或兼热，故可分为表寒证和表热证；久病多虚证，当进一步辨其属虚寒证还是属虚热证。相兼证的出现，有主次和从属关系，如表寒、表热证都是以表证为主，寒或热从属于表证，治疗当以解表为主，分别用辛温解表或辛凉解表；虚寒、虚热证都是以虚证为主，寒或热也从属于虚证，治疗时当以补虚为主，分别用补阳或滋阴的方法。至于表里相兼时，原则上有一分表证，当解一分表证，当然还须看具体病情而定。

二、夹杂关系

夹杂，即指患者同时出现性质互相对立的两纲症状，如寒热夹杂、虚实夹杂、表里夹杂（习惯上称表里同病）。另外，在疾病发展过程中，还会出现一些假象，如真热假寒、真寒假热等。所以，在辨证过程中，要细心观察，全面分析，去伪存真，抓住本质，以免造成误诊、误治，延误病情。

三、转化关系

转化，即指某一纲的症状向其对立的一方转化。表里之间、寒热之间、虚实之间、阴阳之间既是相互对立的，又可在一定条件下相互转化，如外感风寒见恶寒发热、头痛等表寒证，若因病情发展或治疗不当，则病邪可由表入里，病变性质可由寒转热，最后由表寒证转化为里热证；实证可因误治、失治等原因，致病程迁延，虽邪气渐去，而正气亦伤，逐渐转化为虚证，虚证可由于正气不足，不能布化，以致产生痰饮或水湿、气滞或血瘀等实邪，而出现种种实证。转化是在一定条件下才能发生，辨证时必须随时审察病机的转变，及时诊断治疗，避免疾病向恶化方向发展，促进疾病向痊愈方向转化。

【Abstract】

The eight guiding principles for syndrome differentiation consist of interior/exterior, cold/heat, deficiency/excess, and yin/yang. The information collected by using the four diagnostic methods is analyzed and categorized by interior/exterior, cold/heat, deficiency/excess, and yin/yang syndromes regarding the location, type, and characteristics of the disease, as well as the predominance or decline of pathogenic factors and healthy qi. When the eight guiding principles are applied in syndrome differentiation, the interior/exterior characteristics are considered first in determining the location, tendency and transformation of the disease. Then the cold/heat characteristics are differentiated to identify the type of disease. Third, deficiency/excess characteristics are distinguished in understanding the predominance or decline of pathogenic factors and healthy qi. Finally, the yin/yang syndromes are determined.

The eight principles are general principles that serves as the basis for syndrome differentiation of the viscera and bowels, qi, blood, fluid, humor, and other methods of syndrome differentiation. The eight principles are not isolated or independent of each other; rather, they have complex relations such as combination, inclusion, and transformation, accompanied with false manifestation. Thus, in syndrome differentiation, the disease information should be carefully analyzed to attain the causes, proper diagnosis and treatment for the disease.

【复习思考题】

1. 何谓八纲辨证？试述其在中医辨证中的地位。

2. 简述表里、寒热、虚实、阴阳各组纲领的基本概念。

3. 何谓表证、里证？各有何特点？简述二者之间的关系。

4. 何谓寒证、热证？各有何特点？简述二者之间的关系。

5. 简述真热假寒与真寒假热的鉴别要点。

6. 何谓虚证、实证？各有何特点？简述二者之间的关系。

7. 简述阴证、阳证的临床表现。

8. 何谓亡阴亡阳？简述二者的鉴别要点。

9. 简述八纲辨证之间的相互关系。

（徐慧媛）

第六章　精、气、血、津液及其辨证

【内容提要】　精、气、血、津液是构成人体和维持人体生命活动的基本物质，是脏腑、经络等组织器官生理活动的物质基础，其生成和代谢，又依赖于脏腑、经络等组织器官的正常生理活动。精有广义和狭义之分，广义的精泛指一切构成人体和维持人体生命活动的精微物质，狭义之精指的是肾所藏的"生殖之精"。气是运行于人体中的具有很强活力的无形的精微物质，气虽有物质的属性，但运行不息则是气最重要的特性，气在人体脏腑经络生理活动或病理变化中得以体现。血是循行于脉中的富有营养的红色液态样物质，血具有营养和滋润全身的功能。津液是人体一切正常水液的总称，具有滋润濡养作用。气、血、津液存在相互依存、相互制约和相互为用的关系。

【学习目标】

1. 掌握精、气、血、津液的基本概念。
2. 掌握气的生成、功能、分类及运动形式。
3. 掌握血的生成、功能及循行。
4. 掌握气血关系及气血辨证。
5. 熟悉津液的生成、功能、输布及排泄。
6. 熟悉气和津液、血和津液的关系。
7. 熟悉津液病辨证。
8. 了解精、气、血、津液与各脏腑的关系。

第一节　精、气、血、津液

精、气、血、津液是构成人体的基本物质，又是脏腑、经络等组织器官生理活动的物质基础，其生成和代谢依赖于脏腑、经络等组织器官的正常生理活动。

一、精

在中国古代哲学中，精是存在于宇宙中的运行不息而含有巨大能量的极细微物质，是构成宇宙万物的共同本原或本体，如《庄子·秋水》说："夫精，小之微也"。

中医学中精的概念有广义和狭义之分，广义之精泛指一切构成人体和维持人体生命活动的精微物质，包括脏腑之精、水谷之精、气、血、津液等。狭义之精指肾所藏的"生殖之精"，《灵枢·决气》指出："两神相搏，合而成形，常先身生，是谓精"。肾藏之精来源于父母，可称为人体的先天之精，肾所藏的先天之精还需得到后天"脏腑之精"的不断培育，脏腑之精依赖于后天五谷饮食之营养，自然界之清气的滋养。肾藏之精的盛衰，决定着人的生长、发育与生殖，肾精充盈，生长发育就正常；反之则会出现发育迟缓，智力低下或未老先衰，生殖功能障碍等。

二、气

（一）气的基本概念　气是古代唯物主义哲学家对宇宙自然现象的一种朴素认识，是构成宇宙万物的最基本物质。中医学引入了古代哲学气的概念，认为气有两个含义：一是指构成人体和维持人体生命活动的基本物质，如水谷之气、呼吸之气等；二是指脏腑组织的生理功能活动，如脏腑之气、经络之气等。

（二）气的生成　人体之气的生成来源有三：一为禀受于父母的先天之精气，亦称"元气"；二为饮食物中的营养物质，即水谷之精气；三为存在于自然界的清气。通过肾、脾和肺等脏生理功能的综合作用，将三者结合起来而生成。

先天之精，通过肾藏精的生理功能，发挥先天之精的生理效应；水谷之精气依赖于脾胃的运化功能，不断地从食物中摄取而化生；存在于自然界中的清气，则依赖于肺的呼吸功能，方能吸入升华。由此看来，人体之气的生成由肾、脾、肺等的生理功能完成。肾、脾、肺等生理功能正常并保持平衡，人体之气方能充沛；反之，肾、脾或肺等生理功能任何环节发生异常或失去协调平衡，都有可能影响气的生成，或影响气的正常发挥，而出现气的病理变化。

（三）气的运动形式　运动不息是气的基本特性，这种特性推动和激发人体的各种生理活动。气的运动形式可归纳为升、降、出、入四种，又称"气机"。升，是气由下向上的运动；降，是气由上向下的运动；出，是气由内向外的运动；入，是气由外向内的运动。

气的升降出入运动，体现在脏腑、经络等组织器官的生理活动中。例如，肺的呼吸功能，呼气是出，吸气为入；宣发是升，肃降为降。脾胃主运化，脾主升清，以升为健，胃主降浊，以降为和。

气的升和降、出和入，都是对立统一的矛盾运动。从局部来看，并不是每一种生理活动，都必须具备升降出入，而是各有侧重，如肝、脾主升，肺、胃主降等。从整个机体的生理活动来看，升和降、出和入之间必须协调平衡，才能维持正常的生理活动。升降出入之间的协调平衡称"气机调畅"；升降出入的不平衡则称为"气机失调"。常见的气机失调状态有气滞、气逆、气陷、气脱、气结等。气的升降出入发生阻滞不通时，称"气滞"；气的上升太过或下降不及时，称"气逆"，气的上升不及或下降太过时，称"气陷"；气不能内守而外溢时，称"气脱"；气不能外达而结聚时，称"气结"。脏腑的气机失调，可表现为各种疾病状态，如肺失宣降则咳喘，脾气下陷则泄泻，胃气上逆则呕吐，肝气郁结则胁肋胀满等。

（四）气的生理功能　人体之气的生理功能主要有以下五个方面。

1. 推动作用　气的推动作用是指气具有激发和推动功能。气是活力很强的精微物质，人体的生殖、生长、发育，脏腑、经络等组织器官的生理活动，血液的生成和运行，津液的生成、输布和排泄等，均由气的激发和推动作用来实现。如果气的推动、激发作用减弱，则影响人体的生长、发育，使脏腑、经络等组织器官的生理活动减退，出现正气不足诸证，或使血和津液的生成不足或运行迟缓、输布障碍，从而引起血虚、血液运行不畅和水液停滞等病理变化。

2. 温煦作用　气的温煦作用是指气具有温煦、温暖、熏蒸的作用。气是人体热量的来源，如《难经·二十二难》说："气主煦之"。人体的体温相对恒定，主要靠气的温煦作用来维持和调节；各脏腑、经络等组织器官，也要在气的温煦作用下进行正常的生理活动；机体内的血、津液等液态物质，也要依靠气的温煦，才能维持正常的循环运行，故又有"血得温而行，得寒而凝"的说法。如果气的温煦作用失常，则可出现畏寒喜暖、四肢不温、体温下降、血和津液运行迟缓等虚寒之象，以及脏腑功能下降。

3. 防御作用　气的防御作用是指气具有护卫全身肌表，抵御外邪入侵机体及驱邪外出的作用，如《卫生宝鉴》说："盖阳气为卫，卫气者，所以温分肉，充皮毛，肥腠理，司开合，此皆卫外而为固也"。《医旨绪余》亦说："卫气者，为言护卫周身，温分肉，肥腠理，不使外邪侵犯也"。正因为气有防御外邪之作用，所以一旦外邪侵入人体，则气能趋于病所，积极与邪抗争，并能驱邪外出，使人体恢复健康。《素问·评热病论》所说："邪之所凑，其气必虚，"则是说气的防御作用减弱，外邪则易于乘虚侵袭，从而使机体罹患疾病。由此可见，气的防御作用与疾病的发生、发展及转归密切相关。

4. 固摄作用　气的固摄作用是指气对精、血、津液等具有固摄、控制和保护的作用。具体可表现在：固摄血液，使之在脉管中循行，防止其逸出于脉外；固摄汗液、尿液、唾液、胃液、肠液等，控制和调节其分泌和排泄，固摄肾精，使其不妄泄而耗损。气的固摄作用还体现在对脏腑器官的固护作用，使之保持正常的位置。

若气不摄血，可出现出血，如尿血、便血、肌衄、崩漏等各种出血；气不固精，可出现遗精、滑精、早泄、白带过多；气不摄津，可出现汗出异常、遗尿或小便淋漓、大小便失禁；肾气不固，可出现滑胎，即先兆流产、早产；气虚中气下陷，可出现内脏下垂、脱肛、腹泻等症。

5. 气化作用　气的气化作用是指通过气的运动而产生的各种生理变化。具体地说，精、气、血、津液等物质各自的新陈代谢及其相互转化有赖于气的气化作用。例如，气将饮食物转化成水谷之精气，再化生成气、血、津液营养全身；同时津液经过代谢气化之后，转化成汗液和尿液排出体外；饮食物经过消化吸收之后，其残渣方能转化成糟粕等，都是气化作用的具体体现。故《素问·阴阳应象大论》说："精化为气"，王冰注曰："气化则精生……"，所以气化作用的过程，实际上就是体内物质代谢的过程，即是物质转化和能量转化的过程。

如果气化功能失常，则能影响到气、血、津液的新陈代谢；影响饮食物的消化吸收；影响汗液、尿液和粪便等的排泄，从而形成各种代谢异常之病证。

（五）**气的分类**　根据气的主要生成来源、分布部位和功能特点，可分为元气、宗气、营气和卫气（表 6-1）。

1. 元气　又称原气、真气，是人体生命活动的原动力。元气源于肾，由先天之精气化生，又赖于后天水谷精气的不断充养，故元气的盛衰强弱，与先天禀赋和后天充养，即肾、脾的功能密切相关。元气充盛，脏腑、组织器官活力充沛，机体强壮而少病；若先天禀赋不足，或后天失养，或久病损伤，均可出现元气虚衰的各种疾病。

2. 宗气　由肺吸入的清气与脾、胃化生的水谷精气结合而成，积聚于胸中。宗气的主要功能有二：一是上出喉咙走息道，以助肺司呼吸。人的语言、声音和呼吸的强弱均与宗气有关；二是贯通心脉，以推动心血的运行。凡心搏的强弱和节律、血脉的运行，皆与宗气的盛衰有关。

3. 营气　由水谷精气化生。营气能化生血液，与血同行于脉中，是血液的组成部分，故常以"营血"并称。营气循环于脉中，随血液运行于机体各个部位，营养五脏六腑、四肢百骸，是脏腑经络生理活动的物质基础。

4. 卫气　由水谷精微中最富有活力的部分化生，行于脉外，其主要功能有二：一是具有护卫肌表，抵御外邪的作用；二是温煦脏腑、肌肤、皮毛，调控腠理开合，启闭汗孔，调节汗液排泄，维持体温相对平衡。如卫气不固可见自汗恶风、容易感冒等。

营气与卫气都由水谷精气化生，但是营气行于脉中、卫气行于脉外，营主内属于阴，卫主外属于阳，二者的运行必须协调，营卫调和才能维持腠理开合、调节体温以及防御外邪的能力。

除了元气、宗气、营气、卫气，还有脏腑之气、经络之气等，它们由元气所派生，是元气分布于某一脏腑或某一经络之气，属于元气的一部分。

表6-1 元气、宗气、营气和卫气的生成来源、分布部位和功能特点

名称	生成	分布部位和功能特点
元气	以肾所藏先天之精气为基础，有赖于后天水谷之精气充养	元气发于肾间（命门），内而五脏六腑，外而肌肤腠理。具有推动人体的生长和发育；温煦和激发脏腑、经络等组织器官生理功能的作用
宗气	由肺吸入的清气与脾胃化生的水谷精气结合而成	宗气积聚于胸中，贯注于心肺之脉。走息道而司呼吸，贯心脉而行气血
营气	主要由脾胃运化之水谷精气的精华部分所化生	循行于血脉中，为血液的组成部分。为脏腑经络等的生理功能提供营养
卫气	主要由脾胃运化之水谷精气所化生	运行于脉外。具有护卫肌表，防御外邪的入侵；温养脏腑、肌肉、皮毛等；调节控制腠理的开合、汗液的排泄，维持体温的相对恒定

三、血

（一）血的基本概念 血是循行于脉中的富有营养的红色液体，是构成人体和维持人体生命活动的基本物质之一。

（二）血的生成 血的生成主要以水谷精微和肾精为基础，同时在心、肺等脏的共同作用下，经过一系列生理转化过程而化生为血液，并得以循环不衰。

水谷之精是血液生成的基本物质，是由脾胃对饮食的消化、吸收而来，正如《灵枢·决气》所说："中焦受气取汁，变化而赤，是谓血"。脾胃运化功能的强弱，直接影响着血液的化生。《医门法律》说："盖饮食多自能生血，饮食少则血不生"。因此，长期饮食营养摄入不足，或脾胃的运化功能长期失调，均可导致血液的生成不足。

肾精也是化生血液的基本物质。《诸病源候论·虚劳精血出候》说："肾藏精，精者，血之所成也。"肾藏精、生髓，髓则藏于骨内。现代医学认为，骨髓是重要的造血器官，此与中医学精血互生理论亦有相通之处。肾精充足，血源丰富，血液旺盛；反之，肾精不足，化血乏源，血液亏虚。

在血液的生成与更新过程中，还需要通过心气和肺的作用，通过肺的吐故纳新，吸纳自然界之清气，方能化生为新鲜的血液。《灵枢·营卫生会》中强调了肺在化生血液中的作用："中焦亦并胃中，出上焦之后。此所受气者，泌糟粕，蒸津液，化其精微，上注于肺脉，乃化而为血。以奉生身，莫贵于此，故独得行于经隧"。

（三）血的运行 血液循行于脉管之中，畅流布散全身，环周不休，运行不息，为全身各脏腑组织器官提供了丰富的营养保证。血的正常运行，主要依赖心气推动、肺朝百脉、脾气统摄和肝气疏泄等功能。心气推动是血液运行的主要动力；肺朝百脉和肝气疏泄等是推动和促进血液运行的重要因素；脾统

血和肝藏血等是固摄和调节血液运行的重要因素。几方面相互配合，才能共同完成血液的正常运行。

气与血相互依存、相互为用，这种关系在血的运行中具有很大作用。气为血之帅，气行则血行。反之，气虚帅血无力或气郁阻滞经脉则可见血瘀；气虚不能摄血，则见出血；血虚则脏腑组织缺乏濡养，使其功能活动减弱，影响气的生成而形成气虚证。由此可见，只有保持气血相对的协调平衡，才能使得血液发挥正常的生理功能。

（四）血的生理功能

1. 营养和滋润全身 人体的一切组织器官，内至五脏六腑，外至腠理皮毛，都需要血液的营养滋润以维持其生理活动，如《素问·五脏生成》所说："肝受血而能视，足受血而能步，掌受血而能握，指受血而能摄"。血液的营养和滋润作用可以从面色是否红润、肌肉是否丰满和壮实、皮肤和毛发是否润泽有华、感觉是否敏感和运动是否灵活自如等具体表现反映出来。如果血生成不足或过度耗损，就会降低或失去其营养滋润作用，而出现面色苍白或萎黄、肌肉瘦削而不丰、视力减退、眼干涩、毛发不荣、四肢麻木、关节活动不利、皮肤干燥等病证。

2. 血液是神志活动的物质基础 《灵枢·营卫生会》曰"血者，神气也"，指出了血液与神志活动的密切关系。血液是神志活动的物质基础，能养心神，如李东垣《脾胃论》说："心之神……得血则生"。在正常生理情况下，血脉充盈，神有所养，故而神志清晰，思维敏捷，精力充沛。所以《灵枢·平人绝谷》说："血脉和利，精神乃居"。任何原因引起的血虚或血的运行失常，均可导致不同程度精神方面的临床病证，如心神不安、心悸、怔忡、失眠多梦及健忘等，甚至神识恍惚、谵言妄语、昏迷不省人事等症。

四、津液

（一）津液的基本概念 津液，是机体一切正常水液的总称，是构成人体和维持生命活动的基本物质之一。津与液同属水液，但二者性状、分布和功能等方面均有不同。津，质地清稀，流动性较大，布散于体表皮肤、肌肉和孔窍，并能渗入血脉之内，起滋润作用；液，质地浓稠，流动性较小，灌注于骨节、脏腑、脑、髓等部位，起濡养和润滑作用。津与液之间可以互相转化，病理过程中又可相互影响，故常津液并称。

（二）津液的生成、输布和排泄 津液的生成、输布和排泄，是一个复杂的生理过程，是多个脏腑相互协调配合的结果。以脾、肺、肾三脏为主，与胃、小肠、大肠、膀胱、三焦的生理活动也密切相关。《素问·经脉别论》说："饮入于胃，游溢精气，上输于脾，脾气散精，上归于肺，通调水道，下输膀胱，水精四布，五经并行"，概括了津液的生成、输布和排泄过程。

1. 津液的生成 津液来源于饮食水谷。饮食物经过胃的消化传输，又经小肠的分清泌浊，吸收大部分的营养物质和水液；再由大肠将食物残渣中的剩余水液再度吸收。

2. 津液的输布 津液的输布主要靠脾、肺、肾、三焦等脏腑的功能协调来完成。"脾气散精"指脾通过其运化水谷精微的功能，一方面，将津液上输于肺，由肺的宣发和肃降，使津液输布全身而灌溉脏腑、形体和诸窍；另一方面，又可直接将津液由四周布散至全身，即脾有"灌溉四旁"之功能。肺接受从脾传输而来的津液之后，通过肺气宣降，"通调水道"，一方面，使津液布散于全身，内注脏腑，外达皮毛，滋灌全身各个组织器官，即所谓"水精四布，五经并行"；另一方面，肺能将津液输布至肾和膀胱，所以有"肺主行水""肺为水之上源"的理论产生。肾在津液的输布和排泄中起着关键性作用，一方面肾中阳气的蒸腾气化作用，是脾气散精、肺通调水道以及小肠分别清浊等作用的动力，推动着津液的输布；另一方面由肺下输至肾的津液，在肾的气化作用下，清者蒸腾，经三焦上输于肺而布散于全身，浊者化为尿液注入膀胱。所以《素问·逆调论》有"肾者水脏，主津液"之说。三焦为"决渎之官"，是津液在体内流注输布的通道，津液通过三焦之通道随着气的升降出入输布于全身而环流不息。

3. 津液的排泄 津液排泄主要是通过排汗和排尿等过程来完成。一部分通过肺气的宣发作用，转化为汗液，经汗孔排泄于体外。所以《灵枢·决气》说："腠理发泄，汗出溱溱，是谓津"。另一部分通过肾阳的气化作用，转化成尿液，下输膀胱，经尿道排出体外，所以《素问·灵兰秘典论》说："膀胱者，州都之官，津液藏焉，气化则能出矣"。由此可见，汗、尿都为津液转化而来。如果体内津液不足，汗、尿就会减少；反之，汗、尿排泄过多，也会耗伤津液。

综观津液的代谢过程，系由多个脏腑与组织器官参与完成，其中以脾、肺、肾尤为重要。若脾、肺、肾三脏的功能失调，均可影响水液代谢，而出现津伤、液耗等津液不足，或发生水肿、腹水、痰饮等水液停滞积聚的病证。

（三）津液的生理功能

1. 滋润、濡养作用 津液以水为主体，富含多种营养物质，所以津液具有很强的滋润、濡养作用。津以滋润为主，液以濡养为主。分布于体表的津液，能滋润皮肤，温养肌肉，使肌肉丰润，毛发光泽；分布于体内的津液能滋养脏腑，维持各脏腑的正常功能；注入孔窍的津液，使口、眼、鼻等九窍滋润；流入关节的津液，能滑利关节；渗入骨髓的津液，能充养骨髓和脑髓。

2. 化生血液 津液是组成血液的基本物质，渗入于血脉的津液，具有充养和滑利血脉的作用。《灵枢·痈疽》说："中焦出气如露，上注溪谷，而渗孙脉，津液和调，变化而赤为血"。《脾胃论·用药宜忌论》说："水入于经，其血乃成"。

3. 排泄废物 津液在自身的代谢过程中，通过汗液与尿液将机体所产生的代谢废物排出体外，以维持脏腑组织器官的正常生理功能。若这一功能发生异常，则会导致机体代谢产物潴留于体内，进而形成致病因素。

五、气、血、津液的关系

气、血、津液均是构成和维持人体生命活动的基本物质，均赖于脾胃化生的水谷精微。在生理功能上，存在着相互依存、相互制约和相互为用的密切关系。

（一）气与血的关系 气属阳，血属阴。《难经·二十二难》中"气主煦之，血主濡之"的论述，简要概括了气与血功能上的区别。但气和血又存在着非常密切的关系。这种关系可以用"气为血之帅""血为气之母"来概括。"气为血之帅"说的是气能生血、行血和摄血；"血为气之母"则是说血能载气、养气。

1. 气为血之帅

（1）气能生血 指血液的化生过程离不开气的气化功能。脾胃之气将饮食物转化为水谷精微，进而化生为血，整个过程的每一环节均离不开气的气化功能。所以说，气能生血。气旺则血充，气弱则血虚。故在临床治疗血虚疾患常配合补气药，即益气生血。

（2）气能行血 指气能推动血液的运行。血液的运行有赖于心气、肺气的推动及肝气的疏泄调畅。气行则血行，气滞则血瘀。故临床治疗血行失常常配以补气药、理气药等。

（3）气能摄血 指气的固摄作用能使血液正常循行于脉中而不外溢。气能摄血主要体现在脾气统血的生理功能之中。若脾虚不能统血，则血无所主，离经妄行，可见出血证，治疗时必须用补气摄血之法，方能达到止血的目的。

2. 血为气之母

（1）血能养气 指血为气的功能活动提供物质基础，不断地为气的功能活动补充营养，保证气的充盛及其功能的正常发挥。血足则气旺，血虚则气衰。

（2）血能载气 指血为气的载体，气依附于血而得以存在体内，并以血为载体而运行全身。若血不载气，可导致气浮无根，无所依托而涣散。临床可见大出血时，往往会发生气随血脱的危象。

（二）气与津液的关系 气属阳，津液属阴，是气和津液在属性上的区别。气与津液的关系，和气与血的关系相似。津液的生成、输布和排泄依赖于气的升降出入运动及气的气化、温煦、推动和固摄作用；气在体内的存在不仅依附于血，也依附于津液，津液也是气的载体。

1. 气能生津 气是津液生成的动力。津液源于水谷精微，脾胃之气受气推动和激发发挥作用，将饮食水谷化生为津液而输布全身。脾胃之气充盛，所化生津液充足，气旺则津充，气弱则津亏。故临床治疗气虚导致的津液不足时往往采用补气生津法。

2. 气能行津 气的运动变化是津液输布、排泄的动力。津液依赖脾气的运化、肺气的宣降、肾气的蒸腾气化而输布于全身；同时津液代谢转化为汗液与尿液排出体外的过程也赖于气的气化作用。故《血证论·阴阳水火气血论》说："气行水亦行"，若气虚，推动无力，气机郁滞不畅，则可导致津液停滞，形成痰饮、水湿等病理产物，病理称之为"气不行水"。津液停聚，则可导致气机不利，二者互为因果，故治疗上常将行气法与利水法并用。

3. 气能摄津 气的固摄作用控制着津液的排泄，防止体内津液无故流失，维持体内津液量的相对恒定。若气的固摄作用减弱，则体内津液任意经汗、尿等途径外泄，出现多汗、漏汗、多尿、遗尿等病理现象。

4. 津能载气 津液是气的载体。气依附于津液而存在，否则将涣散不定而无所归附。若津液丢失，会导致气耗。如热病伤津耗液，不仅出现口渴喜饮的津亏证，同时又可因津液虚少无以化气，而出现少气懒言、肢倦乏力等气虚之候；若因汗、吐太过，使津液大量丢失，则可出现气随津液外脱，形成"气随液脱"之危候。

（三）血与津液的关系 血与津液均是液态物质，都有滋润和濡养作用，与气相对而言，二者均属于阴，在生理上相互补充，病理上相互影响。

血和津液的生成来源均为水谷精微。津液渗注于脉中则成为血的组成部分，而运行于脉中的血液，渗于脉外则化为有濡润作用的津液，故有"津血同源"之说。

在病理状态下，血和津液也相互影响，当失血过多时，脉外之津液渗入脉中以补偿血容量的不足，因而导致脉外的津液不足，出现口渴、尿少、皮肤干燥等表现。所以，中医有"夺血者无汗""亡血者，不可发汗"之说。如果津液大量耗损，不仅渗入脉内之津液不足，甚至脉内之津液还要渗出于脉外，形成血脉空虚、津枯血燥的病变。

第二节 气、血、津液辨证

气、血、津液辨证，是运用气、血、津液的基本理论，分析临证错综复杂的症状和体征，以辨别气、血、津液病变的一种辨证方法。

气、血、津液是脏腑功能活动的物质基础，又是脏腑功能活动的产物，其生成及运行等过程，都必须依赖于脏腑的功能活动。因此，气、血、津液的病变必然涉及脏腑功能的异常。所以，气、血、津液的病变与脏腑密切相关，学习和运用气、血、津液辨证时，应与脏腑辨证互参。

气、血、津液辨证分为气病辨证、血病辨证、气血同病辨证、津液病辨证四个方面。

一、气病辨证

气的病证很多，《素问·举痛论》说："百病生于气也"，指出了气病的广泛性。临床常见的证候有气虚、气陷、气滞、气逆。

（一）气虚证　是脏腑功能不足所表现的证候。

【临床表现】　疲乏无力，少气懒言，自汗，活动时诸症加重，纳差便溏，舌淡，脉弱无力。

【辨证分析】　元气不足，脏腑功能减退，故而疲乏无力；肺气虚弱，则少气懒言；卫气亏虚，不能固摄腠理，则见自汗出；动则耗气，故活动时诸证加重；脾气不足，运化无力，故而纳差便溏。气虚无力鼓动血脉，血不上营于舌，故见舌淡；运血无力，故脉弱无力。

【治法】　补气。

【代表方剂】　四君子汤。

（二）气陷证　是气虚无力升举，清阳之气不升而反下陷表现的虚弱证候，临床又称中气下陷证或脾虚气陷证。

【临床表现】　头目昏花，少气倦怠，腹部坠胀，内脏下垂，便意频频，腹泻脱肛，崩漏带下，舌淡，脉弱无力。

【辨证分析】　气虚清阳不升，则头目昏花；气虚下陷，升举无力，则腹部坠胀，内脏下垂、便意频数、腹泻脱肛；气虚失摄，则崩漏带下；气虚不足，则少气倦怠，舌淡苔白，脉弱。气陷证以内脏下垂为审证要点。

【治法】　益气举陷。

【代表方剂】　补中益气汤。

（三）气滞证　是人体某一脏腑或部位气机阻滞运行不畅所表现的证候。

【临床表现】　闷胀、疼痛，时现时消，部位不定，常常在嗳气、矢气后胀痛减轻，脉弦。

【辨证分析】　气机不畅，阻滞不通，则为胀满疼痛，且时现时消，部位不定；嗳气、矢气后，气有出处，则疼痛即减；脉弦，为气机不畅之脉象。

【治法】　行气消滞。

【代表方剂】　根据不同脏腑气滞证和临床表现选择相应的方剂治疗。例如，肝气郁滞可用柴胡疏肝散；胃气郁滞可用金铃子散。

（四）气逆证　是气机升降失常，逆而向上所引起的证候。临床以肺、胃之气上逆和肝气升发太过的病变为多见。

【临床表现】　肺气上逆，则见咳嗽喘息；胃气上逆，则见呃逆、嗳气、恶心、呕吐；肝气上逆，则见头痛、眩晕、昏厥、呕血等。

【辨证分析】　肺主宣发肃降，宣肃失常，上逆而发喘咳。胃主通降，以降为和，胃失和降，上逆而为呃逆、嗳气、恶心、呕吐。肝主疏泄，若肝气升发太过，气火上逆而见头痛、眩晕、昏厥；血随气逆而上涌，可致呕血。

【治法】　降气镇逆。

【代表方剂】　根据不同脏腑气逆证和临床表现选择相应的方剂治疗。例如，肺气上逆可用苏子降气汤；胃气上逆可用旋覆代赭汤等。

二、血病辨证

血行脉中，内至脏腑，外及肌肤，无处不到。若脏腑功能失调，或外邪内侵，使血的生理功能失常，就可出现血虚证、血瘀证、血热证、血寒证等。

（一）血虚证　是血液亏虚，脏腑百脉失养所表现的证候。

【临床表现】　面白无华或萎黄，唇色淡白，爪甲苍白，头晕眼花，心悸失眠，手足发麻，妇女经血量少色淡，月经延期甚或闭经，舌淡苔白，脉细无力。

【辨证分析】　血虚证以面、唇、甲、舌等皮肤、黏膜组织呈淡白色及心、肝为主的脏腑组织失养为特点。血虚脑髓睛目失养，所以头晕眼花。心主血脉而藏神，血虚心神失养则心悸、失眠。经络失养致手足发麻，脉道失充则脉细无力。女子以血为用，血液充盈，月经按期而至，血液不足，经血乏源，故月经延期，经量减少，经色变淡，甚则闭经。

【治法】　补血。

【代表方剂】　四物汤。

（二）血瘀证　凡血行受阻，血液停滞于经脉之内，或离经之血滞留于经脉、四肢及脏腑之中而未能消散均称瘀血。由瘀血内阻引起的各种证候称血瘀证，由外伤、气滞不能行血、气虚无以推动血行、血寒凝滞等引起。

【临床表现】　肿块与疼痛为血瘀证的特征。疼痛以刺痛，拒按，固定不移，夜间痛甚为特点。肿块在体表者可见青紫，在内者质地坚硬固定不移。可见面色黧黑，唇甲青紫，肌肤甲错。舌色紫暗或瘀斑、瘀点。脉涩。

【辨证分析】　瘀血阻塞经脉，不通则痛，故疼痛；瘀血为有形之邪，阻碍气机运行，故疼痛剧烈如针刺，部位固定不移；夜间血行较缓，瘀阻加重，故夜间痛甚；积瘀不散而凝结，则可形成肿块，故外见肿块色青紫，内部肿块触之坚硬不消；瘀血阻塞络脉，血涌络破而外溢，导致出血；所出之血停聚不散，故色呈紫暗，或凝结而为血块；瘀血内阻，气血运行不利，肌肤失养，则见面色黧黑，肌肤甲错，口唇、舌体、指甲青紫色暗等体征。舌体紫暗，脉象细涩，则为瘀血之征。

【治法】　活血化瘀。

【代表方剂】　桃红四物汤。

（三）血热证　血热有外感和内伤之别，外感血热见于温热病中的营分、血分证，在相关章节中介绍。本章节仅介绍内伤杂病中的血热证。

【临床表现】　咯血，吐血，尿血，衄血，便血，妇女月经先期、量多，心烦，口渴，舌红绛，脉滑数。

【辨证分析】　热灼血络，迫血妄行，故导致多种出血及妇女月经量过多等；火热炽盛，灼伤津液，故身热、口渴；火热扰心则心烦；热迫血行，壅于脉络则舌红绛，脉滑数。

【治法】　清热凉血。

【代表方剂】　犀角地黄汤。

（四）血寒证　是脉络寒凝，血行不畅所表现的证候，可由外感寒邪或阳虚失温所致。

【临床表现】　手足冷痛，肤色紫暗，喜暖恶寒，得温痛减。寒凝胞宫可见少腹冷痛，形寒肢冷，月经衍期，经色紫暗，夹有血块。舌淡或紫暗，苔白，脉沉迟涩。血寒证以局部冷痛，肤色紫暗为审证要点。

【辨证分析】　寒为阴邪，其性凝敛，寒邪客于血脉，则使气机凝滞，血行不畅，故见手足或少腹冷痛；血得温则行，得寒则凝，故喜暖怕冷，得温痛减；寒凝胞宫，经血受阻，故妇女经期推迟，色暗有块。舌紫暗，脉沉迟涩，皆为寒邪阻滞血脉，气血运行不畅之征。

【治法】　温经散寒。

【代表方剂】　当归四逆汤。

三、气血同病辨证

气和血在生理上相互依存、相互资生、相互为用，在病理上可相互影响，临床常见气血同病。常见证候有气滞血瘀、气虚血瘀、气血两虚、气不摄血、气随血脱。

（一）**气滞血瘀证**　是气机阻滞、血行不畅所表现的证候。

【临床表现】　胸胁胀闷，疼痛走窜，痞块刺痛拒按。妇女可见经闭或痛经，经色紫暗，或夹血块，或乳房胀痛。舌质紫暗，或见紫斑，脉涩。

【辨证分析】　气为血之帅，气滞则血瘀，不通则痛；肝失疏泄，气机阻滞，故而胸胁胀闷，疼痛走窜，乳房胀痛；瘀血凝结，则成痞块，故刺痛拒按；瘀阻胞宫则见经闭、痛经，经色紫暗，或夹血块。舌质紫暗，或见紫斑，为瘀血特征。气血不畅，则脉涩。

【治法】　行气活血。

【代表方剂】　血府逐瘀汤。

（二）**气虚血瘀证**　是气虚运血无力、血行瘀滞所表现的证候。

【临床表现】　气虚证与血瘀证临床表现并见，病程较长，多见于老年病及慢性病。面色淡白或晦暗，身倦乏力，或见肢体麻木、半身不遂，少气懒言，胸、腹或其他部位疼痛如刺，或有肿块，固定不移，拒按，舌淡暗或有瘀斑，脉沉涩。

【辨证分析】　气虚推动无力，血行不畅，瘀血形成，故而疼痛如刺，固定不移，拒按；或气虚不能统摄血液，血瘀溢于脉外，形成瘀块；脉络瘀阻，筋脉肌肉失于濡养，故而肢体麻木，半身不遂；身倦乏力，少气懒言，均因正气不足，脏腑功能减弱所致。舌淡暗或有瘀斑，脉沉涩为气虚血瘀征象。

【治法】　补气活血。

【代表方剂】　补阳还五汤。

（三）**气血两虚证**　指气虚与血虚并见的证候。气虚证和血虚证临床表现同时出现，多见于慢性病，病程较长。

【临床表现】　头晕目眩，少气懒言，神疲乏力，自汗，面色淡白或萎黄，心悸失眠，妇女经少色淡，月经衍期或闭经，舌淡嫩，脉细弱。

【辨证分析】　气虚不足，脏腑功能减退，故而疲乏无力；肺气虚弱，则少气懒言；卫气亏虚，不能固摄腠理，则见自汗出；血虚心失所养则心悸失眠，面色淡白或萎黄，舌淡嫩；血液不足，胞宫不充，经血乏源，故月经量少色淡，月经衍期或闭经。血虚脉道失充则脉细无力。

【治法】　益气补血。

【代表方剂】　八珍汤。

（四）**气不摄血证** 指气虚不能统摄血液而见出血的证候。

【临床表现】 慢性出血表现，如吐血、便血，皮下瘀斑，月经过多或崩漏。同时有气虚不足表现：少气气短，倦怠乏力，面白无华，舌淡，脉细弱。

【辨证分析】 气虚统摄无权，血溢脉外，则见出血诸症；溢于皮下，则见皮下瘀斑；溢于胃肠，则见吐血、便血；气不摄血，冲任不固，则见月经过多或崩漏；脾肺气虚，则见少气气短，倦怠乏力，面白无华，舌淡，脉细弱。

【治法】 补气摄血。

【代表方剂】 归脾汤。

（五）**气随血脱证** 指因大量出血，气无所附而随之暴脱的危重证候。

【临床表现】 大出血的同时见面色㿠白，四肢厥冷，大汗淋漓，晕厥，脉微细或芤。

【辨证分析】 大量出血，气无以依附而脱。阳气暴脱，无以温煦，故而面色㿠白，四肢厥冷；气脱不能固摄，故而大汗淋漓；气虚无力上荣，神明不得濡养，故而晕厥。脉微细或芤为阳气暴脱之象。

【治法】 补气固脱。

【代表方剂】 独参汤。

四、津液病辨证

津液的病变主要为津液不足和水液停聚。

（一）**津液不足证** 指津液亏少，脏腑组织失于濡养所表现的证候。多由津液的生成不足与丧失过多引起，如水谷摄入不足，津液化生来源匮乏；或因热盛伤津耗液，汗、吐、泻、下太过，以致津液大量丧失，造成津液亏虚。

【临床表现】 咽干，唇焦舌燥，口渴少津或无津，皮肤干燥，小便短少，大便秘结，脉细数。

【辨证分析】 津液不足，无以上乘，咽喉、口、唇不得濡润，故而咽干，唇焦舌燥，口渴少津或无津；津液匮乏，不能滋润皮肤，故而皮肤干燥；体内津液不足，尿液转化无源，故而尿液短少；大肠津枯，故而大便秘结。津液不足，脉道不充，故而脉细，津亏易生内热，可见脉细数。

【治法】 补津增液。

【代表方剂】 增液汤。

（二）**水液停聚** 是津液的输布和排泄障碍引起的临床证候。包括水肿、痰证、饮证等。由于水液停聚的部位和涉及的脏腑不同，临床表现也不同，治疗方法也各异，相关内容在脏腑辨证等章节中学习。

【Abstract】

Essence, qi, blood, fluid and humor are essential substances that make up the body and maintain life activities, and provide the material basis for physiological activities of the viscera and bowels, and the meridians and collaterals, which originally produce and metabolize them. Essence has both narrow and broad meanings. Broadly, essence is defined as any vital substance that makes up the body and maintains life activities, while, narrowly, it is the essential substance for reproduction that is stored in the kidney. Qi is the most active but invisible vital substance that is in constant motion in the human body. Qi has material properties, but constant motion is its most important feature. It is involved in activities of the viscera, and the meridians and collaterals, or pathological changes. Blood is a red nourishing fluid that circulates inside the vessels. Blood function is to nourish and moisten the body. Fluid and humor include all other normal fluids that nourish and moisten the body. Qi, blood, fluid and humor depend on, restrain and are able to transform into each other.

【复习思考题】

1. 精、气、血、津液的基本概念是什么？

2. 简述气的生成、功能、分类及运动形式。

3. 简述血的生成、功能和循行过程。哪些脏腑与之有关？

4. 简述气血之间的关系。

5. 简述津液的生成、功能、输布及排泄过程。哪些脏腑与之有关？

6. 简述气滞血瘀证与气虚血瘀证的主要临床表现及治则。

7. 气虚、气陷、气逆的主要鉴别要点是什么？

（尹德海）

第七章 脏腑功能及其辨证

【内容提要】 脏腑学说（古人称藏象学说）是通过对人体外部征象的观察，来研究内在脏腑的生理功能、病理变化及其相互关系和人体脏腑与自然界之间联系的学说。脏腑学说是中医学理论体系的核心，是辨证论治的基础，在临床实践中有普遍的指导意义。

脏腑辨证是以脏腑学说为基础，根据脏腑的生理功能、病理表现，结合八纲、病因及气血等理论，通过四诊收集资料，对疾病进行分析归纳，从而寻求病因，确定病位，了解病性，推究病机的一种辨证方法。主要用于内伤杂病的诊治。

本章节主要讲述脏腑和脏腑学说的概念及脏和腑不同的功能特点，各脏腑的主要功能及其脏腑的连属关系，以及脏腑辨证。

【学习目标】

1. 掌握脏腑、脏腑学说的概念及脏腑的生理特点。

2. 掌握五脏及六腑的功能及其与形体、官窍、体液之间的联系。

3. 掌握脏腑辨证的概念及脏腑病理辨证的临床表现、治法及代表方剂。

4. 掌握脏与脏之间的关系及主要脏腑兼症的辨证。

第一节 概 论

脏腑学说是中医学最重要的组成部分之一，在古籍中称"藏象"及"藏象学说"。"藏象"一词，首见于《素问·六节藏象论》。藏，指隐藏于体内的内脏。象，有两层含义，一指形象之意，即脏腑的解剖形态；二是指征象之意，即脏腑的生理病理表现于外的征象。藏象是人体内在脏腑的生理活动及病理变化反映于外的征象。

脏腑学说，就是通过对人体外部征象的观察，来研究内在脏腑的生理功能、病理变化及其相互关系和人体脏腑与自然界之间联系的学说，是祖国医学理论体系的核心，是辨证论治的基础，在临床实践中有普遍的指导意义。

脏腑学说的主要内容是研究脏腑的生理功能、病理变化及其相互关系。脏腑是人体五脏、六腑和奇恒之府的总称。五脏是指心、肝、脾、肺、肾，多属实体性器官，其共同生理特点是化生和贮藏精气；六腑是指胆、胃、小肠、大肠、膀胱、三焦，多属管腔性器官，其共同生理特点是受盛和腐熟水谷。

《素问·五藏别论》记载"所谓五脏者，藏精气而不泻也，故满而不能实。六腑者，传化物而不藏，故实而不能满也"。这里的"满"和"实"，主要是针对精气和水谷的各自特点而言，正如唐代医家王冰注解《素问·五藏别论》时所说："精气为满，水谷为实。五脏但藏精气，故满而不实；六腑则不藏精气，但受水谷，故实而不能满也"，即五脏贮藏精气，充盈饱满但不坚实壅滞；六腑传导、消化饮食，充盈水谷而不胀满壅塞。奇恒之府指脑、髓、骨、脉、胆、女子胞。奇，异也；恒，常也。奇恒乃异于平常之意。奇恒之府不同于一般脏腑，其功能似五脏，而形态类六腑，故称"奇恒之府"。人体是一个有机的整体，不仅体内的脏与脏、脏与腑、腑与腑在生理、病理上有着密切的联系，而且脏腑与体表的皮、肉、脉、筋、骨等形体组织及眼、耳、鼻、口、舌、前后二阴等五官九窍也有着不可分割的关系。因此，脏腑学说认为人体是以五脏为中心，以六腑相配合，以精气血津液为物质基础，通过经络内而五脏六腑、外而形体官窍构成五个功能活动系统。

脏腑辨证是以脏腑学说为基础，根据脏腑的生理功能、病理表现，结合八纲、病因及气血等理论，综合四诊收集的资料，对疾病证候进行分析归纳，从而寻求病因，确定病位，了解病性，推究病机及正邪盛衰的一种辨证方法。是其他各种辨证的基础，是中医辨证方法中的一个重要组成部分。临床实践中多用于内伤杂病的诊治。脏腑辨证，包括脏病辨证、腑病辨证及脏腑兼病辨证。

第二节 心与小肠功能及其辨证

一、心的功能

心位于胸腔之内，膈膜之上，两肺之间，圆而下尖，形如莲蕊，外有心包卫护。心在五行中属火。手少阴心经与手太阳小肠经相互络属，故心与小肠相表里。心与四时之夏相应。

（一）**心主血脉** 指心有主管血脉和推动血液循行于脉中的作用。心主血，血行脉中，心与血脉密切相连，心气有推动血液在脉管中运行以营养全身的功能。《素问·五脏生成》记载："诸血者皆属于心"；《素问·痿论》说："心主身之血脉"。心主血脉的功能正常与否首先是依赖于心气的充沛，心气是推动血液在脉管内运行的原动力，心气充沛，才能维持正常的心律，血液才能在脉内正常地运行，营养全身。心气不足，推动无力，则血运不畅，甚则心律失常；其次有赖于心血的充盈，血液亏损则血脉空虚，心无所主；第三有赖于脉道的通利，脉道失于通利则必导致血瘀，从而导致心主血脉的功能异常。

由此可见，心主血脉的功能正常，则心搏动如常，节律调匀，脉象缓和有力，面色红润，有光泽。若心生病变，则会通过心脏搏动、脉搏、面色等方面反映出来。如心气不足，血虚，脉道不利，则血运不畅，出现面白无华，脉象细弱无力，严重者发生血脉受阻，气血瘀滞，出现面色灰暗，唇舌青紫，心前区憋闷和刺痛，脉象结、代等症。

（二）**心主神志** 在中医学中神的含义有广义和狭义之分。广义之神指人体生命活动的总称，包括所有人体生命活动的外在表现，如整个人体的形象以及面色、眼神、言语、应答、肢体活动、姿态等。狭义之神指人们的精神、意识、思维活动，即心所主之神志。

现代生理学认为，人的精神思维活动是大脑的功能，即大脑对客观外界事物的反映，中医学认为，人的精神思维活动与脏腑有关，且主要是心的功能有关，即心主司意识、思维等精神活动。《灵枢·邪客》记载："心者，五脏六腑之大主也，精神之所舍也"，故有"心藏神""主神明"的说法。在正常情况下，神明之心接受和反映客观外界事物，进行精神、意识、思维活动，这种作用称"任物"。任，是接受、担任、负载之意，即是心具有接受和处理外来信息的作用。有了这种"任物"的作用，才会产生精神和思维活动，对外界事物做出判断。故《灵枢·本神》曰："所以任物者谓之心"。

心主神志的功能发生异常时，可出现心神改变，如心悸不安、失眠多梦、健忘痴呆、狂妄躁动、哭笑无常、甚至昏迷不省人事等症。

心主神志与主血脉的关系：血是人体脏腑功能活动的物质基础之一。心具有主血脉的功能，能够运送血液以营养全身，也包括为自身提供生命活动必要的物质，所以血是神的物质基础。故《素问·八正神明论》说："血气者，人之神"，而《灵枢·营卫生会》中也记载"血者，神气也"。故心主血脉的功能异常，亦必然出现神志的改变。

（三）心的连属关系

1. 在志为喜　指心的功能与精神情志活动的"喜"有关，即：五志之中，喜为心志。喜乐愉悦，通常情况下对于人体属于良性刺激，有益于心主血脉等功能，所以《素问·举痛论》讲到："喜则气和志达，营卫通利"。但是，喜乐过度，则又可使心神受伤，神志涣散而不能集中或内守。故《灵枢·本神》又说："喜乐者，神惮散而不藏"。

2. 在液为汗　《素问·阴阳别论》记载："阳加于阴谓之汗"。《温病条辨》亦说："汗也者，合阳气阴精蒸化而出者也"。中医认为，汗液是人体津液经过阳气的蒸化，从汗孔排出之液体。因汗为津液所化，津液与血又同出一源，均为水谷精微化生而来，故又有"汗血同源"之说，而心主血，故汗与心有密切关系，有"汗乃心之液"的说法。汗与心的这种内在联系具有一定的临床意义。例如，心气虚时，表卫不固，自汗出；心阳虚脱时，汗液随心阳而脱，故大汗淋漓；心阴虚时，阳无所附，心液失其敛藏而发盗汗。反之，汗出过多，也可损伤心之阳气。汗液的排泄，同时还有赖于卫气对腠理的开阖作用：腠理开，则汗出；腠理闭，则汗无。

3. 在体合脉，其华在面　脉是指血脉。血脉内与心相连接，外则网络于周身。心在体合脉，指全身的血脉统属于心，即心主血脉。心气不仅推动血液在脉中运行，还充实于血脉之中，以使血脉充盈，血行流畅。华是荣华、光彩之意。中医学认为，五脏精气的盛衰，均可以显现于与之相应的某些体表组织器官上，称为五华。心其华在面，是说心的功能正常与否，反映于面部的色泽变化。人体面部的血脉分布极为丰富，如《灵枢·邪气藏腑病形》说："十二经脉，三百六十五络，其血气皆上于面而走空窍"。所以，心之气血盛衰可从面部的颜色与光泽上反映于外，故称心"其华在面"。若心气旺盛，血脉充盈，则面部红润有光泽；若心的阳气虚损不足，则可见面色㿠白或晦暗；若心血虚少，则可见面色苍白无华；心血瘀阻，则可见面色青紫等。故《素问·五藏生成》曰："心之合脉也，其荣色也"。

4. 在窍为舌　窍，即孔窍。在窍，即是开窍的意思。心在窍为舌，即心开窍于舌，指舌为心之外候，又称"舌为心之苗"。《灵枢·经脉》指出："手少阴之别……循经入于心中，系舌本"。因此心的气血上通于舌，而舌的功能要靠心的精气充养才能维持，故《灵枢·脉度》记载："心气通于舌，心和则舌能知五味矣"。同时，因舌面无表皮覆盖，血管又极其丰富，故从舌质的色泽即可以直接察知气血的运行情况，并判断心主血脉的功能。一般来说，心的功能正常，则舌体红活荣润，柔软灵活，味觉灵敏，语言流利。若心有病变，则可以从舌上反映出来。例如，心血不足时舌质淡白；心火上炎时则舌尖红或舌体糜烂；心血瘀阻时则舌质紫暗或有瘀斑、瘀点；热入心包或痰迷心窍时，则舌强语謇。

附：心包络

心包络，简称心包，亦称"膻中"，是心脏外面的包膜，其上附有通行气血的脉络，为心脏的外围组织，具有保护心脏的作用。故《内经》将其比为心之宫城，如《灵枢·胀论》记载："膻中者，心之宫城也"。心为君主之官，不得受邪，心包络既是心的外围，故邪气犯心，常先侵犯心包络。故心包有"代心受邪"之功用。心主神志，如果外邪袭心，首先侵犯心包络，会出心神受扰的病证。如热病当中，温热之邪内陷，出现高热、神昏谵语等症，称"热入心包"。

二、小肠的功能

小肠位于腹中，上端与胃相通，与胃相接处为幽门，下端与大肠相连，与大肠相接处为阑门。小肠与心之间有经脉相互络属，互为表里。小肠的功能是受盛化物、泌别清浊。

（一）**受盛化物**　受盛，即接受、以器盛物之意。化物，即变化、消化、化生之谓。小肠受盛化物的功能体现在两个方面：一是小肠接纳经胃初步消化的饮食物，起到容器的作用；二指经胃初步消化的饮食物，必须在小肠内停留一定的时间，由小肠对其进一步消化和吸收，将水谷化为可以被机体利用的营养物质，中医称"精微"物质，而糟粕由此下输于大肠，即"化物"作用。所以《素问·灵兰秘典论》说："小肠者，受盛之官，化物出焉"。在病理上，小肠受盛功能失调，传化停止，则气机失于通调，滞而为痛，表现为腹部疼痛等。若化物功能失常，可以导致消化、吸收障碍，表现为腹胀、腹泻、便溏等。

（二）**泌别清浊**　泌，即分泌；别，指分别。清，指水谷之精微；浊，指食物之糟粕。泌清，就是将饮食物中的精华部分，包括饮料化生的津液和食物化生的精微进行吸收，再通过脾之升清散精的作用，上输心肺，输布全身，供给营养。别浊，则体现为两个方面：一是将饮食物的残渣糟粕，通过阑门传送到大肠，形成粪便，经肛门排出体外；二是将剩余的水分经肾气化作用渗入膀胱，形成尿液，经尿道排出体外。小肠在吸收水谷精微的同时，也吸收了大量的水液，参与了人体的水液代谢，故有"小肠主液"之说。若小肠泌别清浊功能失常，以致水走大肠，可见大便稀薄，小便短少，临床常用"利小便以实大便"法治之。

三、心和小肠病的辨证

心的病证有虚有实。虚证多由久病伤正，或因禀赋不足，过喜伤心等因素，导致心气、心阳受损，心阴、心血亏耗；实证多由痰阻、火扰、寒凝、瘀血、气郁等引起。

（一）**心气虚**　指心气不足、心的功能减退所表现的证候。

【证候】　心悸、胸闷气短，自汗，活动时加重，面白无华，体倦乏力，舌淡苔白，脉细弱或结代。

【辨证分析】　本证多由禀赋不足，久病体虚，或年高脏气亏虚导致心气不足所致。心气不足，鼓动无力，故见心悸；胸中宗气运转无力则胸闷气短；气虚不固，心液外溢，则自汗出；劳累耗气，活动过度则心气益虚，故症状加重；心气不足，气血不得上荣，故面白无华；气虚则体倦乏力。舌淡苔白，脉细弱或结代均为心气不足的表现。

【治法】　补益心气。

【代表方剂】　炙甘草汤。

（二）**心阳虚**　指心之阳气虚衰所表现的证候。

【证候】　心悸、气短，自汗，活动时加重，心胸憋闷，形寒肢冷，舌淡胖，脉细弱或结代。

【辨证分析】　本证多由气虚日久，导致心之阳气受损所致。心气不足，鼓动无力，故见心悸、气短，脉细弱或结代；气虚卫外不固则自汗出；劳累耗气，活动过度时心气益虚，故症状加重；心阳不振，胸中阳气痹阻，故心胸憋闷；阳气不足，失于温煦，则形寒肢冷；舌淡胖为阳气不足之象。

【治法】　温补心阳。

【代表方剂】　桂枝人参汤。

（三）**心血虚**　指心血亏虚，心失濡养所表现的证候。

【证候】　心悸怔忡，头晕，健忘，失眠，多梦，面白无华，四肢无力，指甲苍白，唇舌色淡，苔白，脉细无力。

【辨证分析】　本证多因阴血不足，或久病耗血，或失血过多，或情志不遂，耗伤心血所致。心血不足，心失所养，故心悸怔忡；血虚不能上荣清窍，故面白无华，头晕，健忘；心主神志，血不养心，神不守舍，故失眠多梦；血虚不能充实血脉，荣养四肢肌肉，故四肢无力；指甲苍白，唇舌色淡，脉细弱均为血虚之象。

【治法】　补养心血。

【代表方剂】　四物汤。

（四）**心阴虚**　指心阴亏损，虚热内扰所表现的证候。

【证候】　心悸怔忡，失眠，多梦，颧红，潮热，盗汗，五心烦热，舌红少苔，脉细数。

【辨证分析】　本证因素体阴虚或久病伤阴所致。心阴不足，心失所养，故心悸怔忡；心主神志，阴不敛阳，神不守舍，故失眠多梦；阴虚内热，则见颧红，潮热，盗汗，五心烦热。舌红少苔，脉细数为阴虚内热之象。

【治法】　滋补心阴。

【代表方剂】　天王补心丹。

（五）**心火炽盛**　指心火上炎所表现的证候。

【证候】　心胸烦热，失眠多梦，口渴思饮，面赤；或口舌生疮，或见吐血、衄血，甚或狂躁谵语，舌尖红赤，苔黄，脉数。

【辨证分析】　本证常因七情郁久化火，或六淫内郁化火，或过食辛辣食物、温补药物所致。心火炽盛，内扰心神，轻者为心胸烦热，失眠多梦；重者见狂躁、谵语；心火循经上炎则口渴思饮，面赤，或口舌生疮；火热迫血妄行，则有吐血、衄血。舌尖红赤，苔黄，脉数均为心火亢盛的表现。

【治法】　清心泻火。

【代表方剂】　大黄黄连泻心汤。

（六）**心血瘀阻**　指心脉受阻、痰浊阻滞心脉所表现的证候。

【证候】　轻者仅觉心胸疼痛，憋闷或隐痛不适，痛处固定，时发时休。剧者可突然发作，心胸闷痛，或痛引肩背内臂，痛不可忍，面色唇甲青紫，舌质紫暗或有瘀斑，脉涩或结代。

【辨证分析】　本病多因素体气虚，复加劳倦，致心气不充或心阳虚衰，气血运行不畅或阳虚无力温运血脉，致瘀血痹阻心脉而成。或由于劳倦感寒，寒凝心脉；或受精神刺激，气机郁结，或过食肥甘厚味，痰浊凝聚，气血运行不畅，而致心脉痹阻。心脉痹阻，气血运行不畅，故心胸憋闷疼痛，痛处固定；手少阴心经循肩臂而行，故痛引肩背内臂；瘀血内停则面色唇甲青紫，舌质紫暗、有瘀斑，脉涩、结代。

【治法】　活血通脉。

【代表方剂】　血府逐瘀汤。

（七）**痰迷心窍**　指痰浊蒙闭心神所表现的证候。

【证候】　表情淡漠，精神抑郁；或神志痴呆，举止失常；或神志模糊，甚至昏不知人；或突然昏仆，不省人事，呕吐痰涎或喉中痰鸣，面色垢滞，胸脘痞闷，舌质淡红而嫩，舌苔白腻，脉滑。

【辨证分析】　本证多因情志所伤，肝气郁结，气郁生痰，或感受湿浊邪气，阻滞气机，导致气结痰凝，痰浊阻闭心神所致。心主神志，神志为痰浊所阻，故出现表情淡漠，精神抑郁，或痴呆，举止失常，神志模糊，或昏迷，不省人事；痰浊阻滞气机，故呕吐痰涎或喉中痰鸣，胸脘痞闷；浊气上泛，故面色垢滞；苔腻，脉滑为痰浊之象。

【治法】　豁痰开窍。

【代表方剂】　滚痰丸。

（八）**痰火扰心**　指火热痰浊之邪，侵扰心神所表现的证候。

【证候】　面赤，发热，气粗，喉间痰鸣，咯痰色黄，狂躁谵语，舌红，苔黄腻，脉滑数；或见失眠心烦，或见神志错乱，哭笑无常，狂躁妄动，甚则打人骂人。

【辨证分析】　本证可见于外感热病或内伤杂病。外感热病，邪热亢盛，炼液为痰，内扰心神，神志不宁，故见狂躁谵语；火性炎上，故面赤；里热蒸腾，充斥肌肤，可见发热，气粗；喉中痰鸣，咯痰色黄，舌红，苔黄腻为痰热内盛之象。内伤所致，因痰与火结，痰火扰心，心不藏神，而见心烦失眠；火属阳主动，痰火内盛，心神失守，故行为异常，神志错乱，哭笑无常，狂躁妄动，甚则打人骂人。

【治法】　清心化痰开窍。

【代表方剂】　牛黄清心丸。

（九）**小肠实热**　是小肠里热炽盛所表现的证候。

【证候】　心烦口渴，口舌生疮，小便赤涩，尿道灼痛，尿频，尿急，甚至尿血，小腹拘痛，舌红苔黄，脉数。

【辨证分析】　本证多由心热下移，致小肠里热炽盛。因心与小肠相表里，心火亢盛多会影响到小肠，出现小肠实热之症。心火内炽，热扰心神，则心烦；热灼津伤，则口渴；心火上炎，则口舌生疮；心热下移小肠，分清泌浊功能失常，热入膀胱，则小便赤涩，尿道灼痛，尿频，尿急，甚则小腹拘痛；若热伤血络，则出现尿血；舌红苔黄，脉数均为里热之征。

【治法】　清心利尿。

【代表方剂】　导赤散。

（田国庆）

第三节　肺与大肠功能及其辨证

一、肺的功能

肺位于胸腔，居膈肌之上，左右各一，肺有分叶，左二右三。肺在五行中属金。手太阴肺经与手阳明大肠经相互络属，故肺与大肠相表里。肺与四时之秋相应。

（一）**肺主气、司呼吸**　肺主气是肺主呼吸之气和肺主一身之气的总称。包括两个方面。

1. 主呼吸之气　即肺具有主司呼吸的功能。肺是气体交换的场所，通过呼吸功能，不断吸进自然界的清气，呼出体内的浊气，进行体内外的气体交换，吐故纳新，以保证人体新陈代谢的正常进行。这就是《素问·阴阳应象大论》所说的"天气通于肺"。肺的呼吸功能正常，则气道通畅、呼吸均匀；肺的呼吸功能减弱，则气短息微、声低气怯、肢倦乏力。

2. 主一身之气　即主司、调节全身之气。肺主一身之气的生理功能具体体现在两个方面：一是宗气的生成，宗气是由水谷精气与肺所吸入的清气结合而成，聚于胸中，通过上出息道贯心脉及沿三焦下行的方式布散到全身，以滋养各脏腑组织和维持它们的正常功能活动。因此，肺呼吸功能健全与否，不仅影响宗气的生成，而且也影响着全身之气的生成；二是肺对全身气机具有调节作用。气机，泛指气的运动，升降出入为其基本形式。呼吸运动，是气的升降出入运动的具体体现。肺通过有节律的一呼一吸，对全身之气的升降出入运动起着重要的调节作用。

因此，肺主一身之气的功能正常，则各脏腑功能旺盛。反之，肺主一身之气的功能失常，就会影响宗气及一身之气的生成和气的升降出入运动，出现少气不足以息、声低气怯、肢倦乏力等证候。

（二）肺主宣发和肃降　宣发即升宣、布散之意。肺主宣发即肺具有向上升宣和向外布散的作用。其生理作用主要体现在三个方面：其一，通过气化作用，呼出体内的浊气；其二，将脾所转输的津液和水谷精微布散到全身，外达于皮毛，以滋润、濡养五脏六腑、四肢百骸、肌腠皮毛；其三，宣发卫气，调节腠理之开阖，并将代谢后的津液化为汗液，由汗孔排出体外。因此，肺失宣发，则见呼气不利、胸闷、咳嗽、鼻塞、无汗等。

肃降即清肃、下降之意。肺主肃降，指肺气向下清肃通降，使呼吸道保持洁净。其生理作用主要体现在：一是吸入自然界清气；二是将吸入的清气和由脾转输于肺的津液和水谷精微向下布散于全身，以供脏腑组织生理功能之需要；三是肃清肺和呼吸道内的异物，以保持呼吸道的洁净。因此，肺气失于肃降，则可现呼吸短促、喘息、咳嗽、咯痰等肺气上逆之候。

肺气的宣发和肃降，是相反相成的矛盾运动。生理情况下相互依存和相互制约；病理情况下又常常相互影响。没有正常的宣发，就不会有很好的肃降；没有正常的肃降，也不会有很好的宣发。只有宣发和肃降协调正常，才能使气出入有序，气道畅通，呼吸调匀，保持人体内外气体之交换，才能使各个脏腑组织得到气、血、津液的营养灌溉，又免除水湿痰浊停留之患，从而始终保持清肃的正常状态。如果二者的功能失去协调，就会发生肺气失宣或肺失肃降的病变。前者以咳嗽为其特征，后者以喘促气逆为其特征。

（三）肺主通调水道　通调水道，指肺通过宣发和肃降功能对体内水液代谢起到疏通调节作用。肺主宣发，将水液布散全身，调节汗液的排泄；肺又主肃降，将水液向下输送，经肾和膀胱排出体外，此即所谓的"肺为水之上源"。若肺失宣降，通调失职，则水液停聚，见小便不利、痰饮、水肿等。

（四）肺朝百脉、主治节　肺朝百脉，即"百脉朝于肺"，指全身的血脉都聚会于肺，经肺的呼吸，进行体内外清气的交换；再通过肺的宣降作用，将富含清气的血液通过百脉布散到全身。心主血，血赖气以行；而肺主气、司呼吸，调节全身之气的升降出入运动。故肺气有助于血脉的运行。

肺主治节，指肺气具有治理调节全身各脏腑组织生理功能的作用，是肺主要功能的集中概括。包括肺主气、司呼吸，完成体内外清气的交换，调节全身之气的升降出入运动；肺主宣发、肃降，通调水道，调节水液的输布、运行和代谢；肺朝百脉，辅助心气推动和调节血液的运行。

（五）肺的连属关系

1. 在志为忧（悲）　指肺的功能与精神情志活动的"忧（悲）"有关。就是说五志之中，忧（悲）为肺志。忧（悲）虽属不良情志刺激，但在一般情况下，并不都导致人体发病。只有在过度悲伤情况下，才能成为致病因素。《素问·举痛论》说："悲则气消……悲则心系急，肺布叶举，而上焦不通，营卫不散，热气在中，故气消矣"。若过忧则伤肺，出现呼吸气短、少气不足以吸等肺气不足的证候；反之，若肺气不足，机体耐受忧虑的功能降低，易于产生忧悲的负面情绪。

2. 在液为涕　涕为鼻腔黏膜分泌的一种黏液，具有润泽鼻窍的功能。而鼻为肺窍，故涕与肺有密切的关系。此即《素问·宣明五气》中所说"五脏化液……肺为涕"，所以涕的状态可以反映肺的功能。在正常情况下，涕液润泽鼻窍而不外流，而风寒犯肺时，则鼻流清涕；风热犯肺，则鼻流黄稠涕。

3. 在体合皮，其华在毛　肺与皮毛在生理或病理上存在十分密切的内在联系。皮毛为一身之表，依赖肺宣发的卫气和津液温养润泽，是机体抵御外邪的第一道屏障。故《素问·五藏生成》说："肺之合皮也，其荣毛也"。肺的功能正常，则皮肤致密、皮毛润泽，抵御外邪侵袭的能力较强。若肺气不足，卫气不得宣发，卫表不固则多汗、易于感冒等；若肺气不足，津液不得宣发，则皮毛枯槁。

4. 在窍为鼻　鼻与喉相连而通于肺，有"鼻为肺之窍"。鼻的功能有两方面：一是通气功能，其通畅与否，直接影响呼吸的进行；二是嗅觉功能，可分辨各种气味。鼻的通气和嗅觉功能都与肺气的作用有关，正如《灵枢·脉度》所说："肺气通于鼻，肺和则鼻能知香臭矣"。肺气和，则呼吸利，嗅觉灵敏；肺气不利则见鼻塞、流涕、嗅觉失灵等症。

二、大肠的功能

大肠为中空器官，位于腹中，其上口在阑门处接小肠，其下端连肛门。大肠与肺之间有经脉相互络属，互为表里。

大肠的功能是传化糟粕。传，即传送；化，即变化。大肠把经过小肠泌别清浊后的食物残渣变化成粪便，向下传导，经肛门排出体外，并在这一过程中吸收多余的水液，故称大肠为"传导之官"。若大肠传导糟粕功能失常，则出现排便异常，常见便秘或泄泻。若大肠实热，肠液干枯，可见便秘；大肠虚寒，水谷杂下，可见腹痛、肠鸣、泄泻；大肠湿热，可见里急后重、下痢脓血等症。

三、肺与大肠病的辨证

肺的辨证有虚有实，虚证主要有肺气虚、肺阴虚；实证主要有风寒束肺、风热犯肺、痰热壅肺、痰湿阻肺等。

（一）**肺气虚**　指肺气虚弱，即肺气不足所表现的证候。

【证候】　咳喘无力、气短，声音低微，动则益甚，痰液清稀，倦怠无力，面白无华，自汗畏风，舌淡白，脉虚弱。

【辨证分析】　多由咳喘日久，耗伤正气，或气的生化不足所致。肺主气、司呼吸，肺气亏虚、宣降失职，则咳喘无力，气短，声低息微；动则耗气，故动则益甚；肺气虚，其输布水液功能减弱，水液停聚于肺，故见痰液清稀；肺气虚不能宣发卫气于肌表，卫外不固则自汗畏风；而倦怠无力、面白无华、舌淡白、脉虚弱均为气虚的表现。

【治法】　补益肺气。

【代表方剂】　补肺汤。

（二）**肺阴虚**　指肺阴不足、虚热内生所表现的证候。

【证候】　干咳无痰，或痰少而黏，或痰中带血，口咽干燥，形体消瘦，颧红，潮热，盗汗，舌红少津，脉细数。

【辨证分析】 本证多由痨虫袭肺，久咳伤阴，或热病后期阴津受损所致。肺主肃降，性喜柔润，肺阴不足，肃降无权，气机上逆发为咳嗽；虚热内生，灼伤津液，故无痰，或痰少而黏；阴虚火旺、灼伤脉络则痰中带血；肺阴亏虚，上不能滋润咽喉，则口咽干燥；外不能濡养肌肤，则形体消瘦。颧红、潮热、盗汗、舌红少津、脉细数均为阴虚内热之象。

【治法】 滋阴润肺。

【代表方剂】 百合固金汤。

（三）**风寒束肺** 指感受风寒、肺气失宣所表现的证候。

【证候】 咳嗽，咯痰稀薄色白，鼻塞流清涕，恶寒，轻度发热，无汗，头身疼痛，苔薄白，脉浮紧。

【辨证分析】 本证为风寒之邪侵袭肺卫所致。肺主宣发肃降，外合皮毛，感受风寒，肺气被束不得宣发，逆而为咳；寒属阴，故痰液稀薄色白；肺开窍于鼻，风寒束肺，则鼻流清涕；而恶寒发热、无汗、头身疼痛、苔薄白、脉浮紧等均为风寒表证之象。

【治法】 宣肺散寒。

【代表方剂】 三拗汤。

（四）**风热犯肺** 指风热之邪侵犯肺卫所表现的证候。

【证候】 咳嗽痰黄，鼻塞黄涕，口渴咽痛，恶风发热，舌尖红，苔薄黄，脉浮数。

【辨证分析】 本证是风热之邪侵犯肺卫所致。肺主宣发肃降，风热犯肺，肺失宣肃则咳嗽。热邪煎灼津液，炼液为痰，则痰黏稠色黄；肺开窍于鼻，风热犯肺则鼻塞黄涕；口渴咽痛、恶风发热、舌尖红、苔薄黄、脉浮数均为风热表证之象。

【治法】 疏风清热，宣肺止咳。

【代表方剂】 桑菊饮。

（五）**痰热壅肺** 指热邪挟痰内壅于肺所表现的证候。

【证候】 咳嗽喘促，咯痰黄稠，痰中带血，或咯吐脓血腥臭痰，胸痛，发热，口渴，烦躁，尿黄，便秘，舌红苔黄腻，脉滑数。

【辨证分析】 本证多因温热之邪从口鼻而入，或风寒入里化热，内壅于肺所致。肺主肃降，痰热壅肺、肃降无权，肺气上逆则咳嗽喘促；热邪炼液为痰，则痰稠色黄；热伤血络则痰中带血；热腐成脓则咯吐脓血腥臭痰；痰热阻滞肺络，致气机不畅，脉络不通，则胸痛；发热、口渴、烦躁、尿黄、便秘、舌红苔黄腻、脉滑数均为痰热之象。

【治法】 清化痰热，利肺止咳

【代表方剂】 清金化痰汤。

（六）**痰湿阻肺** 指痰湿阻滞于肺所表现的证候。

【证候】 咳嗽痰多，色白易咯，胸闷气喘，喉中痰鸣，舌淡苔白腻，脉滑。

【辨证分析】 多由脾气亏虚，或久咳伤肺，或感受寒湿等病邪引起。肺主宣发肃降，痰湿阻肺，失于宣降，则为咳嗽，且痰多色白易咯出；痰湿阻滞气道，肺气不利，则胸闷气短，甚则喉中痰鸣；舌淡苔白腻、脉滑均为痰湿阻滞之象。

【治法】 化痰除湿、宣肺止咳。

【代表方剂】 二陈汤。

（七）**大肠湿热**　指湿热蕴结于大肠所表现的证候。

【证候】　腹痛，里急后重，泄泻秽浊，或下痢脓血，肛门灼热，小便短赤，发热口渴，舌红苔黄腻，脉滑数。

【辨证分析】　本证多因感受暑湿热毒，或饮食不节及饮食不洁，蕴湿生热，湿热侵犯大肠所致。湿热内蕴于大肠，气机阻滞故腹痛、里急后重，泄泻秽浊；湿热熏蒸，灼伤脉络，热腐为脓，故下痢脓血；热炽肠道，则肛门灼热；水液从大便外泄，故小便短赤；热盛伤津则发热口渴；舌红苔黄腻、脉滑数亦为湿热之象。

【治法】　清利大肠湿热

【代表方剂】　白头翁汤。

（潘明政　田国庆）

第四节　脾与胃功能及其辨证

一、脾的功能

脾位于中焦，在左膈之下，形如镰刀。脾在五行中属土。足太阴脾经与足阳明胃经相互络属，故脾和胃相表里。脾与四时之长夏相应。

（一）**脾主运化**　运，指转运输送；化，指消化吸收。脾主运化，是指脾具有把水谷转化为精微，并将精微物质吸收转输至全身各脏腑，以维持其正常功能。脾的运化功能包括运化水谷和运化水湿两个方面。

1. 运化水谷　指对饮食物的消化吸收和输布作用。饮食入胃后，经胃的受纳和腐熟作用，使其初步消化，并下送于小肠，经小肠"受盛化物""泌别清浊"作用，使之进一步消化分解成水谷精微和糟粕，但这一过程必须依赖于脾的运化功能，才能将水谷化为精微。同样，也有赖于脾的转输和散精功能，才能把水谷精微上输于肺，经肺之宣发肃降，使水谷精微得以输布全身。而水谷精微，又是维持人体生命活动所需要营养物质的主要来源，也是生成气血的主要物质基础，所以说脾为后天之本，气血生化之源。只有脾气健运，机体的消化吸收功能才能健全，才能化生精、气、血、津液，使脏腑、经络、四肢百骸以及筋肉皮毛等组织得到充分的营养，以维持正常的生理活动；若脾失健运，则机体的消化吸收功能失常，可出现食后腹胀、便溏、食欲不振，以至于精神委靡、四肢无力、肌肉消瘦和气血生化不足等病证。

2. 运化水湿　又称运化水液，指脾对水液有吸收和转输，调节人体水液代谢的作用，即脾具有配合肺、肾、三焦、膀胱等脏腑，调节、维持人体水液代谢平衡的作用。脾主运化水湿是调节人体水液代谢的关键环节。人体所摄入的水液，经过脾的吸收和转化以布散全身而发挥滋养、濡润的作用；同时脾又把各组织器官利用后的多余水液，及时地转输于肺和肾，通过肺的宣发和肾的气化作用，化为汗和尿排出体外。正如《素问·经脉别论》所说："饮入于胃，游溢精气，上输于脾。脾气散精，上归于肺，通调水道，下输膀胱。水精四布，五经并行"。因此，脾运化水液功能健旺，则水液在体内运行正常；反之，脾运化水液功能减退，可导致水液在体内停滞，产生湿、痰、饮等病理产物，甚则导致水肿。这也就是脾虚生湿、脾为生痰之源和脾虚水肿的发病机制。

（二）**脾主升清**　升，上升之意。清，指精微物质。升清是脾运化功能的特点，即指脾气以升为顺。

脾主升清，指水谷精微借脾气而上输于心、肺、头目，通过心肺的作用化生气血，以营养全身。另外，升清是与胃的降浊相对而言，降浊指对水谷中的食物残渣，由胃至小肠、大肠的逐级下降，最后形成糟粕排出体外。此外，脾气的升清作用，可维持人体脏腑位置相对恒定，对防止人体内脏下垂具有一定的作用。脾的升清功能正常，水谷精微营养物质才能吸收和正常输布。若脾气虚不能升清，则水谷不能运化，气血生化无源，可出现神疲乏力、头目眩晕、腹胀、泄泻等症。脾气下陷，则可见久泻脱肛，甚或内脏下垂及子宫脱垂等病证。

（三）脾主统血 统是统摄、控制之意。脾统血，是指脾有统摄、控制血液在脉中运行，而不溢出脉外的功能。脾统血的作用是通过气摄血来实现的，如清·沈目南在《金匮要略注》中说："五脏六腑之血，全赖脾气统摄"。脾气健运，气血生化有源，则气固摄血液的功能得以正常发挥，血液不至于溢出脉外而发生出血；反之，若脾不统血，脾气固摄血液的功能减弱，血溢出脉外而见各种出血证，如便血、尿血、崩漏、肌衄等。

（四）脾的连属关系

1. 在志为思 脾在志为思，指脾的功能与精神情志活动的"思"有关，即是说五志之中，思为脾志。思，即思考、思虑，是人体精神、意识、思维活动的一种状态。只有通过思考，人们才能认识客观事物，处理遇到的问题，故思考是正常的生理活动。正常情况下，思考对于机体正常生理活动无不良影响，但若思虑过度、所思不遂，就会影响气的升降出入，导致气机郁结，使脾的运化、升清功能失常，出现不思饮食、脘腹胀闷、眩晕健忘等症。

2. 在液为涎 涎为口腔分泌的液体，唾液中较清稀的部分，由脾气化生并转输布散，故说"脾在液为涎"。涎液具有保护口腔黏膜、润泽口腔的作用，在进食时分泌较多，有助于食物的吞咽与消化。在正常情况下，涎液上行于口，但不溢于口外。若脾胃不和，则往往导致涎液分泌剧增，而发生口涎自出等现象。

3. 在体合肌肉、主四肢 脾的运化功能与肌肉、四肢的丰满健壮及其功能发挥之间有着密切的联系。脾胃为气血生化之源，人体的肌肉四肢都需要脾所运化的水谷精微来营养，才能使肌肉发达，丰满健壮，四肢轻劲有力。所以人体肌肉的健壮与否，与脾胃的运化功能密切相关。若脾胃功能失常，必致肌肉消瘦，四肢痿软，甚至痿废不用。

临床上，对于一些慢性脾胃病而导致的营养不良、肌肉消瘦、四肢疲倦、乏力气短等，以及某些重症肌无力和周期性麻痹患者，以"脾主肌肉、四肢"的理论为指导，多采用健脾益气助阳等方法进行治疗。

4. 在窍为口，其华在唇 口是消化道的最上端。脾开窍于口，指饮食口味与脾运化功能有密切关系，《灵枢·脉度》中记载"脾气通于口，脾和则口能知五谷矣"。若脾气健旺，则食欲、口味正常；若脾失健运，则食欲不振，口淡无味；脾有湿热，可觉口干、口腻；若脾有伏热伏火，可循经上蒸于口，发生口疮或口腔糜烂。

唇，在《难经》中称"飞门"。口唇的色泽，与全身的气血是否充足有关。若脾气健运，气血充足，营养良好，则口唇红润有光泽。如《素问·五藏生成》说："脾之合肉也，其荣唇也"；若脾失健运，气血衰少，营养不良，则口唇淡白无华，或萎黄不泽，正如《灵枢·五阅五使》中所说："脾病者，唇黄"。

二、胃的功能

胃又称胃脘，位于上腹部，胃的上口为贲门，上接食管；下口为幽门，下通小肠。胃脘分上、中、下三部。胃的上部称上脘，即贲门；胃的中部称中脘，即胃体部分；胃的下部称下脘，即幽门。胃与脾之间有经脉相互络属，互为表里。胃的功能是：

（一）主受纳、腐熟水谷 受纳，是指接受和容纳。腐熟，是指饮食物经过胃的初步消化，变成食糜。饮食入口，经食管容纳并储存于胃，经胃的初步消化，变成食糜。故胃有"水谷之海""太仓"和"仓廪之官"之称。机体的生理活动和气血津液的化生，都需要依靠饮食的营养，故又称胃为"水谷气血之海"。水谷经胃的腐熟，下传于小肠，其精微物质由脾之运化而营养周身。如果胃的腐熟功能低下，就出现胃脘疼痛、嗳腐纳呆等食滞胃脘之症。

（二）主通降，以降为和 胃主通降与脾主升清相对。胃主通降是指胃气宜通畅、下降的特性。饮食物入胃，经胃的腐熟后，下行入小肠，再经过小肠的分清泌浊，其浊者下移于大肠，然后变为粪便排出体外，以完成其通降传导作用。胃的通降是受纳的前提条件，若胃失通降，不仅影响食欲，而且因浊气上蒸可出现口臭；若胃气上逆，可见恶心、呕吐、呃逆、嗳气等症。

三、脾与胃病的辨证

脾胃病证，有寒热虚实之不同。脾病多虚，以脾气虚弱、脾阳虚衰、中气下陷为常见。胃病多实，以受纳腐熟功能障碍、胃气上逆为主。

（一）脾气虚 指脾气不足，失其健运所表现的证候。

【证候】 食少纳呆，腹胀，饭后尤甚，便溏，面色萎黄，少气懒言，四肢倦怠消瘦，舌淡苔白，脉缓弱。

【辨证分析】 本证多为过度劳倦，或饮食失调或饮食不节，损伤脾气所致。脾气虚弱，运化失常，故见食少纳呆、腹胀；脾失健运，消化无权，故食后腹胀愈甚；脾虚水湿不化，清浊不分，水谷齐下，故有便溏；脾气不足，精微不布，气血生化无源，气血不足不能上荣于面，则面色萎黄；不能荣润肌肤，则消瘦；少气懒言，四肢倦怠，舌淡，脉缓弱皆为脾气亏虚、气血不充之证。

【治法】 健脾益气。

【代表方剂】 四君子汤。

（二）脾阳虚 指脾阳虚衰，阴寒内盛所表现出的证候。

【证候】 脘腹胀满，食少纳呆，腹痛，喜温喜按，畏寒肢冷，口淡不渴，或周身浮肿，大便溏薄，或白带量多质稀，舌质淡胖，苔白滑，脉沉迟无力。

【辨证分析】 本证多因脾气虚日久，或因过食生冷、过用寒凉药物，损伤脾阳，或命门火衰，火不暖土所致。脾阳虚衰，运化失健，故见脘腹胀满，食少纳呆；中阳不振，虚寒内生，寒凝气滞，故腹中冷痛，喜温喜按；阳虚阴盛，失于温煦，故有畏寒肢冷；中阳不振，不能运化水湿，水湿内盛，则口淡不渴，流注肠中，故大便溏薄；水湿泛溢肌肤，则有周身浮肿；水湿下注，故白带清稀量多；舌淡胖、苔白滑、脉沉迟无力均为脾阳虚之征。

【治法】 温中散寒。

【代表方剂】 理中丸。

（三）脾气下陷 指脾气虚弱，升举功能失常所表现出的证候。

【证候】　脘腹重坠作胀，食后加重，或便意频频，肛门重坠，或长期下痢不止，重则脱肛，或子宫脱垂，或小便混浊如米泔，少气无力，肢体倦怠，食少便溏，头晕目眩，舌淡苔白，脉虚弱。

【辨证分析】　本证多由过度劳倦，或久病伤脾，致脾气不升，或脾气虚弱进一步发展而来。脾气虚则升举无力，脏腑无托，故见便意频频，重则脱肛、子宫脱垂；食后气陷更甚，故脘腹重坠作胀，食后加重；脾气不足，固摄无权，故下痢不止；脾气虚致精微不能正常输布而反下流膀胱，则小便混浊如米泔；脾气不足，运化无权，则食少便溏；脾虚，清阳之气不能上升于头，头目失养，则头晕目眩。少气无力、肢体倦怠、舌淡、脉虚弱均为脾气虚弱之征。

【治法】　健脾益气，升阳举陷。

【代表方剂】　补中益气汤。

（四）脾不统血　指脾气虚弱，不能统摄血液所表现的证候。

【证候】　鼻衄，齿衄，肌衄，便血，尿血，或月经过多，甚则崩漏，伴有纳少便溏，少气懒言，神疲乏力，面白无华，舌淡，脉细弱。

【辨证分析】　本证多由久病或过度劳倦损伤脾气所致。脾主统血，脾气虚统血无权，血不能循经而行，溢于脉外，则有鼻衄、齿衄；如溢于肌肤，则见肌衄；溢于胃肠，则便血；溢于膀胱，则见尿血；脾虚统血无权，冲任不固，故月经过多，甚则崩漏；纳少便溏、少气懒言、神疲乏力、舌质淡、脉细弱均为脾气虚弱之征。

【治法】　补脾摄血。

【代表方剂】　归脾汤。

（五）脾胃寒湿　指寒湿内盛，脾阳受困所表现的证候。

【证候】　脘腹痞闷胀痛，纳少便溏，恶心欲吐，口淡无味，头身困重，或肢体浮肿，小便短少，妇人白带过多，舌淡胖，苔白腻，脉濡。

【辨证分析】　本证多由饮食不节，过食生冷，或淋雨涉水，久居湿处，或内湿素盛所致。脾为太阴湿土，喜燥而恶湿。寒湿内侵，脾阳被困，升降失常，故见脘腹痞闷，重则作胀疼痛，纳少便溏，恶心欲吐，口淡无味；脾主四肢肌肉，湿性重着，阳气被困，故见头身困重；脾阳被寒湿所困，不能温化水湿，湿泛肌表，故见肢体浮肿，小便短少；寒湿渗注于下，故白带量多；舌淡胖、脉濡皆为寒湿内盛之征。

【治法】　温中化湿。

【代表方剂】　茵陈术附汤。

（六）脾胃湿热　指湿热蕴结脾胃所表现的证候。

【证候】　腹部痞闷，纳呆呕恶，口黏，肢体困重，面目皮肤发黄，或身热起伏，汗出热不解，便溏不爽，小便色黄，舌红苔黄腻，脉濡数或滑数。

【辨证分析】　本证多由过食肥甘厚味，酿成湿热，内蕴脾胃，或感受湿热之邪所致。湿热之邪蕴于脾胃，受纳运化失职，升降失常，故见腹部痞闷，纳呆呕恶；湿热上泛于口，故口黏；脾主四肢肌肉，湿性重着，脾为湿困，故肢体困重；湿热蕴结，熏蒸肝胆，胆汁外溢肌肤眼目，则见面目皮肤发黄；湿遏热伏，热处湿中，湿热郁蒸，故身热起伏，汗出热不解；湿热蕴脾，交阻下迫，故见大便溏泄不爽，小便色黄；舌红、苔黄腻、脉濡数或滑数均为湿热内盛之征。

【治法】　清热化湿，健脾和胃。

【代表方剂】 三仁汤。

（七）**胃阴虚** 指胃阴亏虚，虚热内生所表现的证候。

【证候】 胃脘隐痛，饥不欲食，口燥咽干，大便干结，形体消瘦，或脘腹痞闷，呃逆干呕，舌红少津，脉细数。

【辨证分析】 本证多因热病，热盛伤津所致。胃阴不足，虚热内生，胃阳偏亢，热郁胃中，胃气不和，故见胃脘隐痛，饥不欲食；胃阴亏虚，上不能润口咽，则口燥咽干，下不能濡润大肠，故大便干结；食少，气血无以化，形体失养，故见消瘦；阴虚热扰，胃气上逆，则见脘腹痞闷，呃逆干呕；舌红少津、脉细数皆为阴虚内热之征。

【治法】 滋阴益胃和中。

【代表方剂】 益胃汤。

（八）**胃火炽盛** 指胃中火热炽盛所表现的证候。

【证候】 胃脘灼痛，嘈杂吞酸，甚或食入即吐，消谷善饥，渴喜冷饮，或牙龈肿痛溃烂，齿衄，口臭，小便短赤，大便秘结，舌红苔黄，脉滑数。

【辨证分析】 本证多由情志不遂，肝气郁结，气郁化火，横逆侮土或邪热犯胃，或过食辛辣，化热生火所致。胃火内炽，胃腑络脉气血壅滞，故见胃脘灼热疼痛，肝经郁火横逆侮土，肝胃气火上逆，则嘈杂吞酸，甚或食入即吐；胃热炽盛，腐熟亢进，故消谷善饥；胃火灼伤津液，则渴喜冷饮；胃的经脉上络齿龈，胃热上蒸，故有口臭、齿龈肿痛或溃烂；热灼血络，迫血妄行，故见齿衄；大便秘结、小便短赤、舌红苔黄、脉滑数皆为胃中热盛之征。

【治法】 清胃泻火。

【代表方剂】 清胃散。

（九）**食滞胃脘** 指食物停滞胃脘所表现的证候。

【证候】 脘腹胀满，甚则疼痛，嗳气吞酸，或呕吐酸腐饮食，吐后胀痛得减，厌食，矢气酸臭，大便溏泄，泄下物酸腐臭秽，舌苔厚腻，脉滑。

【辨证分析】 本证多由饮食不节，暴饮暴食，损伤脾胃，或脾胃素虚，食滞于胃脘，阻滞气机所致。食停胃脘，胃气郁滞，故见脘腹胀满，甚则疼痛；胃失和降而上逆，故见嗳气，胃中腐败谷物挟腐蚀之气上泛，则吞酸，或呕吐酸腐饮食，厌食；吐后食积减轻，故腹胀痛得减；若食积气滞，食浊下趋，积于肠道，则腹痛，腹泻，矢气酸臭，泻下物酸腐臭秽；苔厚腻、脉滑皆为食浊内阻之征。

【治法】 健脾消食。

【代表方剂】 保和丸。

（齐贺彬　田国庆）

第五节　肝与胆功能及其辨证

一、肝的功能

肝位于上腹部，膈肌之下，右胁下而偏左。肝在五行中属木。足厥阴肝经与足少阳胆经相互络属，故肝与胆相表里。肝与四时之春相应。

（一）**肝主疏泄** 疏，即疏通；泄，即发泄、升发之义。肝主疏泄，是指肝具有疏通、舒畅、条达以保持全身气机疏畅，通而不滞，通而不淤的作用。肝的疏泄功能是以肝为刚脏，主升、主动、主散的生理特性为基础，其疏泄功能主要表现在五个方面。

1. 调畅气机　气机，是气的升降出入运动。机体各脏腑组织的功能活动，全赖于气的升降出入运动。气的升降出入运动之间的协调平衡，有赖于机体各脏腑组织的正常生理活动。肝的生理特性是主动、主升，其对于气机的疏通、畅达、升发是一个重要的因素。因此，肝像位于人体中焦的一名气机"指挥官"。肝的疏泄功能是否正常，对于气的升降出入运动以及它们之间的平衡协调起着重要的作用。肝的疏泄功能正常，则气机调畅，气血和调，经络通利，脏腑器官的活动也就正常和调。肝的疏泄功能失常，一般可分为两种情况：一是肝的疏泄功能不足，即肝失疏泄；指肝主动、主升的特性由于某些原因而受到障碍，以致气失于疏通和畅达，形成气机不畅，气机郁结的病证。所以，肝失疏泄，亦可称"肝气郁结"，会出现胸胁、两乳或少腹等部位的胀满、疼痛等病证；二是肝的疏泄功能太过，指肝主动、主升太过，而致气的升发太过，下降不及，形成"肝气上逆""肝火上炎"等病证。所以，肝的疏泄太过，亦可称"肝升太过"，出现头胀头痛，面红目赤，胸胁胀满，烦躁易怒等病证。气火上逆之甚者，也可导致吐血、咯血，或突然昏仆不知人事，称"气厥"，即《素问·生气通天论》所说："阳气者，大怒则形气绝，而血菀于上，使人薄厥"。同时，血的运行亦有赖于气机的调畅。气为血之帅，血为气之母，若气机瘀滞，则血的运行势必受其影响，出现血滞成瘀，形成血瘀证。严重者则会产生肢体或体内肿块、癥积等。若气逆太过，又可使血不循经出现出血表现或病证。

2. 促进脾胃运化功能　脾胃的运化功能表现为脾的升清和胃的降浊。胃气主降，受纳腐熟水谷以输送于脾；脾气主升，运化水谷精微以灌溉四旁。脾升胃降构成脾胃的消化运动。肝的疏泄功能正常，是保持脾胃升降枢纽能够协调不紊的重要条件。肝的疏泄功能正常，全身气机疏通畅达，有助于脾升胃降和二者之间的协调以及脾胃对饮食物的消化、吸收。此外，肝能生成胆汁，胆汁的分泌与排泄，实质上有赖于肝疏泄功能的正常，胆汁能正常地分泌与排泄才有助于脾胃的运化功能；若肝的疏泄功能异常，影响脾的升清功能，在上则为眩晕，在下则为飧泄；影响胃的降浊功能，在上则为呕逆、嗳气，在中则为脘腹胀痛，在下则为便秘；若肝气郁结，影响胆汁的分泌与排泄，而出现胁下胀满、疼痛、口苦，纳食不化，甚则黄疸等症。故曰："肝气一动，即乘脾土，作痛作胀，甚则作泻，又或上犯胃土，气逆作呕，两胁痛胀"（《知医必辨·论肝气》）。

3. 调畅情志　情志是"七情"的简称，与肝的疏泄功能密切相关。因正常的情志活动，主要依赖于气血的正常运行，反之，情志异常又干扰正常的气血运行，故肝调畅情志的作用是以调畅气机功能为基础。肝的疏泄功能正常，气机调畅，气血和调，则心情开朗；肝的疏泄功能减退，肝气郁结，则心情易于抑郁，稍受刺激，即抑郁难解；肝的疏泄太过，阳气升腾而上则心情易急躁、发怒，是肝主疏泄功能对情志影响的结果；若持久的情志异常，亦可影响肝的疏泄功能，导致肝气郁结，或疏泄不足的病证。如《素问·举痛论》说："百病生于气也"，即是指情志变化首先影响气机而致病。

4. 调节水液代谢　三焦为水液代谢的通道。肝主疏泄，能通过调节三焦的气机调节水液代谢。肝的疏泄正常，气机调畅，则三焦气治，水道通利；若肝失疏泄，三焦气机阻滞，气滞则水停，从而导致痰、饮、水肿等证。

5. 调节生殖功能　肝的疏泄功能与男子的排精、女子的排卵和月经来潮也密切相关。是厥阴肝经起于足大趾，上行沿大腿内侧进入阴毛中，环绕阴部，再上达小腹上行至胁肋、头面部。肝经循行之处经过男性阴囊、女子外阴、盆腔部位。肝疏泄功能正常，肝经气血通利，则男子精液排泄通畅有度；肝失疏泄，则排精失常。女子排卵和月经亦受肝主疏泄功能的调节，肝疏泄功能正常，则排卵有度，月经周期正常，经行通畅；若肝疏泄功能障碍，则月经周期紊乱，经行不畅，气血瘀滞，不通则痛甚或痛经、闭经等。

（二）肝藏血　指肝具有贮藏血液、防止出血和调节血量的功能，故有"肝主血海"之称。当人体处于安静状态时，机体的血液需要量减少，部分血液就回流到肝脏并贮藏起来；当人体处于活动状态时，机体的血液需要量增加，肝内的血液又被动员出来，运送到全身，供给各组织器官的需要。所以《素问·五藏生成》说："人卧血归于肝"，王冰注此句曰："肝藏血，心行之，人动则血运于诸经，人静则血归于肝脏"。充分说明肝脏有贮藏血液，可根据生理需要以调节人体各部分血量的作用。若肝的藏血功能失常，不仅会引起血虚或出血，而且也能引起机体许多部分的血液濡养不足的病变。若肝血不足，不能濡养于目，则两目干涩昏花，或为夜盲；若不能濡养于筋，则见筋脉拘急，机体麻木，屈伸不利等。另外，肝不藏血还可发生血液妄行之证，如吐血、衄血、月经过多、崩漏等。

（三）肝的连属关系

1. 在志为怒　肝在志为怒，指肝的功能与精神情志活动的"怒"有关，即是说五志之中，怒为肝志。怒是人们在情绪激动时的一种发泄形式，属于不良精神刺激。正常情况下，一般情绪的波动，不会导致人体发病。但若突然大怒，或经常发怒，则可使气血上逆，阳气升泄，故《素问·举痛论》说："怒则气逆，甚则呕血及飧泄，故气上矣"。临床上大怒或郁怒不解，可使肝主疏泄的功能失常，即所谓"怒伤肝"；而肝的阴血不足，阴不制阳，肝阳亢逆，则导致急躁易怒。

2. 在液为泪　五脏六腑的精气、血脉皆注于目，目与肝脏有内在联系，即所谓"肝开窍于目"。所以肝的功能正常与否，常常表现在目的病变上。泪从目出，肝开窍于目，故泪为肝之液。泪有濡养、滋润和保护眼的功能。正常情况下，泪液的分泌，濡润而不外溢。在病理情况下，则可见泪液的分泌异常，如异物侵入目中时，泪液即可大量分泌，起到清洁眼和排除异物的作用。另外，肝血不足时，可出现两目干涩；肝经湿热时，可见目眵增多、迎风流泪等症。

3. 在体合筋，其华在爪　筋，即筋膜，是联络关节、肌肉的组织，包括现代医学所称的肌腱、韧带等。在五脏中，肝与筋关系最为密切。肝主身之筋膜，主要指全身筋膜有赖于肝血的滋养。如肝血充盛、筋膜滋养充分，肢体活动正常；若肝血不足，血不养筋，则可见手足震颤、肢体麻木、伸屈不利；若热邪伤津，津血耗损，血不营筋，可见四肢抽搐、角弓反张、牙关紧闭等"肝风"症状。

爪，即爪甲，包括指甲和趾甲，乃筋之延续，故称"爪为筋之余"。《素问·五脏生成》说："肝之合筋也，其荣爪也"。肝血充盛，则爪甲红润，坚韧明亮；肝血不足，则爪甲软薄，色泽枯槁，甚则变形、脆裂。

4. 开窍于目　目又称"精明"，具有视物功能。《素问·脉要精微论》说："夫精明者，所以视万物，别白黑，审短长"。目所以能视物，有赖于肝气之疏泄和肝血的濡养。因为肝与目的关系密切，所以肝的功能正常与否，常常反映于目系及其视物功能，故说"肝开窍于目"。如肝阴不足，见两目干涩；肝血不足，见夜盲、视物不清；肝经风热，见目赤肿痛；肝火上炎，见目赤生翳；肝阳上亢，见头晕目眩；肝风内动，见双目斜视、上吊等。

二、胆的功能

胆属六腑，又属奇恒之腑。其形呈囊状，附于肝之短叶间，与肝相连。胆与肝之间有经脉相互络属，互为表里。胆的功能是：

（一）**贮存和排泄胆汁**　胆汁，味苦，呈黄绿色，由肝分泌，进入胆腑贮藏、浓缩，并通过胆排入小肠，促进饮食的消化和吸收。胆汁由肝产生，为清净精微之液，故《东医宝鉴》说："肝之余气，泄于胆，聚而成精"。《灵枢·本输》记载："胆者中精之腑"。

贮藏于胆腑的胆汁，由于肝的疏泄作用，使之排泄，注入肠中，以促进饮食物的消化。肝的疏泄功能正常，有助于胆汁的正常排泄，脾胃的运化功能亦健旺。若肝失疏泄，肝气郁结，则胆汁的排泄不利，从而出现胸胁胀满疼痛、食欲不振、厌食油腻、腹胀、便溏等症；胆汁上逆，可见口苦、呕吐黄绿苦水；若湿热蕴结肝胆，以致肝失疏泄，胆汁外溢，浸渍肌肤，则发为黄疸，表现为目黄、身黄；湿热之邪从小便排出，故小便黄。

（二）**主决断**　决断指胆在精神意识活动过程中具有判断、决定的作用。胆主决断对于防御和消除某些精神刺激的不良影响，以维持和控制气血的正常运行，确保脏腑之间的协调关系有着重要的作用。其决断意义有二：一是指正常的决断能力，亦即能够完全控制自己的意识和行为；二是指准确，恰如其分、不偏不倚。因此《素问·灵兰秘典论》说："胆者，中正之官，决断出焉"。胆附于肝，肝胆相为表里，胆能助肝之疏泄以调畅情志。肝胆相济，则情志和调稳定。张介宾《类经·藏象类》注释说："肝气虽强，非胆不断，肝胆相济，勇敢乃成"。胆气虚弱则可见胆怯怕事、易惊善恐、失眠多梦等，从胆论治常可获效。

三、肝与胆病的辨证

肝的病证有虚实之别。虚证多见肝阴、肝血不足；实证多见气郁火盛及寒滞肝脉、肝胆湿热；肝阳上亢，肝风内动等，多为虚实夹杂之证。

（一）**肝气郁结**　指肝失疏泄，气机郁滞所表现的证候。

【证候】　胸胁或少腹胀闷窜痛，胸闷，喜太息，情志抑郁或易怒，或咽有梗塞感，或颈部瘿瘤，或有癥瘕痞块，妇人见乳房胀痛、痛经、月经不调、甚至闭经，舌质暗或舌质紫或有瘀斑，脉沉弦涩。

【辨证分析】　本证多因情志不遂，肝郁气滞，疏泄失常所致。肝属木主疏泄，以条达为畅，若因情志不遂，肝失疏泄，则气机郁滞；因肝脉循行两胁，肝郁则经脉不利，故见胸胁少腹胀闷窜痛；肝气不舒，则精神抑郁易怒，胸闷，善太息；气郁生痰，痰随气逆，肝经沿喉咙后部向上进入鼻咽部，痰气互结于喉，故咽喉有梗塞感，俗称"梅核气"；痰气积聚于颈项则为瘿瘤，肝郁日久不愈，气病及血，气滞血瘀，则成癥瘕痞块；肝气郁结，气血不畅，冲任失调，故女性月经不调，经前乳房胀痛；痛经或闭经；舌质紫或有瘀斑，脉沉弦涩，皆为肝郁血瘀之征。

【治法】　疏肝理气。

【代表方剂】　柴胡疏肝散。

（二）**肝火上炎**　指肝经气火上逆所表现的证候。

【证候】　头晕胀痛，面红目赤，或双目肿痛，耳鸣耳聋，口苦口干，急躁易怒，失眠或多噩梦，胁肋灼痛，或吐血、衄血，便秘，尿黄，舌红苔黄，脉弦数。

【辨证分析】　本证多由情志不遂，肝郁化火，或过食肥甘厚味，或因外感火热之邪所致。肝火上攻于头，故见头晕胀痛，面红目赤，甚或双目肿痛；肝火循经上扰于耳，则耳鸣耳聋；挟胆气上逆，则口苦；火热伤津，则口干；肝火内盛，疏泄失常，不能疏泄情志，故急躁易怒；火热内扰，神魂不安，故失眠多噩梦；火热内炽，气血壅滞肝络，使胁肋部灼热疼痛；火热迫血妄行，则吐血、衄血；便秘、尿黄、舌红苔黄、脉弦数均为肝火内盛之征。

【治法】 清肝泻火。

【代表方剂】 泻青丸。

（三）**肝血虚** 指肝藏血不足，导致肝血亏虚所表现的证候。

【证候】 面白无华，眩晕耳鸣，夜眠多梦，视物模糊，双目干涩，夜盲，肢体麻木，筋脉拘挛，爪甲不荣，月经量少或闭经，舌质淡，脉细。

【辨证分析】 本证多因脾气亏虚，生化之源不足，或慢性疾病耗伤肝血，或失血过多所致。肝血不足，不能上荣于头面耳窍，故面白无华，眩晕耳鸣；血不足以安魂定志，故夜眠多梦；肝血不足，不能上注于目，目失所养，故视物模糊，双目干涩，夜盲；肝血亏虚，血不荣筋，故肢体麻木，筋脉拘挛，爪甲不荣；肝血不足，血海空虚，故经少经闭；血虚，则舌淡；脉失充盈，故见脉细。

【治法】 养血柔肝。

【代表方剂】 四物汤。

（四）**肝阴虚** 指肝阴不足，虚热内扰所表现的证候。

【证候】 头晕耳鸣，两目干涩，视物模糊，面部烘热，胁肋隐痛，烦躁失眠，五心烦热，潮热盗汗，咽干口燥，舌红少津，脉弦细数。

【辨证分析】 本证多由情志不遂，气郁化火，或慢性疾病、温热病等耗伤肝阴引起。肝阴不足，不能上滋头目，则头晕耳鸣、两目干涩、视物模糊；虚热上蒸，则面部烘热；肝之经脉循行两胁，肝阴不足，不能濡养肝络，故有胁肋隐痛；阴虚内热，热扰心神，故见烦躁、失眠；五心烦热、潮热盗汗、咽干口燥、舌红少津、脉细数均为阴虚内热之征。

【治法】 滋阴柔肝。

【代表方剂】 一贯煎。

（五）**肝阳上亢** 指肝肾阴虚，不能制阳，致使肝阳偏亢所表现的证候。

【证候】 眩晕耳鸣，头目胀痛，面红目赤，急躁易怒，头胀痛，口苦，咽干，小便黄，大便秘结，舌红苔黄，脉弦数。

【辨证分析】 本证多因恼怒焦虑，气郁化火，耗伤阴液，致肝肾阴虚，阴不制阳，水不涵木而发病。肝肾之阴不足，肝阳亢逆，气血上冲，则眩晕耳鸣，头目胀痛，面红目赤；肝阳失潜，肝失疏泄，气郁化火，故见急躁易怒；阴不制阳，阴虚阳亢，挟胆气上逆，故口苦；气火内郁，耗伤阴津，则见咽干，小便黄，大便秘结，舌红苔黄，脉弦数。

【治法】 平肝潜阳。

【代表方剂】 镇肝熄风汤。

（六）**肝风内动** 指肝阳化风、热极生风、血虚生风所表现出来的证候。

1. 肝阳化风 指阴虚阳亢、肝风亢逆无制而表现的风动证候。

【证候】 眩晕欲仆，头摇、头痛，肢体麻木，项强肢颤，步履不稳，或见卒然昏倒，不省人事，口眼㖞斜，半身不遂，舌强语謇，喉中痰鸣，舌红，脉弦。

【辨证分析】 本证多因肝肾之阴久亏，肝阳上亢发展而致。肝肾之阴素亏，不能潜藏肝阳，肝阳亢逆无制，阳亢于上，阴亏于下，则肝风内生，风性主动，上扰头目，而见眩晕欲仆，头摇、头痛；横窜脉络，阴虚不濡养血络，则见肢体麻木；风动筋挛，则项强肢颤；上盛下虚，故有步履不稳；阳热灼液而成痰，风阳挟痰上扰，蒙蔽清窍，则见卒然昏倒，不省人事；风痰窜络，经气不利，则有口眼㖞斜，半身不遂，舌强语謇，喉中痰鸣；舌红、脉弦为肝肾阴虚阳热之象。

【治法】 养阴息风。

【代表方剂】 天麻钩藤饮。

2. 热极生风 指热邪亢盛引动肝风所表现的证候。

【证候】 高热神昏，烦渴不宁，手足抽搐，两目上翻，甚见颈项强直，角弓反张，舌红苔黄，脉弦数。

【辨证分析】 本证多因外感温热之邪，邪热亢盛，热邪化风，燔灼肝经，热闭心神而发病。热邪蒸腾，充斥肌肤，故见高热；热伤津液，则口渴；热入心包，心神愦乱，则烦躁不宁，甚则神志昏迷；邪热炽盛，肝热风动，津液受烁，筋脉失养，故见手足抽搐，颈项强直，角弓反张，两目上翻；舌红苔黄，脉弦数，均为热邪亢盛之征。

【治法】 清热息风。

【代表方剂】 羚羊钩藤汤。

3. 血虚生风 指血虚、筋脉失养所表现的动风证候。

【证候】 手足抽搐，肢体震颤，关节拘急不利，肌肉瞤动，眩晕耳鸣，面色无华，肢体麻木，爪甲不荣，舌质淡，苔白，脉细。

【辨证分析】 本证多由失血过多，或久病血虚、虚风内动所引起。血虚风动，筋脉、肌肉失养，风动筋挛，故见手足抽搐，肢体震颤，关节拘急不利，肌肉瞤动；肝血不足，不能上荣于头面，故见眩晕耳鸣，面色无华；肢体麻木，爪甲不荣亦为血虚不荣之象；血虚则舌质淡，血少则脉不充盈，故其脉细。

【治法】 养血柔肝息风。

【代表方剂】 补肝汤。

（七）**寒凝肝脉** 指寒邪凝滞肝脉所表现的证候。

【证候】 少腹牵引睾丸坠胀冷痛，遇寒加重；或见阴囊收缩引痛，痛引少腹，形寒肢冷，小便清长，便溏，舌淡苔白，脉沉或迟。

【辨证分析】 本证多因感受寒邪，气血凝滞而发病。足厥阴肝经绕阴器抵少腹，寒凝肝脉，阳气被遏，气血凝滞，故见少腹牵引睾丸坠胀冷痛，遇寒加重；寒主收引，筋脉拘急，则阴囊冷缩疼痛，痛引少腹；寒为阴邪，阻遏阳气，阳气不达，故形寒肢冷；阳虚水气不化，而见小便清长，水走肠间，则大便稀溏；舌淡苔白，脉沉迟皆属寒盛之象。

【治法】 温散肝寒。

【代表方剂】 暖肝煎。

（八）**肝胆湿热** 指湿热蕴结肝胆所表现的证候。

【证候】 胁肋部胀痛灼热，或有痞块，口苦，腹胀，纳呆，呕恶；或见身目发黄，发热，阴囊湿疹，睾丸肿大热痛，外阴瘙痒，带下黄臭，小便色黄，大便黏滞不爽，舌红苔黄腻，脉弦数。

【辨证分析】 本证多由感受湿热之邪，或偏嗜肥甘厚腻，生湿生热，或脾胃失健，湿邪内生，郁久化热所致。湿热蕴结肝胆，疏泄失常，气机郁滞，故见胁肋胀痛灼热；气滞血瘀，可致胁下痞块；湿热熏蒸，胆气上泛则口苦；肝气郁滞，肝木横逆侮土，脾胃运化失司，升降失常，故有腹胀、纳呆、呕恶；湿热熏蒸，胆汁不循常道而外溢，则面目周身发黄，发热，小便色黄；肝脉绕阴器，湿热下注，则阴囊湿疹或睾丸肿痛，妇人则见外阴瘙痒，带下黄臭；湿热内蕴，则大便不爽；舌红，苔黄腻，脉弦数均为湿热之象。

【治法】　清利肝胆湿热。

【代表方剂】　龙胆泻肝汤。

（九）**胆郁痰扰**　指胆失疏泄，痰热内扰所表现出的证候。

【证候】　头晕目眩，耳鸣，胆小惊悸，烦躁不安，失眠多梦，口苦，恶心呕吐，胸闷胁胀，舌红，苔黄腻，脉弦滑。

【辨证分析】　本证多由情志不遂，疏泄失职，气郁化火，炼液成痰而引起。胆脉络头目入耳，痰热循经上扰，故头晕目眩，耳鸣；痰热内扰，胆气不宁，故见惊悸胆怯，烦躁不安，失眠多梦；胆气上逆则口苦；胆热犯胃，胃气上逆，故恶心、呕吐；胆气郁滞，见胸闷胁胀；舌红，苔黄腻，脉滑，均为痰热内蕴之象。

【治法】　清热涤痰，和胃利胆

【代表方剂】　温胆汤。

（齐贺彬　宣　磊）

第六节　肾与膀胱功能及辨证

一、肾的功能

肾位于腰部脊柱两侧，左右各一，外形椭圆弯曲，状如豇豆。肾在五行学说中属水。足少阴肾经与足太阳膀胱经相互络属，故肾与膀胱相表里。肾与四时之冬相应。

（一）**肾藏精，主生长、发育与生殖**　精，又称精气。肾藏精，是指肾对精气具有贮存、封藏的作用。精是构成人体的基本物质，也是人体生长、发育、生殖及脏腑组织器官功能活动的物质基础。根据其来源分为：①先天之精：秉受于父母，与生俱来，是人体生育繁殖的基本物质，故称"肾为先天之本"；②后天之精：来源于后天水谷精微，由脾胃化生，是后天脏腑功能活动的产物，又是维持人体生命活动的物质基础。先天之精和后天之精二者相互依存、互相促进和相辅相成。先天之精必须有后天之精的供养才能不断充实，后天之精又必须有赖先天之精的活动才能化生。

肾精所化之气称肾气，肾气能够促进人体的生长、发育和生殖。从幼年开始，肾的精气逐渐充盛；到青春期肾气逐渐充盈，性功能成熟，具备了生育能力；到了老年，精气渐衰，性功能和生殖能力也随之减退而至消失，形体也逐渐衰老。肾之精气不足可见生长发育迟缓、生殖功能减退等。

（二）**肾主水**　肾主水，指肾具有主司全身水液代谢、维持水液平衡的功能。人体水液代谢主要与肺主宣发肃降通调水道、脾主运化和肾主气化等脏腑功能活动有关，同时和肝主疏泄的功能有关，肾的气化作用与水液代谢关系最密切。正常情况下，水液通过胃的受纳、脾的转输、肺的输布，通过三焦将水液中清的部分运送到全身各脏腑，浊的部分化为汗与尿液排出体外，使体内水液代谢维持着相对的平衡。而这些功能的正常发挥，都有赖于肾的气化作用才能实现。肾不主水、气化失常，则见尿少、水肿，或尿频、遗尿等。

（三）**肾主纳气**　指肾具有摄纳肺吸入之气而调节呼吸的功能。虽然人体的呼吸功能由肺所主，但肾具有摄纳肺气、调节肺呼吸深度的作用，即所谓"肺主呼气、肾主纳气"。肾主纳气的功能正常则气道通畅、呼吸匀调，深度适中；肾不纳气则吸气困难、呼多吸少、动则气喘等。

（四）肾的连属关系

1. **在志为恐**　指肾的功能与精神情志活动的"恐"有关，即是说五志之中，恐为肾志。恐为恐惧、害怕的精神状态，其对机体的生理活动产生不良的刺激。《素问·阴阳应象大论》中记载"恐伤肾"，《素问·举痛论》讲"恐则气下"，指突受惊恐可使肾气不固，气泄于下，见遗尿、滑精等症，甚至出现二便失禁。

2. **在液为唾**　唾为口津，且为肾液，"五脏化液，……肾为唾"（《素问·宣明五气》）。唾液不仅润泽口腔，而且随食物下咽后能滋养肾中精气，故古代医家有主张"咽唾养精"者，方法是以舌抵上腭，唾溢则徐徐咽下，可养肾精。反之，多唾或久唾可伤肾精。

3. **在体为骨，主骨生髓、其华在发**　肾藏精，精能生髓，髓藏于骨中，能充养骨骼。所以肾精是骨骼生长的物质基础。肾精充足，则骨髓的化生有源，骨骼得到滋养而坚强有力。肾中精气不足，不能生髓，可致骨软无力、小儿囟门迟闭、老人骨脆易折。

髓由肾中精气所化生，不仅是骨髓，脊髓也属于髓的范畴。骨藏髓，脊髓上通于脑，脑为髓海。故骨、脑的功能，与髓即与肾中精气密切相关。人的精神活动主要由心所主，但又与脑髓密切相关，故明代李时珍称"脑为元神之腑"。因为脑髓依赖于肾精所化生，所以人的精神活动也与肾精密切相关。肾精充足则精力充沛、思维敏捷、智力健全。若肾精不足则反应迟钝、智力低下等。齿为骨之余，也由肾中精气充养。肾精充足则牙齿坚固、质地致密；肾精不足则牙齿稀疏、松动易脱。

头发赖于血的滋养，故称"发为血之余"。肾精能化血，精血同源。精血充足，则发黑而健、润泽坚固；精血不足，则头发稀疏、枯槁脱落、须发早白等。

4. **开窍于耳及二阴**　肾开窍于耳，即肾之精气盛衰可在外反映于耳。耳的听觉功能依赖于肾之精气的充养，肾之精气充盈则听力灵敏；肾之精气不足则耳鸣耳聋、听力减退等。

二阴指前阴和后阴。前阴指尿道和外生殖器。尿液的贮留和排泄虽在于膀胱，但有赖于肾的气化功能完成。肾虚气化失常则小便不利；肾虚不固则见小便失禁或遗尿。后阴指肛门，主要是排便。大便的排泄也受肾气的影响与控制。肾阴不足失于濡润则大便秘结；肾阳不足则五更泄泻、下利清谷、腰腹冷痛；肾气不固则大便滑脱。因肾开窍于前后二阴，故肾阳不足则小便清长、五更泄泻、阳痿、性欲减退；肾阴不足则尿少而黄、便秘、不育等；肾气不固则尿频、遗尿、久泻滑脱、遗精。

二、膀胱的功能

膀胱位于下腹部，成囊状，为六腑之一。膀胱与肾之间有经脉相互络属，互为表里。

膀胱的功能是贮尿和排尿　尿液为津液所化，津液经肾的气化作用生成尿液，下输于膀胱。尿液在膀胱内贮留至一定程度时，通过肾的气化作用，使膀胱开合有度，则尿液可及时而自主地排出体外。如膀胱贮尿和排尿的功能失常，可见尿频、尿急、尿痛，或小便不利、尿少、尿闭，或尿失禁、遗尿等。

三、肾与膀胱病的辨证

肾无实证，所以有关肾的辨证概指肾的虚证而言。主要有肾阳虚、肾气不固、肾虚水泛、肾不纳气、肾精不足、肾阴虚等。

（一）**肾阳虚**　指肾之阳气不足所表现的证候。

【证候】　腰膝酸软，畏寒肢冷，下肢为甚，神疲乏力，面白无华或面色黧黑，头晕耳鸣，男子阳痿，女子宫寒不孕，五更泄泻，完谷不化，或肢体浮肿，腰以下为甚，按之凹陷不起，甚或腹部胀满，心悸咳喘，舌淡胖，脉沉弱。

【辨证分析】　本证多由素体阳虚，或年高肾亏，或久病伤肾，以及房劳过度等因素引起。腰为肾之府，肾主骨，肾阳虚衰，不能温养腰府及骨骼，则腰膝酸软；肾阳不足，阳气不能温煦肌肤，故畏寒肢冷，肾处下焦，阳气不足，阴寒盛于下，故畏寒肢冷下肢尤甚；阳虚不能温煦形体，则神疲乏力，面白无华；水色为黑，肾水上泛，则面色黧黑；肾主骨生髓，肾阳不足、髓海空虚则头晕；肾开窍于耳，肾虚则耳鸣；肾主生殖，肾阳不足，命门火衰，生殖功能减退，男子则阳痿，女子则宫寒不孕。命门火衰，火不暖土，脾失健运，故见五更泄泻，完谷不化；肾阳不足，膀胱气化功能障碍，水液内停，溢于肌肤而为水肿；水湿下趋，故腰以下肿甚，按之凹陷不起；水湿泛滥，阻滞气机，则腹部胀满；水气凌心，心神受扰，则心悸；水寒射肺，故见咳喘；舌淡胖、脉沉弱为肾阳虚衰之象。

【治法】　温补肾阳。

【代表方剂】　金匮肾气丸。

（二）**肾气不固**　指肾气亏虚、固摄无权所表现的证候。

【证候】　腰膝酸软，耳鸣耳聋，神疲乏力，尿频清长，或尿后余沥不尽，或夜尿增多，小便失禁，男子滑精早泄，女子胎动易滑，白带清稀，舌淡苔白，脉沉弱。

【辨证分析】　多因年高肾气亏虚，或年幼肾气未充，或房事过度，或久病伤肾所致。腰为肾之府，肾主骨，开窍于耳，肾气亏虚，腰府和耳窍失养，故腰膝酸软，耳鸣耳聋；肾气虚，固摄无权，膀胱失约，故小便清长而频数，尿后余沥不尽，或夜尿增多，甚则小便失禁；肾气不足，精关不固，精易外泄，故男子滑精早泄；肾虚而冲任亏损，下元不固，则女子胎动易滑，带下清稀；舌淡苔白，脉沉弱，为肾气虚衰之象。

【治法】　补肾固摄。

【代表方剂】　五子衍宗丸。

（三）**肾虚水泛**　指肾阳虚衰不能主水、水湿泛滥所表现的证候。

【证候】　水肿，按之凹陷不起，腰以下尤甚，尿少，腰膝酸软，形寒肢冷，或心悸气短，喘咳痰鸣，舌淡胖嫩，苔白滑，脉沉细。

【辨证分析】　本证多由素体虚弱，久病失调，肾阳虚衰不能温化水液，致水湿泛滥所致。肾主水，肾虚不能化气行水，水泛肌肤，则水肿，按之凹陷不起；肾处于下焦，水湿趋下，故腰以下肿甚；肾虚致膀胱气化无权，故尿少；腰为肾之府，肾虚则腰膝酸软；肾之阳气不足，失于温煦，则形寒肢冷；水气凌心则心悸气短；肾不纳气，水气射肺则喘咳痰鸣；舌淡胖嫩、苔白滑、脉沉细为肾之阳气不足的表现。

【治法】　温肾助阳、化气行水。

【代表方剂】　真武汤。

（四）**肾不纳气**　指肾气虚衰、气不归元所表现的证候。

【证候】　久病咳喘，呼多吸少，气不得续，动则喘息益甚，自汗，神疲乏力，声音低微，腰膝酸软，舌淡苔白，脉沉细无力。

【辨证分析】　本证多由久病咳喘，肺虚及肾，或劳伤肾气，或年老体衰肾气虚弱所致。肾主纳气，肾虚则摄纳无权，故咳喘，呼多吸少，气不得续；动则气耗，活动后气虚加重，故喘息益甚；气虚，卫外不固则自汗，神疲乏力，声音低微；腰为肾之府，肾气不足则腰膝酸软；舌淡、苔白、脉沉细无力为肾气不足的表现。

【治法】　补肾纳气。

【代表方剂】　参蛤散合金匮肾气丸。

（五）肾阴虚　指肾阴亏损、虚热内生所表现的证候。

【证候】　腰膝酸软，眩晕耳鸣，形体消瘦，口咽干燥，五心烦热，颧红盗汗，失眠多梦，男子遗精早泄，女子梦交，经少经闭，溲黄便干，舌红少苔少津，脉细数。

【辨证分析】　本证多由久病伤肾，或禀赋不足，房事过度，或急性热病，耗伤肾阴，或过服温燥劫阴之品所致。腰为肾之府，肾主骨，肾阴不足，骨骼失养，则腰膝酸软；肾能生髓，肾阴虚脑髓不足则眩晕；肾开窍于耳，肾阴虚则有耳鸣；阴虚形体失于濡养，则形体消瘦；阴虚生内热，虚热上蒸、津液亏虚，故口咽干燥，五心烦热，颧红盗汗，溲黄便干；肾阴亏虚，水火失济，心火偏亢，致心神不宁，而见失眠多梦；相火妄动，则男子遗精早泄，女子梦交；女子以血为用，阴亏则经血来源不足，故经量减少，甚至闭经；舌红少津、脉细数为阴虚火旺的表现。

【治法】　补肾滋阴。

【代表方剂】　六味地黄丸。

（六）膀胱湿热　指湿热蕴结膀胱所表现的证候。

【证候】　尿频、尿急，尿涩而痛，小腹拘急胀痛，尿少黄赤、浑浊或有砂石，或尿血，或发热腰痛，舌红苔黄腻，脉数。

【辨证分析】　本证多由感受湿热，或饮食不节，湿热内生，下注膀胱所致。湿热蕴结膀胱，热迫尿道，故小便频急，排尿艰涩而痛，重者小腹拘急胀痛；湿热内蕴，膀胱气化失司，故尿液黄赤、浑浊；湿热久郁不解，煎熬尿中杂质而成砂石；热伤血络可见尿血；湿蕴郁蒸，热淫肌表，可见发热，波及肾脏，则见腰痛；舌红、苔黄腻、脉数为湿热之象。

【治法】　清利膀胱湿热。

【代表方剂】　八正散。

（潘明政　宣　磊）

第七节　脏腑之间的关系及其辨证

人体是一个有机的整体，在研究脏腑各自功能的基础上，还必须研究整体活动过程中脏腑功能活动的调节机制和相互配合规律。因此，必须从脏腑之间的相互关系上来研究整体的生命活动，对于认识人体的生理功能、病理变化和辨证论治均具有重要意义。

一、脏腑之间的相互关系

（一）脏与脏之间的关系

1. 心与肺　心和肺同居上焦，心主血而肺主气，心主行血而肺主呼吸。心和肺通过气与血的关系有机地联系在一起。心主一身之血，肺主一身之气，一方面，血的运行依靠气的推动；另一方面，气的输布需要血的运载。也就是说，血液的正常运行，必须依赖于心气的推动，亦有赖于肺气的辅助。肺朝百脉，助心行血，是血液正常运行的必要条件。心肺两脏互相配合才能完成气血的正常运行，维持机体各脏腑组织的新陈代谢。若肺气虚弱、宗气不足则推动心血无力、血运不畅，使心血瘀阻，出现胸闷、气短、心悸、唇青、舌紫等症；而心主血脉的功能减退，心气不足则血液运行不畅，肺的宣降功能失调，症见咳嗽、喘息等。

2. 心与脾　心主血，脾生血。心与脾的关系，主要表现在血液生成方面的相互为用及血液运行方面的相互协同。一方面，心主一身之血，心血供养于脾以维持其正常的运化功能。脾健则血液化源充足、心血充盈；另一方面，血行脉中依赖心气的推动和脾气的统摄，心脾两脏互相配合保证血液的不断生成和正常运行。若脾虚生化不足则心血不足，脾不统血则出血；心血不足，脾失所养则脾气虚弱。二者最终形成心脾两虚，症见心悸健忘、失眠多梦、食少乏力、腹胀便溏、面色萎黄、眩晕、各种出血等。

3. 心与肝　心主血而肝藏血，心主神志而肝主疏泄、调畅情志。因此，心与肝的关系主要表现在行血与藏血以及精神情志调节两个方面。在行血与藏血方面：心主行血，心为一身血液运行的枢纽；肝藏血，肝是贮藏血液、调节血量的重要脏器。心血充足，血脉充盈，肝有所藏，才能充分发挥其贮藏血液、调节血量的作用。而肝血充足，疏泄正常，气血通畅，有助于心主血脉。在精神情志调节方面：心藏神，主宰精神、意识、思维及情志活动。肝主疏泄，调畅气机，维护精神情志的舒畅。心肝两脏，相互为用，才能共同维持正常的精神情志活动。心、肝病变也都可表现为精神、心理活动的异常。例如，肝阳上亢患者既可有头晕、目眩、烦躁易怒等肝病症状，又可兼有心悸、失眠等心病表现。

4. 心与肾　心在上焦、属火，而肾在下焦、属水。心与肾关系主要表现为"心肾相交"、"水火既济"。从阴阳、水火的升降理论来说，在上者以降为和，在下者以升为顺。心位居上，故心火（阳）必须下温于肾，使肾水不寒；肾位居下，故肾水（阴）必须上济于心，使心火不亢。如此则心肾相交、水火既济。肾无心火之温煦则水寒，心无肾水之滋润则火炽。若肾水不足，不能上滋心阴，心阳偏亢，上扰心神，会出现心悸、心烦、失眠等症；若心阳不振，心火不能下温肾水，则水寒不化，可见腰膝酸软、阳痿早泄；上凌于心，则会有心悸、水肿等症。

5. 肺与脾　肺主气司呼吸，脾主运化，化生水谷；肺与脾的关系，主要表现在气的生成与水液代谢两个方面。在气的生成方面：肺吸入的自然界清气和脾化生的水谷之精气是组成气的主要物质基础。清气与谷气在肺中汇为宗气，宗气与元气再合为一身之气。在水液代谢方面，肺的宣发肃降和通调水道，使水液正常地输布与排泄，有助于脾的运化水液功能；而脾能转输津液，散精于肺，使水液正常地生成与输布，有助于肺的通调水道的功能。肺脾两脏协调配合，相互为用，是保证津液正常输布与排泄的重要环节。如果脾气虚损，会导致肺气不足，出现疲乏倦怠，少气懒言等症。若脾虚运化失调，水湿内停，生成痰饮，也会影响肺的宣降功能，出现咳嗽、咯痰、喘息等症，故有"脾为生痰之源，肺为贮痰之器"之说法。而肺气虚衰，无法通调水道，水湿内停，则会使脾阳受阻，出现腹胀、便溏、水肿等症。

6. 肺与肝　肺与肝的关系，主要体现在人体气机升降的调节方面。肺主肃降而肝主升发，肺气以肃降为顺，肝气以升发为宜。此为肝肺气机升降的特点所在。二者相互协调，对全身气机的调畅，气血的调和，起着重要的调节作用。病理状态下，如果肝升太过，或肺降不及，则会出现肝气上逆，表现为胁痛、易怒、咳逆、咯血等症，即所谓"肝火犯肺"。反之，如果肺失清肃，痰浊内停，阻遏气机，导致肝失疏泄，气机郁结，出现咳嗽、胸胁胀满、头晕、头痛等症。

7. 肺与肾　肺为水之上源，肾为主水之脏；肺主呼吸，肾主纳气；肺属金，肾属水，金水相生。肺与肾的关系，主要表现在水液代谢、呼吸运动两个方面。在水液代谢方面，肺气宣发肃降而行水的功能，有赖于肾气的促进；肾气所蒸化及升降的水液，有赖于肺气的肃降作用使之下归于肾或膀胱。肺肾协同，才能保证体内水液输布与排泄的正常。在呼吸运动方面，肺主气而司呼吸，肾藏精而主纳气。人体的呼吸运动，虽由肺所主，但亦需肾的纳气功能协助，才能将吸入之气经肺的肃降下纳于肾，所以说："肺为气之主，肾为气之根"。肺肾之间在病理上相互影响，肺气久虚，久病及肾，可致肾不纳气，出现气短喘息之症。

8. 肝与脾 肝主疏泄，脾主运化；肝藏血，脾生血、统血。因此，肝与脾的关系主要表现为疏泄与运化、藏血与统血之间的相互关系。肝主疏泄，调畅气机，协调脾胃升降，并疏利胆汁。肝主疏泄功能正常可促进脾的运化功能。脾气健旺，运化正常，水谷精微充足，气血生化有源，肝体得以精血之濡养而使肝气冲和条达，有利于疏泄功能的发挥。肝主藏血，脾主生血、统血。肝血充足，疏泄正常，则脾气健运，生血、统血功能旺盛。而肝藏之血，又赖脾之化生，脾能生血、统血，则肝有所藏。肝血充足，方能根据人体生理活动的需要来调节血量。所以肝脾相互协作，共同维持血液的生成和循行。若肝失疏泄，影响脾胃功能，则可见抑郁、胸闷、腹胀、腹泻、便溏等肝脾不和之症。而脾失健运、水湿内停，日久蕴而化热，湿热郁蒸肝胆，则可形成黄疸。

9. 肝与肾 肝肾同居下焦，肝肾之间的关系，有"肝肾同源"之称。肝藏血，肾藏精；精血皆由水谷之精化生和充养，且能相互资生，故曰肝肾同源（精血同源）；而肝血又赖肾精滋养，肾精又需肝血化生，精血互生，所以说"同源互化"。肝肾同源还表现在藏泄互用及肝肾阴阳之间的相互联系、相互制约，以保持着相对的平衡。肝主疏泄，肾主封藏，二者相互为用、相互制约。肝气疏泄可使肾气闭藏而开合有度，肾气闭藏又可制约肝之疏泄太过，也可助其疏泄不及。这种关系主要表现在女子月经和男子排精功能方面。另外，肝气由肝精肝血所化所养，可分为肝阴与肝阳；肾气由肾精化生，可分为肾阴与肾阳。不仅肝血与肾精之间存在着同源互化的关系，而且肝肾阴阳之间也存在着相互滋养和相互制约的联系。二者在病理上也互相影响：一方不足可致另一方偏亢，如肾阴不足可致肝阴不足，导致肝阳偏亢；一方偏亢也可致另一方不足，如肝阳偏亢可下劫肾阴，致肾阴不足。同时，肾精亏损，可导致肝血不足；肝血不足，也常导致肾精的亏损，结果往往出现肝肾两虚的证候。

10. 脾与肾 脾为后天之本，肾为先天之本，脾肾二者的关系首先是先后天相互滋养的关系。脾主运化水谷精微，化生气血，为后天之本；肾藏先天之精，是生命之本源，为先天之本。后天与先天，相互资生，相互促进，即先天温养后天，后天滋养先天。脾的运化功能需得到肾阳的温煦，故有"脾阳根于肾阳"之说；肾之精气有赖水谷精微不断充养，才能保持充盛。另外，脾气运化水液功能的正常发挥，需赖肾气蒸化及肾阳温煦作用的支持。肾主水液输布代谢，又需赖脾气及脾阳的协助，即所谓"土能制水"。脾与肾病理上也相互影响：肾阳不足不能温煦脾阳，或脾阳久虚损及肾阳，终致脾肾阳虚，症见腹部冷痛、下利清谷、五更泄泻、水肿等。

（二）腑与腑之间的关系 六腑是传导饮食物的器官，既分工又协作，共同完成水饮食物的受纳、消化、吸收、传导和排泄过程。饮食入胃，经胃的腐熟，化为食糜，下传于小肠，同时胆汁进入小肠，以助消化；小肠承受胃的食糜，再进一步消化，并泌别清浊。清者为水谷精微和津液，经脾的运化和传输，以养全身；浊者，其水液渗入膀胱，经蒸化作用排泄于外而为尿；其食物残渣下传大肠，经燥化与传导作用，通过肛门排出体外为粪便。在饮食物的消化、吸收与排泄过程中，还有赖于肝的疏泄作用及三焦的疏通水道以渗水液的作用。因六腑传化水谷，需要不断地受纳排空，虚实更替，故有六腑"泻而不藏""六腑以通为用"之说。

六腑在病理上相互影响，如胃有实热，津液被灼，必致大便燥结，大肠传导不利；而大肠传导失常，肠燥便秘也可引起胃失和降，胃气上逆，出现嗳气、呕恶等症。又如胆火炽盛，常可犯胃，可现呕吐苦水等胃失和降之证，而脾胃湿热，熏蒸于胆，胆汁外溢，则出现口苦、黄疸等。

（三）**脏与腑之间的关系** 脏与腑的关系，实际上是脏腑阴阳表里的关系。脏与腑是表里互相配合的，脏属阴为里，腑属阳为表。脏腑的表里是由经络来联系，即脏的经脉络于腑，腑的经脉络于脏，彼此经气相通，互相作用，因此脏与腑在病变上能够互相影响，互相传变。有关脏与腑之间的关系在脏腑功能及其辨证章节中已经讲述，此处不再重复。

二、脏腑兼病辨证

人体各脏腑之间，生理上相互联系，发生病变时亦常相互影响。凡两个以上脏腑相继或同时发病者，即为脏腑兼病。

（一）**心脾两虚** 指心血虚、脾气虚所表现的证候。

【证候】 心悸健忘，失眠多梦，纳呆腹胀，乏力便溏，面色萎黄，皮下出血，月经量多色淡，或崩漏、经少、闭经。舌淡，脉细弱。

【辨证分析】 本证多由病久失调，或劳倦思虑过度，或慢性出血而致。心藏神，主神志，心血不足则心悸健忘、失眠多梦；脾主运化，脾虚运化失司则纳呆腹胀、便溏；脾虚运化不足，气血生化无源，气血亏虚则乏力、面色萎黄、月经量少、甚至闭经；脾主统血，脾虚统摄无权，血溢脉外，则皮下出血，女子可见月经量多色淡，甚或崩漏；舌淡、脉细弱为气血不足的表现。

【治法】 补益心脾。

【代表方剂】 归脾汤。

（二）**心肾不交** 指心肾不交（水火不济）所表现的证候。

【证候】 心烦失眠，心悸健忘，腰膝酸软，畏寒肢凉，精神萎靡，性欲减退，大便稀薄，小便清长，舌淡苔白，脉沉细无力。

【辨证分析】 本证多由五志化火，思虑过度，久病伤阴，或房事不节所致。心属火，肾属水，心火下温肾水使肾水不寒，而肾水又上滋心火使心火不亢，即为心肾相交、水火既济。阴虚则肾水不能上滋心火，使心火亢盛，火热扰心，心神不宁，则心烦失眠、心悸健忘；心火不能下温肾水，使肾水独寒，出现腰膝酸软，畏寒肢冷；肾阳虚衰，则精神萎靡，性欲减退，大便稀薄，小便清长，舌淡苔白，脉沉细无力为肾阳虚衰之象。

【治法】 滋阴降火、交通心肾。

【代表方剂】 交泰丸。

（三）**心肺气虚** 指心肺两脏气虚所表现的证候。

【证候】 胸闷，心悸，咳喘，动则尤甚，咯痰清稀，乏力，气短，自汗，声低气怯，舌淡，苔薄白，脉沉细。

【辨证分析】 本证多由久病咳喘，耗伤心肺之气，或禀赋不足，或年高体弱等因素引起。心气不足，不能养心，则胸闷心悸；肺主肃降，肺气虚肃降无权，气机上逆则咳喘，动则耗气，故咳喘尤甚；肺不能输布水液，停聚为痰，故痰液清稀；气虚则乏力，气短，自汗，声低气怯；舌淡苔薄白、脉沉细为气虚之象。

【治法】 补益心肺。

【代表方剂】 升陷汤。

（四）肺脾气虚 指肺脾两脏气虚所表现的证候。

【证候】 久咳不止，咳喘无力，痰多稀白，纳呆，腹胀，便溏，甚至面浮足肿，少气懒言，自汗乏力，舌淡，苔白，脉细弱。

【辨证分析】 本证多由久病咳喘，肺虚及脾；或饮食、劳倦伤脾，脾虚不能散精于肺所致。肺气虚，肃降无权，气机上逆则咳喘，气虚则咳喘无力，且久咳不止；肺脾气虚，水津不布，聚湿生痰，故痰多稀白；脾气不足则纳呆、腹胀、便溏；少气懒言、自汗乏力、舌淡、苔白、脉细弱为气虚之象。

【治法】 补益脾肺。

【代表方剂】 参苓白术散。

（五）肝肾阴虚 指肝肾两脏阴液亏虚所表现的证候。

【证候】 头晕目眩，视物模糊，耳鸣耳聋，腰膝酸软，咽干胁痛，五心烦热，潮热盗汗，女子月经量少，男子遗精，舌红少苔，脉细数。

【辨证分析】 本证多由久病失调，房事不节，情志内伤等引起。肝肾阴虚，虚火上扰，则头晕目眩，肝开窍与目，肝阴不足，无以养目，则视物模糊；肾开窍于耳，肾阴不足，耳失所养，则耳鸣耳聋；腰为肾之府，肾虚则腰膝酸软；肝阴不足，肝脉失养，则胁痛；阴虚生内热，故咽干、五心烦热、潮热盗汗；冲任隶属肝肾，肝肾阴伤，则冲任空虚，月经量少；肾主藏精，肾虚精关不固则遗精；舌红、少苔、脉细数为阴虚内热之象。

【治法】 滋补肝肾。

【代表方剂】 一贯煎。

（六）脾肾阳虚 指脾肾两脏阳气亏虚所表现的证候。

【证候】 面色㿠白，形寒肢冷，腰膝或少腹冷痛，下利清谷，或五更泄泻，尿少水肿，舌淡嫩，苔白滑，脉沉弱。

【辨证分析】 本证多由久病、久泻或水邪久停，导致脾肾两脏阳气虚衰而成。阳气不足，不能温养形体，故见面色㿠白，形寒肢冷；腰为肾之府，肾阳虚则腰膝冷痛；阴寒内盛，气机郁滞，则少腹冷痛；脾肾阳虚，运化无权，则下利清谷或五更泄泻；肾阳不足不能化气行水，则水肿尿少，水湿泛溢肌肤则水肿；舌淡嫩、苔白滑、脉沉弱为脾肾阳虚之象。

【治法】 温补脾肾。

【代表方剂】 实脾饮合四神丸。

（七）肝胃不和 指肝失疏泄、胃失和降所表现的证候。

【证候】 胸胁胀满疼痛，情志抑郁，烦躁易怒，胃脘胀痛，呃逆嗳气，吞酸嘈杂，舌红，苔薄黄，脉弦。

【辨证分析】 本证多因情志不遂，气郁化火，肝气横逆犯胃，胃失和降而发病。肝主疏泄，肝气郁结则胸胁胀满疼痛；肝失调达，故情志抑郁；肝郁化火则烦躁易怒；肝气横逆犯胃，肝胃气滞，则胃脘胀痛；胃失和降，气机上逆，故呃逆嗳气、吞酸嘈杂；舌红、苔薄黄、脉弦为肝郁化热的表现。

【治法】 疏肝和胃。

【代表方剂】 柴胡疏肝散合旋覆代赭汤。

（八）肝脾不调 指肝失疏泄、脾失健运所表现的证候。

【证候】 胸胁胀满或窜痛，喜太息，情志抑郁或急躁易怒，纳少，腹胀，便溏，或腹痛腹泻，泻后痛减，舌淡红，苔白，脉弦。

【辨证分析】 本证常由情志不遂，郁怒伤肝，或饮食不节，劳倦伤脾，脾失健运所致。肝失疏泄，气郁气滞，则胸胁胀满或窜痛；肝失调达，故情志抑郁、喜太息；肝郁化火则急躁易怒；脾失健运，则纳少、腹胀、便溏；肝气乘脾，气机失调，清阳不升，则腹痛腹泻，排便后气滞得减，故泻后痛减；脉弦为肝气郁结的表现。

【治法】 疏肝健脾。

【代表方剂】 逍遥散。

（九）**肝火犯肺** 指肝火上逆犯肺所表现的证候。

【证候】 胸胁灼痛，急躁易怒，口苦咽干，头晕目赤，咳嗽咯痰，痰黏量少色黄，甚则咯血，舌红，苔薄黄，脉弦数。

【辨证分析】 本证多由郁怒伤肝，肝郁化火，肝火上逆犯肺所致。肝郁化火，气火内郁，故胸胁灼痛，急躁易怒；热蒸胆气上溢，则口苦；热伤津液，则咽干；肝火上炎，可见头晕目赤；肝火犯肺、肺失清肃则咳嗽；火灼津液，炼液为痰，故咯黏痰、量少色黄；火灼肺络，络伤血溢，则咯血；舌红、苔薄黄、脉弦数为肝火内炽之象。

【治法】 清肝泻肺。

【代表方剂】 泻白散合黛蛤散。

附：病例分析举例

病例1： 李某，女，62岁，退休干部。发作性胸痛1年，加重1周。

患者近1年来，间断出现胸痛，部位固定，多于情绪波动、劳累后出现；每次发作持续数分钟，休息后可自行缓解，平均1~2个月发作1次，未进行系统诊治。近1周因工作压力大、情志不遂而致胸痛发作频繁，每2~3日发作1次，疼痛剧烈，痛引肩背内臂，痛不可忍，每次持续1~5分钟，自服速效救心丸可以缓解，并伴有胸闷、心悸，食欲正常，二便调。舌紫暗有瘀斑，舌下静脉青紫，舌苔薄白，脉细涩。

【病例分析】 本例属于中医的"真心痛"。情志不遂常常造成气机不畅，气不能帅血而行，则导致血脉瘀阻。因瘀血阻滞心脉，心脉不通，不通则痛，故出现胸痛，且部位固定；手少阴心经直行上肺出腋下循内臂，气血运行不畅，故见胸闷、心悸、疼痛时痛引肩背内臂；舌质紫暗有瘀斑，舌下血脉青紫，脉细涩均为血瘀征象。

【辨证】 心血瘀阻。

【治法】 活血通脉，行气止痛

【处方】 血府逐瘀汤加减（血府逐瘀汤组成：当归、生地、桃仁、红花、枳壳、赤芍、柴胡、甘草、桔梗、川芎、牛膝等）。

病例2： 张某，女，30岁，收银员。间断心悸半年余，加重1个月。

半年前行人工流产手术，出血较多，以后间断出现心悸、失眠多梦。近1个月劳累后，上述症状加重，伴五心烦热，甚至彻夜不眠，大便干结，小便黄，舌红少苔，脉细数。

【病例分析】 患者半年前因流产出血较多，阴血亏虚不能养心出现心悸；心神失养，神不守舍，则失眠多梦。近来因劳累太过，进一步耗伤气血，故上述症状加重。血虚阴液亏损，虚火内炽故见五心烦热；虚火上扰心神，心神不宁则见彻夜不眠；阴津不足，肠道水枯干涩，水不行舟，故大便干结；小便黄、舌红少苔、脉细数为阴虚火旺之征象。

【辨证】　心阴不足，虚火扰神。

【治法】　补益心阴，清心宁神。

【处方】　天王补心丹加减（天王补心丹组成：人参、玄参、丹参、茯苓、远志、桔梗、生地、当归、五味子、天门冬、麦门冬、柏子仁、酸枣仁）。

病例 3：郭某，男，58 岁，教师。慢性反复咳喘 6 年，新近发作 3 天。

患者长期吸烟，经常咳嗽，近 6 年来每年冬季因受寒感冒诱发咳嗽气喘。近因受寒又发作，咳嗽频繁，咯痰色白清稀，喘息不能平卧，气短无力，周身怕冷，自汗，大便不畅，平素极易外感。舌淡，苔白腻，脉浮弱。

【病例分析】　本例属于中医的"咳嗽"及"喘证"。患者为教师，多言耗气，长期吸烟，久咳伤肺，肺气受损，卫外不固，抗邪无力故易外感。本次发作因受寒诱发，寒邪束肺，宣降失常出现咳嗽频繁，喘息不能平卧，咯痰色白清稀，周身怕冷；肺气不足故见气短无力、自汗；舌淡，苔白腻，脉沉弱为气虚痰湿的征象。

【辨证】　肺气不足，外寒内饮。

【治法】　补益肺气，解表散寒，温肺化饮。

【处方】　补肺汤合小青龙汤加减（补肺汤组成：人参、黄芪、熟地、五味子、紫菀、桑白皮；小青龙汤组成：麻黄、芍药、细辛、干姜、甘草、桂枝、五味子、半夏）。

病例 4：吴某，男，28 岁，工人。低热，干咳两个月。

两个月前患者无明显诱因出现午后低热，体温 37.5C° 左右，干咳无痰，经查血常规正常，胸 X 线右肺尖部有小片状索条影，结核菌素试验阳性，西医诊为肺结核，予以抗结核治疗。但因咳嗽仍重，夜间明显，影响睡眠，就诊于中医科。患者偶有少许黏痰不易咯出，偶有痰中带血，午后潮热，两颧红赤，形体消瘦，夜间盗汗，口燥咽干，二便正常，舌红少津，少苔，脉细数。

【病例分析】　本例属于中医的"肺痨"病证，是以咳嗽、咯血、潮热、盗汗、身体消瘦为主要特征的慢性传染性疾患。多因体质虚弱，气血不足，痨虫传染所致。该患者痨虫传染，耗伤肺阴，宣降失常，故见干咳少痰、不易咯出、口燥咽干；肺阴不足，虚火内生则见颧红、潮热、盗汗等；舌红少津、少苔、脉细数亦为肺阴虚内热之象。

【辨证】　肺阴不足。

【治法】　滋阴润肺。

【处方】　百合固金汤加减。（百合固金汤组成：百合、熟地、生地、归身、白芍、甘草、桔梗、玄参、贝母、麦冬）。

病例 5：赵某，男，30 岁，工人。胃脘疼痛 3 天。

患者平素嗜食肥甘厚味，3 天前朋友聚会，暴饮暴食后出现胃脘胀痛，痛处拒按，厌食纳呆，嗳腐吞酸，口苦口臭，牙龈肿痛，大便不通，舌红，苔黄厚腻，脉沉实有力。

【病例分析】 本例属于中医的"胃脘痛""食积"或"伤食"证。患者平素嗜食肥甘厚味，脾胃积热，本次暴饮暴食后食滞胃脘，中焦气机阻滞，受纳失职，胃失通降故见胃痛厌食纳呆；食积化腐，浊气上逆，故嗳腐吞酸；食积化热，胃火炽盛，见口苦口臭，牙龈肿痛；腑气不通故见大便不通；舌苔黄厚腻、脉沉实有力为食积化热之象。

【辨证】 食滞胃脘，淤积化热。

【治法】 消食导滞，清胃泻火。

【处方】 保和丸合清胃散加减（保和丸组成：山楂、神曲、半夏、茯苓、陈皮、连翘、莱菔子；清胃散组成：生地、当归、丹皮、黄连、升麻）。

病例 6： 王某，男，42 岁，商人。腹泻 3 年余。

患者经商，工作劳累，饮食不节，饥饱失度，近 3 年来逐渐出现腹泻，每日 3~4 次，时有完谷不化，腹部怕冷，食欲减退，同时伴有性欲减退，有时早泄，腰膝酸软，头晕耳鸣，舌淡体胖，苔白水滑，脉沉细弱。

【病例分析】 本例属于中医的"泄泻"证。患者经商劳累，饮食不节，饥饱失度，损伤脾胃，运化失司，出现食欲减退，大便溏薄，久致脾阳不振，故见腹部怕冷，完谷不化；脾阳不足，病久及肾不能补益肾阳，肾气虚损则腰膝酸软；肾主生殖、肾虚则性欲减退，早泄；肾精不足、髓海空虚则头晕；肾开窍于耳，肾虚则耳鸣；舌淡体胖、苔白水滑、脉沉细弱亦为阳虚之征。

【辨证】 脾肾阳虚。

【治法】 温补脾肾。

【处方】 附子理中汤加右归丸化裁 [附子理中汤组成：人参（可用党参代替）、白术、干姜、附子、炙甘草；右归丸组成：熟地、山药、山萸肉、枸杞子、菟丝子、鹿角胶、杜仲、肉桂、当归、熟附片]。

【Abstract】

The theory of viscera and bowels (zangxiang in ancient times) studies the physiological function and pathological changes of the viscera and bowels, the mutual relations among the viscera and bowels, and the relation between the viscera and bowels and the natural world through observation of the exterior human body. It has been said the theory of viscera and bowels forms the core of the TCM system and the basis for syndrome differentiation and differential treatment and holds great value in clinical practice. This chapter mainly discusses concepts of viscera and bowels, the viscera and bowels theory, differences between the viscera and bowels, the main functions of each organ, as well as affiliations of viscera and bowels.

Viscera and bowels syndrome differentiation relies on the theory of viscera and bowels, the eight guiding principles, the theories of causes, qi and blood, as well as analyzes and summarizes the disease characteristics to seek the causes and location of disease, understand the type of disease, and investigates the pathogenesis in accordance with physiological functions and pathological characteristics of viscera and bowels. It is mainly applied in diagnosis and treatment for interior diseases. This chapter includes differentiation of zang diseases, fu diseases, and concurrent viscera and bowels diseases.

【复习思考题】

1. 何谓五脏、六腑及奇恒之腑？

2. 五脏的共同生理特点是什么？

3. 六腑的共同生理特点是什么？

4. 心与小肠的主要功能是什么？

5. 肺与大肠的主要功能是什么？

6. 脾与胃的主要功能是什么？

7. 肝与胆的主要功能是什么？

8. 肾与膀胱的主要功能是什么？

9. 何谓脏腑辨证？

10. 试述心与小肠的病理辨证、治法及代表方剂。

11. 试述肺气虚证、肺阴虚证、风寒犯肺证、风热束肺证和痰湿阻肺证等的辨证、治法及方药。

12. 脾气虚的临床表现是什么？怎样治疗？

13. 肝气郁结证的临床表现是什么？怎样治疗？

14. 试述肾阴虚证、肾阳虚证和膀胱湿热证的辨证、治法和方药。

15. 试述主要脏与脏之间的相互关系。

（潘明政　宣　磊　田国庆）

第八章 六 经 辨 证

【内容提要】 六经辨证是以阴阳为总纲，用太阳、阳明、少阳、太阴、少阴、厥阴六类证候作为辨证纲领，从邪正盛衰、病变部位、病势的进退缓急等方面对外感病进行分析辨别，并用以指导临床治疗的辨证方法。六经病中的太阳病、阳明病、少阳病统称为三阳病，性质属阳、属热、属实，治疗原则以攻邪为主；而太阴病、少阴病、厥阴病统称为三阴病，性质属阴、属寒、属虚，治疗原则以扶正为主。

【学习目标】

1. 熟悉六经辨证的概念及其治疗原则。
2. 掌握六经病证的主要脉证。

第一节 概 述

六经辨证是东汉医学家张仲景在《伤寒论》一书中所创立的辨证方法，主要用于伤于风寒的伤寒病。六经系指太阳、阳明、少阳、太阴、少阴和厥阴而言，是人体脏腑经络气血的生理功能和病理变化的概括。六经辨证将外感病发展过程中的临床表现，以阴阳为纲，归纳为六类证候或六个病理阶段，概括为六经病证，即六经所属脏腑经络的病理变化反映于临床的各种证候。

六经病证是指病邪侵犯太阳、阳明、少阳三阳经和太阴、少阴、厥阴三阴经所表现的证候。风寒邪气侵犯人体，首先从皮毛、肌腠而入，渐次循三阳经、三阴经，由表入里，由浅入深，由阳入阴而传变。当病邪浅在肌表，临床表现为表证时，病位在太阳经，所以太阳主一身之表，称"太阳病证"，简称太阳病或太阳证。寒邪入里化热，转变为里热证时，病位则在阳明经，所以阳明主里，是为"阳明病证"，简称阳明病或阳明证。当病邪继续发展，由阳明入里而又未入三阴经时，临床表现为半表半里证，病位在少阳经，是为"少阳病证"，亦称少阳病或少阳证。若再进一步发展，则由阳经传入阴经，在正虚阳衰情况下，寒邪多易侵犯三阴经，出现阳虚里寒的病理变化，根据病邪所在，分别出现太阴、少阴、厥阴病证。

六经病证从病变部位上讲，太阳病主表，阳明病主里，少阳病主半表半里，而三阴病统属于里。六经病证也是各经所系脏腑的病理反映，三阳病证以六腑的病变为基础，三阴病证以五脏的病变为基础。所以说六经病证实际上基本概括了脏腑和十二经脉的病变。但由于六经辨证的重点在于分析外感风寒引起的一系列的病理变化及其传变规律，因而不能等于内伤杂病的脏腑辨证。从病变的性质与邪正的关系看，三阳病多热，三阴病多寒；三阳病多实，三阴病多虚。可见，六经辨证也寓有八纲辨证的思想。

六经病证是经络脏腑病理变化的反映，而经络脏腑是相互联系的整体，故某一经的病变，很可能影响到另一经。在六经病证的传变中，病邪可以由这一经传变到另一经，其中循三阳三阴顺序而传者，称循经传，不循此顺序而传者，称越经传。表里相合两经的病证互相传变者，称表里传。疾病初起即见三阴病证者，称直中。

六经病证既可以单独出现，也可以两经或三经病证合并出现。如两经或三经病证同时出现，无先后次序之分称"合病"（如太阳阳明合病等）；一经之病未罢，另一经证候又见，有先后次序之分称"并病"。

一般来说，三阳病多属正盛邪实，功能呈病理性亢奋状态的实热证；三阴病多属正气已衰，功能呈病理性衰退状态的虚寒证。所以，病在三阳，邪浅正盛，病情较轻，治以攻邪为主：其中病在太阳宜解表发汗；在阳明宜清泻里热；在少阳宜和解表里。病入三阴，邪盛正衰，病情较重，治以扶正为主：病在太阴宜温中驱寒；在少阴宜扶阳抑阴；在厥阴则热者宜清、寒者宜温。

综上所述，六经辨证是《伤寒论》对外感病发展过程中所表现的证候进行分类归纳的一种辨证方法。它把伤寒病所表现的各种证候概括为太阳、阳明、少阳、太阴、少阴、厥阴六个阶段或六类证候，用以说明其病变的部位、病性、病势趋向以及六类病证之间的传变关系。

第二节　六经病的证治

一、太阳病证

太阳病证指外邪侵袭体表，邪正交争于人体浅表部位所表现的证候。太阳病也是外感病的初期阶段，病位表浅。太阳主一身之表，统摄营卫，而人体卫气具有抗御病邪侵袭的功能。所以风寒邪气侵犯人体，太阳首当其冲，正邪相争于表，使在表的营卫失和，首先表现为太阳病证。

【主要脉症】　恶寒、发热、头项强痛、脉浮。

【证候分析】　风寒之邪外袭，卫阳被遏，不达于表，肌腠失于温养，故恶风寒；邪正相争，卫阳抗邪则发热；足太阳膀胱经循行头项脊背，经络为外邪所伤，经气不利，气血运行不畅，致头项背疼痛；正邪抗争于太阳肌表，脉气鼓动于外，故脉浮。此证之发热在太阳病初起阶段也可能见不到。这些临床表现是太阳病的主要脉证，无论病程的长短，但见此证此脉，即可辨为太阳病。

由于患者体质有强弱不同，病邪性质和感邪轻重有所差异，因而太阳病证又有太阳中风和太阳伤寒两种类型：

（一）**太阳中风证**　指风邪偏胜，以表虚有汗为特征，故又称表虚证。

【证候】　发热，汗出，恶风，头痛，脉浮缓。

【病机】　营卫不和。

【证候分析】　风邪袭表，营卫失和，卫气抗邪于表，卫强则发热；风为阳邪，其性开泄，卫失护外，腠理不固，营阴不能内守则汗出；汗出肌疏则见风自恶；经气不利故头痛；脉浮为正邪相争于表，脉缓为营阴外泄、表虚之象。

【治法】　祛风解肌，调和营卫。方用桂枝汤。

（二）**太阳伤寒证**　是寒邪偏胜，以表实无汗为特征，故又称表实证。

【证候】　恶寒，发热，无汗，头身骨节疼痛，或兼气喘，脉浮紧。

【病机】　卫闭营郁。

【证候分析】　寒伤卫气，卫阳被郁，肌表失于温煦则恶寒；正邪相争于表，卫阳抗邪则发热；寒性收敛，闭塞毛窍则无汗；寒为阴邪，凝滞气血，气血不通故头身骨节疼痛；肺合皮毛，塞邪袭表，毛窍闭塞，肺气不得宣泄故喘；邪在肌表则脉浮；寒凝血滞故脉紧。

【治法】　散寒解表，宣肺平喘。方用麻黄汤。

二、阳明病证

阳明病证是伤寒病发展过程中阳热亢盛，胃肠燥热所表现的证候，是外感病过程中正邪相争，阳亢热盛的极期阶段，性质为里热实证。阳明主里主燥，病在胃肠。多由太阳病不解，寒邪化热向里发展而致，或由于误治伤津，胃肠燥热，大便硬结形成。阳明为多气多血之经，阳气旺盛，邪入阳明最易化燥化热。阳明病分为阳明经证和阳明腑证，经证虽热邪炽盛，但未传入胃肠；腑证为燥热之邪与肠中糟粕相搏结而成燥屎，气机阻滞所致。

【主要脉症】　身热不恶寒，反恶热，汗自出，口大渴，脉洪大（一般称"四大"证），或潮热，便秘，腹满胀痛，脉沉实有力。

【证候分析】　寒邪已化热入里，外无表证，故身热不恶寒；里热蒸腾则身大热，反恶热；内热郁蒸津液外出则汗出；汗出津伤则口渴；里热充斥，气盛血涌故脉象洪大。如燥热内结肠道，则潮热便秘；腑气不通故腹满胀痛；里热亢盛则脉沉实有力。

根据证候特点的不同，阳明病证有经证和腑证两种类型。

（一）**阳明经证**　是邪热在经，热势弥漫全身，但尚未影响到腑，肠道尚无燥屎内结。

【证候】　身大热，汗大出，口大渴，思冷饮，心烦，面赤，舌苔黄燥，脉洪大。

【证候分析】　邪入阳明，化热化燥，充斥阳明经，弥漫全身，故身大热；邪热炽盛，迫津外泄，故汗大出；热盛伤津，且汗出耗伤津液，故口大渴喜冷饮；邪热上扰，心神不安，则见心烦；气血涌盛于面，故面赤；脉洪大有力，苔黄燥，为阳明里热炽盛之象。

【治法】　辛寒清热，生津止渴。方用白虎汤。

（二）**阳明腑证**　是邪热入里化热，胃肠燥热，热邪与糟粕结成燥屎，腑气不通的证候。

【证候】　日晡潮热，汗出连绵，大便秘结，腹满疼痛拒按，烦躁，甚至神昏谵语，舌苔黄燥或焦黄起芒刺，脉沉实有力。

【证候分析】　阳明经气旺于日晡（申酉时，下午3~5时），正邪相争于此时故潮热；里热蒸腾，津液外渗故汗出连绵；燥屎内结，腑气不通则便秘，腹满硬痛拒按；甚则燥热之邪挟浊气上攻心神而见烦躁，神昏谵语；苔黄燥芒刺主燥热津伤，脉沉实主里热结实。

【治法】　峻下热结，荡涤邪热。可选用不同的承气汤（调胃承气汤、小承气汤、大承气汤）。

三、少阳病证

少阳病证是邪热郁于足少阳胆经，病位在胸胁。多由太阳病发展而来，亦有初起即为少阳病证者。此时邪气尚存而正气已伤，邪正多相持于表里之间。因少阳病是介于阳经与阴经的病理阶段，故又称半表半里证，即邪在少阳，病邪已离开太阳之表，尚未传入阳明之里，正处于表里之间的过渡阶段，出现一些邪犯少阳胆腑，枢机不利的证候。

【主要脉症】　口苦，咽干，目眩，往来寒热，胸胁苦满，默默不欲饮食，心烦喜呕，脉弦。

【证候分析】　邪犯少阳，胆火循经上扰则口苦；热伤津液则咽干；肝胆相表里，目为肝窍，邪热上攻于目则目眩。这三个症状在东汉张仲景《伤寒论》原书中称少阳病提纲。邪在半表半里，正邪相争，邪入则寒，正拒则热，故见往来寒热；胸胁为少阳经循行之处，经脉受邪经气不利，故有胸胁胀满之苦；胆附于肝，气郁胆热，胆热扰胃，则默默不欲饮食，胃失和降上逆则呕；火热内扰则烦。脉弦为肝胆气郁之象。

【治法】　和解少阳。方用小柴胡汤。

四、太阴病证

太阴病证是中焦阳虚，寒湿不化，脾胃功能衰减出现的证候，属于里虚寒证的开始阶段，病势较少阴、厥阴病轻浅，与脏腑辨证中的脾阳虚证基本一致。

太阴病的形成或来自直中之邪，或因误治由三阳经传来。太阴与阳明相表里，一脏一腑，相互影响，但有虚实之分。实热证病在阳明，虚寒证病在太阴，故有"实则阳明，虚则太阴"的说法，即太阴病证与阳明病证同为里证，只是阳明病多表现为实证、热证，太阴病多表现为虚证、寒证。但在发病过程中可以相互转化，如阳明病而中气虚，即可转为太阴病；太阴病而阳气渐复，亦可转为阳明病。

【主要脉症】　腹满，呕吐，食欲不振，腹泻时痛，喜温喜按，口淡不渴，舌淡苔白，脉迟或缓。

【证候分析】　腹部胀满疼痛是阳明病、太阴病的共有症状，但阳明为燥屎内结，腑气不通，腹满痛为持续性而拒按，大便不通，属里实热证；太阴病为脾阳虚不能健运，寒湿中阻，故腹满时减，腹部阵痛而喜温喜按，大便溏泄，属里虚寒证。脾胃升降为寒湿所阻，脾气不升则腹泻；胃失和降则呕吐；吐利后中虚故食欲不振。舌淡苔白，脉沉迟均为虚寒之象。

【治法】　温中补虚。方用理中丸。

五、少阴病证

少阴病证是心肾功能衰减的阳虚里寒证，与脏腑辨证中的心肾阳虚证一致。可因太阳病治疗不当，损伤心肾阳气，太阴病呕吐下利进一步严重，累及肾阳，或肾阳素虚，寒邪直中少阴，从而使全身内外失去心肾阳气的温煦等造成。

【主要脉症】　畏寒蜷卧，精神萎靡（但欲寐），嗜睡，手足厥冷，脉微细。

【证候分析】　少阴病阳气虚衰，不能温煦则无热恶寒；精神萎靡不振是似睡非睡、昏沉模糊状态，反映出心肾阳虚，阴寒内盛，正不胜邪，反被邪困的征象。阳虚阳气不达四末则手足厥冷；阳气虚衰，鼓动无力故脉微；阴血不足，脉道不充则脉细。

少阴属心肾，为水火阴阳之脏，由于致病因素和体质的不同，既可以从阴化寒，又可以从阳化热，出现寒化证和热化证两种类型，而以寒化证为主。

（一）**少阴寒化证**　由于心肾阳气虚衰，病从寒化，阴寒内盛所致。

【证候】　畏寒蜷卧，四肢厥冷，下利清谷，心烦，但欲寐，舌淡苔白，脉沉微。

【证候分析】　少阴阳气虚衰不能温煦则畏寒蜷卧，四肢厥冷；肾阳虚不能蒸化腐熟水谷则下利清谷；虚阳内扰则心烦；阴寒内盛，正不胜邪故但欲寐。舌淡苔白、脉沉微均为阳虚里寒之象。

【治法】　回阳救逆。方用四逆汤。

（二）**少阴热化证**　由于心肾阴液不足，虚热内生，病从热化，以致肾阴亏于下，心火炎于上而成，即脏腑辨证中的心肾不交证。

【证候】　心烦不得眠，口燥咽干，舌红少苔，脉细数。

【证候分析】　邪热伤津，肾阴下亏，不能上济心阴，心火独亢，扰乱心神则心烦不寐；阴亏津伤故口燥咽干；舌红少苔、脉细数为阴虚内热之象。见于内伤当有"腰酸、遗精"等肾阴亏虚症状。

【治法】 滋阴降火。方用黄连阿胶汤。

六、厥阴病证

厥阴病证为六经病的最后阶段，由于正气衰竭，阴阳失衡，正邪相争，病情比较复杂。因为"两阴交尽，名曰厥阴""阴尽阳生"，所以厥阴是阴之尽，阳之始，以致厥阴病证为疾病终期转化阶段，不是寒极，就是热极。寒极生热，热极生寒，临床常表现为寒热错杂与厥热胜复的证候。

【主要脉症】 口渴饮水不止，气上冲心，心中痛热，饥而不欲食，呕吐或吐蛔，厥逆下利，脉弦细。

【证候分析】 邪入厥阴，正邪交争，寒热错杂：上焦有热则口渴饮水不止；邪热上攻则气上冲心、心中痛热；胃热消谷则知饥，肠寒不运故不欲食，强食则吐蛔；脾胃虚寒故下利。上热下寒，阴阳之气不相顺接故手足厥冷。

【治法】 寒热并调，和胃驱蛔。方用乌梅丸。

厥阴病的证候很多，但突出表现为厥证。《伤寒论》指出："凡厥者，阴阳气不相顺接，便为厥。厥者，手足逆冷是也"。因为病在厥阴，是阴气盛极，阳气来复，阴阳交争的阶段。如果阴阳气不相协调，相互格拒，是为阴阳气不相顺接，就会出现手足厥冷的厥证。

邪入厥阴，还可以出现厥热胜复的情况，即厥与热交替出现，称厥热胜复证。厥表示阴胜，热表示阳复。阴邪胜则厥冷下利而不发热；阳气复则发热而厥回利止。由于正邪交争剧烈，因而厥热交作。实际上，厥热胜复不是一个单独的病证，而是厥阴病正邪交争、阴阳消长的临床表现之一。如果正胜邪退，则厥少热多，病趋好转；若厥逆虽回，但阳复太过，亦可转为热证。

【Abstract】

The six meridians include taiyang, yangming, shaoyang, taiyin, shaoyin and jueyin. The six-meridian syndrome differentiation system, guided by the yin-yang theory, differentiates the exterior diseases in relation to the predominance or decline of pathologic factors and healthy qi, the location of disease, and the progress of disease for clinical treatment. The taiyang disease, yangming disease, and shaoyang disease fall into the three-yang disease category that is characterized by yang, heat and excess and is thus treated by directly combating the pathogenic factors. Taiyin disease, shaoyin disease, and jueyin disease belong to the three-yin disease category that is characterized by yin, cold and deficiency, and is thus treated by nourishing healthy qi (strengthening the body's resistance).

【复习思考题】

1. 什么是六经病证？

2. 六经辨证的概念是什么？

3. 三阳病和三阴病的特点是什么？

4. 试述太阳病、阳明病、少阳病、太阴病、少阴病、厥阴病的主要脉证？

（董振华 宣 磊）

第九章　卫气营血辨证

【内容提要】　卫气营血辨证是把外感温热病在其病情发展过程中所表现的症状和体征进行分析、归纳，概括为卫分、气分、营分、血分四个不同阶段的证候类型。外感温热病初起时病在卫分，病情较为轻浅；由卫分到气分，病进一层；入营分则病变逐渐深入而加重，发展到血分时最为深重。卫气营血辨证的治疗原则为：邪在卫分，治宜辛凉清解，驱邪外出；邪在气分，治宜清热生津，清泻气热；热入营分，治宜清营透热；热入血分，治宜用凉血散血。

> **【学习目标】**
> 1. 熟悉卫气营血辨证的概念及其传变规律。
> 2. 掌握卫分证、气分证、营分证、血分证的含义及主要证候。

第一节　概　　述

一、卫气营血辨证的概念

卫气营血辨证是清代医学家叶天士创立的一种针对外感温热病的辨证方法。温热病是感受四时温热病邪所引起的多种发热性疾病的总称。它们在临床上具有共同特点：起病急骤；传变快；初起即见热象偏重，易于化燥伤阴。这些特点不同于伤寒病风寒之邪伤人阳气，有其自身的发展变化规律。因此，叶天士在六经辨证的基础之上，结合自己的临床实践，创立卫气营血辨证，弥补了六经辨证的不足，丰富了中医外感病辨证学的内容。

卫、气、营、血的名称来源于《内经》，原是指人体的物质基础和功能活动，四者之间存在着相互资生、相互制约的关系。"气"在生理上泛指人体的功能活动；"卫"在生理上是指人体的卫外功能，所以卫是气的一部分；"营"在生理上是指人体的营养物质，是血中的精微物质，又称"血中之气"——泛指血的功能活动；"血"在生理上是指人体血液，一身营养的主要来源，营是血的一部分。卫和气属阳、在外；营和血属阴、在内，它们之间相互资生而又相互制约。

四时温热病邪侵袭人体，可以造成卫气营血生理功能的失常，破坏了人体的动态平衡，从而导致温热病的发生。所以叶天士引申了卫气营血之间的这种生理关系，创立了卫气营血辨证的方法，将外感温热病按其发生和发展过程中的浅深轻重，归纳为卫分证、气分证、营分证、血分证四个阶段，用以说明病位浅深、病势轻重及其演变规律。

卫分证是温热病邪侵犯体表所见的表热证，因肺合皮毛，故也可见肺热表现。气分证是温热病邪入里，影响人体的功能活动，正邪相争于里，主要表现为功能亢奋，故出现高热，苔黄，脉数有力。营分证属于温热病邪深入阴分的轻浅阶段，营气通于心，心主神明，故主要表现为心神被扰，舌红绛无苔，脉细数。血分证属于温热病邪深入阴分的深重阶段，出现耗血、动血之证。热入血分迫血妄行可造成各个部位出血；热邪耗血伤阴，筋脉失养可导致抽搐、神昏、舌紫绛、脉细数。

从以上四类证候我们可以看出，温热病邪侵袭人体，由卫分进入气分，由气分进入营分，由营分再进入血分，病邪逐步深入，病情也逐渐加重。就病变部位而言，卫分证主表，是温热病的初期阶段，病情轻浅，病在肺与皮毛；气分证主里，是温热病的深入阶段，病在胸膈、肺、胃、肠、胆等脏腑；营分证邪热入于心营，邪热内陷阶段，病在心与心包；血分证则邪热已深入心、肝、肾，重在耗血、动血。

进一步分析卫气营血四类证候，实质上分为气病和血病。气病的轻浅者称卫分证，深重者称气分证；血病的轻浅者称营分证，深重者称血分证。

二、卫气营血证候的传变规律

外感温热病的整个发展过程，实际上就是卫气营血证候的传变过程，体现了温病发生发展的规律性。但由于四时气候的不同，邪气性质的差异及患者体质的强弱等因素，卫气营血证候的传变，一般有顺传和逆传两种形式。

1. 顺传　外感温热病多起于卫分，渐次传入气分、营分、血分。即卫→气→营→血，病情由轻浅向深重阶段发展，称为顺传。病在卫分较轻浅，邪尚在表；到气分较重，邪已入里；至营分更重，邪热入于心营；到血分最重，邪热深入肝肾，即叶天士所说："大凡看法，卫之后方言气，营之后方言血"。

2. 逆传　因为病邪有性质和轻重的差异，患者有体质强弱的不同，所以临床上有卫分证不经气分而径入营血的，称"逆传心包"，即叶天士所说："温邪上受，首先犯肺，逆传心包"。也有起病开始即显气分证甚至营分证的；亦有病邪虽入气分，而卫分之邪尚未消除的，称卫气同病；还有不仅气分有热，而且营分、血分同时受到热灼，称气营两燔、气血两燔。因此，温热病过程中证候的传变，其形式较为复杂。

三、温热病的治疗原则

卫气营血辨证是对温热病四类不同证候的概括，表示着温热病发展过程中浅深轻重的四个阶段，阐明了温热病各阶段的病理变化及其传变规律，并为临床确定了治疗原则。温热病邪在卫分，宜汗解，驱邪外出；邪在气分，宜清热生津，既不能汗解，又忌用治疗营血分的药，不致引邪入阴；热入营分，用清营透热法；邪在血分，宜用凉血散血。叶天士曾原则性地概括为：在卫汗之可也（辛凉解表或辛凉清解）；到气才可清气（清泻气热或清气生津）；入营犹可透热转气（清营透热）；入血就恐耗血、动血，直须凉血散血。

第二节　卫气营血的证治

一、卫分证

卫分证是温热病邪侵犯肌表，正邪交争，肌体卫外功能失调，肺失宣降所表现的证候。多见于温热病初起阶段，因肺主气，属卫，外合皮毛，故卫分证即邪在皮毛与肺所表现出的证候，也就是温热病的表证阶段。

【主要脉症】　发热，微恶风寒，舌边尖红，脉浮数。常伴有头痛，咳嗽，口微渴，咽喉肿痛，无汗或微汗出。

病机：温邪外袭，表卫郁阻。

【证候分析】　温热之邪从口鼻与肌表而入，鼻通于肺，肺外合皮毛，故温邪上受，首先犯肺。温热初起，邪犯肌表，卫气被郁而不能布达于外故发热，微恶风寒；温热之邪属阳，故多为发热重而恶寒轻；温热上扰，故头痛；肺失宣降，故而咳嗽，咽喉为肺之门户，故咽喉肿痛，温热伤津，故口渴。舌边尖红主表热；脉浮主表，数主热。本证以发热和微恶风寒并见为其辨证要点。

【治法】　辛凉清解。用辛味药以辛散表邪，使邪热从皮毛汗孔而出；用凉性药以清除表热，热去则津液不伤。

由于病位不同，卫分证又分为两型。

1. 邪在皮毛　以发热重，微恶风寒，口干，咽喉肿痛为主。治以清解表邪，方用银翘散。

2. 邪在于肺　以咳嗽少痰，口干咽痒为主。治以宣肺散热，方用桑菊饮。

二、气分证

气分证是温热病邪由表入里，内传脏腑，表现为正盛邪实，正邪剧争，阳热亢盛的里实热证候。多因卫分证不解，邪热内传，入于气分；或温热之邪直犯气分；或营分邪热转出气分所致。

【主要脉症】　高热不恶寒，但恶热，口渴饮冷，汗出，舌红苔黄，脉洪大。

【病机】　正盛邪实，相争剧烈，里热炽盛。

【证候分析】　邪在气分，正气尚盛，热郁气机，正邪交争剧烈，出现热盛津伤，脏腑功能失调的表现。里热炽盛，邪正剧争，故身热不恶寒，反恶热；热灼津伤，则口渴饮冷；里热蒸腾于外则汗出。舌红苔黄、脉洪大均为气分热盛所致。本证以但热不恶寒为其辨证要点。

【治法】　清泄气分。

气分证病变涉及的范围甚广，凡温热病邪不在卫分，又不在营分、血分的一切证候，均属气分证。依据邪热侵犯肺、胃、胸膈、肠、胆等脏腑的不同病位而有不同的临床表现。现介绍常见的两型。

（一）**胃热亢盛（气分大热）**　指温热病邪入里、胃热亢盛所表现的证候。

【证候】　壮热，大汗，口渴饮冷，面赤心烦，舌红苔黄燥，脉洪大或滑数。

【证候分析】　邪入气分，胃热亢盛，正邪剧争则发热；此时邪已不在表而入里，故壮热不恶寒反恶热。里热蒸腾，迫津外泄，则大汗出；热盛伤津加之汗出津伤更甚，故烦渴饮冷；热扰心神，则心烦；里热炽盛，气盛血涌，则面赤；苔黄燥、脉洪大或滑数均为气分热盛所致。

【治法】　清热生津。方用白虎汤。

（二）**热结肠道**　指温热病邪结于肠道、腑气不通所表现的证候。

【证候】　日晡潮热，腹满硬痛，拒按，大便秘结或热结旁流，舌红苔黄燥，甚则焦黑起刺，脉沉实有力。

【证候分析】　肠道属阳明经，阳明经气旺于日晡，故热结肠道，正邪相争，则见日晡潮热；热耗津液，肠道津亏，则大便秘结；燥屎结于肠中，热迫津液从旁而下，则下利稀水，秽臭不堪，称"热结旁流"；热结肠内，腑气不通，则腹满，硬痛，拒按；苔黄而干燥，甚则焦黑起刺，脉沉实有力均为实热内结之象。

【治法】　峻下热结。方用大承气汤。

三、营分证

营分证指温热病邪入血的轻浅阶段，比气分证又深入一步。其来路有三：一是卫分传来，即温热病邪由卫分不经气分而直接入营，又称"逆传心包"；二是气分传来，即先见气分证，而后才出现营分证；三是温热病邪不经卫分或气分，发病即见营分症状。营分介于气分和血分之间，若病势由营转气，是病情好转的表现；由营入血，则表示病情加重。

【主要脉症】 身热夜甚，口干反不甚渴，斑疹隐隐，心烦不寐或烦躁神昏，舌红绛，脉细数。

【病机】 热伤营阴，心神被扰。

【证候分析】 营分证的病位，主要在心和心包，故有三个特点：一是营阴被伤，故出现身热夜甚，口干不甚思饮；二是血热妄行，故斑疹隐隐，舌色鲜红或红绛；三是心神被扰，故见心烦不寐，烦躁神昏。本证以身热夜甚，心烦不寐或神昏为其辨证要点。临床主要有两个类型。

（一）**热伤营阴证** 指温热之邪客扰营分、耗伤营阴所表现的证候。

【证候】 身热夜甚，口干不甚思饮，心烦不寐，或见斑疹隐隐，神昏谵语，舌红绛，脉细数。

【证候分析】 邪热入营，营阴被伤，则身热夜甚；热邪深入，蒸腾津液上潮于口，故口干不甚思饮；热入心营，心神被扰，故心烦不寐，甚至神昏谵语；热伤血络，则见斑疹隐隐。舌红绛主血热，脉细数为阴伤之象。

【治法】 清营透热。方用清营汤。

（二）**热入心包证** 指卫分邪热内陷心包所表现的证候。

【证候】 高热，神昏谵语或昏聩不语，手足厥冷，舌红绛，脉滑数。

【证候分析】 热邪炽盛则高热；心主神志，心包络为心主之宫城，故热入心包以神志症状为主。邪热内陷，灼液为痰，痰热蒙蔽心窍，故神昏谵语或昏聩不语；邪热遏闭于内，阳气不达于外，故虽高热但手足厥冷；血热则舌绛；痰热内盛则脉滑数。

【治法】 清心开窍。用清宫汤送服安宫牛黄丸。

四、血分证

血分证指温热病邪深入阴分，出现动血、动风、耗阴的深重阶段，也是卫气营血病变的最后阶段，已属极期和后期。其来路有三：一是气分传来，即热邪不经营分而直入血分；二是由营分传来，即先见营分的血热神昏，而后血分证；三是素体阴亏、伏热内蕴致温热病邪直入血分而成。

【主要脉症】 高热，燥扰昏狂，阵阵抽搐，斑疹透露，吐、衄、便血，舌质深绛，脉数。

【病机】 血热炽盛，耗血动血，动风伤阴。

【证候分析】 血分证的病位，主要在肝肾。在肝的主要表现：一是动风；二是动血（包括吐、衄、便血以及发斑等各种出血）。前者是邪热耗血，肝不荣筋引起；后者是邪热灼伤血络，迫血妄行，肝血不藏所致。在肾的主要表现是亡阴失水，是邪热深重，耗血、伤津的反映。本证以昏狂抽搐和各种出血为其辨证要点。临床主要有三个类型。

（一）**血热妄行证** 指血分炽热、灼伤血络所出现的证候。

【证候】 在营分证的基础上出现躁扰不安，吐血、衄血、尿血、便血、发斑等各种出血证，血色深紫，舌紫绛，脉细数。

【证候分析】 心主血脉、主神志，热入血分，神明被扰，则躁扰不安；热邪灼伤血络，迫血妄行，则见各种出血症状。如血分热毒瘀于肌肉血络，则皮下出现斑点状出血，称为发斑，轻者斑色鲜红有光泽；热毒深重者则见斑色紫暗无光泽，预后较差。血中热炽，故舌紫绛，实热伤阴耗血，故脉细数。

【治法】　凉血散血解毒。方用犀角地黄汤。

如本证兼见全身壮热，口渴多饮，汗出等气分见证者，为气血两燔证，可用清瘟败毒饮。

（二）肝热动风证（热极生风）　指血热灼伤肝经、引动肝风所出现的证候。

【证候】　发热，口渴心烦，头痛眩晕，手足抽搐，项背强直（角弓反张），舌红绛，脉弦数。

【证候分析】　温热病邪灼伤阴津，则发热，口渴心烦；肝热炽盛，化火上冲则头痛眩晕；血热灼伤肝血，热极生风，风火相煽，血不养筋则抽搐、项背强直。舌红绛，脉弦数均是肝热之象。

【治法】　凉肝息风。方用羚羊钩藤汤。

（三）血热阴伤证　指血分热盛，耗伤阴液所出现的证候。

【证候】　低热不退，暮热早凉，五心烦热，口咽干燥，或神倦耳聋，手足蠕动，甚则抽搐，舌红少苔，脉虚无力。

【证候分析】　温热病后期，热入肝肾，劫精耗阴，阴虚阳亢，虚热内扰，故见潮热或五心烦热；阴精亏损，不能上乘滋润诸窍，故口咽干燥；精血不足则神倦脉虚；肾开窍于耳，肾精亏虚，则耳聋；真阴亏耗，肝肾精血不足，不能养筋，筋脉拘挛，故手足蠕动，甚则抽搐。舌红少苔，脉虚无力为血热伤阴之象。

【治法】　阴虚内热宜养阴清热，用青蒿鳖甲汤；阴亏精脱者宜滋阴复脉，用加减复脉汤。

【Abstract】

Syndrome differentiation of defense, qi, nutrient and blood is a syndrome differentiation method which analyses, induces and summarizes the symptoms and signs in the procedures of exogenous epidemic febrile diseases, and generalizes into syndromes of four different levels which includes defense, qi, nutrient and blood. At the beginning of the exogenous febrile disease, the conditions of the disease are slight and shallow; from defense to qi, the disease enters a deeper level; and gets more severe affecting its relationship to the nutrient level; the disease is the most severe, when it is related to the blood level. The therapeutic principles of syndrome differentiation of defense, qi, nutrient and blood are: if the pathogen is in defense level, release the exterior with pungent-cool to expel the pathogen out; if the pathogen is in qi level, clear the heat of the qi level and engender fluid; and if the pathogen is in nutrient level, expel from the nutrient aspect and cool the heat; if the pathogen is in blood level, clear heat to cool the blood and dissipate stasis.

【复习思考题】

1. 卫气营血辨证的概念？

2. 卫气营血病证的传变规律是什么？

3. 试述温热病卫气营血的病证治疗原则？

（董振华　宣　磊）

第十章　防治原则与治疗方法

【内容提要】　中医的治疗学包括了疾病的防治原则与治疗方法。疾病的预防原则包括了"未病先防"和"既病防变"两个方面。治疗原则是治疗疾病的总的原则，"调节阴阳"是中医治疗疾病的总目标；"治病求本"是中医治疗疾病的指导思想。在"治病求本"指导下，审证求因，确定具体治疗原则，然后决定治疗方法。由于疾病的证候表现复杂多样，病变过程有轻重缓急，以及不同时间、不同地点、个体差异对病情变化也会产生不同的影响，因此临床必须善于从复杂多变的疾病现象中，抓住病变的本质，根据邪正斗争所产生的虚实变化扶正祛邪；按脏腑、气血失调的病机调整脏腑功能、调理气血；按发病的不同的时间、地点和不同的病人，因时、因地、因人制宜。治疗方法一般归纳为汗、吐、下、和、温、清、补、消等八种方法，谓之"八法"，一般情况下，病在表的用汗法，在里的用下法，寒证用温法，热证用清法，虚证用补法，实证用泻法，半表半里用和法，痰饮积聚、瘀血肿胀等用消法。此外还有重镇法、开窍法、固涩法等。在临床中如一种治疗方法不能解决问题，则要根据病情综合应用多种治法，以达其治愈疾病的目的。如阴虚而兼表证用滋阴解表，正虚邪实用攻补兼施法，上热下寒须寒热并用法等。

> **【学习目标】**
>
> 1. 掌握中医"治未病"的基本含义。
> 2. 掌握中医治则的概念和基本内容。
> 3. 掌握标本缓急、正治反治等治疗原则的临床应用原则。
> 4. 掌握治疗"八法"的适应证和注意事项。

中医药学在长期的临床医疗实践过程中，积累了丰富的治疗经验，确立了临床治疗原则，创造了多种行之有效的治疗方法，逐步形成了系统的中医治疗学。包括预防原则、治疗原则和治疗方法三个部分，预防原则体现了中医"治未病"的思想，包括"未病先防"和"既病防变"两个方面。治疗原则是指导治疗方法的总原则，治疗方法是治则的具体体现，任何具体的治法都从属于治则。"调节阴阳，以平为期"是中医治疗疾病的总纲领；"治病求本"是中医治疗疾病的指导思想。在"治病求本"的思想指导下，审证求因，确定具体治疗原则，然后决定治疗方法。疾病的证候表现复杂多样，病变过程有轻重缓急，以及不同时间、不同地点、个体差异对病情变化也会产生不同的影响，因此，临床必须善于从复杂多变的疾病现象中，抓住病变的本质，根据邪正斗争所产生的虚实变化扶正祛邪；按脏腑、气血失调的病机调整脏腑功能、调理气血；按发病的不同的时间、地点和不同患者，因时、因地、因人制宜。治疗方法一般归纳为汗、吐、下、和、温、清、补、消等八种方法，谓之"八法"，此外，还有开窍法、重镇法、固涩法等 11 种治法。临床应用时，在治则指导下可以使用一种治法，亦可以多种治法联合使用，以达到治疗疾病的目的。

第一节 预防原则

预防就是指采取积极的措施或药物，预防疾病的发生和发展。中医历来十分重视疾病的预防，早在《素问·四气调神大论》就有"圣人不治已病治未病，不治已乱治未乱，……夫病已成而后药之，乱已成而后治之，譬犹渴而穿井，斗而铸锥，不亦晚乎"的记载。体现了"治未病"的预防思想，强调"防患于未然"。这种"未雨绸缪"，防重于治的思想，颇具现实意义。所谓"治未病"包括未病先防和既病防变两个方面的内容。

一、未病先防

未病先防指在疾病发生之前，充分调动人的主观能动性，增强体质，养护正气，提高机体抗病的能力，同时能动地适应客观环境，避免致病因素的侵袭，以防止疾病的发生。正如《素问遗篇·刺法论》所说："正气存内，邪不可干"。未病先防的措施主要有：

1. 调摄精神 做到"恬淡虚无，真气从之"，避免不良情绪的刺激，保持良好的心态。

2. 加强锻炼 增强体质，促进血脉流通，气机调畅；注重"形神合一""形动神静"，并应注意运动量，要适度，要循序渐进、持之以恒。

3. 起居有节，劳逸适度 《素问·上古天真论》说："其知道者，法于阴阳，和于术数，食饮有节，起居有常，不妄作劳，故能形与神俱，而尽终其天年，度百岁乃去。"

4. 顺应自然 提高机体抗病的能力，同时还要注意防止病邪的侵袭，"虚邪贼风，避之有时"，"五疫之至，皆相染易"，应"避其毒气"。

5. 药物预防 传统医学很早就开始了药物预防的工作。16 世纪的人痘接种预防天花；用苍术、雄黄等烟熏以消毒防病；贯众、板蓝根或大青叶预防流感；用茵陈、贯众等预防肝炎；用马齿苋等预防菌痢等。

二、既病防变

既病防变指如果疾病已经发生，则应争取早期诊断、早期治疗以防止疾病的发展与传变。《素问·阴阳应象大论》说："故邪风之至，疾如风雨。故善治者治皮毛，其次治肌肤，其次治筋脉，其次治六腑，其次治五脏。治五脏者，半死半生也"，说明外邪侵袭人体如果不及时诊治，病邪就有可能由表传里，步步深入，以致侵犯内脏。在防治疾病的过程中，一定要掌握疾病发生发展规律及其传变途径，做到早期诊断，有效地治疗才能防止其传变。根据疾病传变规律，先安未受邪之地，《难经·七十七难》说："上工治未病，中工治已病者，何谓也？然：所谓治未病者，见肝之病，则知肝当传之于脾，故先实其脾气，无令其受肝之邪"。肝属木，脾属土，肝木能乘脾，故临床上治疗肝病常配合健脾的方法，就是既病防变治则的具体应用。又如，清代医家叶天士根据温热病易伤胃阴，进一步发展耗及肾阴的疾病传变规律，主张在甘寒养胃的方药中加入某些咸寒滋肾之品，并提出了务在"先安未受邪之地"的防治原则，都是既病防变法则具体应用的范例。

第二节 治 疗 原 则

一、调整阴阳（总纲）

疾病的发生，从根本上说就是阴阳的相对平衡遭到破坏，出现偏盛偏衰的结果。对于其治疗《素问·至真要大论》指出："谨察阴阳所在而调之，以平为期"。故调整阴阳，补偏救弊，恢复阴阳的相对平衡，促进阴平阳秘，是临床治疗的根本法则之一，也就是中医治疗疾病的总目标。

（一）损其所盛 主要是指阴阳偏盛，或阴或阳的一方过度亢盛，正如《素问·阴阳应象大论》指出："阴胜则阳病，阳胜则阴病"。应采用"损其有余"的治疗原则。例如，阳热亢盛的实热证，应"治热以寒"，即用"热者寒之"的方法以治其热盛；阴寒内盛的寒实证，则应"治寒以热"，即用"寒者热之"的方法以治其寒盛。

（二）补其不足 主要是指阴阳偏虚，或阴或阳的一方虚损不足，以致"阳虚则寒，阴虚则热"，应采用"补其不足"的治疗原则。阴虚不能制阳，常表现为阴虚阳亢的虚热证，则应滋阴以制阳，"壮水之源，以制阳光"；阳虚不能制阴而致阴寒偏盛应补阳以制阴，"益火之源，以消阴翳"。若阴阳两虚，则应阴阳双补。应当指出阴阳互根互用，故阴阳偏衰亦可互损，《景岳全书》中说："……善补阳者必于阴中求阳，则阳得阴助而生化无穷；善补阴者必于阳中求阴，则阴得阳升而泉源不竭"。

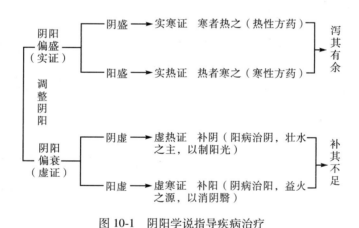

图 10-1 阴阳学说指导疾病治疗

二、治病求本（指导思想）

《素问·阴阳应象大论》曰："治病必求于本"。就是指治疗疾病要明确疾病的根本原因，针对其病因进行治疗。"治病求本"，"本"为疾病的根本，也就是发病的原因，其相对应的就是"标"的问题。应该说"本"和"标"是一个相对的概念，可用以说明病变过程中各种矛盾的主次关系。从邪正双方来说正气是本，邪气是标；从病因与症状来说病因是本，症状是标；从疾病先后来说，旧病、原发病是本，新病、继发病是标。疾病的发生、发展一般总是通过若干症状而显现出来，但这些症状只是疾病的现象，还不是疾病的本质。只有充分地收集、了解疾病的各个方面，包括症状在内的全部情况，在中医学基础理论的指导下，进行综合分析，才能透过现象看到本质，找出疾病的根本原因，从而确立恰当的治疗方法。例如，头痛可由外感和内伤引起，外感头痛又有风寒和风热之别，属于风寒，治宜辛温解表；属于风热，治当辛凉解表。而内伤头痛可由血虚、血瘀、痰湿、肝阳上亢等多种原因所致，故应分别采用养血、活血、祛湿化痰、平肝潜阳等不同方法进行治疗。这就是"治病必求于本"。在治病求本思想的指导下，治则的基本内容包括正治与反治、治标与治本、扶正与祛邪、调整脏腑功能、调理气血、三因制宜等。

（一）正治与反治　《素问·至真要大论》提出"逆者正治，从者反治"两种方法，就其原则来说都是治病求本这一治疗原则的具体运用。其不同之处在于：正治适用于病变本质与其外在表现相一致的病证，而反治则适用于病变本质与临床征象不完全一致的病证。

1. 正治　是逆其证候性质而治的一种常用治疗原则，又称逆治。适用于疾病的现象与本质相一致的病证。如寒病见寒象，热病见热象，虚病见虚象，实病见实象等，采用与疾病的性质相反的方药进行治疗，如"寒者热之""热者寒之""虚则补之""实则泻之"等不同治疗方法。

2. 反治　是顺从疾病假象而治的一种治疗原则，又称从治。指采用方药的性质顺从疾病的假象或与疾病的假象相一致而言，究其实质，还是在治病求本法则指导下，针对疾病根本而进行治疗的方法，故实质上仍是"治病求本"。主要有热因热用、寒因寒用、塞因塞用、通因通用等。

（1）热因热用　是以热治热，指用热性药物治疗具有假热症状的病证，适用于阴寒内盛，格阳于外，反见热象的真寒假热证，因阳虚寒盛是其本质，故仍用热药治其真寒，而假热自然消失。

（2）寒因寒用　是以寒治寒，即用寒性药物治疗具有假寒症状的病证，适用于里热极盛，格阴于外，反见寒象的真热假寒证，因热盛是其本质，故须用寒凉药治其真热，而假寒方能消除。

（3）塞因塞用　是以补治塞，即用补益药治疗具有闭塞不通症状的病证，适用于因虚而闭阻的真虚假实证。例如，脾虚病人出现脘腹胀满时，用健脾益气的方法治疗；气虚血枯、冲任亏损引起的闭经，采用补气养血的方法治疗；老年人气虚便秘，采用补气以通便，均称"塞因塞用"。

（4）通因通用　是以通治通，用通利的药物治疗具有实性通泄症状的病证。适用于食积腹泻、瘀血崩漏等病证。例如，食积导致的腹痛腹泻、瘀血引起的崩漏分别采用消导泻下、活血化瘀等方法治疗，均称"通因通用"。

（二）治标与治本　在复杂多变的病证中，常有标本主次的不同，因而在治疗上就应有先后缓急的区别。标本治法的临床应用，一般是"治病必求于本"。但在某些情况下，标病甚急，如不及时解决可危及患者生命或影响疾病的治疗，则应采取"急则治其标，缓则治其本"的法则，先治其标后治其本。若标本并重则应标本兼顾，标本同治。这是中医治疗的原则性与灵活性有机结合的体现。区分标病与本病的缓急主次，有利于从复杂的病变中抓住关键，做到治病求本。

1. 急则治其标　标病甚急时可以采取急则治其标，如"臌胀"的患者（相当于肝硬化、腹膜炎等引起的腹水）当腹水大量增加，出现腹部胀痛呼吸喘急、大小便不利的时候，应先治标病的水湿，当用利水、逐水法，待腹水减轻病情稳定后，再调理肝脾治其本病；又如，大出血病，无论属于何种出血，均应采取应急措施先止血以治标，待血止病情缓和，再治本病。

2. 缓则治其本　对慢性病或急性病恢复期有重要指导意义。例如肺痨咳嗽，其本多为肺肾阴虚，故治疗不应用一般的止咳法治其标，而应滋养肺肾之阴治其本。又如，慢性咳喘，在缓解期，要以健脾补肾为主治疗，以除痰之源、固喘之根。以上所述都是缓则治其本的临床应用。

3. 标本同治　是指标病本病俱急，则应标本兼治，以提高疗效。例如，临床表现有身热、腹硬满痛、大便燥结、口干渴、舌苔焦黄，此属邪热内结，阴液受伤为标本俱急的临床表现，治当标本兼顾，可用增液承气汤泻下与滋阴同用，泻其实热可以存阴，滋阴润燥则有利于通便，标本同治可收相辅相成之功；又如，虚人感冒，素体气虚，复以外感，治宜益气解表，益气为治本，解表是治标；又如，表证未解，里证又现，则应表里双解亦属标本同治。标本的治疗法则，既有原则性，又有灵活性。临床应用或先治本，或先治标，或标本兼治，应视病情变化灵活掌握，其最终目的在于抓住疾病的主要矛盾，做到治病求本。

（三）**病治异同** 所谓病治异同包括了"同病异治"和"异病同治"。临床治疗时必须遵循治病求本的原则，注意疾病的发生、发展及病机的变化，以及疾病演变的阶段性，正确应用"同病异治"和"异病同治"的治疗原则。

1. 同病异治 指同一种疾病，因为病邪的性质不同，个体反应性的差异，其病机和疾病的性质也不同，所以要根据辨证，给予不同的治疗方法。例如，同为感冒，病因有风寒、风热的不同，治疗就有辛温解表和辛凉解表之区别。

2. 异病同治 指不同的疾病在发展过程中可以有同一性质的证候，就可以采用相同的治疗方法。例如，久痢、久泻、脱肛、崩漏、子宫脱垂、胃下垂等几种不同的疾病，只要根据辨证属于中气下陷者，均可采用补脾升提的方法，用补中益气汤进行治疗。

（四）**扶正与祛邪** 疾病的演变过程，从邪正关系来说是正气与邪气双方互相斗争的过程，邪正斗争的胜负，决定着疾病的转归和预后。邪胜于正则病进，正胜于邪则病愈。通过扶正祛邪，改变邪正双方力量的对比，使其有利于疾病向痊愈方向转化。所以扶正祛邪是指导临床治疗的一个重要法则。

所谓扶正，即扶助正气，增强体质，提高机体的抗病能力。扶正多用"虚则补之"治法，包括药物、针灸、气功、体育锻炼及精神饮食调理等。所谓祛邪，即祛除病邪，使邪去正安。祛邪多用"实则泻之"的治法，临床疾病由于邪气的不同，部位的各异，其治法亦不一样，包括消食导滞、活血化瘀、除痰祛湿、软坚散结、利水消肿等。扶正与祛邪，虽然不同，但二者相互为用，相辅相成，运用扶正祛邪原则时要认真细致地观察和分析正邪双方消长盛衰，并根据正邪在矛盾斗争中的地位，决定扶正与祛邪的先后和主次。总之，需权衡利弊，以"扶正而不留邪，祛邪而不伤正"为其原则。

1. 扶正 适用于以正气虚为主要矛盾，而邪气不盛的虚证，如气虚、血虚、阴虚、阳虚的病人，分别采用补气、养血、滋阴、壮阳的方法进行治疗。

2. 祛邪 适用于以邪实为主要矛盾，而正气未伤的实证，如血瘀、食积、痰湿、气滞、水肿等病证，分别采用活血化瘀、消食导滞、除痰祛湿、疏理气机、利水消肿等方法。

3. 扶正与祛邪兼用 适用于正虚邪实病证，而且二者同时兼用。但在具体应用时还要分清是以正虚为主还是以邪实为主。正虚较急较重者，应以扶正为主，兼顾祛邪；而邪实较急较重者，则以祛邪为主，兼顾扶正。

（五）**调和脏腑** 人体是一个有机整体，脏与脏、脏与腑、腑与腑之间在生理上是相互协调、相互为用，在病理上也相互影响。故在治疗脏病时，不能单纯考虑一个脏腑，而应注意调整各脏腑之间的关系。例如，肝的疏泄功能失常时，不仅肝本身出现病变，而且常影响到脾的运化功能而出现脘腹胀满、不思饮食、腹痛腹泻等症，也可影响肺气的宣发肃降而见喘咳，还可影响心神而见烦躁不安或抑郁不乐，影响心血的运行而见胸部疼痛。因此，五脏之中一脏有病，可影响他脏。当分析某一脏病的病机时，既要考虑到本脏病变对他脏的影响，也要注意到他脏病变对本脏的影响。

（六）**调理气血** 气血是各脏腑功能活动的主要物质基础。气血各有其功能，又相互为用。在生理上气能生血、气能行血、气能摄血，故称"气为血之帅"。而血能为气的活动提供物质基础，血能载气、血能养气，故称"血为气之母"。当气血相互为用及相互促进的关系失常时，就会出现各种气血失调病证。调理气血关系的原则为"有余泻之，不足补之"，从而促使气血调和。

1. 气虚生血不足，而致血虚者，宜补气为主，辅以补血或气血双补。

2. 气虚行血无力，而致血瘀者，宜补气为主，辅以活血化瘀。

3. 气滞致血瘀者，行气为主，辅以活血化瘀。

4. 气虚不能摄血者，补气为主，辅以收涩止血。

5. 血虚不足以养气，可致气虚，宜补血为主，辅以益气。

6. 气随血脱者，因"有形之血不能速生，无形之气所当急固"，故应先益气固脱以止血，待病势缓和后再进补血之品。

（七）三因制宜 三因制宜即因时制宜、因地制宜、因人制宜。疾病的发生、发展与转归，是由多方面因素决定的，如时令气候、地理环境以及患者性别、年龄、体质等因素都会对疾病产生影响。因此，治疗疾病时必须考虑这些因素，因时、因地、因人制宜，实现治疗的个体化。

1. 因时制宜 指根据不同季节气候特点来考虑治疗用药的原则，如春夏季节气候温热，人体腠理疏松，即使患外感风寒，也不宜过用辛温发散，以免开泄太过耗伤气阴；而秋冬季节，气候寒凉，人体腠理致密，阳气内敛，此时若非大热之证，当慎用寒凉药物，以防伤阳。《素问·六元正纪大论》说："用寒远寒，用凉远凉，用温远温，用热远热，食宜同法"正是这个道理。外邪致病有明显的季节性，如春季多风温；夏季多暑热；长夏多湿热；秋季多燥病；冬季多风寒；故春季要祛风清热；暑天要解暑清热；长夏应清热化湿；秋天则宜养阴润肺；冬季风寒应辛温解表。

2. 因地制宜 指根据不同地域的地理特点来考虑治疗用药的原则，如我国西北高原地区，气候寒冷干燥少雨，病多寒多燥，治宜辛润，寒凉之剂必须慎用；东南地低气温多雨，病多温热或湿热，治宜清化，温热及助湿之剂必须慎用。如同样是外感风寒，需要辛温解表，西北严寒地区常用麻黄、桂枝、细辛；东南温热地区多用荆芥、防风、苏叶。

3. 因人制宜 指根据病人年龄、性别、体质、生活习惯等不同特点来考虑治疗用药的原则，如成人用药量较大，小儿用药量宜小；老年人脏腑功能减退，气血亏损，患病多虚证，或虚实夹杂，治疗多用补法，挟实者攻邪宜慎；小儿生机旺盛，但气血未充，脏腑娇嫩，易寒易热，易虚易实，病情变化较快，故治小儿忌投峻攻，少用补药。妇女经、带、胎、产等情况治疗用药应加以考虑。妊娠期，对峻下、破血、滑利、走窜伤胎或有毒药物当禁用或慎用。产后应考虑气血亏虚及恶露情况等。再者体质的强弱，阴阳的盛衰，都应予以重视，如胖人多阳虚、气虚，慎用伤阳耗气之药；瘦人多阴虚，慎用温热之药等。

第三节 治 疗 方 法

中医学的治疗方法一般归纳为汗、吐、下、和、温、清、补、消等八种治疗方法。此外，还有开窍法、固涩法、重镇法等。治法是在治则指导下采取的治疗方法。历代医家创造了相当多的治法，清代程国彭将其概括为八法。他在《医学心悟》中说："论病之源，以内伤外感四字括之。论病之情，则以寒热虚实表里阴阳八字统之。而论治病之方，则又以汗和下消吐清温补八法尽之"（表10-1）。

表 10-1 治法简介

治疗大法	定 义	具体治法	功 用	适应证	注意事项
汗法	运用发汗的方药，以开泄腠理、调和营卫，逐邪外出的治法	1. 辛温解表 2. 辛凉解表 3. 解表透疹 4. 宣肺利水	发散在表风寒 发散在表风热	风寒表证 风热表证 麻疹不透 风水	以汗出为度，避免发汗太过，以伤正气。失血、自汗、盗汗、热病后期者不宜使用
吐法	运用催吐的方药，引起呕吐，促使有毒物质排出体外的治法		邪从口出	误食毒物或药物引起的中毒	不宜久用
下法	运用泻下的方药，以攻逐实邪，荡涤肠胃，排除积滞的治法	1. 寒下 2. 温下 3. 润下 4. 逐水 5. 攻下	清泻里热实证 温散胃肠冷积 生津养血润下 攻逐积水 泻下、活血	热秘 寒秘 虚秘 腹水、水肿 虫积、瘀血	病邪在表、脾胃虚寒、孕妇、产后、体弱者不宜用
和法	运用和解的方药，以调整脏腑、阴阳、气血的失调的治法	1. 和解少阳 2. 调和肝脾 3. 疏肝和胃 4. 调和肠胃		少阳证 肝脾不调 肝胃不和 肠胃失调	病邪在表或在里者不宜；阳明热盛、阴寒内积者不宜用
温法	运用温热的方药，以祛除在里之寒邪的治法	1. 温中祛寒 2. 温阳救逆 3. 温经散寒 4. 温阳利水		脾胃虚寒 亡阳虚脱 寒痹、宫寒 阳虚水停	实热证不宜；阴虚内热者不宜用
清法	运用寒凉药物以清除内热的治法	1. 清热泻火 2. 清热燥湿 3. 清热解毒 4. 清热凉血 5. 清虚热	泻实热 清湿热 解热毒 清血热 清虚热	气分证 脾胃肝胆湿热 痈、疖、疔、疮 热入营血 阴虚火旺	清热药易伤脾胃，不宜久服；脾胃虚寒者不宜用
补法	运用补养的方药，以改善人体气血阴阳或脏腑虚损不足的治法	1. 补气 2. 养血 3. 滋阴 4. 壮阳		气虚证 血虚证 阴虚证 阳虚证	实证不宜用
消法	运用行气、消导、软坚散结的方药，以消除体内有害物质的治法	1. 消食导滞 2. 活血化瘀 3. 软坚散结 4. 清热排石		食积证 血瘀证 痰积证 石积证	虚证不宜用

续　表

治疗大法	定　义	具体治法	功　用	适应证	注意事项
固涩法	运用固涩收敛的药物以治疗精、气、血、津液等外泄或滑脱的治疗方法	1. 固表止汗 2. 健脾止带 3. 健脾涩肠 4. 敛肺止咳 5. 固冲止血 6. 安胎固脱 7. 固精缩尿		自汗盗汗 脾虚带下 脾虚久泻 肺虚久咳 冲脉失约 胎动不安 遗精遗尿	有外邪者不宜；有实证者不宜用
开窍法	运用辛香走窜的方药以苏醒神志的治疗方法	1. 凉开 2. 温开		痰热阻窍 寒痰闭窍	脱证者不宜用 孕妇不宜用 不宜入煎剂
重镇法	运用某些矿物类、贝壳类方药以重镇安神、平肝潜阳治疗方法。	1. 重镇安神 2. 平肝潜阳 3. 镇惊息风		失眠、心悸等 头痛、头晕等 抽搐、震颤等	虚证不宜用

一、汗法

汗法是运用具有辛散发汗作用的药物，以开泄腠理，调和营卫，逐邪外出的一种治疗方法。因外邪侵袭人体大多始于皮毛，然后由表入里，故当邪在皮毛肌腠，尚未入里之时，即应采用汗法，使邪从汗解。故《素问·阴阳应象大论》说："其在皮者，汗而发之"。

（一）**汗法的适应证**　外感六淫邪气之表证，麻疹初起、疹点隐隐不透，水肿病腰以上肿甚，疮疡初起而有表证者。

（二）**常用汗法**

1. 辛温解表　适用于风寒表证，表现为恶寒重、发热轻、头身疼痛、舌苔薄白、脉浮紧等症。

2. 辛凉解表　适用于风热表证，表现为恶寒轻、发热重、咽痛口干、舌苔薄黄、脉浮数等症。

3. 解表透疹　适用于麻疹初期，疹出不透者。

4. 宣肺利水　适用于水肿兼有表证者。

（三）**应用汗法的注意事项**

1. 汗法应以邪去为度，汗出不畅者可适当加衣被或服热粥汤等以助发汗。发汗太过，会耗伤津液，损失正气，甚至造成虚脱。汗后宜避风寒。

2. 应用汗法要因人而异，对于虚人外感要根据患者体质等因素分别采用益气解表、滋阴解表等不同方法。

3. 疮疡溃破，或麻疹已透，则不应再用汗法。

4. 严重脱水、失血、热病后期均不宜使用汗法。

二、吐法

吐法是运用具有催吐作用的方药使有害物质排出体外的一种治疗方法。适用于误食毒物或食物中毒，胃内宿食停滞及痰涎阻塞咽喉者。

吐法是中医临床急救的一种方法。随着医学的发展在临床已经被洗胃所替代，目前已很少应用，仅作为一般了解即可。

三、下法

下法是运用具有泻下作用的药物，通泻大便以攻逐邪实，荡涤肠胃，排除积滞的一种治疗方法。凡病邪结聚于里而形成的里实证，原则上都可用此法。但在临床运用时，必须仔细分辨病人正气的强弱和邪气的盛衰，选用适当的泻下方药，方能达到预期的效果。

（一）常用的下法及适应证

1. 寒下　适用于热邪内结于肠道的里实热证，采用具有苦寒、泻下、通便、泻火作用的方药进行治疗。

2. 温下　适用于寒邪内结于肠道的里实寒证，采用辛热温里、泻下通便的方药进行治疗。

3. 润下　适用于阴血亏虚、大肠津亏之大便秘结证，采用养阴生津，润肠通便的方药进行治疗。

4. 逐水　适用于水结于内的实证，采用峻下逐水的方药进行治疗。

5. 攻下　适用于食积、虫积、瘀血、痰饮等积聚于胃肠的实证，采用化积导滞、破瘀除痰的方药进行治疗。

（二）应用下法的注意事项

1. 邪在表者不宜用下法。

2. 下法以邪去为度，不宜久用。泻下太过易伤脾胃。

3. 老、幼、孕及体虚患者慎用。

四、和法

和法是运用具有和解或调和作用的方药，以达到祛除半表半里之邪、协调脏腑功能的一种治疗方法。

（一）常用的和法及适应证

1. 和解表里　适用于少阳证，邪在半表半里，出现寒热往来，口苦咽干，心烦欲呕，胸胁苦满，不欲饮食等症。

2. 调和肝脾　适用于肝气郁结并影响脾气运化之肝脾不和证。表现为心情郁闷、胁肋胀满、腹胀肠鸣、大便泄泻等症。

3. 疏肝和胃　适用于肝气犯胃之肝胃失和证。表现为胸胁胀痛，食欲不振，嗳腐吞酸等症。

4. 调和肠胃　适用于邪犯肠胃，寒热互结，升降失常之肠胃不和证。表现为心下痞满、呕恶嗳气、肠鸣下利等症。

（二）应用和法注意事项

1. 邪在表，或已入里者均不宜用和法。

2. 阳明热盛、阴寒内结等亦不宜用和法。

五、温法

温法是运用温性或热性药物来补益阳气，祛除寒邪，治疗里寒证的一种治疗方法。里寒证有虚实之分，寒邪直中脏腑为里寒实证，而阳气不足寒自内生是里寒虚证。

（一）常用的温法及适应证

1. 温中散寒　适用于寒邪直中脏腑，或素体阳虚复感寒邪证。临床表现为腹部怕冷，腹痛、腹泻，得温痛减，舌苔白，脉沉迟等症。

2. 回阳救逆　适用于元阳虚衰或亡阳证。临床表现为畏寒肢冷，大汗淋漓，面色苍白，脉微细欲绝等症。

3. 温阳利水　适用于肾阳虚衰，温煦不足，气化失司，水湿泛滥证。临床表现为全身或下肢水肿，小便量少，面色苍白，畏寒肢冷，舌淡苔白，脉沉细无力等症。

4. 温经散寒　适用于寒邪侵袭经络或寒凝血脉证。寒邪侵袭经络者表现为关节疼痛，屈伸不利，遇冷加重等症；寒凝血脉者表现为肢麻、肢冷、肢痛，或寒凝胞宫表现为行经腹痛等症。

（二）应用温法注意事项

1. 素体阴虚者慎用。

2. 吐血、尿血、便血等患者及孕妇慎用。

3. 温热药多从小剂量开始，当中病即止，不可太过以免损耗阴液。

六、清法

清法是运用寒凉的药物以治疗热性病证的一种治疗方法。清法具有清热、泻火、解毒、保津、凉血、祛暑及镇惊息风等作用。热有表里虚实之不同，有在气、在营、在血之差别，根据热邪所在部位和性质分为清热泻火、清热解毒、清热凉血、清热燥湿及清虚热等不同方法。

（一）常用的清法及适应证

1. 清热泻火　适用于各种里热证，如气分高热、肺热、心火、肝火等实热证。临床表现多为高热、口舌生疮、咯吐黄痰、面红目赤，大便秘结，甚至神昏谵语等症。

2. 清热解毒　适用于热毒所致的疮疡、痈疖、肿毒等证。临床表现为疮疡、痈疖等局部红、肿、热、痛、溢脓等症。

3. 清热凉血　适用于血热证，如热入营血阶段，出现神昏、发斑及出血等症。

4. 清热燥湿　适用于湿热证，包括外感湿热、脾胃湿热、肝胆湿热等证。

5. 清虚热　适用于阴虚内热证或外感热病后期，阴津受损所致的虚热证。

（二）应用清法的注意事项

1. 清法多用苦寒药物，易伤脾胃、耗伤津液，热祛即止，不可久服。

2. 脾胃虚寒者不宜使用清法。

七、补法

补法是运用补益的药物治疗气、血、阴、阳虚损病证的一种治疗方法。

（一）常用的补法及适应证

1. 补气　适用于脏腑功能不足之气虚证，主要表现为乏力、气短、自汗、活动后加重、舌淡体胖有齿痕、脉沉弱等症。

2. 补血　适用于血虚及出血证，主要表现为面色苍白或萎黄、唇舌色淡、头晕心悸、月经量少或色淡、脉沉细等症。

3. 补阳　适用于阳气虚弱证，主要表现为畏寒肢冷、腰膝酸软、阳痿早泄、小便清长、五更泻、舌淡、脉细弱或沉迟等症。

4. 补阴　适用于阴津亏损证，主要表现为五心烦热、口干夜甚、盗汗、舌红少苔或光剥无苔、脉细数等症。

（二）应用补法的注意事项

1. 脾胃虚弱者运用补法时，要首先健脾养胃，否则会出现"虚不受补"的状况。

2. 滋阴补血药大多滋腻，应用时可配合芳香理气健脾药，以免脾胃呆滞。补气助阳药药性大多燥热可配合滋润敛阴药，以防化燥伤阴。

3. 对于正虚邪盛者可采用攻补兼施法。

八、消法

消法是运用具有消导、消散、软坚、化积作用的药物消除体内有害物质，使气血通畅，功能恢复的一种治疗方法。消法应用范围比较广泛，如癥瘕、积聚、痞块、结石、痰核、瘰疬等均可用消法治之。

（一）常用消法及适应证

1. 消食导滞　适用于食积引起的脘腹胀满、食欲不振、嗳腐吞酸、恶心呕吐或腹痛、腹泻等症。

2. 活血化瘀　适用于血液瘀滞引起的癥积、疼痛、痛经等证。

3. 软坚散结　适用于因痰湿阻滞引起的痰核、瘰疬等证。

4. 清热排石　适用于因湿热壅结引起的结石、砂石内结之证。

（二）应用消法注意事项

1. 虚证不宜用。

2. 中病即止，不宜久用，以防伤正。

九、固涩法

固涩法是运用固涩收敛的药物以治疗精、气、血、津液等外泄或滑脱的一种治疗方法。适用于自汗、盗汗、久咳、久泻、久痢、遗精、遗尿、带下、崩漏等病证。

（一）常用的固涩法及适应证

1. 固表敛汗　主要用于卫气不固引起的自汗、阴虚内热导致的盗汗。

2. 敛肺止咳　主要用于肺虚久咳、无痰或少痰等症。

3. 健脾涩肠　主要用于脾虚久泻证。

4. 健脾止带　主要用于气虚带脉失约所致带下证。

5. 固冲止血　主要用于脾肾不足，冲脉不固的崩漏证。

6. 安胎固脱　主要用于脾肾气虚所致的胎动不安证。

7. 固精缩尿　主要用于肾气虚损，固涩无力引起的滑精、遗尿等证。

（二）应用固涩法注意事项

1. 有外邪者不宜用。

2. 有实证者不宜用。

3. 本法非治本之法，临床应用要在治本的基础上辅以固涩药物。

十、开窍法

开窍法是运用辛香走窜的方药苏醒神志的治疗方法。

（一）常用的开窍法及适应证

1. 清心开窍（亦称凉开法）　适用于痰热上扰，清窍不利引起神志不清之热闭证。

2．芳香开窍（亦称温开法）　　适用于寒痰内盛，蒙蔽清窍导致神志不清之寒闭证。

（二）应用开窍法的注意事项

1．开窍法为闭证所设，对于脱证不能使用。

2．开窍剂多属辛香走窜之品，有动胎作用，孕妇忌用。

3．开窍剂大多气味芳香，不宜久煎，以入丸药和散剂为宜。

十一、重镇法

重镇法是运用某些矿物类、贝壳类方药重镇安神、平肝潜阳的治疗方法。

（一）常用的重镇法及适应证

1．重镇安神　　主要适用于心火、肝火亢盛造成的心悸失眠以及癫狂等症。

2．平肝息风　　主要适用于肝阳上亢，虚风内动所致的头痛、眩晕、烦躁等症。

3．镇惊息风　　主要适用于肝风内动所致的抽搐、震颤、角弓反张等症。

（二）应用重镇法的注意事项

1．本法非治本之法，临床应用要在治本的基础上酌情使用。

2．重镇法一般不用于虚证。

【Abstract】

Therapeutics of TCM consists of the principles of prevention and treatment and the methods of treatment. The principles of prevention include two aspects, one is preventing the onset of a disease; the other is preventing further deterioration due to the disease. A therapeutic principle is a general rule that should be followed in treating diseases. The general goal and guiding thought of TCM treatments are "adjustment of yin and yang" and "treatment aimed at the fundamental cause of a disease" respectively. One should follow the rule of "treatment aimed at the fundamental cause of a disease": analyzing symptoms for the causes of the disease and determining the principles of the treatment, and then deciding the methods of the treatment. Since the appearances of the disease are varied and complicated, and the courses of diseases are acute or chronic, and the different time, place and the variety of individuals have different effects on the changes of diseases, one should explore the nature of the disease through the complicated and changeable appearances of the disease, and reinforce the healthy qi and eliminate the pathogenic factors according to the conditions of excess or deficiency which results from the struggle between the healthy qi and pathogenic qi; adjust the functions of viscera and bowels and harmonize qi and blood in accordance with the mechanisms of the disorder of viscera and bowels and the disharmony of qi and blood; treat the disease based on the consideration of three factors which refer to different conditions of climactic and seasonal conditions and geographical localities at the onset of diseases and different patients. Methods of treatment named as the "eight methods" are classified into eight categories: promoting sweating, emesis, purgation, harmonizing method, warming method, clearing method, tonifying method and eliminating method. Usually, promoting sweating is used for exterior disease, purgation is used for interior disease, and warming method is used to treat cold syndrome, clearing method is used to treat heat syndrome, tonifying method is used for deficiency syndrome, interior-attacking method is used for excess syndrome, harmonizing method is used to treat disease locates in half-exterior and half-interior, eliminating method is used for phlegm-retained fluid, aggregation-accumulation, blood stasis and swelling. In addition, there are settling tranquilizing method, orifices-opening method and securing and astringing method, and so on. If the problem is not solved using one method in clinical practice, one should use multiple methods synthetically in accordance with the changes of the disease in order to achieve the goal of curing disease. For example, both nourishing yin method and releasing the exterior method are used for yin deficiency combined with exterior syndrome, both eliminating method and reinforcing method are used for the syndrome of deficiency of healthy qi and excess of pathogen, and both clearing method and warming method are used for the condition of upper body heat and lower body cold, etc.

【复习思考题】

1. 中医学预防原则的具体内容有哪些?

2. 试述"治病求本"的概念及其内容。

3. 何谓正治反治?

4. 怎样理解"三因制宜"?

5. 如何根据疾病的标本主次确定其先后缓急?

6. 扶正祛邪治则运用的原则是什么?

7. 治则与治法有何区别与联系?

8. 常用的治法有几种?

9. 清法的分类及其适应证?

10. 汗法主要适用哪些病证?

11. 补法的分类及其适应证?

12. 消法的适应证及其分类?

（梁晓春）

第十一章 中 药 学

【内容提要】 中药是我国传统药物的总称。包括中药材、中药饮片和中成药等。中药学就是专门研究中药基本理论和各种中药的来源、采制、性能、功效及配伍应用等知识的一门学科，是中医学的重要组成部分之一。

本章内容分中药总论和中药各论两部分。总论部分系统介绍中药学的基本理论，包括中药的四气五味、升降浮沉、归经、毒性、配伍原则、用药禁忌、剂量与用法、中药炮制等内容。各论部分将中药按照主要功效分十四类，分别介绍每类中药的概念、药性特点、临床应用宜忌等；每味中药从药用来源、采集、性味归经、功效、适应证、用法用量、使用注意等项介绍。

【学习目标】

1. 了解中药和中药学的概念。

2. 掌握中药四气五味的概念及其作用。

3. 熟悉升降浮沉和归经理论。

4. 掌握中药配伍禁忌（十八反）。

5. 掌握解表药、祛风湿药、清热药、祛湿药、温里药、祛痰止咳药、泻下药、理气药、理血药和补益药的概念、作用、分类、适应证、禁忌证及代表药物。

6. 了解消导药、固涩药、平肝息风药、安神药的概念、作用及适应证。

7. 掌握下列常用药物的主要功效和临床应用 麻黄、桂枝、防风、柴胡、薄荷、桑叶、菊花、石膏、知母、生地黄、牡丹皮、金银花、连翘、黄连、黄芩、黄柏、青蒿、大黄、芒硝、火麻仁、郁李仁、茯苓、泽泻、金钱草、茵陈、广藿香、苍术、独活、威灵仙、秦艽、五加皮、陈皮、木香、香附、川芎、丹参、桃仁、红花、益母草、仙鹤草、三七、莱菔子、山楂、鸡内金、半夏、天南星、贝母、前胡、杏仁、附子、肉桂、干姜、天麻、钩藤、珍珠母、磁石、酸枣仁、人参、黄芪、白术、甘草、鹿茸、淫羊藿、续断、熟地黄、当归、白芍、沙参、麦冬、枸杞子、五味子、乌梅、金樱子。

第一节 中 药 总 论

中药包括中药材、中药饮片和中成药等。在我国的辽阔疆域，分布着种类繁多、产量丰富的天然中药材资源，包括植物、动物和矿物，因为中药来源以植物类药材居多，所以历代将记载药物的专著称"本草"，把药学称"本草学"。中药学就是专门研究中药基本理论和各种中药的来源、采制、性能、功效及配伍应用等知识的一门学科，是中医学的重要组成部分之一。

一、中药的性能

中药的性能指中药与其疗效有关的性质和功能，即其具有的特性和作用，主要包括四气、五味、归经、升降浮沉及有毒、无毒等。前人在长期与疾病做斗争的实践中，逐渐了解和认识了众多药物的性质及医疗作用，进而在阴阳、脏腑、经络、治则等中医学理论基础上，加以概括和总结出中药的性能，是中医学理论体系中一个重要的组成部分，是中医临床用药的理论基础。

（一）四气五味

1. 四气　也称四性，即寒、热、温、凉四种药性。寒凉和温热是对立的两种药性；寒和凉之间、热和温之间，仅在程度上有差别，温次于热、凉次于寒。

药性的寒、热、温、凉，是从药物作用于机体所发生的反应或治疗效果归纳总结出来的，是与所治疾病的寒、热性质相对而言。能够减轻或消除热证的药物，一般属于寒性或凉性，如黄芩、板蓝根可改善发热口渴、咽痛等热证，表明这两种药物具有寒凉药性。反之，能够减轻或消除寒证的药物，一般属于温性或热性，如干姜、吴茱萸可缓解脘腹冷痛、畏寒肢冷等寒证，表明这两种药物具有温热药性。

此外，还有一些药物的药性较为平和，寒热之性不甚显著、作用比较和缓，称"平"性。其中也有微寒、微温的，但仍未超出四性的范围，所以平性指相对的属性，而不是绝对性的概念。

2. 五味　就是辛、甘、酸、苦、咸五种药味。实际上药味不止五种，有些药物具有淡味或涩味。因为淡味没有特殊的滋味，所以一般将淡味和甘味并列，称"淡附于甘"，而涩味的作用和酸味的作用相同，故仍然称五味。不同的味有不同的作用，味相同的药物，其作用也有相近或共同之处。五味的作用如下：

（1）辛　有发散、行气、行血作用。如发散解表的麻黄、薄荷，行气止痛的香附、木香和活血化瘀的川芎等都有辛味。

（2）甘　有补益、和中或缓急作用。常用于治疗虚证的滋补强壮药，如党参、熟地；缓和拘急疼痛、调和药性的药物，如饴糖、甘草等，皆有甘味。甘味药物多质润而善于滋燥。

附：淡　有渗湿、利尿作用。多用于水肿、小便不利等证，如猪苓、茯苓等药物。

（3）酸　有收敛、固涩作用。一般用于治疗虚汗、泄泻、遗精等证，如五味子、麻黄根收敛止汗，乌梅涩肠止泻，金樱子、山茱萸涩精止遗。

附：涩　与酸味作用相似。多用以治疗虚汗、泄泻、尿频、滑精、出血等证，如龙骨、牡蛎涩精，赤石脂能涩肠止泻。

（4）苦　能泄、能燥、能坚阴。泄的含义包括：①通泄，如大黄，适用于热结便秘；②降泄，如杏仁，适用于肺气上逆的喘咳；③清泄，如黄连、栀子适用于热盛心烦。至于燥，是指用于湿证。湿证有寒湿和湿热的不同，温性的苦味药，如苍术，适用于前者；寒性的苦味药，如黄连，适用于后者。此外，前人根据用药经验，认为苦味药还有坚阴作用，如黄柏、知母用于肾阴虚火旺的病证，具有泻火存阴，即坚阴的作用。

（5）咸 有软坚散结、泻下作用。常用于治疗瘰疬、痰核、痞块与便结等，如芒硝泻下通便；瓦楞子、牡蛎软坚散结治疗瘰疬、痰核、痞块，均有咸味。

每种药物都具有气、味，气、味各有其作用。同性药物有五味之别，同味的药物亦各有四气之异。辨识药性时，不能把药物的气与味孤立起来，必须将气、味二者综合来看。

性味相同的药物，其主要作用也大致相同，例如，紫苏、荆芥、葱白均为辛温，都有发汗解表的作用，可用于外感风寒表证。性味不同的药物，功效亦不相同，例如，麻黄性味辛温，辛能发散，温能散寒，故其主要作用是发散风寒；芦根性味甘寒，甘能生津，寒能清热，故其主要作用为清热生津。

性同味不同，或味同性不同的药物在功效上也有共同之处和不同之点。

以寒性药物为例，性虽同，因味不同，其作用有差异：如栀子苦寒，清热泻火、凉血解毒；淡竹叶甘寒，清热利尿；浮萍辛寒，疏散风热、利尿退肿。共同之处是性寒，故均有清热作用。

以甘味药物为例，味虽同，因气不同，其作用亦不相同，如杜仲甘温以补肝肾、强筋骨、安胎；石斛甘微寒，以养阴清热生津；甘草甘平，以补脾益气、润肺止咳、缓急止痛、调和诸药。共同之处是味甘，故均有补益之功效。

（二）升降浮沉 指药物治疗人体疾病时的不同趋向性。升，就是上升、升提的意思，能治病势下陷的药物，都有升的作用；降：就是下降、降逆的意思，能治病势上逆的药物，都有降的作用；浮，就是轻浮、上行发散的意思，能治病位在表的药物，都有浮的作用；沉，就是重沉、下行泄利的意思，能治病位在里的药物，都有沉的作用。

升与浮、沉与降的趋向类似，升浮药物主上升而向外，有解表、散寒、祛风、升阳、催吐等作用；沉降药物主下行而向内，有清热、泻下、利水、平喘、降逆、潜阳、止呕等作用。

1. 升降浮沉与病位、病势的关系 凡病位在上在表，宜用升浮不用沉降、如外感风寒表证，当用麻黄、紫苏等升浮药以发散风寒；病位在下在里，宜用沉降不用升浮，如热结便秘里实证，当用大黄、枳实等沉降药以攻里通便。

病势上逆的宜降不宜升，如肝阳上亢之头痛、眩晕，当用石决明、生牡蛎等以潜阳降逆；病势下陷的宜升不宜降，如久泻、脱肛、阴挺等中气下陷，当用黄芪、升麻以补气升阳。

2. 升降浮沉与药物气味、质地轻重的关系 凡味属辛、甘，气属温热的药物，大多能升浮，如麻黄、黄芪等；味属酸、苦、咸，气属寒凉的药物，大多为沉降，如大黄、芒硝等。

凡植物的花、叶及质地轻的药物，大多能升浮，如辛夷、荷叶、苏叶、马勃等；凡种子、果实及质地重的药物，大多能沉降，如苏子、枳实、石决明、代赭石等。但也有例外，如旋覆花主降、蔓荆子主升。

3. 升降浮沉与炮制配伍的关系

（1）炮制 酒炒则上升；醋炒则敛涩；姜汁炒则散；盐炒则下行入肾。

（2）配伍 桔梗载药上浮；牛膝引药下行。

（三）归经 归经是说明某种药物对某些脏腑经络的病变具有选择性的治疗作用，是定位、定向的药性理论。在文献中称入某经、行某经，或称某经药。

药性的归经理论，是以脏腑经络理论为基础。人体的脏腑各有其特殊的生理功能和病理变化，经络把人体内外各部分联系起来，构成一个整体。体表的外邪可以循经络内传脏腑，脏腑的病变也可由经络反映到体表。临床用药时，首先要审清证候病变所在的脏腑经络，然后再选用相应的药物进行治疗。

如咳喘属肺经病，杏仁、苏子平喘止咳归肺经；两胁胀痛属肝经病，柴胡、香附疏肝理气归肝经；心悸失眠属心经病，朱砂、茯神镇心安神归心经；食少便溏属脾经病，党参、白术健脾益气归脾经；腰酸遗精属肾经病，熟地、菟丝子补肾固精归肾经。

中药归经是从临床疗效观察总结出来的，并经过反复实践，逐步发展而上升为理论。归经理论具体指出药效所在，是定位、定向的药性理论。有如下规律：

1. 一药归数经者，治疗范围则扩大，如杏仁归肺与大肠经，既平喘止咳又润肠通便；石膏归肺、胃经，既清肺热，又泻胃火。

2. 同归一经的药物，作用有温、清、补、泻的区别，如同归肺经，黄芩清肺热，干姜温肺寒，百合补肺虚，葶苈子泻肺实。同归肝经，龙胆草泻肝火，香附理肝气，山萸肉敛肝精，阿胶补肝血。

3. 根据脏腑经络关系而选用药物 因为脏腑经络的病变互相影响，所以在用药时，往往不是单纯使用某一经药物。例如，肺病而见脾虚，可选用脾经药山药、茯苓等补脾益肺；肝阳上亢而见肾阴不足的，可选用肾经药熟地、玄参等滋肾养肝。

4. 引经药 引经原称引经报使，或称诸经向导。指一种药可以引导其他药物的药力趋向某经或直达病所，这种作用称引经，即指它除了对本经病证具有治疗作用外，还能把不归本经的药物引归到本经而发挥其治疗作用，以提高药物疗效。

（四）有毒无毒 历代本草书籍中，常在每一味药物的性味之下，标明其"有毒""无毒"。狭义的"毒"也可简称"毒性"，指药物的毒性和副作用，是药物性能的重要标志之一，是确保用药安全必须注意的问题。广义的"毒"则包括三个含义。

1. 药物的总称 西汉以前常常把"毒药"看作一切药物的总称，如《周礼·天官冢宰》就有"医师掌医之政令，聚毒药以供医事"的记载。

2. 药物的偏性 药物治病在于取其某种偏性。例如，热性药物治疗寒性疾病，这种偏性固然能治病，但使用不当也能损害人体。明代张景岳《类经》云："药以治病，因毒为能，所谓毒者，因气味之偏也。盖气味之正者，谷食之属是也，所以养人之正气。气味之偏者，药饵之属是也，所以去人之邪气。其为故也，正以人之为病，病在阴阳偏胜耳……是凡可辟邪安正者，均可称为毒药，故曰毒药攻邪也"。

3. 药物的毒性和副作用 即狭义的"毒"，也就是毒性。如《神农本草经》将所载365种药分为上、中、下三品，上品无毒，中品无毒或有小毒，下品多毒，不可久服。又如《素问·五常政大论》云："大毒治病，十去其六；常毒治病，十去其七；小毒治病，十去其八；无毒治病，十去其九；谷肉果菜，食养尽之，无使过之，伤其正也"，把药物毒性强弱分为大毒、常毒、小毒三类。

后世本草书籍在其药物性味下标明"有毒""大毒""小毒"等，大都指药性的毒副作用的大小而言。一般来说，现代药物毒性的含义有两方面，一是指中毒剂量与治疗剂量比较接近，或某些治疗量已达到中毒剂量的范围，因此治疗用药时安全系数小；二是指毒性对机体组织器官损害剧烈，可产生严重或不可逆的后果。

对于中药的毒性必须正确对待。历代本草对药物毒性的记载由于受历史条件的限制，也出现了不少错误，如《本经》中把丹砂（朱砂）列为首药，视为上品无毒；《本草纲目》认为马钱子无毒；《中国药学大辞典》认为黄丹、桃仁无毒等，表明对药物毒性的认识，是一个随着临床经验的积累逐步加深的过程。

中药中毒的常见原因有：①剂量过大，如砒霜、胆矾、斑蝥、蟾酥、马钱子、附子、乌头等毒性较大的药物，用量过大，或时间过长可导致中毒；②误服伪品，如误以华山参、商陆代人参，独角莲代天麻使用；③炮制不当，如使用未经炮制的生附子、生乌头；④制剂服法不当，如乌头、附子中毒，多因煎煮时间太短，或服后受寒、进食生冷；⑤配伍不当，如甘遂与甘草同用，乌头与瓜蒌同用而致中毒。此外，个体差异与自行服药也是引起中毒的原因。

在严格遵守药典规定的炮制方法、用法和用量的前提下，也可采用某些有毒性的药物，"以毒攻毒"治疗某些疾病。例如，用雄黄治疗疔疮恶肿、水银治疗疥癣梅毒、大枫子治疗恶疮麻风、斑蝥治疗癌肿癥瘕、砒霜治疗瘰疬痔漏等。

近年来中药的安全性受到广泛关注，尤其关于木通、厚朴、广防己、细辛等含有马兜铃酸的中药肾毒性的报道，引起了国内外的极大震动，敲响了正视中药毒性的警钟。但大部分病例是属于滥用、误用中药而导致。就木通而言，正品木通为木通科木通，含木通皂元，利尿作用确定，无肾毒性；关木通含马兜铃酸，过量或滥用可致肾损害；川木通含绣球藤皂苷和糖苷等，亦无肾毒性。而历代本草所载的木通为木通科木通。因此，只要正确使用，可以避免中药的毒性。

二、中药的应用

应用中药，不仅要掌握每一药物的性能，还要了解其配伍、用量以及炮制。否则，如果药物配伍不当、用量不合适、炮制后药性变化可影响药效。

（一）**配伍**　配伍就是按照病情需要和药物性能，有选择地将两种以上的药物合在一起应用。在医药萌芽时期，治疗疾病多是采用单味药，随着药物增多、对疾病的认识也逐渐深化，由单味药治病发展到多种药配合应用治病，并通过大量的实践，总结形成了药物配伍应用理论。

在配伍应用的情况下，因为药物与药物之间出现相互作用的关系，所以有些药物因协同作用而增进疗效，但是也有些药物却可能互相对抗而抵消、削弱原有的功效；有些药物因为相互配用而减轻或消除了毒性或副作用，但是也有些药物反而因为相互作用而使作用减弱或发生不利于人体的作用等。对于这些情况，古人曾将其总结归纳为七种情况，称药性"七情"。

1. 单行　是单用一味药来治疗疾病。例如，用一味马齿苋治疗痢疾；独参汤即是单用一味人参大补元气、治疗虚脱等。

2. 相须　是功用相类似的药物，配合应用后可以起到协同作用，加强药物的疗效，如石膏、知母都能清热泻火，配合应用作用更强；大黄、芒硝都能泻下通便，配用后作用更为明显等。

3. 相使　是用一种药物作为主药，配合其他药物来提高主药的功效。例如，脾虚水肿，用黄芪配合茯苓，可加强益气健脾利水的作用；胃火牙痛、用石膏清胃火，再配合牛膝引火下行，促使胃火牙痛更快地消除等。

4. 相畏　是一种药物的毒性或其他有害作用能被另一种药抑制或消除，如生半夏有毒性，可以用生姜来消除其毒性，

5. 相杀　是一种药能消除另一种药物的毒性反应，如防风能解砒霜毒、绿豆能减轻巴豆毒性等。

6. 相恶　是两种药配合应用以后，一种药可以减弱另一种药物的药效，如人参能大补元气，配合莱菔子同用，就会损失或减弱补气的功能等。

7. 相反　是两种药物配合应用后，可能发生剧烈的副作用。

药性"七情"，除单行以外，都是说明药物配伍需要加以注意的情况。

相须、相使是临床用药尽可能加以考虑的，以便使药物更好地发挥疗效，一般用药"当用相须、相使者良"。相畏、相杀是临床使用毒性药物或具有副作用药物时要加以注意的，"若有毒宜制，可用相畏、相杀者"。相恶、相反是临床用药必须注意禁忌的配伍情况，所以"勿用相恶、相反者"。

（二）用药禁忌

1. 证候禁忌　如麻黄辛温，发散风寒，平喘止咳，必须是辨证为外感风寒、表实无汗、肺实作喘才能应用。若气虚多汗、肺虚喘咳则应禁用。

2. 配伍禁忌　最早称"相恶""相反"，后世金元时期进一步总结为"十八反"和"十九畏"，影响较大，沿用至今。

"十八反"是在相反基础上形成的一组最为严格的配伍禁忌，编有歌诀，便于记诵：

"本草明言十八反，半蒌贝蔹芨攻乌；藻戟遂芫俱战草，诸参细芍叛藜芦。"

注：乌头（川乌、附子、草乌）反半夏、瓜蒌（全瓜蒌、瓜蒌皮、瓜蒌仁、天花粉）、贝母（川贝、浙贝、土贝母）、白蔹、白芨；甘草反海藻、大戟、甘遂、芫花；藜芦反人参、沙参、丹参、玄参、苦参、细辛、芍药（赤芍、白芍）。

"十九畏"是与"十八反"相仿的另一种配伍禁忌，形成较晚，或可认为禁忌程度较"十八反"略轻。但不论"十八反"还是"十九畏"，我国药典均列为不宜同用的配伍。

"十九畏歌"："硫磺原是火中精，朴硝一见便相争；水银莫与砒霜见，狼毒最怕密陀僧；巴豆性烈为最上，偏与牵牛不顺情；丁香莫与郁金见，牙硝难合荆三棱；川乌草乌不顺犀，人参最怕五灵脂；官桂善能调冷气，若逢石脂便相欺。大凡修合看顺逆，炮爁炙煿莫相依"。

3. 妊娠禁忌　妊娠期间服用某些药物，可引起胎动不安，甚至造成流产。根据药物对胎儿及母体影响程度大小，分禁用与慎用两类。

禁用药多为剧毒或药性峻猛，如水银、雄黄、砒霜、斑蝥、轻粉、马钱子、蟾酥、水蛭、虻虫、三棱、莪术、大戟、生附子、巴豆、牵牛子、藜芦、瓜蒂、芫花、甘遂、商陆、麝香、冰片、干漆、胆矾等。

慎用药分别为活血祛瘀、破气行滞、攻下通便、辛热及滑利之品，如牛膝、川芎、桃仁、红花、姜黄、丹皮、王不留行、枳实、大黄、芒硝、番泻叶、芦荟、冬葵子、制附子、肉桂等。

凡禁用药都不能使用，慎用药则应根据孕妇病情酌情使用。可用可不用时，应尽量避免使用，以免发生不良事件。

4. 饮食禁忌　简称食忌，也就是通常所说的忌口。在服药期间，一般应忌食生冷、辛热、油腻、腥膻、不易消化及有刺激性的食物。具体应用时，要结合病情和治疗需要调整，如寒证忌生冷；热证忌辛热、油腻；肝阳上亢者忌辣椒、胡椒、葱、蒜、酒等辛热上行之品；脾胃虚弱者忌油腻、生冷及不易消化食物。此外，古代文献上也有服用某些药时不可同吃食物的记载，如常山忌葱；地黄、何首乌忌葱、蒜和萝卜；薄荷忌鳖肉；茯苓忌醋；鳖甲忌苋菜；蜜反生葱等，可供临床参考。

（三）中药的用量　用量即中草药在临床上应用的分量。包括重量（克）、数量（片、个、对、枚）、容量（汤匙、毫升）。

一般来说，中药安全性比较大，但个别有毒药物仍需十分注意，不可过量，确定用量一般原则是：

1. 根据药物性能确定用量　凡有毒的、峻烈的药物用量宜小，如乌头、雄黄之类；质重的药物用量要大，如代赭石、牡蛎类；质轻的用量宜轻，如蝉蜕；芳香类药物用量宜轻，如丁香、檀香。

2. 根据病情需要确定用量　病情轻或慢性病，用量宜轻；病情深重顽固用量宜大；还有些药轻用、重用作用不同，如柴胡升阳宜轻用、疏肝宜重用。

3. 根据配伍、剂型确定用量　一味单用，用量宜重，复方配伍，用量宜轻。方中主药用量宜重，辅药用量宜轻；汤剂用药宜重，丸散剂用量宜轻。

4. 根据病人性别、年龄、体质确定用量　妇女、老年、体弱、儿童用量宜轻，男子、体壮、年轻者用量宜重。

5. 根据季节、地域因素确定用量　在夏季，发汗解表药用量宜小，苦寒泻火药适当加量；在北方寒冷地区温性药物比南方温热地区用量宜重。

单味中药的成人每日内服常用剂量，除了药性峻猛、有毒和某些精制药外，一般干燥药材用量为：花叶、芳香走窜之品 3~9g；根茎类 9~15g；矿石贝壳类 15~30g。

附：中药炮制

中药炮制是根据中医药理论，依照辨证施治的用药需要和药物自身性质，以及调剂、制剂的不同要求进行的药物加工过程，包括对原药材进行一般修治整理和部分药材的特殊处理。

炮制目的主要是：降低或消除毒副作用以保证用药安全；改变或缓和药性；提高临床疗效；改变或增强药物作用的部位和趋向；保证药物纯净度并且便于贮藏；矫正异常气味便于服用。

炮制方法的种类主要分为修制、水制、火制、水火并制及其他方法。修制法包括纯净、粉碎、切割等；水制法包括水飞法等；火制法包括炒、炙、煅、煨等；水火并制法包括煮、蒸、淬等；其他方法还有发芽、发酵、制霜法等。

（朴元林　董振华）

第二节　中药各论

一、解表药

凡以发散表邪为主要功效，治疗表证为主的药物，称解表药。解表药药味多辛，辛能发散，具发汗作用，故可使体表的病邪外散或者从汗而解。解表药可分为辛温解表药和辛凉解表药两类。使用解表药应注意：虽能通过发汗解除表证，但汗出过多可损耗阳气和津液，故应注意中病即止，避免发汗太过；凡自汗、盗汗、热病后期或因吐泻津液亏耗、阴虚发热者忌用；久病体虚、阴血亏耗等均应忌用。解表药多为辛散之品，入汤剂不宜久煎。

（一）辛温解表药　辛温解表药也称发散风寒药，性味辛温，主要具有发散风寒作用，发汗作用较强，适用于外感风寒表证，症见恶寒发热、无汗、鼻塞或流清涕、头痛、身痛、舌苔薄白、脉浮紧等。部分药物也应用于风寒湿痹、咳喘、水肿、风疹、麻疹等兼具表证者。

1. 麻黄

【药用】　本品为麻黄科植物草麻黄（ephedra sinica stapf）、中麻黄（ephedra intermedia schrenk et C. A. Mey.）或木贼麻黄（ephedra equisetina bge.）的干燥草质茎。秋季采割绿色的草质茎，晒干。

【性味与归经】　辛、微苦，温。归肺、膀胱经。

【功效】　发汗散寒，宣肺平喘，利水消肿。

【临床应用】

（1）用于外感风寒表实证，常与桂枝相须为用，以增强发汗之力。

（2）用于肺气不宣导致的咳嗽、气喘，常与杏仁同用。外有寒邪，内有痰饮，常配细辛、干姜、半夏等；肺热咳喘，常配石膏、杏仁、甘草等。

（3）用于水肿兼表证者，常与白术、生姜等同用。

【用量用法】 2~9g，煎服。解表发汗宜生用；平喘止咳多炙用。

【使用注意】 表虚自汗、阴虚盗汗及肾不纳气致喘咳者均忌用；失眠及高血压者慎用。

【现代研究】 本药主要含有多种生物碱和少量挥发油，生物碱中主要成分为左旋麻黄碱，占总生物碱的80%~85%，其次为伪麻黄碱。挥发油成分具有发汗作用；左旋麻黄碱有缓解支气管平滑肌痉挛、收缩末梢血管、强心、升高血压、兴奋中枢神经系统、抗过敏等作用；伪麻黄碱有利尿和抗炎作用。

2. 桂枝

【药用】 本品为樟科植物肉桂（cinnamomum cassia presl）的干燥嫩枝。春、夏两季采收，除去叶，晒干，或切片晒干。

【性味与归经】 辛、甘，温。归心、肺、膀胱经。

【功效】 发汗解表，祛风湿，温通经脉，通阳利水，温通胸阳。

【临床应用】

（1）用于风寒表证，不论有汗、无汗都可应用。如风寒表实证无汗，与麻黄相须配伍以助发汗；如风寒表虚证有汗，则配伍白芍以调和营卫。

（2）用于风寒湿痹，常配伍附子、羌活、防风等。

（3）用于经寒血滞导致的月经不调、经闭、痛经等证，常与当归、川芎、桃仁等配伍使用。

（4）用于阳虚兼水湿停滞导致的痰饮证，常与茯苓、白术等配伍。

（5）用于膀胱气化不利导致的小便不利、水肿等证，常与茯苓、猪苓、泽泻等同用。

（6）用于心阳不振导致的胸痹、胸痛，常与瓜蒌、薤白等配伍使用。

【用量用法】 3~9g，煎服。

【使用注意】 温热病及阴虚阳盛、血热妄行诸证均忌用，孕妇及月经过多者慎用。

【现代研究】 本药含挥发油，其主要成分为桂皮醛。桂枝水煎剂及桂皮醛有解热作用。桂皮油、桂皮醛对结核杆菌有抑制作用。桂皮油有健胃、缓解胃肠道痉挛及利尿、强心等作用。桂皮醛有镇痛、镇静、抗惊厥作用。

3. 防风

【药用】 本品为伞形科植物防风［saposhnikovia divaricata（Turcz.）schischk.］的干燥根。春、秋两季采挖未抽花茎植株的根，除去须根及泥沙，晒干。

【性味与归经】 辛、甘，微温。归膀胱、肝、脾经。

【功效】 解表祛风，胜湿，止痉。

【临床应用】

（1）用于风邪袭表导致的表证。风寒表证，症见发热恶寒，头痛、身痛，常配伍荆芥、羌活、前胡等；风热表证，症见发热头痛、目赤、咽痛，常与荆芥、黄芩、薄荷、连翘等同用。

（2）用于风热发疹或皮肤瘙痒证，常与荆芥、白蒺藜等配伍。

（3）用于风寒湿痹，常配伍羌活、独活、桂枝等。

（4）用于破伤风引起的牙关紧闭、角弓反张，常与天南星、天麻、白附子等配伍使用。

【用量用法】 4.5~9g，煎服。

【使用注意】 主要用于外风，凡血虚发痉及阴虚火旺者慎用。

【现代研究】 本药含挥发油、甘露醇、苦味苷、酚类、多糖类及有机酸等。有解热、抗炎、镇静、镇痛、抗惊厥作用。煎剂对痢疾杆菌、溶血性链球菌等有不同程度的抑制作用。

4. 其他常用辛温解表药见表 11-1。

表 11-1　其他常用辛温解表药

药名	性味	归经	功效	主治	用量（g）	备注
紫苏	辛，温	肺、脾、胃	解表散寒，行气和胃，化痰平喘，安胎解毒	外感风寒；鱼蟹中毒；脾胃气滞，嗳气呕吐；痰壅气逆；胎动不安	5~9	苏叶解表散寒；苏梗安胎；苏子化痰止咳平喘
白芷	辛，温	肺、胃、大肠	散寒止痛，通窍排脓	外感风寒，恶寒头痛；痈疡疮疖，已溃未溃；鼻渊脓涕，窍闭不通	3~9	长于治鼻渊
苍耳子	辛，苦，温，小毒	肺	散寒解表，通窍止痛	外感风寒，头痛鼻塞；鼻渊头痛，鼻流浊涕	3~9	口服用量大于 100 克/次可中毒致死
辛夷	辛，温	肺、胃	散寒解表，宣通鼻窍	外感风寒，头痛鼻塞；鼻渊头痛，浊涕腥臭	3~9	
生姜	辛，微温	肺、脾、胃	解表散寒，温中止呕，温肺化饮，解毒	外感风寒，恶寒无汗；虚寒呕吐，腹痛腹胀；寒痰湿痰，咳喘痰壅；半夏、南星中毒	3~9	生姜长于发散表邪；干姜功专温中散寒
藁本	辛，温	膀胱、肝	散寒解表，祛风止痛	外感风寒，恶寒发热；巅顶头痛，头晕目眩	3~9	血虚头痛及热证头痛忌用
香薷	辛，微温	肺、胃	解暑，避秽发汗，解表	外感暑湿，湿浊内蕴；夏感风寒，咳嗽咽痒	3~9	

（二）辛凉解表药　辛凉解表药也称发散风热药，性味辛凉，主要具有疏散风热作用，发汗作用较缓和，适用于外感风热表证，症见发热、微恶风寒、咽干口渴、有汗或无汗，舌苔薄黄、脉浮数。部分药物配伍后也应用于风热咳嗽、麻疹不透及疮疡初起兼表证者。

1. 柴胡

【药用】 本品为伞形科植物柴胡（bupleurum chinense DC.）或狭叶柴胡（bupleurum scorzonerifolium Willd.）的干燥根。春、秋两季采挖，除去茎叶及泥沙，干燥。

【性味与归经】 苦，微寒。入肝、胆经。

【功效】 和解退热，疏肝解郁，升举阳气。

【临床应用】

（1）用于表证发热，常与葛根、羌活等同用。

（2）用于邪在半表半里，症见寒热往来的少阳证，常与黄芩同用；治疗疟疾可与青蒿、黄芩等同用。

（3）用于肝气郁结导致的胁肋胀痛、月经不调等，常与当归、白芍、郁金等药同用。

（4）用于气虚下陷导致的脱肛、胃下垂、子宫下垂等证，常配伍黄芪、升麻等。

【用量用法】 3~9g，煎服。

【现代研究】 本药主要含皂苷、甾醇、挥发油、脂肪油等。柴胡具有镇静、镇痛、解热、镇咳等广泛的中枢抑制作用，还有较好的保肝、降血脂、利胆、降转氨酶作用。柴胡及其有效成分柴胡皂苷有抗炎作用。

2. 薄荷

【药用】 本品为唇形科植物薄荷（mentha haplocalyx briq.）的干燥地上部分。夏、秋两季分次采收，阴干。

【性味与归经】 辛，凉。归肺、肝经。

【功效】 疏散风热，清头目，利咽喉，透疹，疏肝解郁。

【临床应用】

（1）用于风热感冒、温病初起，常与荆芥、金银花、连翘等配伍应用。

（2）用于风热上扰导致的头痛、目赤、咽喉肿痛，常配伍菊花、荆芥、桑叶、桔梗等。

（3）用于麻疹透发不畅，常与荆芥、牛蒡子、蝉衣等同用。

（4）用于肝气郁滞导致的胸闷、胁肋胀痛，常与白芍、柴胡等同用。

【用量用法】 3~6g，煎服。入煎剂宜后下。

【现代研究】 本药主要含挥发油，油中主要成分为薄荷醇、薄荷酮等。薄荷油内服通过兴奋中枢神经系统，使皮肤毛细血管扩张，促进汗腺分泌，增加散热，故有发汗解热作用；薄荷油能抑制胃肠平滑肌收缩，对抗乙酰胆碱而呈现解痉作用；促进呼吸道腺体分泌。体外试验，薄荷煎剂对单纯性疱疹病毒、流行性腮腺炎病毒、金黄色葡萄球菌、甲型链球菌、乙型链球菌、肠炎球菌、福氏痢疾杆菌等多种病毒和细菌具有抑菌作用。薄荷油外用，能刺激神经末梢的冷感受器而产生冷感，并反射性地造成深部组织血管的变化而起到消炎、镇痛、止痒作用。

3. 桑叶

【药用】 本品为桑科植物桑（morus alba L.）的干燥叶。初霜后采收，除去杂质，晒干。

【性味与归经】 苦、甘，寒。归肺、肝经。

【功效】 疏散风热，清肝明目，清肺润燥。

【临床应用】

（1）用于外感风热，症见发热、头痛、咳嗽、咽喉肿痛等，常配伍菊花、薄荷等。

（2）用于燥热伤肺导致的干咳、鼻咽干燥者，常与麦冬、贝母、杏仁等配伍。

（3）用于肝经实热或风热所致的目赤肿痛、羞明多泪等症，常配伍菊花、薄荷、决明子等。

（4）用于肝阴不足导致视力下降、视物昏花者，常与枸杞子、黑芝麻、女贞子等配伍。

【用量用法】 5~9g，煎服。

4. 菊花

【药用】 本品为菊科植物菊（chrysanthemum morifolium ramat.）的干燥头状花序。9~11月花盛开时分批采收，阴干或焙干，或熏、蒸后晒干。

【性味与归经】 甘、苦，微寒。归肺、肝经。

【功效】 疏散风热，平肝明目，清热解毒。

【临床应用】

（1）用于外感风热导致的发热、头痛，常配伍桑叶、薄荷、连翘等。

（2）用于肝经风热或肝火上炎导致的目赤肿痛，常配伍桑叶、龙胆草、决明子、夏枯草等。

（3）用于肝阳上亢引起的头晕目眩、头胀头痛，常与石决明、钩藤、决明子等配伍应用。

（4）用于疮疡、肿痛等证，常与紫花地丁、蒲公英、金银花等清热解毒之品配伍应用。

【用量与用法】 5~9g，煎服。黄菊花和杭菊花均为黄色，疏散风热较佳；白菊花、甘菊花和滁菊花均为白色，平肝明目更良。

【附药】 野菊花，即野菊的花，性味功效与菊花相同，但清热解毒作用更强，常用于疔疮痈疽、火热肿毒。一般用量为 6~15g，煎服，外用适量。

5. 其他辛凉解表药见表 11-2。

表 11-2 其他常用辛凉解表药

药名	性味	归经	功效	主治	用量（g）	备注
牛蒡子	辛、苦，寒	肺、胃	疏散风热，宣肺透疹，解毒利咽	外感风热，头痛发热；肺热咳嗽；麻疹不透；痈疽疔疮；咽喉肿痛	6~12	热毒壅滞，兼大便秘结尤宜
升麻	辛、甘、微寒	肺、脾、胃、大肠	解表透疹，升阳举陷，清热解毒	外感风热；阳明头痛；麻疹初起，疹出不畅；中气下陷，久泻脱肛	3~9	常与柴胡同用以加强升阳举陷之力
蔓荆子	辛、苦、微寒	肺、膀胱、肝、胃	疏散风热，清肝明目	外感风热，头痛头晕；风热上扰，目赤肿痛	5~9	本品长于治风热头痛
蝉蜕	甘、寒	肺、肝	疏散风热，透疹止痒，明目退翳，祛风止痉	外感风热，咳嗽喑哑；疹出不畅，风疹瘙痒；目赤肿痛，翳膜遮睛；小儿惊风，神昏抽搐	3~6	孕妇慎用

二、清热药

凡以清解里热为主要功效，治疗热性病证为主的药物，称清热药。清热药药性多为寒凉或平而偏凉，可分为清热泻火药、清热凉血药、清热解毒药、清热燥湿药、清虚热药。清热药性多寒凉，易伤脾胃阳气，脾胃虚弱者慎用，忌用于真寒假热证。

（一）清热泻火药 清热泻火药性味多甘寒或苦寒，主要具有清火泻热作用，适用于外感热病之气分实热证，症见高热、汗出、烦渴、谵语、小便短赤、舌苔黄燥、脉洪实有力等，也应用于肺热、胃火、肝火、心火等脏腑实热证。

1. 石膏

【药用】 本品为硫酸盐类矿物硬石膏族石膏，主含含水硫酸钙（$CaSO_4 \cdot 2H_2O$），采挖后除去泥沙及杂石。

【性味与归经】 甘、辛，大寒。归肺、胃经。

【功效】 清热泻火，除烦止渴。

【临床应用】

（1）用于温病气分热证，症见高热不退、口渴、烦躁、脉洪大等，常与知母相须为用。

（2）用于胃火亢盛导致的头痛、齿痛、牙龈肿痛等，常配合知母、黄连、生地等应用。

（3）用于肺热咳喘，常与麻黄、杏仁、黄芩等同用。

（4）肺胃燥热导致口渴多饮，常与知母、天花粉等同用。

【用量与用法】　15~60g，打碎，先煎。

【使用注意】　脾胃虚寒和阴虚内热者忌用。

【附药】　煅石膏，为石膏的炮制品。药味甘、辛、涩，性寒。归肺、胃经。具有收湿、生肌、敛疮、止血功效。用于外治溃疡不敛、湿疹瘙痒、水火烫伤及外伤出血等。外用，研末撒敷患处。

2. 知母

【药用】　本品为百合科植物知母（anemarrhena asphodeloides bge.）的干燥根茎。春、秋两季采挖，除去须根及泥沙，晒干。

【性味与归经】　苦，甘，寒。归肺、胃、肾经。

【功效】　清热泻火，滋阴润燥。

【临床应用】

（1）用于外感热病、高热烦渴及肺热喘咳、痰黄而稠，常与石膏相须配伍。

（2）用于阴虚导致的潮热盗汗、骨蒸等，常与生地、丹皮等同用。

（3）用于肺虚燥咳、虚劳久咳，常配伍沙参、麦冬、贝母等品。

（4）用于内热伤津或消渴病，症见口渴多饮，常配伍天花粉、麦冬、葛根等品。

【用量用法】　6~12g，煎服。

【使用注意】　脾虚便溏者不宜使用。

3. 其他常用清热泻火药见表11-3。

表 11-3　其他常用清热泻火药

药名	性味	归经	功效	主治	用量（g）	备注
栀子	苦，寒	心、肺、三焦	泻火除烦，清热利尿，凉血解毒	热病心烦；湿热黄疸；热淋血淋；吐血尿血；热毒疮疡；跌打肿痛	6~9	脾胃虚寒者忌用
龙胆草	苦，寒	肝、胆	泻肝胆火，清热燥湿	肝胆实火，目赤肿痛；湿热下注，带下臭秽	3~6	脾胃虚寒者忌用
芦根	甘，寒	肺、胃	清热生津除烦止呕，清肺利尿	热病伤津，烦热口渴；胃热呕吐，呃逆心烦；肺热，肺痈；热淋涩痛	15~30，鲜品加倍	脾胃虚寒者忌用
天花粉	甘、微苦，微寒	肺、胃	清热生津，解毒排脓，清肺润肺	热病伤津，烦渴多饮；口舌生疮；痈疽疮疡；燥热伤肺，干咳少痰	10~15	反乌头。孕妇忌用
淡竹叶	甘、淡，寒	心、胃、小肠	清心利尿，清热除烦	口舌生疮，小便涩痛；热病津伤，烦热口渴	6~9	阴虚火旺者忌用
谷精草	辛、甘，平	肝、肺	疏散风热，明目退翳	风热上扰，目赤肿痛，目生翳膜	4.5~9	
夏枯草	辛、苦，寒	肝、胆	清肝明目，散结消肿	肝火上炎，目赤肿痛；瘰疬瘿瘤，乳痈疖腮	9~15	脾胃虚弱者慎用

（二）**清热凉血药**　清热凉血药性味多苦寒或咸寒，多归心、肝经，主要具有清热凉血作用，适用于血分实热证，外感热病热入营血，血热妄行，症见各种出血（如吐血、齿衄、便血、尿血等）、斑疹、心烦、舌绛，甚或神昏谵语等。

1. 生地黄

【药用】　本品为玄参科植物地黄（rehmannia glutinosa libosch.）的干燥块根。秋季采挖，除去芦头、须根及泥沙，晒干或烘焙至约八成干。又称干地黄。

【性味与归经】　甘，寒。归心、肝、肾经。

【功效】　清热凉血，养阴生津。

【临床应用】

（1）用于温病热入营血，症见身热、口干、舌红绛，或身发斑疹，或阴虚火旺、咽喉肿痛，常配伍玄参、丹皮、赤芍、水牛角等。

（2）用于血热妄行导致的吐血、衄血、尿血、崩漏下血等，常配伍侧柏叶、丹皮、赤芍等。

（3）用于热病后期伤阴、阴虚内热或消渴病，症见骨蒸潮热、盗汗、口渴、咽干等，可与青蒿、鳖甲、知母等同用。

（4）用于肠燥便秘，常与麦冬、玄参、玉竹等同用。

【用量与用法】　9~15g，煎服。

【使用注意】　脾虚及湿阻中焦者慎用。

2. 牡丹皮

【药用】　本品为毛茛科植物牡丹（paeonia suffruticosa andr.）的干燥根皮。秋季采挖根部，除去细根，剥取根皮，晒干。

【性味与归经】　苦、辛，微寒。归心、肝、肾经。

【功效】　清热凉血，活血散瘀。

【临床应用】

（1）用于温病热入营血而发斑疹，以及血热妄行导致吐血、衄血、尿血等，常与水牛角、生地黄、赤芍等同用。

（2）用于血瘀导致经闭、痛经、产后瘀阻、癥瘕积聚，常与赤芍、桃仁、红花等同用。

（3）用于跌扑损伤、瘀滞疼痛，可与乳香、没药等配伍。

（4）用于疮痈肿毒、肠痈等证。治疗疮痈可配伍清热解毒药，如银花、连翘等。治疗肠痈初起未化脓者，可与大黄、芒硝、桃仁、冬瓜子等同用；治疗肠痈已成脓者，可与红藤、连翘、败酱草等同用。

【用量用法】　6~12g，煎服。

【使用注意】　血虚有寒及孕妇忌用；月经过多慎用。

3. 其他常用清热凉血药见表11-4。

（三）**清热解毒药**　清热解毒药性味多苦寒，或辛寒、甘寒，主要具有清热解毒作用，适用于各种热毒病证，包括痈疮肿毒、丹毒、斑疹、痄腮、咽喉肿痛、肺痈、肠痈、热毒痢疾、水火烫伤和蛇虫咬伤等。

表 11-4 其他常用清热凉血药

药名	性味	归经	功效	主治	用量（g）	备注
赤芍	苦，微寒	肝	清热凉血，散瘀止痛	热入营血，斑疹吐衄；肝郁胁痛，经闭痛经	6~12	反藜芦。血寒经闭者忌用
玄参	甘、苦、咸，微寒	肺、胃、肾	清热凉血，清热解毒，清热养阴	热入营血，发斑发疹；热毒壅盛，痈肿疮毒；热病伤阴，烦渴便燥	9~15	反藜芦。脾虚便溏者忌用
紫草	甘、咸，寒	心、肝	清热凉血，解毒透疹，活血消痈	温病发斑，斑疹紫黑；疹出不畅，疹毒内陷；痈疽肿毒，疮疡湿疹	5~9	脾虚便溏者忌用
水牛角	苦，寒	心、肝	清热凉血，清热解毒，清热定惊	热入营血，斑疹吐衄；喉痹咽肿，疮疡肿毒；神昏谵语，惊风癫狂	15~30	宜先煎 3 小时以上。脾胃虚寒者忌用
龙胆草	苦，寒	肝、胆、胆火	清热燥湿，泻肝胆火	湿热黄疸，阴肿阴痒；湿疹带下，目赤耳聋	3~6	脾胃虚寒及阴虚津伤者忌用

1. 金银花

【药用】 本品为忍冬科植物忍冬（lonicera japonica thunb.）、红腺忍冬（lonicera hypoglauca miq.）、山银花（lonicera confusa DC.）或毛花桂忍冬（lonicera dasystyla rehd.）的干燥花蕾或带初开的花。夏初花开放前采收，干燥。

【性味与归经】 甘，寒。归肺、心、胃经。

【功效】 清热解毒，疏散风热。

【临床应用】

（1）用于外感风热表证或温病初起，常与连翘相须为用，并配伍薄荷、荆芥等。

（2）用于疮疡肿毒、咽喉肿痛、肠痈、乳痈、肺痈等，可与蒲公英、连翘、丹皮、赤芍等同用。

（3）用于热毒引起的泻痢便血、里急后重，可配伍黄连、赤芍、白头翁等。

【用量用法】 6~15g，煎服。

【使用注意】 脾胃虚寒及气虚疮疡不宜使用。

【现代研究】 本品主要成分为绿原酸类化合物，分离出的绿原酸和异绿原酸是本品抗菌的主要成分。本品具有广谱抗菌作用，对金黄色葡萄球菌、痢疾杆菌等致病菌有较强的抑制作用，对钩端螺旋体、流感病毒及致病真菌等多种病原微生物亦有抑制作用；还有抗炎和解热作用。

2. 连翘

【药用】 本品为木樨科植物连翘［forsythia suspensa（thunb.）vahl］的干燥果实。秋季果实初熟尚带绿色时采收，去杂质，蒸熟，晒干，称"青翘"；果实熟透时采收，晒干，除去杂质，称"黄翘"；其种子称"连翘心"。

【性味与归经】 苦，微寒。归肺、心、小肠经。

【功效】 清热解毒，消肿散结。

【临床应用】

（1）用于外感风热表证或温病初起，常与金银花相须为用，并配伍薄荷、荆芥等。

（2）用于温病热入心包，症见高热神昏、烦躁，常配伍水牛角、黄连、莲子心、竹叶等。

（3）用于疮疡肿毒、瘰疬、丹毒、乳痈等证，常配伍金银花、玄参、夏枯草、蒲公英、贝母等。

【用量用法】 6~15g，煎服。

【使用注意】 脾胃虚寒及气虚疮疡不宜使用。

3. 其他常用清热解毒药见表11-5。

表11-5 其他常用清热解毒药

药名	性味	归经	功效	主治	用量（g）	备注
蒲公英	苦、甘，寒	肝、胃	清热解毒，消肿散结，利尿通淋	热毒疮疡，内痈肿毒；湿热黄疸；淋证尿痛	9~15	阴疽忌用。大量致腹泻
大青叶	苦，寒	心、胃	清热解毒，凉血消斑	热毒泻痢；痄腮丹毒；热入营血，热毒发斑	9~15	脾胃虚寒者慎用
板蓝根	苦，寒	心、胃	清热解毒，凉血利咽	瘟疫热毒；痄腮痈肿；瘟毒发斑；咽喉肿痛	9~15	脾胃虚寒者慎用
鱼腥草	辛，微寒	肺	清热解毒，消痈排脓，除湿通淋	热毒疮疡，痈肿疔毒；肺痈吐脓；肠痈腹痛；膀胱湿热，大肠湿热	15~25	鲜品用量加倍
败酱草	辛、苦，微寒	胃、肝、大肠	清热解毒，消痈排脓，祛瘀止痛	痈肿疮疡；肺热咳嗽；肺痈吐脓；肠痈腹痛；产后瘀阻，经行腹痛	6~15	脾胃虚弱者忌用
穿心莲	苦，寒	心、肺、大肠、膀胱	清热解毒，清热燥湿，凉血消肿	咽喉肿痛；毒蛇咬伤；热毒泻痢；膀胱湿热；热毒壅聚，痈肿疮疡	6~9	脾胃虚寒者忌用
白花蛇舌草	微苦、甘，寒	胃、大肠小肠	清热解毒，利湿通淋	咽喉肿痛；毒蛇咬伤；膀胱湿热，尿赤涩痛	15~30	阴疽及脾胃虚寒者忌用
射干	苦，寒	肺	清热解毒，利咽消肿	肺热咳嗽，痰热壅盛，咽喉肿痛，喉痹喑哑	3~9	脾虚便溏及孕妇忌用
山豆根	苦，寒，有小毒	肺、胃	清热解毒，利咽消肿	热毒蕴结，疮疡痈肿，咽喉肿痛，牙龈肿痛	3~6	过量易致呕吐。脾胃虚寒者忌用
蚤休	苦，微寒，有小毒	肝	清热解毒，消肿止痛	痈肿疔毒；毒蛇咬伤；外伤肿痛；癥肿疼痛	3~9	阴疽及孕妇忌用
青黛	咸，寒	肝	清热解毒，凉血定惊	咽痛口疮，热毒疮疡；瘟毒发斑；血热吐衄；肝胆火盛，惊悸抽搐；胸痛咯血；喉痹痄腮	1.5~3	宜入丸散用。胃寒者慎用
绿豆	甘，寒	心、胃	清暑利尿，清热解毒	暑热烦渴，小便短赤；痈肿疮毒；药食中毒	15~30	生研服汁可解附子、巴豆、砒霜毒

（四）清热燥湿药 清热燥湿药性味多苦寒，主要具有清热燥湿作用，适用于湿热证，如湿温、暑湿，以及痢疾、黄疸、湿疮、湿疹、带下、淋证、耳肿疼痛流脓等属湿热证者。清热燥湿药多兼泻火解毒作用，可用于各种脏腑实热证。

1. 黄连

【药用】 本品为毛茛科植物黄连（coptis chinensis franch.）、三角叶黄连（coptis deltoidea C. Y. cheng et hsiao.）或云连（coptis teeta wall.）的干燥根茎。秋季采收，除去苗叶、须根，干燥。

【性味与归经】　苦，寒。归心、脾、胃、肝、胆、大肠经。

【功效】　清热燥湿，泻火解毒。

【临床应用】

（1）用于湿热阻滞中焦所致胸脘痞满、恶心呕吐、黄疸，常与黄芩、木香、半夏等同用；湿热泻痢，常配伍黄连、葛根等。

（2）用于三焦热盛，症见高热、口渴烦躁、甚至神昏谵语，常与栀子、黄芩、黄柏、石膏等同用。

（3）用于热毒疮疡等证，可与赤芍、丹皮、玄参、金银花等同用。

（4）用于血热妄行导致的吐血、衄血等，可配伍黄芩、大黄等。

【用量用法】　2~5g，煎服。

【使用注意】　脾胃虚寒及阴虚津亏者慎用。

【现代研究】　本品主含黄连素（小檗碱）、黄连碱、甲基黄连碱等多种生物碱，其中黄连素占5%~8%。黄连煎剂和黄连素均有广泛的抗菌作用，对葡萄球菌、链球菌、肺炎球菌、霍乱弧菌、炭疽杆菌及除宋内以外的痢疾杆菌均有较强的抗菌作用。黄连素有利胆、抗炎作用。

2. 黄芩

【药用】　本品为唇形科植物黄芩（scutellaria baicalensis georgi）的干燥根。春、秋两季采挖，除去残茎、须根，晒干。

【性味与归经】　苦，寒。归肺、胆、脾、大肠、小肠经。

【功效】　清热燥湿，泻火解毒，凉血安胎。

【临床应用】

（1）用于湿热病邪导致的多种病证。湿温证，症见发热、胸闷、口渴不欲饮，可与滑石、通草、茯苓等同用；湿热泻痢，常与黄连、葛根、白头翁同用；湿热黄疸，可配伍茵陈、栀子等；下焦湿热，可配伍生地黄、泽泻、瞿麦等。

（2）用于热病高热烦渴及热毒疮疡等证，常与黄连、栀子等配伍。

（3）用于肺热咳嗽，可与知母、桑白皮等同用。

（4）用于血热妄行导致的吐血、衄血、便血、崩漏等证，可与生地黄、牡丹皮、侧柏叶等同用。对热毒疮疡，可与银花、连翘等同用。

此外，本品又有清热凉血安胎作用，可用于胎动不安，常与白术、竹茹等配伍应用。

【用量用法】　3~9g，煎服。

【使用注意】　脾胃虚寒及阴虚津亏者慎用。

【现代研究】　本药主要含黄芩苷、黄芩素、汉黄芩素、汉黄芩苷、黄芩新素、苯甲酸、黄芩酶、β-谷甾醇等。黄芩苷有抗菌、抗病毒及镇痛作用；黄芩素有解热作用。黄芩素和黄芩苷具有保肝、利胆作用。

3. 黄柏

【药用】　本品为芸香科植物黄皮树（phellodendron chinense schneid.）或黄檗（phellodendron amurense rupr.）的干燥树皮。

【性味与归经】　苦，寒。归肾、膀胱经。

【功效】　清热燥湿，泻火解毒，清虚热。

【临床应用】

（1）用于湿热下注导致的小便淋沥涩痛、赤白带下、阴部肿痛、足膝肿痛等证，可配伍黄芩、黄连、苍术、知母、泽泻、龙胆草等。

（2）用于湿热之邪导致的湿热黄疸、湿热泻痢、湿疹、湿疮等证，内服配黄芩、黄连、栀子、茵陈等同用，外用可配大黄、滑石等研末撒敷。

（3）用于阴虚发热、梦遗滑精等证，常与知母、生地黄等同用。

【用量用法】　3~12g，煎服。外用适量。

【使用注意】　脾胃虚寒者慎用。

4. 其他常用清热燥湿药见表11-6。

表11-6　其他常用清热燥湿药

药名	性味	归经	功效	主治	用量（g）	备注
苦参	苦，寒	心、肝、胃、大肠、膀胱	清热燥湿，杀虫止痒	湿热泻痢，黄疸带下；湿疹湿疮皮肤瘙痒；膀胱湿热，小便不利	4.5~9	反藜芦。脾胃虚寒及阴虚津伤者忌用
白鲜皮	苦，寒	脾、胃、膀胱	清热燥湿，祛风止痒	湿热疮毒；黄疸热痹；湿疹疥癣；风疹瘙痒	4.5~9	外用适量
秦皮	苦、涩，寒	肝、胆、大肠	清热燥湿，收涩明目	湿热泻痢，赤白带下；肝经郁火，目赤肿痛	6~12	脾胃虚寒者忌用

（五）清虚热药　清虚热药性味苦咸甘寒，多归肝、肾经，主要具有清虚热作用，适用于阴虚内热证，症见潮热、低热不退、盗汗、五心烦热、失眠、舌红少苔、脉细数等。本类药物应用时要注意配伍养阴药以标本兼治。

1. 青蒿

【药用】　本品为菊科植物黄花蒿（attemisia annua L.）的干燥地上部分。秋季花盛开时采割，除去老茎，阴干。

【性味与归经】　苦、辛，寒。归肝、胆经。

【功效】　清热解暑，退虚热，截疟。

【临床应用】

（1）用于暑热外感，症见发热、无汗或有汗、头晕头痛、脉数等，可与藿香、佩兰、荷叶、西瓜翠衣等同用。

（2）用于热病后期，症见夜热早凉、热退无汗或低热不退，可与牡丹皮、生地黄、鳖甲等同用。

（3）用于阴虚发热，症见潮热、盗汗、骨蒸、手足心热等症，常与秦艽、鳖甲、地骨皮等同用。

（4）用于疟疾，可用鲜品，剂量要比平时大。

【用量用法】　6~12g，煎服，入煎剂宜后下。

【现代研究】　青蒿及其制剂是治疗疟疾的常用药，所含青蒿素是抗疟的主要成分，对各型疟疾均有效。

2. 其他常用清虚热药见表11-7。

表 11-7 其他常用清虚热药

药名	性味	归经	功效	主治	用量（g）	备注
地骨皮	甘，寒	肺、肝、肾	凉血除蒸，清热降火	阴虚潮热，盗汗骨蒸；肺热喘咳，吐衄消渴	9~15	脾胃虚寒者忌用
胡黄连	苦，寒	肝、胃、大肠	清虚热，清湿热，除疳热	阴虚发热，盗汗骨蒸；湿热泻痢；痔疮肿痛；疳积发热，腹胀纳差	1.5~9	脾胃虚寒者慎用
白薇	苦、咸，寒	胃、肝、肾	清热凉血，利尿通淋，解毒疗疮	邪热入营，阴虚发热；膀胱湿热，热淋血淋；血热毒盛，疮痈肿毒	4.5~9	脾胃虚寒者慎用

三、泻下药

凡以通利大便或攻逐水饮为主要功效，治疗便秘及水肿的药物，称泻下药。本类药物分为攻下药、润下药和逐水药三类。其中攻下药和逐水药攻下峻猛，易伤正气，适用于邪实而正气未虚之证；久病正虚、年老体弱者慎用；妇女胎前产后以及月经期忌用。

（一）攻下药 攻下药多味苦性寒，主要具有通便和泻火作用，适用于热结便秘、食积化热及实热证等。部分药物配伍温里药可应用于寒结便秘。

1. 大黄

【药用】 本品为蓼科植物掌叶大黄（rheum palmatum L.）、唐古特大黄（rheum tanguticum maxim. ex balf.）或药用大黄（rheum officinale baill.）的干燥根及根茎。

【性味与归经】 苦，寒。归脾、胃、大肠、肝、心包经。

【功效】 泻热通便，凉血解毒，逐瘀通经。

【临床应用】

（1）用于热结便秘、胃肠积滞、湿热泻痢等，常与芒硝、厚朴、枳实等配伍。

（2）用于火热之邪导致的目赤、咽喉肿痛、口舌生疮、牙龈肿痛、热毒疮疖等，可配黄连、黄芩、丹皮、赤芍等同用。

（3）血热妄行导致各种出血证，如吐血、咯血、便血等，可配伍侧柏叶、仙鹤草、大蓟、小蓟等。

（4）用于瘀血导致的产后瘀滞腹痛，瘀血凝滞、月经不通，以及跌打损伤、瘀滞作痛等，可配伍桃仁、赤芍、红花等。

（5）用于湿热黄疸，常与茵陈、栀子等药配伍。

另外，本药还可外敷治疗水火烫伤及热毒疮疡。

【用量用法】 3~30g，煎服，用于泻下不宜久煎。外用适量，研末调敷患处。

【使用注意】 脾胃虚寒者慎用。孕妇及哺乳期忌用。

【现代研究】 本药主要含蒽醌衍生物，其中番泻苷A的泻下作用最强。大黄酸、大黄素、芦荟大黄素具有广泛的抗菌作用，尤以葡萄球菌和链球菌为著，并对流感病毒有抑制作用。

2. 芒硝

【药用】 本品为硫酸盐类矿物芒硝族芒硝，经加工精制而成的结晶体。主含含水硫酸钠（$Na_2SO_4 \cdot 10H_2O$）。

【性味与归经】 咸、苦，寒。归胃、大肠经。

【功效】　泻下通便，清热解毒，软坚回乳。

【临床应用】

（1）用于实热积滞、大便燥结，常与大黄相须为用。

（2）用于火热毒邪导致的咽喉肿痛、口疮、目赤、痔疮、乳痈等，可外用本品。

（3）用于断奶，外敷乳房可回乳。

【用量与用法】　6~12g，冲入药汁内或开水中溶化后服，不入煎。外用适量。

【使用注意】　孕妇忌用。不可与三棱同用。

3. 其他常用攻下药见表 11-8。

表 11-8　其他常用攻下药

药名	性味	归经	功效	主治	用量（g）	备注
番泻叶	甘、苦，寒	大肠	泻下通便，行水消胀	热结便秘，腹满胀痛；腹水臌胀，二便不利	2~6	入煎宜后下，或开水冲泡服，孕妇忌用
芦荟	苦，寒	肝、胃、大肠	泻热通便，清泻肝火	热结便秘，腹满胀痛；肝经实火，烦躁易怒	2~5	脾胃虚弱者及孕妇忌用

（二）润下药　润下药大多为植物的种仁，富含油脂，具有润燥滑肠作用，可使大便易于排出，适用于年老、体虚、久病、产后所致阴虚津亏、血虚便秘。临床应用还应酌情配伍其他药物，如热盛伤津而便秘者，可与清热养阴药配伍；兼血虚者，可与补血药配伍；兼气滞者，需与理气药配伍。

1. 火麻仁

【药用】　本品为桑科植物大麻（cannabis sativa L.）的干燥成熟果实。秋季果实成熟时采收，除去杂质，晒干。

【性味与归经】　甘，平。归脾、胃、大肠经。

【功效】　润肠通便。

【临床应用】　用于老人、产妇及体虚之津枯肠燥便秘，可与郁李仁同用。

【用量与用法】　9~15g，煎服。

2. 郁李仁

【药用】　本品为蔷薇科植物欧李（prunus humilis bge.）、郁李（prunus Thunb.）或长柄扁桃（prunus pedunculata maxim.）的干燥成熟种子。夏、秋两季采收成熟果实，除去果肉及核壳，取出种子，干燥。

【性味与归经】　辛、苦、甘，平。归脾、大肠、小肠经。

【功效】　润肠通便，利水消肿。

【临床应用】

（1）用于肠燥便秘，常配伍火麻仁、瓜蒌仁。

（2）用于小便不利、水肿、脚气等证，常与茯苓、泽泻等配伍。

【用量与用法】　6~9g，煎服。

（三）逐水药　逐水药也称峻下逐水药，味多苦，性或温或寒，均有毒，可引起剧烈腹泻，使体内潴留的水液从大便排出，适用于水肿、臌胀、胸胁停饮等。部分药物还兼有利水作用。本类药物不可久服，临床应用要注意用量、炮制方法及配伍禁忌等。

1. 甘遂

【药用】　本品为大戟科植物甘遂（euphorbia kansui T. N. liou ex T. P. wang）的干燥块根。春季开花前或秋末茎叶枯萎后采挖，撞去外皮，晒干。

【性味与归经】　苦，寒；有毒。归肺、肾、大肠经。

【功效】　泻水逐饮，消肿散结。

【临床应用】

（1）水肿胀满，胸胁停饮，可与牵牛子、泽泻等配伍。

（2）湿热肿毒，热结便秘，可与大黄、芒硝等配伍。

【用量与用法】　0.5~1.5g，炮制后入丸散。

【使用注意】　孕妇忌用。反甘草。

2. 其他常用逐水药见表11-9。

表 11-9　其他常用逐水药

药名	性味	归经	功效	主治	用量（g）	备注
大戟	苦，辛，寒，有毒	肺、肾、大肠	泻水逐饮，消肿散结	水肿胀满；胸胁停饮；热毒疮痈；瘰疬痰核	1.5~3	入丸散，内服醋制。反甘草。孕妇忌用
牵牛子	苦，寒，有毒	肺、肾、大肠	泻下逐水	实热积滞；大便秘结；痰饮咳喘；小便不利	3~6	入丸散，炒用药性减缓。不宜与巴豆同用。孕妇忌用

四、利水渗湿药

以通利小便、渗泄水湿为主要功效，治疗水湿内停病证的药物，称利水渗湿药。利水渗湿药味多甘淡或苦，性多寒凉或平，有利水消肿、通淋、退黄等功效。本类药物易耗伤津液，阴虚津液不足者慎用。

1. 茯苓

【药用】　本品为多孔菌科真菌茯苓［poria cocos（Schw.）wolf］的干燥菌核。

【性味与归经】　甘、淡，平。归心、肺、脾、肾经。

【功效】　利水渗湿，健脾，宁心安神。

【临床应用】

（1）用于小便不利、水肿、痰饮等证，常与猪苓、泽泻、白术等配伍。

（2）用于脾虚证，兼便溏泄泻更佳，常与党参、白术、山药等配伍。

（3）用于心悸、失眠等证，常与龙眼肉、远志、酸枣仁等配伍。

【用量用法】　9~15g，煎服。

【现代研究】　本药主要含β-茯苓聚糖，占干重约93%，另含茯苓酸、蛋白质、脂肪、卵磷脂、胆碱、组氨酸、麦角甾醇等。茯苓煎剂具有利尿作用。茯苓多糖有增强免疫功能的作用。

【附药】

（1）茯苓皮　即茯苓菌核的外皮。功能利水消肿。适用于水肿。用量、用法同茯苓。

（2）茯神　即茯苓菌核中间抱有松根的部分。功能宁心安神。适用于心悸怔忡、失眠健忘等症。用量、用法同茯苓。

2. 泽泻

【药用】　本品为泽泻科沼泽植物泽泻［alisma orientalis（Sam.）juzep.］的干燥块茎。

【性味与归经】　甘，寒。归肾、膀胱经。

【功效】　利水渗湿，清湿热。

【临床应用】

（1）用于小便不利、水肿、痰饮停聚等证，常与茯苓、猪苓、车前子、白术等配伍。

（2）用于下焦湿热之泄泻、淋浊、带下，可与茯苓、猪苓、黄柏等配伍。

【用量用法】　6~9g，煎服。

3. 金钱草

【药用】　本品为报春花科植物过路黄（lysimachia christinae hance）的干燥全草。夏、秋两季采收，除去杂质，晒干。

【性味与归经】　甘、咸，微寒。归肝、胆、肾、膀胱经。

【功效】　利湿退黄，利尿通淋，解毒消肿。

【临床应用】

（1）用于热淋、石淋。本药为清热利尿通淋的要药，常用于热淋和石淋，常与海金沙、鸡内金、石韦等同用，也可单味浓煎代茶饮。

（2）用于湿热黄疸、肝胆结石，可与茵陈、大黄、郁金等同用。

（3）用于疮疡肿痛，蛇虫咬伤、水火烫伤等证，可用鲜金钱草捣汁饮服，以渣外敷局部。

【用量用法】　15~60g，煎服。鲜者加倍，煎服或洗净捣汁饮服。

4. 茵陈

【药用】　本品为菊科植物滨蒿（artemisia scoparia waldst. et kit.）或茵陈蒿（artemisia capillaries thumb.）的干燥地上部分。

【性味与归经】　苦、辛，微寒。归脾、胃、肝、胆经。

【功效】　清热利湿，退黄疸。

【临床应用】

（1）用于黄疸，为治黄疸之要药。湿热黄疸可与大黄、栀子等配伍；寒湿黄疸可配伍附子、干姜等。

（2）用于湿疮、湿疹等，可与黄芩、黄柏、苦参、地肤子等配伍。

【用量用法】　6~15g，煎服。外用适量，煎汤熏洗。

【现代研究】　本药主要含 6,7-二甲氧基香豆素、绿原酸和咖啡酸，另外还含挥发油，油中有 β-蒎烯、茵陈炔酮等多种成分。茵陈有显著利胆作用，主要与其有效成分 6,7-二甲氧基香豆素有关。

5. 其他常用利水渗湿药见表 11-10。

表 11-10 其他常用利水渗湿药

药名	性味	归经	功效	主治	用量（g）	备注
车前子	甘，微寒	肝、肾、肺、小肠	清热利湿，渗湿通淋，明目祛痰	湿热泄泻，水肿淋痛；肝热目赤；肺热痰咳	9~15	包煎。肾虚滑精慎用
薏苡仁	甘、淡，凉	脾、胃、肺	健脾渗湿，清热排脓，除痹止痛	脾虚湿盛，食少泄泻；肺痈吐脓，肠痈腹痛；湿滞经络，关节疼痛	9~30	健脾止泻炒用；清热除湿生用
萆薢	苦，平	肾、胃、肝	利湿化浊，祛风除湿	下焦湿浊，膏淋带下；风湿痹痛，关节不利	10~15	
赤小豆	甘、酸，平	心、小肠	利水渗湿，解毒排脓	水肿胀满，湿热黄疸；肠痈乳痈，痄腮丹毒	9~30	治疗疮肿毒宜研末外用
滑石	甘、淡，寒	膀胱、肺、胃	清热利湿，解暑除湿，解毒敛疮	热结膀胱，小便涩痛；暑湿湿温，脘闷欲吐；湿疹湿疮，热痱作痒	10~20	包煎。湿疹、痱子宜外用
海金沙	甘、咸，寒	膀胱、小肠	通淋止痛，清热利湿	热淋石淋，血淋膏淋；膀胱湿热，小便涩痛	6~15	包煎
萹蓄	苦，微寒	膀胱	清热利湿，杀虫止痒	湿热下注，小便涩痛；湿疹阴痒，阴道滴虫	9~15	湿疹宜外洗
石韦	甘、苦，微寒	肺、膀胱	清热利湿，清肺止咳，凉血止血	热结膀胱，小便涩痛；血热妄行，崩漏吐衄；肺热咳嗽，咯痰咯血	6~12	有镇咳、祛痰、平喘作用
瞿麦	苦，寒	心、小肠	清热利湿，破血通经	膀胱湿热，小便涩痛；血瘀经闭，月经不调	9~15	孕妇慎用

五、化湿药

凡以化湿运脾为主要作用，治疗湿邪困脾证为主的药物，称化湿药。本类药物气味芳香，故又称"芳香化湿药"。因多辛香温燥，易耗气伤津，故阴虚血燥气虚者慎用。化湿药多含挥发油成分，入汤剂不宜久煎。

1. 广藿香

【药用】 本品为唇形科植物广藿香 [pogostemon cablin（blanco）benth.] 的干燥地上部分。

【性味与归经】 辛，微温。归脾、胃、肺经。

【功效】 醒脾化湿，和中止呕，解暑，发表。

【临床应用】

（1）用于湿阻中焦证，症见脘闷纳呆，常与佩兰等配伍。

（2）用于呕吐。湿阻中焦所致可配苏叶、半夏、厚朴、陈皮等同用；胃寒呕吐可配半夏同用；湿热所致可配黄连、竹茹。

（3）用于暑湿证及湿温初起，常与佩兰、薄荷、茵陈、黄芩配伍。

（4）用于发热恶寒、胸脘满闷等症。本品既能化湿，又能解表，故适用于外感风寒兼有湿阻中焦的证候，常配伍紫苏、陈皮等。

【用量用法】 3~9g，煎服。鲜品加倍。

2. 苍术

【药用】 本品为菊科植物茅苍术 ［atractylodes lancea（thunb.） DC.］ 或北苍术 ［atractylodes chinensis（DC.） koidz.］ 的干燥根茎。春、秋两季采挖，除去泥沙，晒干，撞去须根。

【性味与归经】 辛、苦，温。归脾、胃、肝经。

【功效】 燥湿健脾，祛风湿，解表，明目。

【临床应用】

（1）用于湿阻中焦、痰饮、水肿等证，常与厚朴、半夏、陈皮、茯苓等配伍。

（2）用于风寒湿痹，可配伍羌活、独活等。

（3）用于风寒表证兼湿邪，症见头身困重、无汗等，常与羌活、细辛、防风等配伍。

（4）用于夜盲、眼目昏涩，可与猪肝或羊肝、石决明等配伍。

【用量用法】 3~9g，煎服。

3. 其他常用化湿药见表 11-11。

表 11-11 其他常用化湿药

药名	性味	归经	功效	主治	用量（g）	备注
佩兰	辛，平	脾、胃、肺	芳香化湿，发表解暑	湿浊中阻，脘痞呕恶；外感暑湿，湿温初起	3~9	
砂仁	辛，温	脾、胃、肾	化湿开胃，温中止泻，理气安胎	湿阻中焦，脾胃不和；虚寒吐泻，心腹冷痛；妊娠恶阻，胎动不安	3~6	入煎剂宜打碎后下，阴虚火旺慎用
白豆蔻	辛，温	肺、脾、胃	化湿消痞，温中止呕	湿阻中阻，脾胃气滞；过服寒凉，胃寒呕吐	3~6	入煎剂宜打碎后下，阴虚火旺慎用
草豆蔻	辛，温	脾、胃	燥湿健脾，温胃止呕	寒湿内阻，脘痞腹胀，脘腹冷痛，泛吐清涎	3~6	阴虚血少，津液不足者忌用
草果	辛，温	脾、胃	燥湿温中，除痰截疟	脾胃寒湿，呕吐泄泻；秽浊湿邪，疟疾痰饮	3~6	
厚朴	苦、辛，温	脾、胃、肺、大肠	燥湿消痰，行气除胀，消积平喘	湿阻中焦，呕恶食少；脾胃气滞，脘腹痞满；食积不化，痰饮咳喘	3~9	孕妇慎用

六、祛风湿药

凡以祛风除湿为主要功效，治疗风湿痹证为主的药物，称祛风湿药。祛风湿药多辛散苦燥，具有祛除肌表、经络及筋骨间风湿的作用，有些药物还兼有散寒或清热、活血舒筋、通络止痛、解表以及补肝肾强筋骨作用。使用祛风湿药要注意：①痹证多属慢性疾病，需要较长时间治疗，为服用方便，本类药物可制成酒剂或丸散常服；②部分药物辛温香燥，易耗伤阴血，故阴虚血亏者慎用。

1. 独活

【药用】 本品为伞形科植物重齿毛当归（angelica pubescens maxim. f. biserrata shan et yuan）的干燥根。

【性味与归经】 辛、苦，微温。归肾、膀胱经。

【功效】　祛风除湿，通痹止痛，解表。

【临床应用】

（1）用于风寒湿痹，症见腰膝酸痛、两足痿痹、屈伸不利等，常与桑寄生、秦艽、牛膝等配伍。

（2）用于风寒表证有湿邪者，常与羌活、麻黄等配伍。

【用量用法】　3～9g，煎服。

【使用注意】　阴虚及气血不足者慎用。

2. 威灵仙

【药用】　本品为毛茛科植物威灵仙（clematis chinensis osbeck）、棉团铁线莲（clematis hexapetala pall.）或东北铁线莲（clematis manshurica rupr.）的干燥根及根茎。秋季采挖，除去泥沙，晒干。

【性味与归经】　辛、咸，温。归膀胱经。

【功效】　祛风除湿，通络止痛，治骨鲠。

【临床应用】

（1）用于风寒湿痹，症见肢体麻木疼痛、筋脉拘挛、关节屈伸不利等，常与羌活、独活、牛膝、秦艽等配伍。

（2）用于诸骨鲠喉，可单用威灵仙15～30g水煎，分次缓缓咽下，也可兑入米醋服。

【用量用法】　6～9g，煎服。

3. 秦艽

【药用】　本品为龙胆科植物秦艽（gentiana macrophylla pall.）、麻花秦艽（gentiana straminea maxim.）、粗茎秦艽（gentiana crassicaulis duthie ex burk.）或小秦艽（gentiana dahurica fisch.）的干燥根。

【性味与归经】　辛、苦，平。归胃、肝、胆经。

【功效】　祛风湿，清湿热，除虚热。

【临床应用】

（1）用于风寒湿痹，常与防风、羌活、独活、桑枝等同用。

（2）用于湿热黄疸，常与茵陈、栀子等配伍。

（3）用于骨蒸潮热，常与鳖甲、知母、地骨皮等配伍。

【用量用法】　3～9g，煎服。

4. 五加皮

【药用】　本品为五加科植物细柱五加（acanthopanax gracilistylus W. W. smith）的干燥根皮。夏、秋两季采挖根部，洗净，剥取根皮，晒干。

【性味与归经】　辛、苦，温。归肝、肾经。

【功效】　祛风湿，补肝肾，强筋骨，利水消肿。

【临床应用】

（1）用于风寒湿痹，症见腰膝酸痛、筋骨拘挛等，可与羌活、秦艽、威灵仙等配伍。

（2）用于肝肾不足，症见腰膝酸软、下肢痿弱无力、小儿行迟等，常与牛膝、杜仲、续断等同用。

（3）用于水肿、小便不利，常与茯苓皮、大腹皮、生姜皮等同用。

【用量用法】　4.5～9g，煎服。

【使用注意】　阴虚火旺者慎用。

5. 其他常用祛风湿药见表 11-12。

表 11-12　其他常用祛风湿药

药名	性味	归经	功效	主治	用量（g）	备注
海风藤	辛、苦，微温	肝	祛风除湿，通络止痛	风湿痹痛，关节肿胀；跌打损伤，瘀肿疼痛	6~12	
桑寄生	苦、甘，平	肝、肾	祛风除湿，强健筋骨，养血安胎	风湿痹痛，关节不利，腰膝酸软，筋骨无力；血虚崩漏，妊娠下血	6~15	
木瓜	酸，温	肝、脾	舒筋平肝，和胃化湿	湿痹拘挛，肢节疼痛；吐泻转筋，脚气水肿	6~9	
豨莶草	辛、苦，寒	肝、肾	祛风除湿，舒筋活络，清热解毒	风湿热痹，骨节肿痛，四肢麻痹，半身不遂；痈肿疔毒；风疹湿疮	6~12	
伸筋草	微苦、辛，温	肝、脾、肾	祛风除湿，舒筋活络	风寒湿痹，关节肿痛，筋脉拘急，屈伸不利	3~12	孕妇慎用
防己	苦，寒	膀胱、肺	祛风除湿，利水消肿，清热利湿	风湿热痹，关节肿痛；水肿脚气；湿疹疮毒	4.5~9	木防己含马兜铃酸，有毒，忌用
马钱子	苦、温，大毒	肝、脾	散结消肿，通络止痛	风湿顽痹，麻木瘫痪；痈疽肿痛；跌打损伤	0.3~0.6	炮制后入丸散用。不宜生用，过量易中毒，不可多服久服，孕妇忌服
桑枝	微苦，平	肝	祛风除湿，通络消肿	风湿痹痛，关节不利；中风不遂，四肢麻木	9~15	
络石藤	苦，微寒	心、肝、肾	祛风通络，凉血消肿	风湿热痹，筋脉拘挛；热毒疮疡，喉痹痈肿	6~12	阳虚畏寒，便溏者慎用
乌梢蛇	甘，平	肝	祛风通络，定惊止痉，祛风杀虫	风湿顽痹，麻木拘挛，抽搐痉挛，颈项强直；瘰疬疥癣；麻风恶疮	9~12	入散剂，每次 2~3g

七、理气药

凡以疏通调畅气机为主要功效，治疗气滞或气逆证为主的药物，称理气药。理气药味多苦辛芳香，性多温，主要归脾、胃、肺、肝经。本类药物多辛温香燥，易耗气伤阴，故气虚阴虚者慎用。

1. 陈皮

【药用】　本品为芸香科植物橘（citrus reticulate blanco）及其栽培变种的干燥成熟果皮。采摘成熟果实，剥取果皮，晒干或低温干燥。

【性味与归经】　苦、辛，温。归肺、脾经。

【功效】　理气健脾，燥湿化痰。

【临床应用】

（1）用于脾胃气滞导致的胸腹胀满、消化不良，常与木香、枳壳等配伍。

（2）用于脾胃虚弱，症见纳差、消化不良、恶心呕吐等，可与党参、白术、茯苓等配伍。

（3）用于湿阻中焦，症见脘腹痞胀、大便溏薄等，可配伍苍术、厚朴等。

（4）痰湿阻肺、咳嗽痰多，可配伍半夏、茯苓等。

【用量用法】 3~9g，煎服。

【使用注意】 实热证及阴虚证不宜用。

2. 木香

【药用】 本品为菊科植物木香（aucklandia lappa decne.）的干燥根。

【性味与归经】 辛、苦，温。归脾、胃、大肠、三焦、胆经。

【功效】 行气止痛，健脾消食。

【临床应用】

（1）用于脾胃气滞、肝失疏泄导致的胸腹胀痛、胁肋疼痛等，可与枳壳、川楝子、柴胡、延胡索同用。

（2）用于气滞大肠，泻痢腹痛、里急后重，可与槟榔、枳实、大黄等同用。

（3）用于食积不消、不思饮食，可与白术、枳实等合用。

【用量用法】 1.5~6g，煎服。

【使用注意】 阴虚火旺者慎用。

3. 香附

【药用】 本品为莎草科植物莎草（cyperus rotundus L.）的干燥根茎。秋季采挖，燎去毛须，置沸水中略煮或蒸透后晒干，或燎后直接晒干。

【性味与归经】 辛、微苦、微甘，平。归肝、脾、三焦经。

【功效】 疏肝理气，调经止痛。

【临床应用】

（1）用于肝气郁滞的胁肋及胸腹胀痛、疝气腹痛等。胸胁胀闷疼痛常与柴胡、枳壳、木香等同用；疝气腹痛可与小茴香、乌药同用。

（2）用于月经不调、经行腹痛、经前乳房胀痛等，可与柴胡、当归、白芍等同用。

【用量用法】 6~9g，煎服。

【使用注意】 气虚无滞及阴虚血热者慎用。

4. 其他常用理气药见表11-13。

表 11-13 其他常用理气药

药名	性 味	归 经	功 效	主 治	用量（g）	备 注
青皮	苦、辛，温	肝、胆、胃	疏肝破气，消积化滞	肝郁气滞，胸胁胀痛；食积气滞，脘腹胀痛	3~9	醋炙疏肝止痛力强
沉香	辛、苦，微温	脾、胃、肾	行气止痛，温中止呕，纳气平喘	寒凝气滞，胸腹冷痛，寒邪犯胃呕吐清水；下元虚冷，肾不纳气	1.5~4.5	宜后下或磨汁冲服
檀香	辛，温	脾、胃、心、肺	行气温中，开胃止痛	寒凝气滞，胸腹冷痛，寒中胃脘，胃痛食少	2~5	实热吐衄慎用。宜后下
乌药	辛，温	肺、脾、肾、膀胱	行气止痛，温肾缩尿	寒凝气滞，胸腹冷痛；膀胱虚冷，小便频数	3~9	

续　表

药名	性　味	归经	功　效	主　治	用量（g）	备　注
川楝子	苦，寒，有小毒	肝、小肠、膀胱	疏肝行气止痛，杀虫疗癣	肝郁气滞，脘腹疼痛；虫积腹痛；头癣秃疮	3~6	不可过量，易中毒。油调外敷可治头癣
大腹皮	辛，微温	脾、小肠、大肠、胃	下气宽中，利水消肿	食积气滞，脘腹痞满；水湿停滞，脚气肿满	4.5~9	
佛手	辛、苦、酸，温	肝、脾、肺	疏肝解郁，理气和中，燥湿化痰	肝郁气滞，胸胁胀痛；脾胃气滞，纳呆呕恶；痰湿久咳，胸闷胁痛	3~9	

八、活血药

凡以通利血脉、促进血行、消散瘀血为主要功效，治疗血瘀证为主的药物，称活血药，也称活血祛瘀药或活血化瘀药。其中活血祛瘀作用较强者，又称破血药。活血药性味多辛苦，归心、肝经，入血分，善走散通行，促进血行，故能活血散瘀，解除瘀血阻滞所引起的各种病证。本类药物大多耗血动血，故出血无瘀、月经过多、血虚经闭及孕妇忌用。

1. 川芎

【药用】　本品为伞形科植物川芎（ligusticum chuanxiong hort.）的干燥根茎。夏季采挖，除去泥沙，晒后烘干，再去除须根。

【性味与归经】　辛，温。归肝、胆、心包经。

【功效】　活血行气，祛风止痛。

【临床应用】

（1）用于月经不调、痛经、闭经、产后瘀阻腹痛等，常配伍当归、白芍、赤芍等。

（2）用于癥瘕腹痛、胸胁刺痛等，可配伍柴胡、香附等。

（3）用于跌扑肿痛、疮疡肿痛等，可配伍三棱、莪术、乳香、没药等。

（4）用于感冒头痛、偏正头痛，可配伍荆芥、细辛、白芷、菊花、防风等。

（5）风湿痹痛，可配伍羌活、独活等。

（6）用于真心痛，常与丹参、红花、赤芍等配伍。

【用量用法】　3~9g，煎服。

【使用注意】　本品辛温升散，凡阴虚阳亢及肝阳上亢者不宜应用；月经过多、孕妇亦忌用。

【现代研究】　本药主要含川芎嗪、阿魏酸等。川芎嗪能扩张冠状动脉，增加冠状动脉血流量，改善心肌的血氧供应，并降低心肌的耗氧量；川芎嗪可扩张脑血管，降低血管阻力，显著增加脑及肢体血流量，改善微循环；能降低血小板表面活性，抑制血小板凝集，抗血栓形成。阿魏酸有增加冠脉血流量、保护缺血心肌、抗血栓形成作用。

2. 丹参

【药用】　本品为唇形科植物丹参（salvia miltiorrhiza bge.）的干燥根及根茎。春、秋两季采挖，除去泥沙，干燥。

【性味与归经】　苦，微寒。归心、肝经。

【功效】　祛瘀止痛，活血调经，清心除烦。

【临床应用】

（1）用于月经不调、经闭、痛经、产后瘀痛等证，常与川芎、红花、桃仁、益母草等配伍使用。

（2）用于胸胁刺痛、热痹疼痛、癥瘕结块、跌仆伤痛。气滞血瘀之心、腹、胃脘疼痛，可配伍砂仁、檀香等；癥瘕结块，可与三棱、莪术、泽兰、鳖甲等配伍；热痹，关节红肿疼痛，配伍清热消肿、祛风通络之忍冬藤、赤芍、桑枝、秦艽等。跌打伤痛属瘀滞作痛者，常与当归、红花、川芎、三七活血祛瘀止痛药物配伍。

（3）用于疮痈肿毒，常与清热解毒药金银花、连翘等配伍。

（4）用于温病热入营血、身发斑疹、神昏烦躁等，常与生地、玄参、黄连等药配伍。

（5）用于心悸怔忡、失眠等，常与酸枣仁、柏子仁、夜交藤等药配合。

【用量用法】　9~15g，煎服。

【使用注意】　反藜芦。孕妇慎用。

【现代研究】　本药主要含脂溶性成分和水溶性成分。脂溶性成分包括丹参酮Ⅰ、丹参酮ⅡA、丹参酮ⅡB、丹参酮Ⅲ等。水溶性成分主要含有丹参素，丹参酸甲、乙、丙，原儿茶酸、原儿茶醛等。丹参主要药理作用在心血管系统，研究表明可扩张冠脉，增加冠脉血流量，改善心肌缺血，促进心肌缺血或损伤的恢复，缩小心肌梗死范围；能提高耐缺氧能力，对缺氧心肌有保护作用；能改善微循环，促进血液流速；能扩张血管，降低血压。能改善血液流变性，降低血液黏度，抑制血小板和凝血功能，激活纤溶，对抗血栓形成。

3. 桃仁

【药用】　本品为蔷薇科植物桃［prunus persica（L.）batsch］或山桃［prunus davidiana（carr.）franch.］的干燥成熟种子。果实成熟后采收，除去果肉及核壳，取出种子，晒干。

【性味与归经】　苦、甘，平。归心、肝、大肠经。

【功效】　活血祛瘀，润肠通便。

【临床应用】

（1）用于癥瘕痞块、肺痈肠痈、跌扑伤痛、经闭痛经、产后瘀痛等证。治肺痈可配伍芦根、薏苡仁；治肠痈，可配伍大黄、丹皮；治癥瘕结块可配伍大黄、䗪虫等同用；治跌扑伤痛，可配伍柴胡、穿山甲；治经闭痛经，可配伍红花、当归等；治产后瘀痛，可配伍当归。

（2）用于肠燥便秘，可配伍火麻仁、柏子仁、当归、杏仁等。

【用量用法】　4.5~9g，煎服。

【使用注意】　月经过多及孕妇忌用。

4. 红花

【药用】　本品为菊科植物红花（carthamus tinctorius L.）的干燥花。夏季花由黄变红时采摘，阴干或晒干。

【性味与归经】　辛、温。归心、肝经。

【功效】　活血通经、散瘀止痛。

【临床应用】

（1）用于月经不调、经闭、痛经、产后瘀阻腹痛、癥瘕积聚、跌仆损伤等证，与桃仁相须为用。活血配伍当归、川芎、赤芍等；祛瘀则配伍三棱、莪术、大黄、䗪虫等。

（2）用于真心痛，常与丹参、川芎、赤芍等配伍。

（3）用于下肢脱疽、脉痹，与当归、桃仁、赤芍、乳香等配伍。

【用量用法】　3~9g，煎服。

【使用注意】　月经过多及孕妇忌用。

5. 益母草

【药用】　本品为唇形科植物益母草（leonurus japonicus houtt.）的新鲜或干燥地上部分。鲜品于春季幼苗期至初夏花前期采割；干品于夏季茎叶茂盛、花未开或初开时采割，晒干。

【性味与归经】　辛、苦，微寒。归肝、心包经。

【功效】　活血调经、利尿消肿、清热解毒。

【临床应用】

（1）月经不调、痛经、经闭、产后瘀阻疼痛、跌打损伤，可与当归、赤芍、川芎等配伍。

（2）水肿、小便不利，常与白茅根鲜品配伍。

（3）疮痈肿毒、皮肤痒疹，可与白鲜皮等同时内服外用。

【用量用法】　干品 9~30g，鲜品 12~40g，煎服。

【使用注意】　孕妇忌用，血虚无瘀者慎用。

6. 其他常用活血药见表 11-14。

表 11-14　其他常用活血药

药名	性味	归经	功效	主治	用量（g）	备注
延胡索	辛、苦，温	肝、脾	活血通络，行气止痛	气滞血瘀，跌扑损伤；肝郁气滞，诸种痛证	3~9	研末吞服每次 1.5~3g。孕妇忌用
郁金	辛、苦，寒	肝、心、肺	活血行气，清心解郁，利胆退黄	气滞血瘀，胸腹胁痛；热病神昏，痰蒙心窍；湿热黄疸，胁肋胀痛	3~9	畏丁香
姜黄	辛、苦，温	肝、脾	破血行气，通经止痛	肝郁血瘀，癥瘕痈疽；血瘀经闭；心腹诸痛	3~9	孕妇忌用
乳香	辛、苦，温	心、肝、脾	活血止痛，消肿生肌	血瘀气滞，诸种疼痛；疮疡痈疽，疔毒肠痈	3~10	孕妇忌用
没药	苦，平	心、肝、脾	活血止痛，消肿生肌	血瘀阻滞，心腹诸痛；疮疡痈疽，疔疮肿毒	3~10	孕妇忌用
五灵脂	苦、咸，温	肝、肾	活血止痛，化瘀止血	瘀血阻滞，胸腹诸痛；瘀滞出血，血瘀崩漏	3~10	包煎。畏人参。孕妇慎用
牛膝	苦、酸，平	肝、肾	活血通经，强筋壮骨，利尿通淋，引血下行	痛经闭经，跌打损伤；腰膝酸痛，下肢痿软；牙龈肿痛，口舌生疮；热淋血淋，石淋膏淋	4.5~9	活血通经，引血下行宜生用；补肝肾、强筋骨宜酒炙用。孕妇慎用
王不留行	苦，平	肝、胃	活血通经，下乳消痈	经闭痛经，跌打损伤；乳汁不下，乳痈肿痛	4.5~9	孕妇慎用

药名	性味	归经	功效	主治	用量（g）	备注
莪术	辛、苦，温	肝、脾	破血行气，消积止痛	气滞血瘀，癥瘕积聚；食积不化，脘腹胀痛	6~9	醋制止痛作用强。孕妇忌用
三棱	辛、苦，平	肝、脾	破血行气，消积止痛	气滞血瘀，癥瘕积聚；食积气滞，脘腹胀痛	4.5~9	醋制止痛作用强。孕妇忌用
水蛭	咸、苦，平，小毒	肝	破血逐瘀，散结消癥	血瘀经闭，跌打损伤；癥瘕积聚，瘀血肿痛	1.5~3	研末服每次0.3~0.5g。孕妇忌用

九、止血药

凡以制止体内外出血为主要功效，治疗各种出血病证的药物，称止血药。止血药虽药性各异，但均能止血，并可兼具清热凉血、温经散寒、化瘀和收敛等作用。止血药是治标之品，临床应用需配合相应的药物，如清热药、温里药、活血药以及补益药，以标本兼治。使用止血药要注意：大量出血可致气随血脱，应急予大补元气以益气固脱；使用凉血止血药和收敛止血药时，要注意有无瘀血，若瘀血未尽，应酌加活血药，不可单纯止血，以免留瘀。

1. 仙鹤草

【药用】　本品为蔷薇科植物龙牙草（agrimonia pilosa ledeb.）的干燥地上部分。夏、秋两季茎叶茂盛时采割，除去杂质，干燥。

【性味与归经】　苦、涩，平。归心、肝经。

【功效】　收敛止血，止痢，解毒疗疮。

【临床应用】

（1）用于多种出血病证，如咯血、吐血、崩漏下血、便血、尿血、鼻衄等。无论寒、热、虚、实者均可应用。血热妄行可配合生地黄、小蓟、白茅根、牡丹皮、侧柏叶等；虚寒性出血可配伍党参、黄芪、灶心土、艾叶。

（2）用于泻痢。虚寒久泻、泻痢清稀，常与肉桂、诃子等配伍；湿热泻痢，便黏滞臭秽者，常与黄连、白头翁、地榆等配伍。

（3）用于痈肿疮毒，常与清热解毒之金银花、蒲公英、紫花地丁等配伍。

【用量用法】　6~12g，煎服。外用适量。

2. 三七

【药用】　本品为五加科植物三七［Panax notoginseng（burk）F. H. chen.］的干燥根。秋季花开前采挖，洗净，分开主根、支根及根茎，干燥。

【性味与归经】　甘、微苦，温。入肝、胃经。

【功效】　散瘀止血，消肿定痛。

【临床应用】

（1）用于各种出血之证，如咯血、吐血、衄血、便血、崩漏、外伤出血等证，出血有瘀滞者尤宜。单用或者配伍其他止血药，如花蕊石、血余炭等。

（2）用于各种瘀滞疼痛与跌打伤痛等证，单用或配伍活血、理气等药。

【用量用法】　3~9g，煎服。如研粉吞服，一次1~3g，每天2~3次。外用适量。孕妇慎用。

【现代研究】　本品主要含皂苷、黄酮苷、氨基酸等。止血活性成分为三七氨酸。有止血作用，能够缩短出血和凝血时间；有抗凝作用，具有抗血小板聚集及溶栓作用；降低血压，减慢心率，降低心肌耗氧量；扩冠，降低冠脉压力，增加冠脉流量，改善心肌缺血；扩张脑血管，增强脑血管流量；有抗炎和镇痛作用。

3. 其他常用止血药见表11-15。

表11-15　其他常用止血药

药名	性味	归经	功效	主治	用量（g）	备注
大蓟	甘、苦，凉	心、肝	凉血止血，解毒消痈	血热妄行，咯血衄血；热毒痈肿；湿热黄疸	9~15	
地榆	苦、酸、涩微寒	肝、大肠	凉血止血，解毒敛疮，清热燥湿	血热崩漏，便血痔血；疔毒痈疽水火烫伤；湿热血痢；湿疹湿疮	9~15	
槐花	苦，微寒	肝、大肠	凉血止血，清肝泻火	血热吐衄，便血痔血；肝火目赤头胀头痛	5~9	生用凉血；炒用止血
侧柏叶	苦、涩，寒	肺、肝、脾	凉血止血，化痰止咳，养血生发	血热吐衄，便血崩漏；肺热咳喘痰稠难咯；脱发斑秃，须发早白	6~12	生用凉血；炒炭止血
白茅根	甘，寒	肺、胃、膀胱	凉血止血，清热利尿	血热妄行，咯血吐衄；热淋气淋，小便不利	9~30	鲜品加倍，30~60g
茜草	苦，寒	肝	凉血止血，祛瘀通经	血热妄行，吐血衄血；血瘀经闭；跌打损伤	6~9	生用活血祛瘀又止血；炒用则偏于止血
艾叶	辛、苦，温	肝、脾、肾	温经止血，散寒止痛	经寒不调，崩漏下血；腹中冷痛，宫寒不孕	3~9	生用散寒止痛；炒用止血

十、消导药

凡以消食导滞、促进消化为主要功效，治疗食积不化、消化不良为主的药物，称消导药，又称消食药。本类药物多味甘，性平或微温，主要归脾胃经。临床应用时，应根据不同证候，适当配伍其他药物，如有气滞则配伍理气药，如有脾胃虚弱则配伍健脾益胃药等。

1. 莱菔子

【药用】　本品为十字花科植物萝卜（raphanus sativus L.）的干燥成熟种子。夏季果实成熟时采割植株，晒干，搓出种子，除去杂质，再晒干。

【性味与归经】　辛、甘，平。入肺、脾、胃经。

【功效】　消食除胀，降气化痰。

【临床应用】

（1）用于食积停滞证，症见胃脘痞满、嗳气吞酸、腹痛泄泻、腹胀不舒等，常配伍神曲、山楂、麦芽等。

（2）用于咳嗽痰多气喘，常与白芥子、苏子等配伍。

【用量与用法】　4.5～9g，煎服。

2. 山楂

【药用】　蔷薇科植物山里红（crataegus pinnatifida bge. var. major N. E. Br.）或山楂（crataegus pinnatifida bge.）的干燥成熟果实。秋季果实成熟时采收，切片，干燥。

【性味与归经】　酸、甘、微温。归脾、胃、肝经。

【功效】　消食化积，行气散瘀。

【临床应用】

（1）用于食积停滞。本药为消化食积停滞常用要药，尤能消化油腻肉积，常与麦芽、神曲等配伍应用。

（2）用于瘀血闭经及产后瘀滞腹痛、恶露不尽，常与当归、川芎、益母草等配伍。

【用量与用法】　9～12g，煎服。

3. 鸡内金

【药用】　雉科动物家鸡（gallus gallus domesticus brisson）的干燥砂囊内膜。杀鸡后，取出砂囊，立即剥下内壁，洗净，干燥。

【性味与归经】　甘，平。入脾、胃、小肠、膀胱经。

【功效】　健胃消食，涩精止遗。

【临床应用】

（1）用于食积不化、脘腹胀满及小儿疳积等。消食化积，常与山楂、神曲、麦芽等品配伍。脾胃虚弱者，可与白术、党参、山药、扁豆等配伍。

（2）用于遗精、遗尿等证，常与桑螵蛸、牡蛎等配伍。

此外，生用可用于胆结石、尿路结石。

【用量与用法】　3～9g，煎服。

4. 其他常用消导药见表11-16。

表 11-16　其他常用消导药

药名	性味	归经	功效	主治	用量（g）	备注
神曲	甘、辛，温	脾、胃	消食化积，健脾开胃，散寒解表	食积不化，脘腹胀满；脾胃虚弱，食少纳呆；风寒表证兼食滞脘腹	6～15	
麦芽	甘，平	脾、胃	消食化积，健脾开胃，回乳消胀	饮食积滞，脘腹胀满；脾虚食少，食欲不振；乳汁淤积，回乳断奶	9～15；炒用回乳60	生麦芽健脾和胃；炒麦芽回乳消胀；焦麦芽消食化滞

十一、化痰止咳平喘药

凡以祛痰或消痰为主要功效，治疗痰邪导致病证为主的药物，称化痰药；以减轻或者抑制咳嗽和喘息为主要功效的药物称止咳平喘药。化痰药多兼止咳平喘之功效，止咳平喘药也多兼化痰之功效，临床常配伍同用，故合称化痰止咳平喘药。本类药物或辛或苦，或温或凉，多归肺经。根据药性和功效不同，可分为温化寒痰、清化热痰和止咳平喘药三类。使用化痰止咳平喘药应注意：肺阴不足所致干咳少痰或咳嗽兼咯血者，忌用药性温燥之品；外感咳喘初起或痰多咳喘者，忌用具有收敛作用的止咳平喘药。

（一）温化寒痰药 温化寒痰药性多温燥，主要具有温肺祛寒、燥湿化痰作用，适用于寒痰、湿痰导致的咳嗽、气喘、痰多，以及痰湿阻滞经络导致的肢节酸痛、阴疽流注、瘰疬等证。

1. 半夏

【药用】 本品为天南星科草本植物半夏［pinellia ternata（thunb.）breit.］的干燥块茎。夏、秋两季采挖，洗净，除去外皮及须根，晒干。

【性味与归经】 辛，温；有毒。归脾、胃、肺经。

【功效】 温化寒痰，燥湿化痰，消痞散结，降逆止呕。

【临床应用】

（1）用于痰证。湿痰常与陈皮、茯苓等配伍；寒痰可与白芥子、生姜等配伍；痰多咳嗽，可与贝母配伍。本药亦可治热痰与风痰，热痰可与瓜蒌、黄芩等配伍；风痰可与天南星等配伍。

（2）用于胸脘痞闷、胸痹、结胸等证。胸脘痞闷常配伍陈皮、茯苓等；胸痹疼痛可配伍瓜蒌、薤白等；结胸证可配伍瓜蒌、黄连等。

（3）用于痰湿结聚所致的瘿瘤、瘰疬、痈疽肿毒、梅核气等证。瘿瘤、瘰疬、痰核可配伍海藻、贝母等；痈疽未溃者可用生半夏配伍生天南星等，共同研末调醋外敷；梅核气可配伍厚朴、紫苏等。

（4）用于胃气上逆、恶心呕吐。胃寒呕吐可配伍生姜或藿香、丁香等；胃热呕吐可配伍黄连、竹茹等；胃虚呕吐可配伍党参、白蜜。

【用量与用法】 3~9g，煎服。外用适量。

【使用注意】 阴虚燥咳者忌用。反乌头。

2. 天南星（附胆南星）

【药用】 本品为天南星科植物天南星［arisaema erubescens（wall.）schott］、异叶天南星（arisaema heterophyllum Bl.）或东北天南星（arisaema amurense maxim.）的干燥块茎。秋、冬两季茎叶枯萎时采挖，除去须根及外皮，干燥。

【性味与归经】 苦、辛，温；有毒。入肺、肝、脾经。

【功效】 温化寒痰，燥湿化痰，祛风解痉，散结消肿。

【临床应用】

（1）用于湿痰、寒痰、顽痰咳嗽，常与半夏相须为用。

（2）用于经络之风痰导致的眩晕、癫痫、中风、破伤风等证。风痰眩晕、目眩、呕逆、胸闷少食等，常与半夏、天麻、生姜等配伍；风痰壅盛、呕吐涎沫、口眼㖞斜等，常与半夏、白附子、川乌等配伍；破伤风常与白附子、天麻、防风、白芷、羌活等配伍。

（3）用于外治痈肿、蛇虫咬伤，生用有散结消肿作用。

【用量与用法】 3~9g，煎服。外用生品适量。

【使用注意】 阴虚燥咳及孕妇忌用。天南星有毒，内服须经炮制，服用过量易致中毒。

【附药】 胆南星：即天南星经过牛胆汁制，燥性已减。性味苦凉。能化痰息风定惊，适用于痰热惊风抽搐等症。用量为3~6g。

3. 其他常用温化寒痰药见表 11-17。

表 11-17 其他常用温化寒痰药

药名	性味	归经	功效	主治	用量 (g)	备注
白前	辛、苦,微温	肺	温化寒痰,降气平喘	寒邪犯肺,咳嗽痰多;肺气壅实,胸满喘急	3~9	
白芥子	辛,温	肺、胃	温肺祛痰,利气散结	寒痰壅盛,咳嗽气喘;痰阻经络,阴疽流注	3~9	外用有发泡作用,皮肤过敏者忌用

(二) 清化热痰药 清化热痰药性多寒性,主要具有清热化痰作用,适用于热痰咳喘以及热痰导致的癫痫惊厥、瘰疬、瘿瘤等证。

1. 贝母

【药用】 贝母有川贝母、浙贝母之分。川贝母为百合科植物川贝母 (fritillaria cirrhosa D. Don)、暗紫贝母 (fritillaria unibracteata hsiao et K. C. hsia)、甘肃贝母 (fritillaria przewalskii maxim.) 或梭砂贝母 (fritillaria delavayi franch.) 的干燥鳞茎。前三者按性状不同分别习称"松贝"和"青贝",后者习称"炉贝"。夏、秋两季或积雪融化时采挖,除去须根、粗皮及泥沙,晒干或低温干燥。

浙贝母为百合科植物浙贝母 (fritillaria thunbergii miq.) 的干燥鳞茎。初夏植株枯萎时采挖,洗净。大小分开,大者除去芯芽,习称"大贝";小者不去芯芽,习称"珠贝"。分别撞擦,除去外皮,拌以煅过的贝壳粉,吸去擦出的浆汁,干燥;或取鳞茎,大小分开,洗净,除去芯芽,趁鲜切成厚片,洗净,干燥,习称"浙贝片"。

【性味与归经】 川贝母 苦、甘,微寒;浙贝母 苦,寒。归肺、心经。

【功效】 清热化痰,解毒散结。

【临床应用】

(1) 用于肺热咳喘、外感咳嗽,常用川贝母,可配伍桑叶、杏仁、牛蒡子、前胡等。

(2) 用于肺阴虚燥咳、肺虚久咳,常用川贝母,可与沙参、麦冬、天冬等品配伍。

(3) 用于瘰疬、疮痈肿毒、肺痈、乳痈等证,常用浙贝母。瘰疬可与玄参、牡蛎配伍;疮痈可与连翘、蒲公英、天花粉等配伍;肺痈可与芦根、薏苡仁、冬瓜子、鱼腥草等配伍。

【用量与用法】 川贝母 3~9g,煎服;研粉冲服,一次 1~2g。浙贝母 4.5~9g。

【使用注意】 寒痰、湿痰忌用。反乌头。

2. 前胡

【药用】 本品为伞形科植物白花前胡 (peucedanum praeruptorum dunn) 或紫花前胡 (peucedanum decursivum maxim) 的干燥根。冬季至次春茎叶枯萎或未抽花茎时采挖,除去须根,洗净,晒干或低温干燥。

【性味与归经】 苦、辛,微寒。归肺经。

【功效】 清热化痰,降气平喘,疏散风热。

【临床应用】

(1) 用于肺气不降,症见痰稠喘满、咯痰不爽,常与桑白皮、苏子、杏仁等配伍。

(2) 用于外感风热兼咳嗽痰多,可与薄荷、牛蒡子、桔梗等同用。

【用量与用法】 3~9g，煎服。

3. 其他常用清热化痰药见表 11-18。

表 11-18 其他常用清热化痰药

药名	性 味	归 经	功 效	主 治	用量（g）	备 注
瓜蒌	甘、微苦，寒	肺、胃、大肠	清热化痰，宽胸散结，润肠通便	肺热咳嗽，痰黏黄稠；胸阳不振，胸痹心痛；阴血不足之肠燥便秘	9~15	瓜蒌仁偏于润肠通便；瓜蒌壳偏于宽胸化痰。反乌头
竹茹	甘，微寒	肺、胃	清热化痰，除烦止呕	肺热咳嗽，痰黏黄稠；胃热呕吐，妊娠恶阻	4.5~9	寒痰咳嗽及胃寒呕吐忌用
天竺黄	甘，寒	心、肝	清热化痰，凉心定惊	痰热咳喘，痰黄喘促；热病神昏，小儿惊风	3~9	寒嗽者忌用。研粉每次服 0.6~1g
胖大海	甘，寒	肺、大肠	清肺利咽，润肠通便	肺热声哑，干咳咽痛；热结便秘，头痛目赤	2~3 枚	沸水泡服或煎服用
枇杷叶	苦，微寒	肺、胃	清热化痰，降逆止呕	肺热咳嗽，痰黏黄稠；胃热呕逆，烦热口渴	6~9	生用止呕；炙用止咳

（三）止咳平喘药 止咳平喘药药性或寒，或温，或平，主要具有止咳平喘作用，适用于外感或内伤导致的咳嗽、喘息病证。

1. 杏仁

【药用】 本品为蔷薇科植物山杏（prunus armeniaca L. var. ansu maxim.）、西伯利亚杏（prunus sibirica L.）、东北杏（prunus mandshuica（maxim.）koehne）或杏（prunus armeniaca L.）的干燥成熟种子。夏季采收成熟果实，除去果肉及核壳，取出种子，晒干。

【性味与归经】 苦，微温。有小毒。归肺、大肠经。

【功效】 止咳平喘，润肠通便。

【临床应用】

（1）用于咳嗽气喘，风寒、风热都可配伍使用。风寒咳喘可与麻黄、甘草等配伍；风热咳嗽可与桑叶、浙贝等配伍。

（2）用于肠燥便秘，可与火麻仁、瓜蒌仁等配伍。

【用量与用法】 4.5~9g，煎服。生品入煎剂宜后下。

2. 其他常用止咳平喘药见表 11-19。

表 11-19 其他常用止咳平喘药

药名	性 味	归 经	功 效	主 治	用量（g）	备 注
旋覆花	苦、辛、咸，微温	肺、脾、胃、大肠	化痰降气，和胃止呕	痰多喘咳，胸膈痞闷；痰饮内停，胃气上逆	3~9	包煎
百部	甘、苦，微温	肺	润肺止咳，杀虫灭虱	新久咳嗽，劳嗽顿咳；头虱体虱，阴道滴虫	3~9	外用杀虫

续 表

药名	性味	归经	功 效	主 治	用量（g）	备 注
桑白皮	甘，寒	肺	泻肺平喘，利水消肿	肺热咳嗽，喘逆痰多；水肿胀满，喘急尿少	6～12	利水消肿生用；止咳平喘炙用
葶苈子	苦、辛，大寒	肺、膀胱	泻肺平喘，利水消肿	痰涎壅盛，气喘咳逆；水肿胀满，小便不利	3～9	包煎
白果	甘、苦，平；有毒	肺	敛肺定喘，止带缩尿	哮喘痰嗽，久咳失敛；带下白浊，小便频数	4.5～9	超量服用易致中毒，生食有毒

十二、温里药

凡以温里散寒为主要功效，治疗里寒证为主的药物，称温里药，又称祛寒药。温里药味多辛，性温热，主要归脾、胃、肾、心经，兼归肝、肺经。温里药多辛热而燥，易耗伤津液，凡热证、阴虚证忌用，孕妇慎用。

1. 附子（附：乌头、草乌）

【药用】 本品为毛茛科植物乌头（aconitum carmichaeli debx.）的子根加工品。6月下旬至8月上旬采挖，除去母根、须根及泥沙，习称"泥附子"。加工炮制为盐附子、黑附片（黑顺片）、白附片、淡附片、炮附片。

【性味与归经】 辛、甘，大热；有毒。归心、肾、脾经。

【功效】 回阳救逆，补火助阳，散寒止痛。

【临床应用】

（1）用于亡阳证，症见冷汗自出、四肢厥逆、脉微弱，常配伍人参、干姜、炙甘草等。

（2）用于肾阳不足、命门火衰，症见畏寒肢冷、腰酸腿软、阳痿、水肿等，常配伍肉桂、熟地、菟丝子、山萸肉等。

（3）用于脾阳不振，症见脘腹冷痛、大便溏薄、完谷不化等，常配伍党参、白术、干姜、砂仁等。

（4）用于风寒湿痹、阳虚外感等证，常与桂枝等合用。

【用量与用法】 3～15g，煎服，先煎30～60分钟以减弱其毒性。

【使用注意】 过量易引起中毒。孕妇、阴虚和热证者均忌用。不宜与半夏、瓜蒌、天花粉、贝母、白蔹、白芨同用。

【附药】

（1）乌头 本品为毛茛科植物乌头（aconitum carmichaeli debx.）的干燥母根。6月下旬至8月上旬采挖，除去子根、须根及泥沙，晒干。乌头有生、制两种。通常处方用制川乌，即为乌头的炮制加工品。制川乌性味辛、苦、热，有毒。归心、肝、肾、脾经。有祛风除湿、散寒止痛的功效。主治风寒湿痹、半身不遂、寒疝腹痛、阴疽、跌打伤痛等症。煎服，1.5～3g，宜先煎、久煎。生乌头一般不作内服，外用适量敷治阴疽，有消散作用。不宜与半夏、瓜蒌、天花粉、贝母、白蔹、白芨同用。

（2）草乌 为毛茛科植物北乌头（aconitum kusnezoffii reichb.）的干燥块根。秋季茎叶枯萎时采挖，除去须根及泥沙，干燥。制草乌为草乌的炮制加工品，性味功效与用法与制川乌相似。生草乌作用和用法同生川乌。

2. 肉桂

【药用】 本品为樟科植物肉桂（cinnamomum cassia presl）的干燥树皮。多于秋季剥取，阴干。

【性味与归经】 辛、甘，大热。归肾、脾、心、肝经。

【功效】 补火助阳，引火归元，散寒止痛，温经通脉。

【临床应用】

（1）用于肾阳不足、命门火衰导致的阳痿、宫冷、腰膝酸软，常与熟地、枸杞、山茱萸等配伍。

（2）用于脾肾阳虚所致的脘腹冷痛、便溏，可与山药、白术、补骨脂、益智仁等配伍。

（3）用于里虚寒证，症见脘腹冷痛、经行腹痛等。可与附子、干姜、丁香、吴茱萸、艾叶等配伍。

（4）用于久病体弱、气血虚衰，可用少量肉桂配入补气、补血药（如党参、白术、当归、熟地等）。

（5）用于阴疽色白、漫肿不溃或久溃不敛，可与炮姜、熟地、鹿角胶、麻黄、白芥子、生甘草同用。

【用量与用法】 1~4.5g，煎服，宜后下或焗服。研末冲服，每次 1~2g。

【使用注意】 孕妇、阴虚火旺、里实热及出血倾向者忌用；畏赤石脂。

3. 干姜（附炮姜）

【药用】 本品为姜科植物姜（zingiber officinale rosc.）的干燥根茎。冬季采挖，除去须根及泥沙，晒干或低温干燥。趁鲜切片晒干或低温干燥者称"干姜片"。

【性味与归经】 辛，热。归脾、胃、肾、心、肺经。

【功效】 温中散寒，回阳通脉，温肺化饮。

【临床应用】

（1）用于脾胃受寒或者脾胃虚寒，症见呕吐泄泻、脘腹冷痛，常与党参、白术、炙甘草等配伍。

（2）用于亡阳证，症见四肢厥冷、脉微弱，可与附子配伍。

（3）用于肺寒咳嗽、寒饮咳喘，常与细辛、五味子、茯苓、炙甘草等配伍。

【用量与用法】 3~9g，煎服。

【使用注意】 孕妇、热证及阴虚证者忌用。

【附药】 炮姜：即干姜炒至外黑内呈老黄色，供药用。性味辛苦大热。功能温中止泻，止血。适用于寒证腹泻、虚寒性的出血。如便血、崩漏同时出现手足冷、怕冷、口不渴、舌淡苔白等，常与补气、补血药物配伍。一般用量为 3~9g，煎服。

4. 其他常用温里药见表 11-20。

表 11-20　其他常用温里药

药名	性味	归经	功效	主治	用量（g）	备注
吴茱萸	辛、苦，热，有小毒	肝、脾、胃、肾	散寒止痛，温中止呕，助阳止泻	厥阴头痛，干呕涎沫；中焦虚寒，呕吐反酸；脾肾阳虚，五更泄泻	1.5~4.5	大量应用可致视力障碍、错觉、呕吐及腹泻等
丁香	辛，温	脾、胃、肺、肾	温中止呕，温肾助阳	胃寒呕吐，脘痛呃逆；肾阳不足，阳痿宫寒	1~3	畏郁金

十三、开窍药

凡以开窍醒神为主要功效，治疗神志昏迷之闭证为主的药物，称开窍药。开窍药药味芳香，善于走窜行散、通窍开闭，均归心经。开窍药为救急、治标药物，宜中病即止，以免耗伤正气；忌用于脱证；药味辛香，易挥发，内服多入丸散。

1. 麝香

【药用】 本品为鹿科动物林麝（moschus berezovskii flerov）、马麝（moschus sifanicus przewalski）或原麝（moschus moschiferus linnaeus）成熟雄体香囊中的干燥分泌物。野生者，多在冬季至次春猎取。将香囊割下，阴干，称"毛壳麝香"；剖开香囊，除去囊壳，称"麝香仁"。家麝通常采用手术的方法从香囊中取出麝香仁。阴干或用干燥器密闭干燥。

【性味与归经】 辛，温。归心、脾经。

【功效】 醒神开窍，消肿定痛，活血通经。

【临床应用】

（1）用于高热神昏、中风痰厥、惊痫等闭证。为醒神回苏的要药，常与冰片相须为用，常与牛黄配伍使用。

（2）用于痈疽肿毒，内服外用均可，可与乳香、雄黄等配伍。

（3）用于心腹暴痛、跌扑损伤及风湿痹等证。心腹暴痛可配伍木香、桃仁等；跌扑损伤可配伍苏木、没药等；风湿痹可配伍祛风湿药。

（4）用于瘀郁内阻导致的经闭、月经不调等证，可配伍川芎、益母草、桃仁、红花等。

【用量与用法】 0.03~0.1g，多入丸散用，外用适量。

【使用注意】 本品走窜力强，能催生下胎，孕妇忌用。

2. 石菖蒲

【药用】 本品为天南星科植物石菖蒲（acorus tatarinowii schott）的干燥根茎。秋、冬两季采挖，除去须根及泥沙，晒干。

【性味与归经】 辛、苦，温。归心、胃经。

【功效】 醒神益智，开窍豁痰，化湿开胃。

【临床应用】

（1）用于湿浊蒙蔽心窍导致的神志昏迷、癫狂痴呆，常与郁金、半夏等配伍。

（2）用于心神不安、健忘、耳鸣、耳聋等证，可与远志、龙齿、茯苓等配伍。

（3）用于湿浊中阻导致的脘痞腹胀、纳少呕恶等，可与陈皮、厚朴等配伍。

【用量与用法】 3~9g，多入丸散用，外用适量。

【使用注意】 阴虚少津及精血亏虚者慎用。

3. 苏合香

【药用】 本品为金缕梅科植物苏合香树（liquidambar orientalis mill.）的树干渗出的香树脂，经加工精制而成。

【性味与归经】 辛，温。归心、脾经。

【功效】 开窍醒神，辟秽止痛。

【临床应用】

（1）用于中风痰厥，猝然昏倒的寒闭证，多入丸散，常与麝香、丁香、安息香等配伍。

（2）用于胸腹冷痛满闷，可配伍檀香、冰片、乳香等。

【用量与用法】　0.3~1g，入丸散用。

【使用注意】　阴虚火旺者慎用。

4. 其他常用开窍药见表11-21。

表 11-21　其他常用开窍药

药名	性味	归经	功效	主治	用量（g）	备注
冰片	辛、苦，微寒	心、脾、肺	开窍醒神，清热止痛	神昏痉厥，中暑昏迷，中风痰厥气郁暴厥；咽喉肿痛，口疮齿痛	0.15~0.3	入丸散，外用适量
安息香	辛、苦，平	心、脾	开窍醒神，活血止痛	闭证神昏，中风痰厥，气郁暴厥中脏昏迷；气滞血瘀，心腹诸痛	0.6~1.5	入丸散，外用适量
樟脑	辛，热，有毒	心、脾	开窍辟秽，除湿杀虫	秽浊中阻，痧胀腹痛，呕吐腹泻，神志昏迷；湿疮湿疹；疥癣瘙痒	0.1~0.2	入丸散，外用适量。孕妇忌用。不可过量，以防中毒

十四、平肝息风药

凡以平降肝阳、止熄肝风为主要功效，治疗肝阳上亢证或肝风内动证为主的药物，称平肝息风药。本类药物均归肝经，多为贝壳类或者虫类药。平肝息风药性不尽相同，或寒，或温，或平。临床应用要注意：药性寒凉者，脾虚所致的慢惊风忌用；药性温燥者，阴血亏虚者慎用。

1. 天麻

【药用】　本品为兰科植物天麻（gastrodia elata Bl.）的干燥块茎。立冬后至次年清明前采挖，立即洗净，蒸透，敞开低温干燥。

【性味与归经】　甘，平。归肝经。

【功效】　平肝息风，祛风通络。

【临床应用】

（1）用于肝阳上亢导致的头晕目眩，可与钩藤、石决明等配伍。

（2）用于肝风内动导致的惊痫抽搐、角弓反张等，常与钩藤、全蝎等配伍。

（3）用于风湿痹痛、肢体麻木、手足麻木等证，常与当归、牛膝、全蝎、乳香等配伍。

【用量与用法】　3~9g，煎服。

【现代研究】　本药主要含天麻苷（天麻素）、天麻苷元，以及天麻多糖、维生素A、多种氨基酸、多种微量元素等。天麻水、醇提取物及注射液均具有镇静和抗惊厥作用。天麻水提取物和注射液有减慢心率、降压、降低血管阻力，以及增加心脑血流量作用。

2. 钩藤

【药用】　本品为茜草科植物钩藤［uncaria rhynchophylla（Miq.）Jacks.］、大叶钩藤（uncaria macrophylla wall.）、毛钩藤（uncaria hirsuta havil.）、华钩藤［uncaria sinensis（Oliv.）havil.］或无柄果钩藤（uncaria sessilifructus roxb.）的干燥带钩茎枝。秋冬两季采收，去叶，切段，晒干。

【性味与归经】　甘，凉。归肝、心包经。

【功效】　息风止痉，清热平肝。

【临床应用】

(1) 用于热盛动风或肝风内动导致的惊痫抽搐，常与天麻、石决明、全蝎等配伍。

(2) 用于肝经有热导致的头胀、头痛以及肝阳上亢导致的头晕目眩，常配伍夏枯草、决明子、石决明、菊花等。

【用量与用法】　3~12g，煎服，入煎剂宜后下。

【现代研究】　本药主要含多种吲哚类生物碱，主要含钩藤碱、异钩藤碱等。钩藤、钩藤总碱及钩藤碱，对各种动物的正常血压和高血压都具有降压作用。钩藤水煎剂有镇静作用。

3. 珍珠母

【药用】　本品为蚌科动物三角帆蚌［hyriopsis cumingii（lea）］、褶纹冠蚌［cristaria plicata（leach）］或珍珠贝科动物马氏珍珠贝［Pteria martensii（dunker）］的贝壳。去肉，洗净，干燥。

【性味与归经】　咸，寒。归肝、心经。

【功效】　平肝潜阳，清肝明目，收湿敛疮。

【临床应用】

(1) 用于肝阴不足、肝阳上亢导致的头痛、头晕目眩、耳鸣、烦躁、失眠等，常与石决明、龙齿等配伍。

(2) 用于肝热目赤，可与菊花、夏枯草、决明子等配伍。

(3) 用于肝虚目昏、夜盲，可与苍术、枸杞子等配伍。

(4) 用于湿疮瘙痒，可研末外用。

【用量与用法】　10~25g，打碎先煎。外用适量。

4. 其他常用平肝息风药见表 11-22。

表 11-22　其他常用平肝息风药

药名	性味	归经	功效	主治	用量（g）	备注
石决明	咸，寒	肝	平肝潜阳，清肝明目	肝阳上亢，头晕目眩；肝火上炎目赤昏花	3~15	打碎先煎。清肝宜生用
牡蛎	咸，微寒	肝、胆、肾	平肝潜阳，重镇安神，软坚散结，收敛固涩	肝阳上亢，眩晕耳鸣；心神不安，惊悸失眠；痰核瘰疬，瘿瘤癥积；自汗盗汗，遗精滑泄	9~30	打碎先煎。煅牡蛎有收敛固涩、制酸止痛作用
代赭石	苦，寒	肝、心	平肝潜阳，重镇降逆，凉血止血	肝阳上亢，头晕目眩；胃气上逆，呕逆喘息；血热吐衄，崩漏血痢	9~30	打碎先煎。生用降逆平肝；煅用止血
牛黄	甘，凉	心、肝	息风止痉，祛痰开窍，清热解毒	热极生风，小儿惊风；痰热阻闭，神昏谵语；恶疮肿毒，口舌生疮	0.15~0.35	入丸散。非实热证不用。孕妇慎用
地龙	咸、寒	肝、脾、膀胱	清热息风，清肺平喘，通络利尿	高热神昏，痉挛抽搐；肺热哮喘，喉中痰鸣；风湿热痹；尿少水肿	4.5~9	
僵蚕	咸、辛，平	肝、肺、胃	祛风定惊，化痰散结	痰热壅盛，惊痫抽搐；风中经络；痰核瘰疬	5~9	

续 表

药名	性 味	归经	功 效	主 治	用量（g）	备 注
白附子	辛、温，有毒	胃、肝	温化寒痰，祛风止痉，解毒散结	寒痰湿痰，中风痰壅，风痰眩晕，口眼㖞斜，痈疽肿毒，毒蛇咬伤	3~6	本品辛温燥烈有毒，内服炮制后使用，孕妇慎用
蜈蚣	辛，温，有毒	肝	息风止痉，攻毒散结，通络止痛	痉挛抽搐，口眼㖞斜，疮疡肿毒，瘰疬痰核，风湿痹痛，偏正头痛	3~5	孕妇忌用

十五、安神药

凡以安定神志为主要功效，治疗神志不安病证为主的药物，称安神药。本类药物多为矿物药或种子类植物药，多入心、肝经。安神药分为重镇安神药和养心安神药两类。矿石类药物易伤胃气，不宜久服，应酌情配伍健脾养胃药物；部分矿石类药物有毒，需慎用。

（一）重镇安神药 重镇安神药多为矿石、贝壳、化石类药物，具有重镇安神作用，适用于心火亢盛、痰火扰心证，症见心悸、失眠、惊风、癫狂、躁动不安等。部分药物还有平肝潜阳作用，可用于肝阳上亢证。

1. 磁石

【药用】 本品为氧化物类矿物尖晶石族磁铁矿，主含四氧化三铁（Fe_3O_4）。采挖后，除去杂石。

【性味与归经】 咸、寒。归肝、心、肾经。

【功效】 重镇安神，纳气平喘，益肾潜阳。

【临床应用】

（1）用于心神不安，症见心悸怔忡、失眠、惊痫等，常与朱砂配伍。

（2）用于肾虚气喘，可与熟地、五味子等配伍。

（3）肝肾阴虚、肝阳上亢导致的头晕目眩等，可与龙骨、牡蛎等药配伍。

（4）用于肾虚导致的头晕目眩、目视不明、耳鸣、耳聋等，可与熟地黄、山茱萸、五味子等配伍。

【用量与用法】 9~30g，先煎。

2. 其他常用重镇安神药见表11-23。

表11-23 其他常用重镇安神药

药名	性 味	归经	功 效	主 治	用量（g）	备 注
龙骨	甘，涩，平	心、肝、肾、大肠	镇心安神，平肝潜阳，收敛固涩	心悸怔忡，心神不安；肝阳上亢，头晕目眩；遗精滑精，自汗盗汗	15~30	打碎先煎。重镇平肝生用，收敛固涩煅用
琥珀	甘，平	心、肝、膀胱	镇惊安神，活血散瘀，利尿通淋	心神不安，惊悸失眠；瘀血阻滞，痛经闭经；小便不利，淋证癃闭	0.5~3	研末冲服，或入丸散，不入煎剂。忌火煅

（二）养心安神药 养心安神药多为植物种仁，药性甘润，具有养心安神作用，主要用于心肝血虚、心脾两虚等证，症见心悸怔忡、虚烦失眠、健忘多梦等。

1. 酸枣仁

【药用】 本品为鼠李科植物酸枣〔ziziphus jujuba mill. var. spinosa（Bunge）hu ex H. F. chou〕的干燥成熟种子。秋末冬初采收成熟果实，除去果肉及核壳，收集种子，晒干。

【性味与归经】 甘、酸，平。归肝、胆、心经。

【功效】 养心安神，敛汗生津。

【临床应用】

（1）用于心肝血虚导致的虚烦失眠、心悸怔忡等，可配伍茯苓、柏子仁、丹参、熟地等。

（2）用于体虚自汗、盗汗，可与牡蛎、浮小麦等配伍。

【用量与用法】 3~9g，煎服。

【现代研究】 本药含大量脂肪油和蛋白质，并含皂苷、三萜类化合物、黄酮类化合物、多种氨基酸、维生素C、多糖及植物甾醇等，其中皂苷包括酸枣仁皂苷A及B两种。酸枣仁水煎液及酸枣仁皂苷均有镇静、催眠作用。酸枣仁水煎液及醇提取液有抗惊厥、镇痛、降体温作用。

2. 其他常用养心安神药见表11-24。

表 11-24 其他常用养心安神药

药名	性味	归经	功效	主治	用量（g）	备注
柏子仁	甘，平	心、肾、大肠	养心安神，润肠止汗	虚烦失眠，心悸怔忡；阴虚盗汗；肠燥便秘	3~9	
合欢皮	甘，平	心、肝、肺	解郁安神，活血消肿	愤怒抑郁，烦躁失眠；跌扑瘀肿，疮痈肿毒	6~12	孕妇慎用
首乌藤	甘，平	心、肝	养心安神，祛风通络	阴虚血少，失眠多梦；血虚身痛，风湿痹痛	9~15	外治皮肤瘙痒
远志	苦，辛，温	心、肾、肺	安神益智，化痰止咳，祛痰开窍，消痈散肿	心肾不交，失眠健忘；咯痰不爽，痰阻心窍；健忘惊悸，神志恍惚；疮疡肿毒，乳房肿痛	3~9	祛痰开窍生用，安神益智制用，化痰止咳蜜炙用

十六、补益药

凡以补充人体气血阴阳为主要功效，治疗各种虚证为主的药物，称补益药，也称补虚药。补益药分为补气药、补阳药、补血药和补阴药四类。补气药和补阳药药性多甘温，而补血药和补阴药药性或甘温、或甘寒。使用补虚药应注意：实邪未尽者慎用，以免病邪留滞；服用补益药时，要注意顾护脾胃，适当配伍健脾养胃助消化药，以增强脾胃运化功能，更好发挥疗效。

（一）补气药 补气药又称益气药，性味多甘温，主要具有补气作用，适用于气虚证，症见神疲乏力、少气懒言、倦怠、自汗、脉虚等。本类药物易壅滞气机，湿盛中满者忌用。

1. 人参

【药用】 本品为五加科植物人参（panax ginseng C. A. mey.）的干燥根。栽培者为"园参"，野生者为"山参"。多于秋季采挖，洗净；园参经晒干或烘干，称"生晒参"；山参经晒干，称"生晒山参"。

【性味与归经】 甘，微苦，微温。归脾、肺、心经。

【功效】　大补元气，补脾益肺，生津止渴，安神益智。

【临床应用】

（1）用于大失血、剧烈吐泻及久病大病导致的气虚欲脱、脉微细等，可单用一味人参煎服，也可与附子等配伍。

（2）用于脾胃虚弱，症见倦怠乏力、食欲不振、胸腹胀满以及久泻脱肛等，常与黄芪、白术、茯苓、山药、莲肉、砂仁等配伍。

（3）用于肺虚气喘，可与蛤蚧、胡桃肉等配伍。

（4）用于热病耗伤津液导致的口渴及消渴病，可与麦冬、五味子配伍。

（5）用于气血两亏、心神不安，症见心悸怔忡、失眠健忘等，常与酸枣仁、茯神、远志等配伍。

【用量与用法】　3~9g，另煎兑入汤剂服；野山参若研粉吞服，一次 2g，每日 2 次。

【使用注意】　实证、热证、肝阳上亢者均忌用。反藜芦，畏五灵脂。

【现代研究】　本药主要含多种人参皂苷、挥发油、氨基酸、有机酸、多糖、多种维生素及微量元素等。人参具有强心、增强心肌收缩力作用，可用于休克及心功能衰竭；兴奋垂体-肾上腺皮质系统，抗疲劳并提高应激反应能力；对高级神经活动的兴奋和抑制过程均有增强作用，增强神经活动过程的灵活性，提高脑力劳动功能；促进蛋白质、RNA、DNA 的合成，促进造血系统功能，调节胆固醇代谢；增强机体免疫功能，抗肿瘤作用；增强性腺功能，并有促性腺激素样作用；降低血糖。

2. 党参

【药用】　本品为桔梗科植物党参［codonopsis pilosula（Franch.）nannf.］、素花党参［codonopsis pilosula nannf. var. modesta（nannf.）L. T. shen］或川党参（codonopsis tangshen oliv.）的干燥根。秋季采挖，洗净，晒干。

【性味与归经】　甘，平。归脾、肺经。

【功效】　补中益气，生津补血。

【临床应用】

（1）用于脾气虚，症见倦怠乏力、食少便溏、久泻脱肛等，常配伍茯苓、白术、升麻、黄芪等。

（2）用于肺气虚，症见气急喘促、自汗、脉虚弱等，常配伍黄芪、五味子等。

（3）用于气阴两伤引起的气短、心烦、口渴等，常配伍麦冬、竹叶、天花粉等。

（4）用于血虚萎黄及气血两亏，可与熟地、当归等配伍。

【用量与用法】　9~30g，煎服。反藜芦。

【使用注意】　实热证不宜用。

【现代研究】　本药主要含甾醇、党参苷、党参多糖、党参内酯、生物碱、无机元素、氨基酸、微量元素等。药理作用：党参能增强免疫功能、促进造血功能、调节胃肠运动、抗溃疡、延缓衰老、抗缺氧、抗辐射等作用。

3. 黄芪

【药用】　本品为豆科植物蒙古黄芪［astragalus membranaceus（fisch）bge. var. mongholicus（bge.）hsiao］或膜荚黄芪［astragalus membranaceus（fisch.）bge.］的干燥根。春、秋两季采挖，除去须根及根头，晒干。

【性味与归经】　甘，温。归脾、肺经。

【功效】 补气升阳，固表止汗，利水消肿，托毒生肌。

【临床应用】

（1）用于脾胃虚弱导致的气虚衰弱、倦怠乏力，常与党参、白术等配伍。

（2）用于中气下陷导致的脱肛、子宫脱垂等，常与党参、升麻、柴胡、炙甘草等配伍。

（3）用于表虚不固的自汗及体虚外感，自汗常与麻黄根、浮小麦、牡蛎等配伍；体虚易感风寒者可与防风、白术配伍。

（4）用于气血不足、疮疡内陷、脓成不溃或久溃不敛者。疮疡内陷或久溃不敛，可与党参、肉桂、当归等配伍；脓成不溃，可与当归、银花、白芷、穿山甲、皂角刺等配伍。

（5）用于气虚水停，症见水肿、脚气、面目浮肿等，常配伍白术、茯苓等。

【用量与用法】 9~30g，煎服。

【使用注意】 表实邪盛、气滞湿阻、食积内停、阴虚阳亢、疮痈毒盛者，均不宜用。

【现代研究】 本药主要含苷类、多糖、黄酮、氨基酸、微量元素等。黄芪能促进机体代谢、增强机体免疫功能，具有抗缺氧、抗疲劳、抗衰老作用；有利尿作用，减少尿蛋白排出；强心、扩张冠状动脉和外周血管、降压，并能降低血小板黏附力，减少血栓形成；有抗辐射、保肝、抗溃疡作用；具有较广泛的抗菌作用。

4. 白术

【药用】 本品为菊科植物白术（atractylodes macrocephala koidz.）的干燥根茎。冬季下部叶枯黄，上部叶变脆时采挖，除去泥沙，烘干或晒干，再除去须根。

【性味与归经】 苦、甘，温。归脾、胃经。

【功效】 健脾益气，燥湿利水，止汗，安胎。

【临床应用】

（1）用于脾胃虚弱证，症见食少胀满、倦怠乏力、泄泻等。补脾胃可与党参、甘草等配伍；消痞除胀可与枳壳等配伍；健脾燥湿止泻可与陈皮、茯苓等配伍。

（2）用于水湿停留、痰饮、水肿等证。白术既能燥湿，又能利水，故可用于水湿内停之痰饮或水湿外溢之水肿。治寒饮可与茯苓、桂枝等配伍；治水肿常与茯苓皮、大腹皮等配伍。

（3）用于表虚自汗。与黄芪、浮小麦等配伍，有固表止汗之功，可治表虚自汗。又可用于安胎，治妊娠足肿、胎气不安等症，有内热者可与黄芩等配伍；腰酸者可与杜仲、桑寄生等配伍。

【用量与用法】 6~12g，煎服。

【使用注意】 表实邪盛、气滞湿阻、食积内停、阴虚阳亢、疮痈毒盛者，均不宜用。

【现代研究】 本药含有果糖、菊糖、白术多糖，多种氨基酸及维生素A类成分以及挥发油，挥发油中主要有苍术酮、苍术醇、苍术醚等。本药对肠管活动有双向调节作用，肠管兴奋时呈抑制作用，而肠管抑制时则呈兴奋作用；促进小肠蛋白质的合成、抗溃疡作用；有利尿作用；还有增强免疫功能、升白细胞、保肝、降血糖、抗凝、抗菌、抗肿瘤等作用。

5. 甘草

【药用】 本品为豆科植物甘草（glycyrrhiza uralensis fisch.）、胀果甘草（glycyrrhiza inflata bat.）或光果甘草（glycyrrhiza glabra L.）的干燥根及根茎。春、秋两季采挖，除去须根，晒干。

【性味与归经】 甘，平。归心、肺、脾、胃经。

【功效】 补脾益气，缓急止痛，润肺止咳，泻火解毒，调和诸药。

【临床应用】

（1）用于心血不足、心阳不振，可与阿胶、生地、麦冬、人参、桂枝等配伍。

（2）用于脾胃虚弱及气血不足等证，常与党参、白术、茯苓等补气健脾药配伍。

（3）用于疮疡肿毒、咽喉肿痛等证，常与金银花、连翘、桔梗、牛蒡子等配伍。

（4）用于咳嗽喘息，常与化痰止咳药配伍应用，不论肺寒咳喘或肺热咳嗽，均可配伍应用。

（5）用于脘腹或四肢挛急疼痛，常与芍药配伍。

此外，甘草还能缓和药性，有减低或缓和药物烈性的作用。

【用量与用法】 1.5~9g，煎服。

【使用注意】 久用或用量过大，可引起水肿。湿盛中满不宜用。反大戟、芫花、甘遂、海藻。

【现代研究】 本药主要含甘草甜素、甘草次酸，还包括黄酮类、生物碱及多糖等成分。甘草具有肾上腺皮质激素样作用；有抗菌、抗病毒、抗炎、抗过敏作用；有镇咳祛痰作用；有抗溃疡，抑制胃酸分泌，缓解胃肠平滑肌痉挛及镇痛作用；有解毒、保肝及抗心律失常作用。

6. 其他常用补气药见表11-25。

表11-25 其他常用补气药

药名	性味	归经	功效	主治	用量（g）	备注
西洋参	甘、微苦，凉	心、肺、肾	益气养阴，益肺生津	气阴两虚，乏力咽干；肺虚久咳，津伤口渴	3~6	反藜芦
太子参	甘、微苦，平	脾、肺	益气健脾，生津润肺	脾虚倦怠，食欲不振；阴津亏虚，肺燥干咳	9~30	反藜芦
山药	甘，平	脾、肺、肾	补脾养胃，生津益肺，补肾涩精	脾气虚弱，胃阴不足；肺虚咳喘，内热消渴；肾虚遗精，尿频带下	15~30	炒用健脾；生用生津
大枣	甘，温	脾、胃	补中益气，养血安神，缓和药性	脾胃虚弱，乏力便溏；妇人脏燥，心神不安；制约峻猛和毒药药性	10~30	

（二）补阳药 补阳药性多甘温，主要具有温补阳气作用，适用于阳虚证，症见畏寒、肢冷、完谷不化、小便清长、阳痿、宫寒不孕、冷汗淋漓、面色白、脉微等。本类药物性温燥，易助热伤阴，阴虚火旺者忌用。

1. 鹿茸

【药用】 本品为鹿科动物梅花鹿（cervus nippon temminck）或马鹿（cervus elaphus linnaeus）的雄鹿未骨化密生茸毛的幼角。前者习称"花鹿茸"，后者习称"马鹿茸"。夏、秋两季锯取鹿茸，经加工后，阴干或烘干。

【性味与归经】 甘、咸，温。归肾、肝经。

【功效】 补肾壮阳，强筋健骨，固冲止带，托毒起陷。

【临床应用】

（1）用于肾阳不足，症见阳痿、肢冷、腰膝酸软、宫冷不孕、小便清长等；以及精血亏虚导致的筋骨无力、小儿发育不良、骨软行迟等。本品可单味服用，也可配伍熟地、山萸肉、菟丝子、肉苁蓉、巴戟天等。

（2）用于冲任虚损、带脉不固导致的崩漏带下等，可与阿胶、当归、熟地、山萸肉、山药、白芍、海螵蛸等配伍。

（3）用于阴疽内陷不起、疮疡久溃不敛等，可与黄芪等配伍。

【用量与用法】 1~2g，研末冲服。

【使用注意】 本品宜从小量开始，缓缓增加，不可骤用大量，以免阳升风动，头晕目赤，或伤阴动血。凡阴虚内热及外感实热忌用。

【现代研究】 鹿茸含有多种氨基酸，其中甘氨酸含量最丰富，还含有中性糖、葡萄糖胺，鹿茸灰分中含有钙、磷、镁等，水浸出物中含多量胶质。从鹿茸的脂溶性成分中分离出雌二醇、胆固醇等，其中雌二醇及其在体内的代谢产物——雌酮为鹿茸雌激素样作用的主要成分。鹿茸具有抗脂质过氧化作用及抗应激作用、抗衰老、提高性功能、提高耐力、增强记忆力、增强机体免疫力、促进体内蛋白质和核酸合成、抗辐射及抗化学药物损伤、抗肿瘤、抗溃疡等多种药理作用，鹿茸水提取物具有抑制单胺氧化酶（MAO）活性的作用。

2. 淫羊藿

【药用】 本品为小檗科植物淫羊藿（epimedium brevicornum maxim.）、箭叶淫羊藿［epimedium sagitaatum（sieb. et zucc.）maxim.］、柔毛淫羊藿（epimedium pubescens maxim.）、巫山淫羊藿（epimedium wushanense T. S. ying）或朝鲜淫羊藿（epimedium koreanum nakai）的干燥地上部分。夏、秋两季茎叶茂盛时采割，除去粗梗及杂质，晒干或阴干。

【性味与归经】 辛、甘，温。归肝、肾经。

【功效】 补肾助阳，强筋健骨，祛风除湿。

【临床应用】

（1）用于肾阳虚，症见阳痿、遗精早泄、腰膝痿软、肢冷畏寒等，可配伍仙茅、肉苁蓉、杜仲、巴戟天、狗脊等。

（2）用于风寒湿痹或四肢拘挛麻木等，可与威灵仙、巴戟天、肉桂、当归、川芎等配伍。

【用量与用法】 6~9g，煎服。

【使用注意】 本品燥烈，辛温助火，凡阴虚火旺、阳强易举者忌用。

【现代研究】 本药主要有效成分为淫羊藿苷和淫羊藿多糖。淫羊藿具有雄激素样作用及降压作用。

3. 续断

【药用】 本品为川续断科植物川续断（dipsacus asperoids C. Y. cheng et T. M. Ai）的干燥根。秋季采挖，除去根头及须根，用微火烘至半干，堆置"发汗"至内部变绿色时，再烘干。

【性味与归经】 苦、辛，微温。归肝、肾经。

【功效】 补肾助阳，强筋健骨，止血安胎，疗伤续折。

【临床应用】

（1）用于肝肾不足导致的腰膝酸软、遗精、筋骨疼痛等，常与杜仲相须配伍。

（2）用于肝肾不足导致的妇女经水过多、妊娠胎动漏血等，常与杜仲、阿胶、当归、地黄、艾叶炭等药配伍。

（3）用于筋骨折伤，常配伍地鳖虫、自然铜等。

【用量与用法】 9~15g，煎服。

【使用注意】 风湿热痹者忌服。

4. 其他常用补阳药见表 11-26。

表 11-26 其他常用补阳药

药名	性味	归经	功效	主治	用量（g）	备注
海马	甘，温	肝、肾	补肾壮阳，散结消肿	肾虚喘促，阳痿早泄；癥瘕积聚，跌扑损伤	3~9	孕妇及阴虚火旺者忌用
仙茅	辛，热，有毒	肾、肝、脾	温肾壮阳，强筋壮骨，祛风除湿	阳痿早泄，精冷不育；腰膝酸痛，筋骨痿软；寒湿痹痛，筋脉拘挛	3~9	本品燥热伤阴，阴虚火旺者忌用
巴戟天	辛、甘，微温	肾、肝	补肾壮阳，强筋壮骨，祛风除湿	阳痿早泄，宫冷不孕；腰膝酸痛，筋骨痿软；风湿痹痛，屈伸不利	3~9	
补骨脂	苦、辛，温	肾、脾	补肾壮阳，温脾止泻，纳气平喘	阳痿早泄，腰膝冷痛；脾肾阳虚，五更泄泻；肾不纳气，虚寒咳喘	6~9	
益智仁	辛，温	肾、脾	温肾壮阳，固精缩尿，温脾止泻，摄涎止唾	下焦虚寒，阳痿不举；肾虚遗尿，遗精白浊；中寒腹痛，吐泻食少；脾胃虚寒，口多涎唾	3~9	阴虚火旺或因热而遗者忌用
菟丝子	甘，温	肾、肝、脾	温肾壮阳，强筋壮骨，固精缩尿，养肝明目，温脾止泻，补肾安胎	阳痿不举，宫冷不孕；筋骨痿软，腰痛足弱；遗精遗尿，白带白浊；目暗昏花，视物不明；脾虚失运，泄泻食少；冲任不固，胎动下血	6~12	外治白癜风
沙苑子	甘，温	肝、肾	温补肝肾，固精缩尿，明目止眩	早泄滑精，白浊带下；目暗不明，头目昏眩	9~15	
肉苁蓉	甘、咸，温	肾、大肠	温补肾阳，益精补髓，润肠通便	阳痿早泄，宫冷不孕；腰酸腿软，筋骨无力；津伤血枯，肠燥便秘	6~9	
锁阳	甘，温	脾、肾、大肠	补肾助阳，润肠通便	精冷不育，阳痿滑精，津亏血虚，阳虚便秘	5~9	
蛤蚧	咸，平	肺、肾	补肺益肾，助阳益精，纳气平喘	阳痿不举，遗精滑泄；久咳虚喘，劳嗽咯血	3~6	入丸散或酒剂
韭菜子	辛、甘，温	肾、肝	壮阳固精，温补肝肾	阳痿遗精，白浊带下，腰膝酸软，遗尿尿频	3~9	

（三）补血药 补血药味多甘，药性或温，或寒，或平，主要具有补血作用，适用于血虚证，症见面色萎黄、唇甲苍白、头晕、耳鸣、心悸、健忘、失眠、妇女月经不调等。本类药物多滋腻，湿阻中焦及脘腹胀满者慎用。

1. 熟地黄

【药用】 本品为玄参科植物地黄（rhemannia glutinosa libosch.）的块根。秋季采挖，除去芦头、须根及泥沙，缓缓烘焙至约八成干，习称"生地黄"。取净生地黄，经酒炖法或蒸发等炮制加工成熟地黄。

【性味与归经】　甘，微温。归肝、肾经。

【功效】　补血养阴，填精益髓。

【临床应用】

（1）用于血虚阴亏、肝肾不足所致的血虚萎黄、眩晕、心悸、失眠及月经不调、崩漏等，常与当归、白芍、山茱萸等配伍。

（2）用于肾阴不足导致的骨蒸潮热、盗汗、遗精及消渴等，常与丹皮、龟板、知母、黄柏等配伍。

【用量与用法】　9~15g，煎服。

【使用注意】　脾胃虚弱、脘腹胀满、食少痰多、腹痛腹泻者慎用。

2. 当归

【药用】　本品为伞形科植物当归［angelica sinensis（oliv.）diels］的干燥根。秋末采挖，除去须根及泥沙，待水分稍蒸发后，捆成小把，上棚，用烟火慢慢熏干。

【性味与归经】　甘、辛，温。归肝、心、脾经。

【功效】　补血调经，活血止痛，润肠通便。

【临床应用】

（1）用于血虚导致的月经不调、痛经、经闭、崩漏及血虚体弱等，常与熟地、白芍、川芎等配伍。

（2）用于产后瘀滞腹痛，可与益母草、川芎、桃仁等配伍。

（3）用于风湿痹痛，可与羌活、独活、防风、秦艽等配伍。

（4）用于经络不利、筋骨酸痛，可与桂枝、鸡血藤、白芍等配伍。

（5）用于跌打损伤瘀痛、痈肿血滞疼痛，可与红花、桃仁、赤芍等配伍。

（6）用于血虚肠燥便秘，常与肉苁蓉、生首乌等配伍。

【用量与用法】　3~9g，煎服。

【使用注意】　湿盛中满，大便泄泻者忌用。

【现代研究】　本药含挥发油，藁本内脂是其主要成分。还含当归多糖、阿魏酸、维生素B_{12}、维生素E、多种氨基酸和微量元素等。当归非挥发性成分使子宫兴奋，而挥发油成分则对子宫有抑制作用。挥发油成分可降低心肌耗氧量、抗心律失常，并对心肌缺血有保护作用。当归煎剂及其所含阿魏酸能抑制血小板聚集有抗血栓作用。当归多糖促进血红蛋白及红细胞的生成，并具有增强机体非特异性免疫，抗辐射损伤、抗炎、镇痛、保肝作用。

3. 白芍

【药用】　本品为毛茛科植物芍药（paeonia lactiflora pall.）的干燥根。夏、秋两季采挖，洗净，除去头尾及细根，置沸水中煮后除去外皮或去皮后再煮，晒干。

【性味与归经】　苦、酸，微寒。归肝、脾经。

【功效】　养血敛阴，柔肝止痛，平抑肝阳。

【临床应用】

（1）用于月经不调、经行腹痛、崩漏以及自汗、盗汗等证。治妇科疾患，常与当归、熟地黄、川芎等药配合应用。与桂枝配伍，能协调营卫，用以治疗外感风寒、表虚自汗而恶风；与龙骨、牡蛎、浮小麦等药配伍，可敛阴潜阳，用治阴虚阳浮所致的自汗、盗汗等证。

（2）用于肝气不和所致的胁痛、腹痛，以及手足拘挛疼痛等。治胁痛常与柴胡、枳壳等配伍；治腹痛及手足拘挛常与甘草配伍；治痢疾腹痛可与黄连、木香等配伍。

（3）用于肝阳上亢导致的头痛、眩晕，常与桑叶、菊花、钩藤、决明子等配伍。

【用量与用法】 6~15g，煎服。

【使用注意】 阳虚腹痛腹泻、胸满者忌用。反藜芦。

【现代研究】 本药主要有效成分为芍药苷。白芍具有抗心肌缺血、抑制血小板聚集作用；解痉、镇痛、镇静作用；抗炎、抗溃疡作用；保肝作用；免疫调节作用。

4. 其他常用补血药见表11-27。

表11-27 其他常用补血药

药名	性味	归经	功效	主治	用量（g）	备注
阿胶	甘，平	肺、肝、肾	补血止血，滋阴润肺	各种血虚，各种出血；阴虚燥咳，肠燥便秘	3~9	烊化兑服
龙眼肉	甘，温	心、脾	养血安神，补益心脾	血虚失眠，心神不宁，心脾两虚，心悸纳差	9~15	

（四）补阴药 补阴药又称养阴药或滋阴药，性多甘寒，主要具有养阴生津作用，适用于阴虚证，症见咽干口燥、潮热、五心烦热、颧红、盗汗、舌红少苔、脉细数等。本类药物大多甘寒滋腻，不宜应用于脾肾阳虚、痰湿内阻、纳呆腹胀者。

1. 沙参（附：西洋参）

【药用】 可分北沙参、南沙参。北沙参为伞形科植物珊瑚菜（glehnia littoralis Fr. schmidt ex Miq.）的干燥根。夏、秋两季采挖，除去须根，洗净，晒晾，置沸水中烫后，除去外皮，干燥。或洗净直接干燥。南沙参为桔梗科植物轮叶沙参［adenophora tetraphylla（thunb.）fisch.］或沙参（adenophora stricta miq.）的干燥根。春、秋两季采挖，除去须根，洗后趁鲜刮去粗皮，洗净，干燥。

【性味与归经】 北沙参甘、微苦，微寒；南沙参甘、微寒。归肺、胃经。

【功效】 养阴清肺，益胃生津。

【临床应用】

（1）用于肺虚有热、干咳少痰，或久咳声哑等，常与川贝、麦冬等配伍。

（2）用于胃阴耗伤、津少口渴等，常与麦冬、生地、石斛等配伍。

【用量与用法】 北沙参4.5~9g；南沙参9~15g，煎服。

【使用注意】 虚寒证忌服。反藜芦。

【附药】 西洋参：为五加科植物西洋参（panax quinquefolium L.）的干燥根。性味甘、微苦，凉。归心、肺、肾精。功能补肺降火，养胃生津。适用于肺阴不足、虚热喘咳、咯血，或热病伤阴燥咳等症。一般用量为3~6g，煎服。反藜芦。

2. 麦冬

【药用】 本品为百合科植物麦冬［ophiopogon Japonicus（thunb.）ker-gawl.］的干燥块根。夏季采挖，洗净，反复暴晒、堆置，至七八成干，除去须根，干燥。

【性味与归经】 甘、微苦，微寒。归心、肺、胃经。

【功效】 养阴生津，清心润肺。

【临床应用】

（1）用于肺阴受伤，燥咳、咯血以及心烦不安等。肺虚热咳、咯血等可与沙参、天冬、生地等配伍；清心除烦可与竹叶卷心、莲子心等配伍。

（2）用于津少口渴等，常与石斛、沙参、天冬、生地、玉竹等配伍。

【用量与用法】 6~12g，煎服。

3. 枸杞子

【药用】 本品为茄科植物宁夏枸杞（lycium barbarum L.）的干燥成熟果实。夏、秋两季果实呈红色时采收，热风烘干，除去果梗。或晾至皮皱后，晒干，除去果梗。

【性味与归经】 甘，平。归肝、肾经。

【功效】 补肾益精，养肝明目。

【临床应用】

（1）用于肝肾不足导致的遗精、腰膝酸痛，常与巴戟天、肉苁蓉、芡实等配伍。

（2）用于肝肾不足导致的头晕、目眩等，可与菊花、地黄、山萸肉等配伍。

【用量与用法】 6~12g，煎服。

【现代研究】 本药主要含甜菜碱、多糖、粗脂肪、粗蛋白、硫胺素、核黄素、烟酸、胡萝卜素、抗坏血酸、尼克酸、β-谷甾醇、亚油酸、微量元素及氨基酸等成分。枸杞子具有增强免疫和免疫调节作用；可提高血睾酮水平，起强壮作用；促进造血功能，并具有升白细胞作用；还有抗衰老、抗突变、抗肿瘤、降血脂、保肝及抗脂肪肝、降血糖、降血压等作用。

4. 其他常用补阴药见表 11-28。

表 11-28 其他常用补阴药

药名	性味	归经	功效	主治	用量（g）	备注
玉竹	甘，微寒	肺、胃	养阴润燥，生津止渴	燥热伤肺，干咳少痰；肺胃阴伤，咽干口渴	6~12	
黄精	甘，平	脾、肺、肾	养阴润肺，补气健脾，补肾填精	阴虚肺燥，劳嗽咯血；脾胃虚弱，食少倦怠；肾虚精亏，内热消渴	9~15	
石斛	甘，微寒	胃、肾	益胃生津，滋阴清热	津伤烦渴，内热消渴；胃阴不足，食少干呕	6~12	鲜品 15~30g。复方宜先煎，单用久煎
天冬	甘、苦，寒	肺、肾	养阴润燥，清肺生津	咽干口渴，肠燥便秘；肺燥阴伤，干咳痰黏	6~12	
桑椹	甘、酸，寒	心、肝、肾	滋阴补血，生津润燥	须发早白，眩晕耳鸣；津伤口渴，血虚便秘	9~15	
女贞子	甘、苦，凉	肝、肾	滋补肝肾，明目乌发	眩晕耳鸣，腰膝酸软；目暗不明，须发早白	6~12	
龟甲	甘、咸，微寒	肾、肝、心	滋阴潜阳，益肾强骨，退热除蒸，养血补心	阴虚阳亢，头晕目眩；肾精不足，筋骨痿软；阴虚发热，骨蒸盗汗；心虚惊悸，失眠健忘	9~24	打碎先煎

十七、固涩药

凡以收敛固涩为主要功效，治疗各种滑脱证候为主的药物，称固涩药，又称收涩药。滑脱诸症主要有自汗、盗汗、久泻、久痢、久咳、虚喘、遗精、滑精、遗尿、尿频及崩带不止等。本类药物味多酸涩，主要归肺、脾、肾、大肠经。使用固涩药要注意，外感表邪未解，或内有湿热以及郁热未清时，不宜使用，以免留邪。

1. 五味子

【药用】 本品为木兰科植物五味子［schisandra chinensis（turcz.）baill.］的干燥成熟果实。习称"北五味子"。秋季果实成熟时采摘，晒干或蒸后晒干，除去果梗及杂质。

【性味与归经】 酸、甘，温。归肺、心、肾经。

【功效】 敛肺滋肾，生津敛汗，涩精止泻，宁心安神。

【临床应用】

（1）用于久嗽虚喘，常配伍党参、麦冬、熟地、山茱萸等。

（2）用于津少口渴，可配伍麦冬、生地、天花粉等。

（3）用于体虚多汗，可配伍党参、麦冬、浮小麦、牡蛎等。

（4）用于精滑不固、小便频数、久泻不止等，可配伍桑螵蛸、菟丝子、补骨脂、肉豆蔻等。

【用量与用法】 1.5~6g，煎服。

【现代研究】 本药主含挥发油、有机酸、鞣质、维生素、糖及树脂等，挥发油中的主要成分为五味子素。本品对神经系统各级中枢均有兴奋作用，对大脑皮层的兴奋和抑制过程均有影响，使之趋于平衡；有兴奋呼吸中枢作用，有镇咳和祛痰作用；保肝利胆、降低血清转氨酶作用；具有提高免疫、抗氧化、抗衰老作用。

2. 乌梅

【药用】 本品为蔷薇科植物梅［prunus mume（sieb.）sieb. et zucc.］的干燥近成熟果实。夏季果实近成熟时采摘，低温烘干后闷至色变黑。

【性味与归经】 酸、涩，平。归肝、脾、肺、大肠经。

【功效】 敛肺止咳，涩肠止泻，生津止渴，安蛔止痛。

【临床应用】

（1）用于久咳不止，可与罂粟壳、半夏、杏仁等药配伍。

（2）用于久泻久痢，常与肉豆蔻、诃子、苍术、茯苓等配伍。

（3）用于虚热口渴，可与天花粉、葛根、麦冬、人参、黄芪等药配伍。

（4）用于蛔虫导致的呕吐腹痛等，常与黄连、黄柏、干姜、细辛、花椒、附子等配伍。

【用量与用法】 3~9g，煎服。

【使用注意】 外有表邪或内有实热积滞者均不宜服。

3. 金樱子

【药用】 本品为蔷薇科植物金樱子（rosa laevigata michx.）的干燥成熟果实。10~11月果实成熟变红时采收，干燥，除去毛刺。

【性味与归经】 酸、甘、涩，平。归肾、膀胱、大肠经。

【功效】 涩精缩尿，涩肠止泻。

【临床应用】

（1）用于肾虚导致的滑精、遗精、遗尿、小便频数及带下等，可与芡实、菟丝子、补骨脂等配伍。

（2）用于脾虚久泻，可单用熬膏服，也可配伍白术、山药、茯苓、芡实等健脾药。

【用量与用法】 6~12g，煎服。

【现代研究】 本药主要含苹果酸、枸橼酸（柠檬酸）、鞣酸、树脂以及皂苷、维生素C等。金樱子所含鞣质具有收敛、止泻作用。

4. 其他常用固涩药见表11-29。

表11-29 其他常用固涩药

药名	性味	归经	功效	主治	用量（g）	备注
浮小麦	甘，凉	心、肺	收敛止汗，退热除蒸	气虚自汗，阴虚盗汗，阴虚发热，骨蒸劳热	15~30	
诃子	苦、酸、涩，平	肺、大肠	涩肠止泻，敛肺利咽	脾虚久泻，肠风下血，肺虚咳喘，咽痛喑哑	3~9	煨用涩肠止泻；生用敛肺利咽
赤石脂	甘、酸、涩，温	胃、大肠	涩肠止泻，收敛止血，敛疮生肌	大便稀溏，久泻不愈，崩漏下血，便血痔血，疮疡溃烂，久不收口	9~12	包煎。湿热泻痢者忌用。孕妇慎用。不可和肉桂同用
覆盆子	甘、酸，温	肾、膀胱	涩精缩尿，益肾填精，养肝明目	遗尿尿频，遗精滑精，阳痿不举，筋骨痿软，肝血不足，视物不清	6~12	
莲子	甘、涩，平	肾、心	涩精止遗	遗精滑精，遗尿带下	3~5	
芡实	甘、涩，平	脾、肾	涩精缩尿，健脾止泻，除湿止带	肾虚遗精，小便不禁，脾虚泄泻，久泻不愈，下元虚冷之白带清稀	9~15	

【Abstract】

Chinese Materia Medica is the general term for Chinese traditional medicine. It consists of Chinese medicinal materials, Chinese crude drugs, and Chinese patent medicines. Traditional Chinese pharmacy is a scientific subject focusing on basic theories of Chinese Materia Medica including knowledge of the origins, collections, characters, functions, and applications. It is one of the important parts of Traditional Chinese Medicine.

This chapter consists of two parts, the summarization and the classification of Chinese Materia Medica. The summarization of Chinese Materia Medica systemically introduces basic theories of Chinese Materia Medica, including the properties and tastes of drugs, upbearing downbearing floating and sinking, channel-tropism, toxicity, principals of combination, administration methods and dosage, and processing of medicinals, etc. The classification of Chinese Materia Medica is classified into fourteen categories, in which the concept, character, indication and contraindication of each category of Chinese Materia Medica are introduced. Each medicine within Chinese Materia Medica is described with origin, collection, properties and tastes of drugs and channel-tropism, effects, administration methods and dosage, and cautions for usage, etc.

【复习思考题】

1. 简述中药学的概念。

2. 试述中药的四气五味。

3. 中药的升、降、沉、浮的内容是什么？

4. 简述十八反。

5. 试述中药的七情。

6. 补益药有哪几类，请举例说明。

7. 举例说明清热药的功效和临床适应证。

8. 简述活血药的临床禁忌证。

9. 清化热痰药与温化寒痰药有什么区别？

10. 简述使用解表药的注意事项。

（朴元林　吴群励）

第十二章　方　剂　学

【内容提要】　方剂学是阐明和研究方剂配伍规律、治法与处方理论及临床应用的一门学科，是理、法、方、药中的一个重要组成部分。方剂是根据病情的需要，在辨证审因，确定治法的基础上，按照"君、臣、佐、使"的组方原则，选择恰当的药物，通过合理配伍，酌定合适的剂量、剂型、用法而成。在临床应用时，还需根据病情的缓急，以及患者的体质、年龄和生活环境等不同，予以灵活加减化裁，如：药味加减的变化、药量加减的变化和剂型更换等变化。方剂的剂型很多，主要根据病情需要和药物的性质而定。中药的煎服法恰当与否，对疗效会有一定的影响。

本章介绍了解表剂、泻下剂、和解剂、清热剂、温里剂、补益剂、理气剂、理血剂、祛湿剂、祛痰剂、消导剂、祛风剂、固涩剂、安神剂、开窍剂等 15 类方剂的概念、适应范围、分类及应用注意事项及 92 首方剂的组成、功用及主治。

【学习目标】

1. 了解方剂学的形成。

2. 掌握方剂的组成原则。

3. 熟悉解表剂、泻下剂、和解剂、清热剂、温里剂、补益剂、理气剂、理血剂、祛湿剂、祛痰剂、消导剂、祛风剂、固涩剂、安神剂、开窍剂的概念、适用范围、分类及应用注意事项。

4. 掌握麻黄汤、银翘散、八正散、白虎汤、龙胆泻肝汤、小柴胡汤、逍遥散、半夏泻心汤、保和丸、血府逐瘀汤、二陈汤、大承气汤、四君子汤、四物汤、归脾汤、八珍汤、六味地黄丸、金匮肾气丸的组成、功用及主治。

5. 熟悉败毒散、白头翁汤、黄连解毒汤、独活寄生汤、镇肝熄风汤、补阳还五汤的组成、功用及主治。

第一节　方剂学总论

方剂学是阐明和研究方剂配伍规律及临床应用的一门学科，是理、法、方、药的一个重要组成部分。方剂是在辨证审因、确定治法的基础上，选择合适的药物，酌定用量，按照组方结构的要求，妥善配伍而成。因此，辨证是治法的前提，治法是组方的依据，方剂是治法的体现；法随证立，方从法出，方以药成。

方剂是由药物组成，是用于临床治疗的主要工具之一。它以药物为基础，并以中医基本理论为指导，因此，必须在掌握中医基础理论和中药学知识的基础上，才能学好方剂学。

一、方剂学的形成与发展

方剂学的形成有着悠久的历史。早在原始社会，我们的祖先就会运用药物治疗疾病，最初是从单味药开始的，经过许多年代的医疗实践，逐渐积累和丰富了药物知识。为了更好地发挥药物的效用和适应复杂的病情，把几种药物配合起来治疗疾病，其疗效比单味药好，于是逐步创立了方剂学。

1973年湖南长沙马王堆三号汉墓出土帛书《五十二病方》，是现知我国最古的医学方书，全书为9911字，抄录于一高约24cm、长450cm长卷之后5/6部分，卷首列有目录，目录后有"凡五十二"字样，每种疾病均作为篇目标题，与后世医学方书之体例相同。

《黄帝内经》总结了春秋至战国时期的医疗经验和学术理论，并吸收了秦汉以前有关天文学、历算学、生物学、地理学、人类学、心理学，运用阴阳、五行、天人合一的理论，对人体的解剖、生理、病理以及疾病的诊断、治疗与预防，做了比较全面的阐述，确立了中医学独特的理论体系，成为中国医药学发展的理论基础和源泉。收载成方13首，其中有10种中成药，并有丸、散、酒、丹等剂型。

东汉末年张仲景的《伤寒杂病论》创造性地确立了对伤寒病"六经分类"的辨证施治原则，奠定了理、法、方、药的理论基础。书中还精选了三百多首方剂，其药物配伍精炼，主治明确，如麻黄汤、桂枝汤、小柴胡汤、白虎汤、麻杏石甘汤等。这些著名方剂，经过千百年临床实践的检验，都证实有较好的疗效，并为中医方剂学提供了发展的依据。后来不少药方都是从它发展变化而来。名医华佗读了这本书，赞叹说："此真活人书也"。喻嘉言高度赞扬"为众方之宗、群方之祖"。

南北朝时期一代名医徐之才撰有《药对》，对本草药物及方剂研究较深，把药物归纳为宣、通、补、泄、轻、重、滑、涩、燥、湿十种，后世改称十剂，应用于方剂学。给方剂学以治法分类打下了良好的基础，并为后世不少医家所采用或借鉴。

方剂学发展到唐代，出现了集唐代以前方剂之大成的医学类书——孙思邈的《千金要方》《千金翼方》和王焘的《外台秘要》，荟萃了汉至唐的名家医方，为研究唐以前方剂学的发展提供了宝贵资料。

宋代，相继出现了许多方剂专著，如北宋翰林医官院王怀隐等人在广泛收集民间效方的基础上，吸收了北宋以前各种方书的有关内容，集体编写而成的《太平圣惠方》，全书共1670门，方16834首。广泛收集宋代以前的医药方书及民间验方，内容丰富；《圣济总录》全书共收载药方约2万首。本书较全面地反映了北宋时期医学发展的水平、学术思想和成就；《太平惠民和剂局方》为宋代太平惠民合剂局编写，是我国历史上第一部由政府编制的成药药典。全书载方788首。所收方剂均系民间常用的有效中药方剂，记述了其主治、配伍及具体修制法，是一部流传较广、影响较大的临床方书。其中有许多名方，如至宝丹、牛黄清心丸、苏合香丸、紫雪丹、四物汤、逍遥散等至今仍广泛用于临床。

明、清时期，方剂学的发展不仅表现在方书之众多，而且也表现在对理、法、方、药的深入研究上，如《普济方》是中国历史上最大的方剂书籍，载方竟达61739首。除了收录明以前各家方书以外，还收集其他方面的材料，如传记、杂志等，丰富详尽，非常实用；明代张景岳以其深厚的理论基础结合自己的临证经验撰成《景岳全书》六十四卷，载临床各科的理法方药，确是一部较完整的"全书"；清代医家汪昂所著《医方集解》，书中搜集切合实用方剂800余首，每方论述包括适应证、药物组成、方义、服法及加减等；撰《汤头歌诀》，以七言歌诀形式编写，便于学者诵读和记忆，为初学者入门的良好读物。

民国至新中国建立之前，西方医学思想的渗透随之而来，从根本上动摇了几千年来传统医学思想的根基，中医方剂学迫于政治、政策的种种压力，为其生存提出了变革图新的口号——"科学化"，自此中医方剂学的发展，走向了"中西医汇通"的变革之路。此期具有代表性的医家，如张锡纯著有《医学衷中参西录》，该书所载的"阿司匹林加石膏汤"用于治疗高热、关节肿痛，就是在中西医结合的思想指导下创制的方剂，验之临床，亦多行之有效，独具特色。

新中国成立之后，在党的中医政策保护和推动下，方剂学与其他学科一样，出现了前所未有的飞速发展，一系列中医药高等教育的教材建设取得了辉煌的成绩。《方剂学》统编教材，为中医方剂学教学奠定了良好的基础。

二、方剂的分类

方剂的分类最早见于《内经》，是以病情轻重、病位上下、病势缓急、药味奇偶等作为方剂分类的依据，把方剂分为大、小、缓、急、奇、偶、复七类。所谓大方，是指药味多或药味少而药量大，用于邪气方盛，须重剂治疗的方剂；小方是指药味少或药味多而药量小，用于病邪较轻，须轻剂治疗的方剂；缓方是指药性缓和，用于一般慢性病证，需长期服用的方剂；急方是指药性峻猛，用于病证危急，需迅速治疗的方剂；奇方是指单味药或组成药物合于单数的方剂；偶方是指两味药或组成药物合于双数的方剂；复方是指两方或数方合用而治疗复杂病证的方剂。

南北朝徐之才《药对》，根据药味的功用，把药物归纳为宣、通、补、泄、轻、重、滑、涩、燥、湿十种，成无己则在《伤寒明理论》中称为十剂，即宣可去壅，通可行滞，补可扶弱，泄可去闭，轻可去实，重可镇怯，滑可去著，涩可固脱，燥可去湿，湿可润燥。宋代寇宗再加寒、热两剂，称为十二剂。明代廖仲醇又增加了升、降两剂，称为十四剂。明代徐思鹤在十剂的基础上，增加调、和、解、利、寒、温、暑、火、平、奇、安、缓、淡、清，共二十四剂。

明代张景岳著《景岳全书·新方八阵》，分为补、和、攻、散、寒、热、固、因八阵，即补其不足，调和偏胜，攻其有余，散其外邪，寒凉清热，温阳散寒，固其滑脱，因证列方。

清代汪昂所著《医方集解》，根据方剂的不同功效，分为补养、发表、涌吐、攻里、表里、和解、理气、理血、祛风、祛寒、清暑、利湿、润燥、泻火、除痰、消导、收涩、杀虫、明目、痈疡、经产、救急等二十二类。程钟龄之《医学心悟》根据八纲而提出治疗八法，即汗、吐、下、和、温、清、消、补。

总之，历代医家对方剂的分类，有以病分类，有以证分类，有以病因分类，有以各科分类，有以脏腑分类，有以治法分类等。这些分类，或繁或简，各有取义，但以治法分类为多，既切合临床实用，又体现了方与法的关系。本教材根据此原则，结合临床应用的大法，分为解表、泻下、和解、清热、温里、补益、理气、理血、祛湿、祛痰、消导、祛风、固涩、安神、开窍十五节。

三、方剂的组成

中药通过合理的配伍成为方剂，其目的在于增强或综合药物的作用，以提高原有的疗效，所谓"药有个性之特长，方有合群之妙用"即是此意。其次，随证合药，全面兼顾，以扩大治疗范围，适应病情的需要。同时，还可减少药物的烈性或毒性，以消除对人体的不利影响。所以，将药物组合成方，既能相得益彰，又能相辅相成，既体现出药物配伍的优点，又体现出方剂组成的原则性和灵活性，更适应治疗的需要。

（一）**方剂的组成原则**   方剂不是药物简单的堆砌，也不是单纯的相加，而是根据病情的需要，在辨证立法的基础上，按照一定的原则，选择适当的药物组合而成。这种组方原则，称"君、臣、佐、使"。《素问·至真要大论》"主病之谓君，佐君之谓臣，应臣之谓使"，就说明了组方的基本原则及方中药物配伍的主从关系。这种组方原则，在组成方剂时，既有明确的分工，又有紧密的配合。所以一个疗效确切的方剂，必须是针对性强、组方严谨、方义明确、重点突出，做到多而不杂，少而精要。

君、臣、佐、使的具体含义：

1. 君药   又称方剂的主药，是针对主证或主病起主要治疗作用的药物。

2. 臣药   又称方剂的辅药。作用有二：①辅助君药加强治疗主病或主证的药物；②针对兼病及兼证起治疗作用的药物。

3. 佐药   意义有三：①佐使药：配合君臣药以加强其治疗作用，或直接治疗次要症状的药物；②佐制药：减弱或消除君臣药毒性，以防机体产生不良反应的药物；③反佐药：是针对病重邪甚，服药后可能格拒，配伍与主要药物性味相反，而在治疗中又起相成作用的药物，用于因病势拒药加以从治者。

4. 使药   分引经药和调和药：①引经药：能引方中诸药直至病所的药物；②调和药：具有调和方中诸药作用的药物。

每个方剂，君药必不可少。在简单的方剂中，臣、佐、使药则不一定俱全，应根据临床辨证立法的需要而定。

（二）**方剂的变化**   方剂的组成，固然有一定的原则，但在临床应用时，还需根据病情的缓急以及患者的体质、年龄和生活环境等不同，予以灵活加减、化裁运用，其目的是使之更加切合病情，做到"师其法而不泥其方"。方剂组成的变化，一般有药味加减的变化、药量增减的变化和剂型更换的变化三种形式。

1. 药味加减的变化   方剂是由药物组成的，药物是决定方剂功用的主要因素，因此方剂中的药味增加或减少，必然使方剂功用发生变化。药味变化包括两种形式：①佐使药的加减：因为佐使药的药力较小，不发生主要配伍变化，所以一般不会引起功用的根本变化，只是主治的兼证不同而已。例如，主治少阳病的小柴胡汤，若口渴者，去半夏加瓜蒌根，主治证仍是少阳证；但口渴是津液不足，故去佐药半夏之燥，加瓜蒌根以生津止渴；②臣药的加减：这种加减改变了君臣配伍关系，必然使方剂的功用发生根本变化。例如，三拗汤，即麻黄汤去桂枝而成，麻黄汤功能主要为发汗解表，散风寒，兼有宣肺平喘之功，主治外感风寒，无汗而喘的主要方剂。三拗汤虽然君药仍是麻黄，但因为缺少桂枝的配合，发汗力弱，且以杏仁为臣，与麻黄配伍，功专宣利肺气，发散风寒，故为治疗风寒犯肺咳喘的常用方剂。又如，麻黄加术汤，即麻黄汤原方加入白术，白术也为臣药，有祛湿之功，这样组合具有发汗祛风湿邪的作用，成为治疗痹证初起的方剂。

2. 药量增减的变化   指组成方剂的药物不变，但药量有了变化，因而改变了该方的功用和主治证候。例如，四逆汤和通脉四逆汤，二方均由附子、干姜、炙甘草组成，但前方姜、附用量较小，主治阴盛阳微而致四肢厥逆、恶寒蜷卧、下利、脉微细的证候，有回阳救逆的功用。后方姜、附用量较大，主治阴盛格阳于外而致四肢厥逆、身反不恶寒、下利清谷、脉微欲绝之症候，有回阳逐阴、通脉救逆的功用。由此可见，方剂中药物的用量很重要，不能认为只要药物选得适宜，就可以达到预期目的，若用量失宜，则药亦无效。所以方剂必须有量，无量则是有药无方，无量则不能说明其确切的功效。

3. 剂型更换的变化　中药制剂种类较多，各有特点。同一方剂，由于配制的剂型不同，其治疗作用也就不同，这主要根据病情的需要决定。例如，理中丸，亦名人参汤，由干姜、白术、人参、甘草组成，丸剂治中焦虚寒，见下利不止、呕吐腹痛、舌淡苔白、脉沉迟少力者；汤剂治上焦阳虚而致的胸痹，症见心中痞闷、胸满、胁下有气上逆抢心、四肢不温、少气懒言、脉沉细等。前者虚寒较轻，病势较缓，取丸以缓治之；后者虚寒较重，病势较急，取汤以速治。

从上述药味、药量和剂型三种变化方式可以看出，方剂的运用，既有严谨的规矩绳尺，又有灵活的权宜变化，充分体现出方剂在理、法、方、药中的具体运用特点。只有掌握了这些特点，才能在临床纷繁复杂的病情变化中发挥出最好的疗效。

四、方剂的剂型

方剂在组成以后（药物在使用前），根据病情与药物的特点制成一定的形态，称剂型。中药剂型由来已久，早在《黄帝内经》中就有汤、丸、散、膏、酒、丹等剂型的记载。在某种意义上说，自从用中药治病起，就出现了中药剂型，只不过开始的剂型比较粗糙。通过不断的临床经验积累，反复试验，剂型越来越符合病情需要、药物特性。到了明代，所用的剂型已有40余种（《本草纲目》）。现代临床上运用的中药剂型可谓种类繁多，丰富多彩。利用新的制药设备和工艺，创造和改进了一些新的剂型，如冲剂、胶囊、片剂、注射剂等。

（一）传统方剂的剂型

1. 汤剂　是以药物配成方剂，加水煎煮去渣，制成汤液。汤剂疗法是中医临床治疗方法中最主要的疗法之一，既可以内服，也可以外用。汤剂具有吸收快，作用强的优点，故有"汤者，荡也"之说。汤剂可以根据临床具体病证灵活处方，可以因人、因时、因地制宜，辨证组方，灵活加减，故治疗疾病的针对性强，临床上应用最广。特别在病情复杂、病情较急时更宜采用汤剂疗法。缺点是服用量大，某些药物有效成分不易煎出或易挥发，不适于大生产，携带不方便。

2. 丸剂　指药材细粉或药材提取物加适宜的黏合辅料制成的球形或类球形制剂。其吸收较慢，药效持久，节省药材，便于携带与服用。主要用于治疗慢性病和虚弱性疾病，有"丸者缓也，舒缓而治之也"之说。但有些特殊制剂也用于治疗急性病者，如安宫牛黄丸。丸剂一般分为蜜丸、水蜜丸、水丸、浓缩丸、糊丸、蜡丸、微丸和滴丸等类型。

3. 膏剂　是将药物用水或植物油煎熬浓缩而成的膏状剂型。有内服和外用两种。

（1）内服膏剂　有浸膏、煎膏两种。

1）浸膏　是用溶媒将药材中有效成分浸出后，低温将溶媒全部蒸发掉，形成半固体或固体膏状。浸膏具有浓度高，体积小，剂量少的特点，如刺五加浸膏。

2）煎膏　又称膏滋，是将药物反复煎煮到一定程度后，去渣取汁，再浓缩、加入蜂蜜、冰糖或砂糖煎熬成膏。煎膏体积小，冲服方便，且有滋补作用，适用于久病体虚者，如参芪膏。

（2）外用膏剂　分为软膏剂和硬膏剂两种。

1）软膏剂　又称药膏，是用适当的药物和基质均匀混合制成，容易涂于皮肤、黏膜的半固体外用制剂，如鱼石脂软膏。

2）硬膏剂　又称膏药，用植物油与黄丹或铅粉等经高温炼制成的铅硬膏为基质，并含有药物或中药材提取物的外用制剂，如追风膏。

4. 散剂　也称粉剂，是一种或数种药物均匀混合而制成的干燥粉末状制剂。供内服或外用。内服：

粗末加水煮服；细末用白汤、茶、米汤或酒调服，如乌贝散、益元散等。外用：研成极细末，撒于患处，或用酒、醋、蜜等调敷于患处，如金黄散、冰硼散等。

5. 丹剂　一般指用多种矿物药经加热升华或熔合方法制成的药物，多作外用；也有将内服疗效突出的锭剂等称为丹剂，取灵丹妙药之意，与古代制药化学的兴起和炼丹术有密切关系。

6. 酒剂　古称"酒醴"，后世称药酒。是以酒为溶媒，或用白酒，或用黄酒，浸制药物中有效成分，所得药液供内服或外用。酒剂服用量少，吸收迅速，见效快，多用于治疗风寒湿痹及补虚养体、跌打损伤等，如十全大补酒、风湿药酒等。

7. 糖浆剂　系指含有药物、药材提取物或芳香物质的口服浓蔗糖水溶液。因含有糖，可以掩盖某些药物的不适气味，便于服用，适用于小儿及虚弱病人服用，尤多见于小儿用药，但不宜用于糖尿病患者。

8. 药露　亦称花露，多用新鲜含有挥发性成分的药物，放在水中加热蒸馏，所收集的蒸馏液。药露是我国传统的一种独特剂型，气味清淡，便于服用，既可治病，又可作清凉饮料，是夏季养生保健的佳品。

9. 锭剂　是药材细粉与适量黏合剂（如蜂蜜、糯米粉）或利用药材本身的黏性制成规定形状的固体制剂，可供内服或外用。

10. 胶剂　是以动物的皮、骨、甲、角等用水煎取胶质，经浓缩凝固而成的固体内服制剂。胶剂中富含蛋白质、氨基酸等营养成分，适用于老年人、久病未愈者或身体虚弱者，可单服或制成丸散或加入汤剂中使用。

11. 酊剂　是药物用规定浓度的乙醇浸出或溶解制成的澄清液体制剂，也可以用流浸膏稀释制成，分内服和外用两种。

12. 栓剂　是药材提取物或药粉与适宜基质制成的供腔道给药的固体制剂，是中成药的古老剂型，也称坐药或塞药。栓剂比口服给药吸收快，吸收后不经肝直接进入大循环，生物利用度高。

（二）现代方剂的剂型

1. 针剂　又称注射剂，中药注射剂系指从中药材中提取的有效成分，经采用现代科学技术和方法制成的可供注入体内包括肌肉、穴位、静脉注射和静脉滴注使用的灭菌溶液，以及供临用前配制溶液的灭菌粉末或浓缩液。其用量准确，药效迅速，适用于急救，不受消化道影响，对于神志昏迷、难于口服用药的病人尤为适宜。

2. 片剂　中药片剂系指药材细粉或药材提取物加辅料压制而成的片状或异形片状的制剂。分浸膏片、半浸膏片和全粉片等。片剂药量准确，理化性质稳定、贮存期较长，具有使用、运输和携带方便等优点。

3. 胶囊剂　指将药物填装于空心硬质胶囊中或密封于弹性软质胶囊中而制成的制剂。

胶囊剂的特点：①能掩盖药物不良气味或提高药物稳定性；②药物的生物利用度较高；③可弥补其他固体剂型的不足：含油量高的药物或液态药物难以制成丸剂、片剂等，但可制成胶囊；④可延缓药物的释放和定位释药：可将药物按需要制成缓释颗粒装入胶囊中，达到缓释延效作用。

4. 颗粒剂　又称冲剂，是将药物与适宜的辅料配合而制成的颗粒状制剂，一般可分为可溶性颗粒剂、混悬型颗粒剂和泡腾性颗粒剂，若粒径在 $105 \sim 500\mu m$，又称细粒剂。其主要特点是可以直接吞服，也可以冲入水中饮入，应用和携带比较方便，溶出和吸收速度较快。

5. 配方颗粒 所谓"中药配方颗粒",即采用现代科技手段将传统中药饮片提取、浓缩、瞬间干燥成的粉状、颗粒状产品。用它组合成方冲服,可作为汤药及中成药之间的补充。

6. 气雾剂 是药物和抛射剂同装封于带有阀门的耐压容器中,使用时借助抛射剂的压力,定量或非定量地将内容物喷出的制剂。气雾剂给药剂量小,起效迅速,稳定性强,副作用小。

7. 膜剂 是药物与成膜材料经加工制成的薄膜状制剂,为中成药现代新剂型。膜剂可经口服,舌下含服,眼结膜囊、阴道内及体内植入,皮肤和黏膜创伤、烧伤或发炎表面覆盖等多种途径给药,给药剂量小,使用方便。

五、方剂的用法

方剂的用法包括煎法和服法。药剂煎服法的恰当与否,对疗效有一定的影响,应加以注意。

（一）煎法 煎法指煎药的方法。汤剂是临床最常用的剂型,历代医家对汤剂的煎法,很为重视。徐灵胎《医学源流论》曰"煎药之法,最宜深讲,药之效不效,全在乎此。"

煎药器具:中药汤剂煎煮器具与药液质量有密切关系,历代医药学家对煎器均很重视。陶弘景说:"温汤忌用铁器"。李时珍说:"煎药并忌用铜铁器,宜银器、瓦罐"。古人强调用陶器煎药是因陶器与药物所含的各种成分不发生化学反应,煎出的汤剂质量好,又因砂锅导热均匀,热力缓和,价格低廉,因而沿用至今。搪瓷器皿和不锈钢锅,具抗酸耐碱的性能,可以避免与中药成分发生化学变化,大量制备时多选用。一般认为,铁、铜、铝、镀锡等器具不宜用于煎药。

煎煮方法:把药物倒入砂罐内,先以药物总量3~5倍量的水将药物浸泡30~60分钟,再用大火煮沸,沸后改用中火煮20~30分钟,即可将头煎药汁过滤倒出,取150~200ml;再加药量的2~3倍水,继续大火煮沸,沸后中火煮20~30分钟,将第二煎药汁过滤倒出,取150~200ml。两煎药液合并即可。但不同的药物煎煮方法不同,如补药用小火久煎,解表药用大火急煎。

煎煮中的其他处理:

1. 先煎 将先煎的药物倒入罐内,加250ml水先煎10~15分钟,然后将浸泡的其他药物倒入。先煎的药物有:①矿石类、贝壳类、角甲类药物:因质地坚硬,有效成分不易煎出,如寒水石、石膏、赤石脂、灵磁石、紫石英、白石英、海浮石、青礞石、花蕊石、自然铜、牡蛎、石决明、珍珠母、海蛤壳、瓦楞子、龟板、鳖甲、穿山甲、水牛角等,可打碎先煎30分钟;②有毒的药物:先煎、久煎能达到减毒或去毒的目的,如乌头、附子、雪上一枝蒿、落地金钱、商陆等,要先煎1~2小时;③有些植物药先煎才有效,如石斛、天竺黄、藏青果、火麻仁等。

2. 后下 即在煎煮完成前5~10分钟倒入。后下的药物有:①气味芳香,含挥发油多的药物,以防有效成分丢失,如薄荷、藿香、木香、豆蔻、砂仁、檀香、降香、沉香、青蒿、玫瑰花、细辛等均应后下;②不宜久煎的药物:如钩藤、杏仁、大黄、番泻叶等应后下。

3. 包煎 即将某些指定包煎的药物装入纱布袋内,与其余药物一同煎煮。包煎的药物有:①花粉类药物,如松花粉、蒲黄;细小种子果实类中药,如葶苈子、菟丝子、苏子;药物细粉,如六一散、黛蛤散等均应包煎。这些药物虽然体积小,但总表面积大,颗粒的疏水性强,浮于水面或沉于锅底,故需用纱布包好与其他药物同煎;②含淀粉、黏液质较多的药物,如秫米、浮小麦、车前子等在煎煮过程中易黏煳锅底焦化,故需包煎;③附绒毛药物,如旋覆花等,包煎可避免绒毛脱落,混入汤液中刺激咽喉,引起咳嗽;④亦有将丸药入汤药中同煮者,一般均需将丸药装入纱布袋内包煎。

4. 烊化 一些胶、蜜、糖类药物,要另外用容器蒸烊,将已煎煮好的其他药物的药汁,重新倒入清洁的罐内煮沸，然后再掺入已蒸烊化的药物调和，如阿胶、鹿角胶、饴糖、蜜等。尤其是胶类药物，不易溶于水而易溶于醇，故要加黄酒或白酒另外炖烊化开。

5. 冲服　即一些贵重的或含挥发性的药物要研成细末，用煎煮好的药汁冲和调匀，或用药汁吞服，如麝香、羚羊角粉、三七粉等。

6. 另煎　用量较大或极贵重的药物，如人参、鹿茸片等要另煎取汁，与其余药物的药汁相兑调和饮服。

7. 打碎　指壳类及果仁类药物，有些要打碎后才能煎取有效成分，如白果、白螺蛳壳、胡桃肉、桃仁等。

8. 榨汁　一些需取鲜汁应用的药物，如鲜生地、生藕、梨、韭菜、鲜姜、鲜白茅根等榨汁后，兑入汤剂中服用。竹沥亦不宜入煎，可兑入汤剂中服用。

9. 泡服　有些药物含有挥发油、容易出味，用量又少，可用开水或煮好的一部分药液趁热浸泡、加盖，如胖大海、藏红花、番泻叶等。

（二）服法　根据病情需要和药物的特性，选定最佳的给药时间，可以提高药物的治疗作用。中药的不同服法，既是病情的需要，又对疗效有重要的影响，除了要煎服得法、用量得当外，还要注意服药时间、温度、次数及服药后的护理。

1. 服药时间　为了使药物在人体内保持一定的浓度，服药要定时。此外，不同的药物服用时间也有所不同：对胃肠有刺激的药物，应在饭后半小时服用；驱虫药应在空腹时服用；镇静安神药宜在睡前服；解表药最好在午前服用；健胃药应在饭前服用；用于消食、化积、导滞的药物则在饭后服；补益药应空腹服；通便药亦宜空腹服用；调经药一般于经前或经期服用。其他药物一般宜在饭后服。

2. 用药的温度　有热服法与冷服法，通常是治疗热证的寒性药宜冷服，治疗寒证的热性药宜热服，以增强药力。但若病情严重的又应寒药热服、热药冷服，是一种反佐法。一般药物应温服，特别是对胃肠有刺激的药，温服能减少刺激，如瓜蒌、乳香、没药等。对于服药呕吐者，宜加入少量姜汁，或先服姜汁，然后服药。昏迷与口噤患者，可用鼻饲给药。对于有毒、性烈的药物，要从小剂量开始，以免过量发生中毒。

3. 服药的次数　一般的中药通常分 2 次服。病缓者可每日早晚各服 1 次，病急者可每隔 4 小时服药 1 次，昼夜不停，使药力持续，以利顿挫病势。治疗呕吐或药物中毒的患者，每次服药量虽然不大，但要频服。应用发汗、泻下药时，要考虑病人体质的强弱，一般以得汗、得泻为度，不宜服用过频过久。

4. 服药后的护理　服发汗药后即需安卧，服辛温发表药宜盖被取微汗，而服辛凉发表药则不宜捂被。凡服发汗药者，宜取通体微汗，不可大汗淋漓，以防发汗太多而虚脱（尤其老年人）。若发现服药后汗不出者，可加服些热水或热粥，以助药力。服发汗药后不可即食酸味食物及冷饮。

此外，内服丸剂、散剂均可用温开水吞服。加酒是为升提宣通，用淡盐水送服是为引药入肾。

第二节　方剂各论

一、解表剂

解表剂是根据《素问·阴阳应象大论》"其在皮者，汗而发之""因其轻而扬之"的原则，以解表药为主组成，具有宣散表邪、发汗解肌、透疹消疮等作用，可以治疗表证的一类方剂。属"八法"中的

"汗法"。主要治疗六淫之邪侵入肌表引起的各种表证，以及麻疹初期、疮疡初起，并兼有发热、恶寒、头痛、身痛、脉浮等表证者。

临床使用解表剂，必须是外邪所伤而致的表证，无表证者不能使用。若表邪未尽又有里证者，宜先解表后治里，或表里双解。病邪已入里，或麻疹已透，或疮疡已溃，不宜使用解表剂。

解表剂多为辛散轻扬之品，不宜久煎，以免药性耗散，功效减弱。解表剂取汗以微汗出为宜，若汗出不彻，则病邪不解；若汗出过多，易致耗气伤津。

解表剂可分为辛温解表剂、辛凉解表剂和扶正解表剂。

（一）**辛温解表剂**　适用于外感风寒表证。症见恶寒发热、头项强痛、肢体酸痛、口不渴、无汗或汗出，舌苔薄白，脉浮紧或浮缓等。常用辛温解表药物，如麻黄、桂枝、苏叶、防风、荆芥等。其功能主要是发散风寒，以开泄腠理、疏散宣通肺卫之气，使汗液外泄，风寒之邪亦随汗而解。代表方剂有麻黄汤、桂枝汤。

1. 麻黄汤

【来源】　《伤寒论》。

【组成】　麻黄（9g）、桂枝（6g）、杏仁（6g）、甘草（3g）。

【功用】　发汗散寒，宣肺平喘。

【主治】　外感风寒表实证。症见恶寒发热，头痛身痛，无汗而喘，舌苔薄白，脉浮紧。

【方解】　方中麻黄辛苦温，归肺与膀胱经，善开泄腠理而发汗，祛在表之风寒；开郁闭之肺气，宣肺平喘，故为君药。本方证属卫郁营滞，单用麻黄发汗，只能解卫气之郁闭，所以又用桂枝透营达卫为臣药，解肌发表，温通经脉，既助麻黄解表，使发汗之力增加；又畅行营阴，使疼痛之症得解。二药相须为用，是辛温发汗的典型组合。杏仁降气利肺，与麻黄相伍，一宣一降，以恢复肺气之宣肃，加强宣肺平喘之功，是为宣肃肺气的常用组合，为佐药。炙甘草既能调和麻黄、杏仁之宣肃，又能缓和麻黄、桂枝相合之峻烈，使汗出不致过猛而耗伤正气，为使药。四药配伍，表寒得解，营卫得通，肺气得宣，则诸症可愈。本方是治疗外感风寒表实证的基本方。临床应用以恶寒发热，无汗而喘，脉浮紧为辨证要点。

君：麻黄——疏风散寒、宣肺平喘
臣：桂枝——温经散寒、透达营卫　｝发汗之力增强
佐：杏仁——降利肺气、止咳平喘，与麻黄相伍，一宣一降，
　　　　　以恢复肺气之宣肃，加强宣肺平喘之功
使：炙甘草——调和药性，调和麻黄、杏仁之宣肃，缓和麻黄、桂枝相合之峻烈

【注意事项】　本方为辛温发汗之峻剂，故《伤寒论》对"疮家""淋家""衄家""亡血家"，以及外感表虚自汗、血虚而脉兼"尺中迟"、误下而见"身重心悸"等，虽有表寒证，亦皆禁用。麻黄汤药味虽少，但发汗力强，不可过服，否则，汗出过多必伤正气。正如柯琴《伤寒来苏集·伤寒附翼》卷指出："此乃纯阳之剂，过于发散，如单刀直入之将，投之恰当，一战成功。不当则不戢而召祸。故用之发表，可一而不可再"。

【加减】　若喘急胸闷、咳嗽痰多、表证不甚者，去桂枝，加苏子、半夏以化痰止咳平喘。若鼻塞、流涕重者，加苍耳子、辛夷以宣通鼻窍。若挟湿邪而兼见骨节酸痛，加苍术、薏苡仁以祛风除湿。

【方歌】　麻黄汤中用桂枝，杏仁甘草四般施，发热恶寒头项痛，喘而无汗服之宜。

【研究报道参考】　实验研究建立小鼠卵蛋白哮喘模型，除正常对照组和模型组外其余各组分别灌胃给予麻黄汤及拆方和阳性药地塞米松，连续用药 7 天后，哮喘小鼠肺组织中 5-脂质氧合酶激活蛋白（FLAP）、白介素-4（IL-4）基因表达水平、支气管肺泡灌洗液（BALF）中白三烯 C4（LTC4）水平均较正常对照组显著升高；麻黄汤及拆方组可以不同程度抑制小鼠肺组织中 FLAP，IL24 基因表达水平，BALF 中 LTC4 水平，表明麻黄汤具有明显抗过敏性哮喘的作用，拆方分析显示麻黄汤全方效果最佳，验证了麻黄汤组方的科学性和合理性【刘永刚，等.麻黄汤及拆方对哮喘小鼠 5-脂质氧合酶激活蛋白、白介素-4 基因的表达和白三烯 C4 的影响.中国中药杂志，2007，35（3）:246-249】。

2. 桂枝汤

【来源】　《伤寒论》。

【组成】　桂枝（9g）、芍药（9g）、生姜（9g）、大枣（3 枚）、甘草（6g）。

【功用】　解肌发表，调和营卫。

【主治】　外感风寒表虚证。症见发热头痛，汗出恶风，或鼻鸣干呕，口不渴，舌苔薄白，脉浮缓。本方不仅可用于外感风寒的表虚证，对病后、产后、体弱而致营卫不和，证见时发热自汗出，兼有微恶风寒等，都可酌情使用。

【方解】　本方证属表虚，腠理不固，且卫强营弱，所以既用桂枝为君药，解肌发表，散外感风寒，又用芍药为臣药，益阴敛营。桂枝、白芍相合，一治卫强，一治营弱，合则调和营卫，是相须为用。生姜辛温，既助桂枝解肌，又能和胃止呕。大枣甘平，既能益气补中，又能滋脾生津。生姜、大枣相合，还可以生发脾胃之气而调和营卫，共为佐药。炙甘草之用有二：一为佐药，益气和中，合桂枝以解肌，合芍药以益阴；二为使药，调和诸药。本方虽只有五味药，但配伍严谨，散中有补，滋阴和阳，调和营卫，是解肌发汗之总方。本方为治疗外感风寒表虚证的基础方，又是调和营卫、调和阴阳的代表方。临床应用以恶风，发热，汗出，脉浮缓为辨证要点。

君：桂枝——解肌发表 祛风散寒 ｝ 一散一收　治卫强
臣：芍药——益阴和营 ｝ 调和营卫　治营弱
佐 ｛ 生姜——助桂枝解肌　和胃止呕 ｝ 生发脾胃之气，调和营卫
　　　大枣——益气和中　滋脾生津
佐使：炙甘草——益气和中　调和诸药

【注意事项】　表实无汗，或表寒里热，不汗出而烦躁，以及温病初起，见发热口渴，咽痛脉数时，皆不宜使用。

【加减】　恶风寒较甚者，宜加防风、荆芥、淡豆豉疏散风寒；体质素虚者，可加黄芪益气，以扶正祛邪；兼见咳喘者，宜加杏仁、苏子、桔梗宣肺止咳平喘。

【方歌】　桂枝汤治太阳风，芍药甘草姜枣同，解肌发表调营卫，表虚自汗正宜用。

【研究报道参考】　实验研究桂枝汤对酵母诱导的发热大鼠，可显著抑制其下丘脑中腺苷酸环化酶（AC）活性，降低异常升高的环磷酸腺苷（cAMP）含量；而对安痛定诱导的低体温大鼠，又可显著增强其下丘脑中 AC 活性，增加异常降低的 cAMP 含量，提示桂枝汤对体温的双向调节作用可能部分是通过影响 AC 活性，从而改变下丘脑细胞中 cAMP 含量来实现的【齐云，等.桂枝汤对体温双向调节

作用机制探讨——对下丘脑中腺苷酸环化酶活性及环磷酸腺苷含量的影响.中国实验方剂学杂志，2002，8（1）:385-390】）。

（二）辛凉解表剂 适用于外感风热表证。症见发热、微恶风寒、头痛咽痛，或口微渴，咳嗽、咯黄痰或痰白而黏，苔薄白或微黄，脉浮数。常用辛凉解表药物，如薄荷、牛蒡子、桑叶、菊花、葛根、柴胡等。其功能主要是疏散肺卫之风热。代表方剂有银翘散、桑菊饮。

1. 银翘散

【来源】 《温病条辨》。

【组成】 连翘（30g）、银花（30g）、桔梗（18g）、薄荷（18g）、竹叶（12g）、生甘草（15g）、荆芥穗（12g）、淡豆豉（15g）、牛蒡子（18g）、芦根（30g）。

【功用】 疏散风热，清热解毒。

【主治】 温病初起。发热、微恶风寒，无汗或有汗不畅，头痛口渴，咳嗽咽痛，舌尖红，苔薄白或薄黄，脉浮数。

【方解】 方中重用连翘、银花为君药，既有辛凉解表，清热解毒的作用，又具有芳香避秽的功效。薄荷、牛蒡子疏散风热，清利头目，且解毒利咽；荆芥穗、淡豆豉发散解表，助君药解散表邪，透热外出，此二者虽为辛温之品，但辛而不烈，温而不燥，反佐用之，可增辛散透表之力，均为臣药。竹叶清热除烦清上焦之热，且能生津，芦根清热生津，桔梗宣肺止咳，三者同为佐药。甘草合桔梗清利咽喉为佐，又调和诸药为使。本方特点有二：一是芳香辟秽，清热解毒；二是辛凉中配以小量辛温之品，且又温而不燥，既利于透邪，又不背辛凉之旨。本方为"辛凉平剂"，适用于温病初起之风热表证，以发热、微恶风寒、口渴为辨证要点。

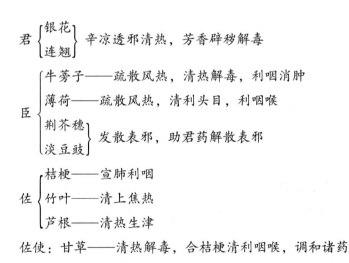

【注意事项】 不宜久煎。

【加减】 若口渴甚者，加知母、天花粉等清热生津；咳嗽甚者，加杏仁、前胡、紫菀、款冬花等止咳化痰；热邪较甚，出现项肿咽痛者，可加马勃、玄参、木蝴蝶等加强清热利咽；痰中带血者，去荆芥、淡豆豉等温热之品，加白茅根、侧柏叶等凉血止血；湿邪较重，出现胸膈满闷者，加藿香、佩兰、白扁豆等芳香化湿。

【方歌】 银翘散治上焦疴，竹叶荆蒡豉薄荷；甘桔芦根凉解法，温病初起用最多。

【研究报道参考】 临床以重症肺炎80例作为研究对象，分为观察组和对照组。对照组给予常规综合治疗，观察组在对照组基础上加用银翘散。结果观察组总有效率为 90.0%，对照组总有效率为 75.0%，组间差异有统计学意义（$P<0.05$）；观察组住院时间、机械通气时间短，组间差异有统计学意义（$P<0.05$）；在抗生素使用时间上未见明显差异。提示在常规综合治疗基础上联合应用银翘散治疗重症肺炎，能提高治疗有效率，促进患者康复【陈晓杰.银翘散在重症肺炎治疗中的临床应用.内蒙古中医药，2017，（3）:11-12】。

2. 桑菊饮

【来源】 《伤寒论》。

【组成】 桑叶（7.5g）、菊花（3g）、杏仁（6g）、连翘（5g）、薄荷（2.5g）、桔梗（6g）、甘草（2.5g）、芦根（6g）。

【功用】 疏风清热，宣肺止咳。

【主治】 风温初起。咳嗽，身热不甚，口微渴，苔薄白，脉浮数。

【方解】 本方用桑叶清透肺热，菊花清散上焦风热，共为君药。臣以辛凉之薄荷，助桑叶、菊花散上焦风热，桔梗、杏仁，一升一降，宣肺止咳。连翘清热透表，芦根清热生津止渴，为佐药。甘草调和诸药，为使药。诸药配合，有疏风清热，宣肺止咳之功。但药轻力薄，若邪盛病重者，可仿原方加减法选药。本方主治风温初起，邪在肺卫，以咳嗽为主的风热表证。

$$
\begin{array}{ll}
君 \left\{ \begin{array}{l} 桑叶——清透肺络之热 \\ 菊花——清散上焦风热，清利头目 \end{array} \right. \\[2mm]
臣 \left\{ \begin{array}{l} 桔梗 \\ 杏仁 \end{array} \right\} 一升一降，宣降肺气止咳 \\ \quad\; 薄荷——助桑叶、菊花散上焦风热 \\[2mm]
佐 \left\{ \begin{array}{l} 连翘——清透膈上之热 \\ 芦根——清热生津止渴 \end{array} \right. \\[2mm]
使：生甘草——调和诸药
\end{array}
$$

【注意事项】 寒性咳嗽禁用本方；若肺热甚者当加味使用本方，否则药轻病重必不奏效；本方药味均系轻清之品，不宜久煎。

【加减】 如肺热较甚，炼液为痰，咯痰不爽者，可加瓜蒌皮、浙贝母清热化痰；外感风热治疗不当使邪热入里，见气粗似喘，乃肺中热甚，应加石膏、知母清肺热，又能除烦生津止渴。

【方歌】 桑菊饮用桔杏翘，芦根甘草薄荷饶，清宣肺卫轻宣剂，风温咳嗽服之消。

【研究报道参考】 将68例小儿急性支气管炎随机分为治疗组36例和对照组32例，对照组采用常规对症治疗，治疗组除常规对症治疗外加用桑菊饮加减治疗。观察两组治疗前后中医证候积分、热程改变、血常规 WBC 及 C 反应蛋白改变。结果观察组治疗 2 天后积分与治疗前比较无显著性差异（$P>0.05$），治疗 4 天后积分与治疗前比较有显著性差异（$P<0.01$）。治疗组治疗 2 天后 WBC、C 反应蛋白均较治疗前明显下降（$P>0.01$）。说明桑菊饮加减治疗小儿急性支气管炎有明显的疗效【冼雪梅，韦继政.桑菊饮加减治疗小儿急性支气管炎临床研究.实用中医药杂志，2013，29（5）:336-337】。

（三）扶正解表剂 用于体质素虚又感外邪而致表证的方剂。体虚外感此时既要解表，又要补虚，所以常用补益药与解表药配合组成方剂，使表证得解，正虚不受影响。代表方剂有败毒散。

败毒散

【来源】　《小儿药证直诀》。

【组成】　柴胡、前胡、川芎、枳壳、羌活、独活、茯苓、桔梗、人参（各10g），甘草6g，加生姜、薄荷各少许。

【功用】　散寒祛湿，益气解表。

【主治】　气虚，外感风寒湿邪。憎寒壮热，头项强痛，肢体酸痛，无汗，鼻塞声重，咳嗽有痰，胸膈痞满，舌淡苔白，脉浮而按之无力。

【方解】　方中羌活、独活发散风寒，除湿止痛，羌活长于祛上部风寒湿邪，独活长于祛下部风寒湿邪，合而用之，为通治一身风寒湿邪的常用组合，共为君药。川芎行气活血，并能祛风；柴胡解肌透邪，且能行气，二药既可助君药解表逐邪，又可行气活血加强宣痹止痛之力，俱为臣药。桔梗辛散，宣肺利膈；枳壳苦温，理气宽中，与桔梗相伍，一升一降，是畅通气机、宽胸利膈的常用组合；前胡化痰止咳；茯苓渗湿消痰，皆为佐药。生姜、薄荷为引，以助解表之力；甘草调和药性，兼以益气和中，共为佐使之品。方中人参亦属佐药，益气扶正，一则助正气以鼓邪外出，并寓防邪复入之义；二则令全方散中有补，不致耗伤真元。综观全方，是邪正兼顾，祛邪为主的配伍形式。扶正药得祛邪药则补不滞邪，无闭门留寇之弊；祛邪药得扶正药则解表不伤正，相辅相成。

本方原为小儿而设，因小儿元气未充，故用人参，补其元气，正如《医方考》曰："培其正气，散其邪毒，故曰败毒"。后世推广用于年老、产后、大病后尚未复元，以及素体虚弱而感风寒湿邪，见表寒证者，往往多效。本方也可用治时疫初起，并用治外邪陷里而成痢疾者，使陷里之邪，还从表出而愈，称"逆流挽舟"之法。

$$
君\begin{cases}羌活 & 偏于上部\\独活 & 偏于下部\end{cases}\Bigg\}发散风寒，除湿止痛，通治一身风寒湿邪
$$

$$
臣\begin{cases}川芎——行气活血祛风，加强宣痹止痛之力\\柴胡——辛散解表，助君药解表逐邪\end{cases}
$$

$$
佐\begin{cases}枳壳——理气降气\\桔梗——开宣肺气\end{cases}\Big\}一升一降，畅通气机、宽胸利膈\\前胡——祛痰止咳\\茯苓——渗湿消痰\\人参——扶正祛邪，鼓邪外出，防邪复入
$$

$$
佐使\begin{cases}甘草——益气和中，调和诸药\\生姜\\薄荷\end{cases}发散风寒
$$

【注意事项】　本方多辛温香燥之品，外感风热及阴虚外感者忌用；若是暑温、湿热蒸迫肠中而成痢疾者，切不可误用。

【加减】　若正气未虚，而表寒较甚者，去人参，加荆芥、防风以祛风散寒；气虚明显者，可重用人参，或加黄芪以益气补虚；湿滞肌表经络，肢体酸楚疼痛甚者，可酌加威灵仙、桑枝、秦艽、汉防己等祛风除湿，通络止痛；咳嗽重者，加杏仁、白前止咳化痰。

【方歌】　人参败毒茯苓草，枳桔柴前羌独芎，薄荷少许姜三片，时行感冒有奇功。

【研究报道参考】　临床研究，将100例支气管哮喘患儿随机分成两组，治疗组50例服用人参败毒散煎剂，缓解期口服小量金水宝胶囊；对照组50例用抗生素及激素，缓解期口服酮替芬，结果治疗组痊愈42例、显效4例、有效2例、无效2例，痊愈率为84%；对照组痊愈33例、显效5例、有效2例、无效10例，痊愈率66%。治疗组平均复发率为55.3%，对照组为84%，两组比较有显著性差异（$P<0.05$）【白海涛.人参败毒散治疗小儿支气管哮喘50例疗效观察.天津药学，2008，20（4）:54-55】。

【方证鉴别】　辛温解表剂麻黄汤、桂枝汤，均能解表散寒，治疗外感风寒表证。麻黄汤发汗力强，并善宣肺平喘，为辛温解表之重剂，适用于外感风寒表实证；桂枝汤发汗之力不及麻黄汤，善解肌和营，适用于外感风寒表虚证以及营卫不和之杂病。

辛凉解表剂银翘散、桑菊饮，均能疏风清热，治疗外感风热表证。银翘散解表力大，且偏重于清热解毒，适用于风热或热毒较重者；桑菊饮解表力小，且偏重于宣肺止咳，适用于风热较轻、咳嗽较重者。

扶正解表剂败毒散益气解表，散风寒湿邪，适用于气虚之体而外感风寒湿邪者。

二、泻下剂

泻下剂是根据《素问·阴阳应象大论》"其实者，散而泻之"的原则，以泻下药为主组成，具有通导大便、泻下肠胃积滞、荡涤实热、攻逐水饮等作用，是治疗里实证的一类方剂。属"八法"中的"下法"。主要治疗肠胃积滞、实热内结、大便不通或寒积、蓄水证等。

泻下剂用治里实证，若表邪未解，里实已成，需表里双解。泻下剂除润下剂外，性均峻烈，故孕妇、妇女经期禁用；年老体弱、产后、病后以及失血脱水者慎用。泻下剂易耗损正气，故得效即止，不可用量过大。另外，泻下剂易伤胃气，有效即止，均勿过剂。

根据泻下剂的不同作用，可分为寒下剂、温下剂、润下剂、逐水剂和攻补兼施剂五类。

（一）**寒下剂**　主要适用于里热积滞之证。症见大便秘结，或热结旁流，或下痢后重，壮热，口渴，腹部胀满，疼痛拒按，恶食，苔黄糙者。常用寒下药，如大黄、芒硝等，其功能是通导腑滞，泻热除结。常与行气导滞药配伍而成。代表方剂有大承气汤、大黄牡丹汤。

1. 大承气汤

【来源】　《伤寒论》。

【组成】　大黄（12g）、厚朴（24g）、枳实（12g）、芒硝（9g）。

【功用】　峻下热结。

【主治】

（1）阳明腑实证　大便不通，频转矢气，脘腹痞满，腹痛拒按，按之硬，甚或潮热谵语，手足濈然汗出。舌苔黄燥起刺，或焦黑燥裂，脉沉实。

（2）热结旁流　下利清水，色纯青，脐腹疼痛，按之坚硬有块，口舌干燥，脉滑实。

（3）里热实证之热厥、痉病或发狂等。

【方解】　本方为寒下的代表方剂。方中君药大黄泻热通便，荡涤肠胃。臣药芒硝助大黄泻热通便，并能软坚润燥，二药相须为用，峻下热结之力甚强；积滞内阻，则腑气不通，故以厚朴、枳实行气散结，消痞除满，并可助芒硝、大黄荡涤积滞以加速热结之排泄，共为佐药。

君：大黄——泻热通便，荡涤胃肠

臣：芒硝——润燥软坚，助大黄泻热通便

｝相须为用，峻下热结之力甚强

佐 ｛厚朴｝行气散结，消痞除满，
　　｛枳实｝助大黄、芒硝荡涤积滞，加速热结之排泄

【注意事项】　本方为泻下峻剂，如气虚阴亏，或表证未解，或胃肠无积滞，均不宜使用；另外，中病即止、孕妇禁用。本方煎煮方法亦应注意，大黄后下，芒硝溶服。原书记载是先煮厚朴、枳实，后下大黄，最后下芒硝。因芒硝、大黄煎煮时间短，可以增强泻下作用。

【附注】　大承气汤、小承气汤、调胃承气汤，三个承气汤均用大黄荡涤胃肠积热。大承气汤大黄、芒硝并用，大黄后下，且加厚朴、枳实，故攻下之力颇峻，称"峻下剂"，主治痞、满、燥、实四证俱全之阳明热结重证；小承气汤不用芒硝，且三味同煎，厚朴、枳实用量亦减，故攻下之力较轻，称"轻下剂"，主治痞、满、实而燥不明显之阳明热结轻证；调胃承气汤不用厚朴、枳实，虽后纳芒硝，但大黄与甘草同煎，故泻下之力较前二方缓和，称"缓下剂"，主治阳明燥热内结，有燥、实而无痞、满之证。

【方歌】　大承气汤用硝黄，配伍枳朴泻力强，痞满燥实四证见，峻下热结宜此方。

【研究报道参考】　将108例重症急性胰腺炎（SAP）患者随机分为对照组和治疗组，每组各54例。对照组采用西医常规疗法治疗，治疗组在此基础上加用大承气汤。结果治疗组总有效率为98.15%，明显高于对照组之75.93%（$P<0.05$）；两组血淀粉酶水平和白介素水平在治疗后3、7天比较，差异均有统计学意义（$P<0.05$）；两组患者腹痛延缓时间、腹水吸收时间、第一次通便时间、住院时间、胃肠功能评分以及并发症发生率方面比较，差异均有统计学意义（$P<0.05$）。提示大承气汤联合西药疗法治疗SAP患者疗效显著，并发症少【黄德富.大承气汤联合西药治疗重症急性胰腺炎临床观察.中国中医急症，2014，23（5）:923-924】。

2. 大黄牡丹汤

【来源】　《金匮要略》。

【组成】　大黄（12g）、牡丹皮（3g）、桃仁（9g）、冬瓜仁（30g）、芒硝（9g）。

【功用】　泻热破瘀，散结消肿。

【主治】　肠痈初起。见右少腹疼痛拒按，甚则局部有痞块，小便自调，发热恶寒，自汗出，苔黄腻，脉滑数。

【方解】　方中大黄泻火逐瘀，通便解毒；丹皮凉血清热，活血散瘀，二者合用，共泻肠腑湿热瘀结，为君药。芒硝软坚散结，助大黄荡涤实热，促其速下；桃仁性善破血，助君药以通瘀滞，共为臣药。冬瓜仁清热利湿，导肠腑垢浊，排脓消痈，为佐药。本方攻下泻热与逐瘀并用，使结瘀湿热速下，痛随利减，痈肿得消，诸症自愈。

君 ｛大黄——清热祛湿，活血化瘀
　　｛牡丹皮——凉血化瘀

｝共泻肠腑湿热瘀结

臣 ｛芒硝——泻热导滞，软坚散结，助大黄荡涤实热
　　｛桃仁——破血润肠，助君药以通瘀滞

佐：冬瓜仁——清肠利湿，排脓消痈

【注意事项】 肠痈有湿热瘀滞与寒湿瘀滞之分，本方只宜用于湿热瘀滞证。煎法：大黄与他药同煎，后下芒硝，取大黄苦寒清热及活血化瘀之功。老人、孕妇或体质过于虚弱者应慎用。

【加减】 腹痛高热，可加黄连以清热；大便似痢不爽，舌红脉数伤阴者宜去芒硝减缓泻下之力，加玄参、生地养阴清热；右下腹出现肿块者，可酌加当归、赤芍、紫花地丁等以加强活血祛瘀，清热解毒作用；脓已成未溃或脓未成，均可选加清热解毒散瘀之品，如银花、蒲公英、白花蛇舌草、败酱草、赤芍等。

【方歌】 金匮大黄牡丹汤，桃仁瓜子芒硝襄，肠痈初起腹按痛，苔黄脉数服之康。

【研究报道参考】 将 65 只 SD 雄性大鼠分为空白组（10 只）和造模组（55 只），造模组通过大鼠胰腺被膜下包埋二甲基苯蒽（DMBA）建立胰腺癌大鼠模型。3 个月后选取造模成功的 50 只大鼠随机分为模型组、氟尿嘧啶组（静脉注射给药，12mg/kg）和低、中、高剂量大黄牡丹汤组（灌胃给药，20、40、80mg/kg），给药 10 周后与模型组比较，低、中和高剂量大黄牡丹汤组大鼠血清中 ALT、AST、BUN、Cr 及 TBil 水平明显降低（$P < 0.05$ 或 $P < 0.01$）；中和高剂量大黄牡丹汤组大鼠肿瘤质量明显降低（$P < 0.05$ 或 $P < 0.01$）；低、中和高剂量大黄牡丹汤组大鼠胰腺肿瘤组织中细胞凋亡率明显升高（$P < 0.05$ 或 $P < 0.01$）；低、中和高剂量大黄牡丹汤组大鼠胰腺肿瘤组织中 SST2R 基因表达水平明显升高（$P < 0.05$ 或 $P < 0.01$）；中和高剂量大黄牡丹汤组大鼠胰腺肿瘤组织中 Bax 基因表达水平明显升高（$P < 0.05$ 或 $P < 0.01$），Bcl-2 基因表达水平明显降低（$P < 0.05$）。提示大黄牡丹汤具有治疗大鼠胰腺癌的作用，可以促进肿瘤细胞凋亡，同时能够保护胰腺癌大鼠的肝肾功能【王云检，张珉，蒙博，等.大黄牡丹汤对胰腺癌大鼠的治疗作用和肝肾保护作用.吉林大学学报（医学版），2017，43（6）：1069-1073】。

（二）温下剂 主要用于寒邪与积滞互阻肠道的寒积里实证。症见腹痛便秘，面色苍白，手足厥逆，甚则卒痛口噤暴厥，脉弦紧者。常用泻下药，如大黄、巴豆等，配合温里药（如附子、干姜）而成，功能散寒开结，通腑导滞。代表方剂有大黄附子汤、三物备急丸。

1. 大黄附子汤

【来源】 《金匮要略》。

【组成】 大黄（9g）、附子（12g）、细辛（3g）。

【功用】 温里散寒，通便止痛。

【主治】 寒积里实证。腹痛便秘，胁下偏痛，发热，手足厥冷，舌苔白腻，脉弦紧。

【方解】 本方意在温下，故重用大辛大热之附子，温里散寒，止胁腹疼痛；以苦寒泻下之大黄，泻下通便，荡涤积滞，共为君药。细辛辛温宣通，散寒止痛，助附子温里散寒，为臣药。大黄虽性味苦寒，但配伍附子、细辛之辛散大热之品，则寒性被抑而泻下之功犹存，为去性取用之法。三味合力，而成温散寒凝、苦辛通降之剂，具有温下之功。本方为温下法的代表方，又是治疗冷积便秘实证的常用方。临床以腹痛便秘、手足厥冷、苔白腻、脉弦紧为辨证要点。

君 { 附子——温里散寒，止胁腹疼痛
　　大黄——泻下通便，荡涤积滞
臣：细辛——助附子温里散寒止痛

【注意事项】 有实热或阳亢者不能使用。

【加减】 腹痛甚、喜温，加肉桂加强温里祛寒止痛；腹胀满，可加厚朴、木香以行气导滞；体虚或积滞较轻者，可用制大黄，以减轻泻下之力；如体虚较甚，加党参、当归以益气养血扶正。

【方歌】 金匮大黄附子汤，细辛散寒止痛良，冷积内结成实证，攻专温下妙非常。

2. 三物备急丸

【来源】 《金匮要略》。

【组成】 大黄（30g）、干姜（30g）、巴豆（30g），共研末为散，或炼蜜为丸，每服大豆许3~4丸。

【功用】 攻逐寒积。

【主治】 寒实冷积内停，卒然心腹胀痛，痛如锥刺，口噤暴厥，大便不通。

【方解】 方用君药巴豆辛热峻下，开通闭塞；臣药干姜辛热，温中暖脾，助巴豆以祛寒；佐药大黄苦泄通降，一则制巴豆辛热之毒，二则协巴豆泄下通腑，且大黄之寒，得巴豆、干姜之热，则寒性大减。三药合用，共奏攻逐寒积之功。

君：巴豆——辛热峻下，开通闭塞

臣：干姜——辛热温中暖脾，助巴豆以祛寒

佐：大黄——苦泄通降，制巴豆之毒，助巴豆泄下通腑

【注意事项】 本方为治疗寒实冷积导致的卒然心腹胀痛之急证，病情不急，一般不用。巴豆毒性剧烈，对胃肠道的刺激极强，须慎重使用。孕妇、年老体弱者以及暑热所致的急暴腹痛，不得使用。

【方歌】 三物备急巴豆研，干姜大黄不需煎，卒然腹痛因寒积，速投此方急救先。

（三）润下剂 主要用于热邪伤津，或素体火盛，肠燥便秘者。常用甘润多脂之品，如火麻仁、杏仁、芍药等，有润燥通便之功能。代表方剂有麻子仁丸。

麻子仁丸

【来源】 《伤寒论》。

【组成】 麻子仁（500g）、芍药（250g）、枳实（250g）、大黄（500g）、厚朴（250g）、杏仁（250g），蜜和丸，如梧桐子大，饮服10丸，日三服。

【功用】 润肠通便。

【主治】 肠胃燥热，津液不足。大便干结，小便频数，舌苔微黄少津。

【方解】 方中火麻仁性味甘平，质润多脂，功能润肠通便，为君药。杏仁上肃肺气，下润大肠；白芍养血敛阴，缓急止痛为臣。大黄、枳实、厚朴即小承气汤，以轻下热结，除胃肠燥热为佐。蜂蜜甘缓，既助火麻仁润肠通便，又可缓和小承气汤攻下之力，为佐使。本方为治疗胃肠燥热，脾津不足之"脾约"证的常用方，又是润下法的代表方。

君：火麻仁——润肠通便

臣 ｛杏仁——肃肺润肠
白芍——养阴和里，缓急止痛

佐 ｛大黄
枳实｝通便泻热、下气破结，加强泻下通便之力
厚朴

佐使：蜂蜜——润燥滑肠

【注意事项】 本方虽为润肠缓下之剂，但含有攻下破滞之品，故年老体虚，津亏血少者，不宜常服，孕妇慎用。

【加减】 痔疮便秘者，可加桃仁、当归以养血和血，润肠通便；痔疮出血属胃肠燥热者，可酌加槐花、地榆以凉血止血；燥热伤津较甚者，可加生地、玄参、石斛以增液通便。

【方歌】 一升杏子二升麻，枳芍半斤效可夸，黄朴一斤丸饮下，缓通脾约是专家。

【研究报道参考】 用自制加味麻仁润肠丸治疗功能性便秘58例，疗程30天，显效38例（65.52%），有效15例（25.86%），无效5例（8.62%），有效率91.38%；对照组57例，显效16例（20.8%），有效18例（31.56%），无效23例（40.35%），有效率（59.56%），疗效差异显著，提示中药加味麻仁润肠丸对功能性便秘有显著疗效【李富增.加味麻仁润肠丸治疗便秘型肠易激综合征40例.山西中医，2004，20（3）：15-16】。加味麻仁润肠丸治疗便秘型肠易激综合征40例，在常规治疗的基础上服中药加味麻仁润肠丸，对照组40例，在一般治疗的基础上用西沙必利、二甲基硅油。2组疗程均为半年。结果治疗组显效29例，有效28例，无效3例，总有效率为92.5%；对照组显效19例，有效9例，无效12例，总有效率为70.0%，显著差异【李富增，等.加味麻仁润肠丸治疗功能性便秘58例临床观察.河南中医学院学报，2004，19（2）：62-63】。

（四）**逐水剂** 适用于水饮停聚之里实证。具有攻逐水饮之功效，可使体内积水通过二便排出，而达到消除积水肿胀的目的。常用峻泻逐水药一般用芫花、甘遂、大戟、牵牛子等为主组成。代表方剂有十枣汤。

十枣汤

【来源】 《伤寒论》。

【组成】 芫花、大戟、甘遂（各等份，每次0.5~1g），用大枣10枚煎汤送服。

【功用】 攻逐水饮。

【主治】 悬饮或支饮。水饮停于胸胁，咳唾胸胁引痛，心下痞梗，干呕短气，头痛目眩，或胸背掣痛不得息；水肿腹胀，二便不利，属于实证者。

【方解】 方中甘遂善行经隧水湿，为君药。大戟善泄脏腑水湿，芫花善消胸胁伏饮痰癖，共为臣药。三药药性峻烈，各有专攻，合而用之，则经隧脏腑胸胁积水皆能攻逐，且逐水饮、消肿满之功甚著。因三药峻猛有毒，易伤正气，故用大枣10枚为佐，煎汤送服，寓意有三：一可益气护胃、培土制水以祛邪扶正兼顾；二可缓和诸药的毒性烈性，使下不伤正；三可减少药后反应。四药合用，共成峻下逐水之剂。

君：甘遂——善行经隧水湿
臣 {
大戟——善泄脏腑水湿
芫花——善消胸胁伏饮痰癖
} 合而用之
则经隧脏腑胸胁积水皆能攻逐
佐：大枣——益气护胃，缓和诸药之峻烈及其毒性，使下不伤正

【注意事项】 体虚及孕妇忌用。

【方歌】 十枣逐水效堪夸，甘遂大戟与芫花；悬饮潴留胸胁痛，大腹肿满用亦佳。

（五）**攻补兼施剂** 适用于气血虚弱而里实秘结之证。是泻下与补虚相合之剂。常用大黄、芒硝等泻下药与人参、当归等补益药共同组成，既祛邪又扶正，为两全之计。代表方剂有黄龙汤。

黄龙汤

【来源】　《伤寒六书》。

【组成】　大黄（9g）、芒硝（12g）、枳实（6g）、厚朴（3g）、人参（6g）、当归（9g）、甘草（3g）、生姜3片、大枣2枚。

【功用】　清热泻下，益气养血。

【主治】　肠胃燥热，气血两虚。症见下利清水，腹痛拒按，身热而渴，神疲少气，或便秘腹胀，甚则神昏谵语，舌苔焦黄或焦黑，脉沉细数者。

【方解】　方中大黄泻热通便，荡涤肠胃实热积滞，急下存正，为君药。芒硝攻下热结，助大黄泻下；人参益气扶正以利祛邪，而使攻不伤正，同为臣药。枳实、厚朴行气散结，消痞除满，助大黄、芒硝荡涤积滞；当归养血，助人参扶正达邪；甘草、生姜、大枣养胃和中；因肺与大肠相表里，欲通胃肠，必先开宣肺气，故加桔梗开肺气以利大肠，助大黄通腑，上宣下通，以降为主，共为佐药。诸药合用，既攻下热结，又补益气血，使祛邪不伤正，扶正不碍邪。综合全方，用药精妙，配伍得当，攻补兼施，为邪正合治之良方。

```
君：大黄——泻热通便，荡涤胃肠
  ┌芒硝——攻下热结，助大黄荡涤胃肠实热积滞
臣┤
  └人参——益气扶正，使攻不伤正
  ┌枳实┐行气散结，消痞除满
  │厚朴┘助大黄、芒硝荡涤积滞以加速热结之排泄
  │当归——养血，扶正达邪
佐┤甘草┐
  │生姜├养胃和中
  │大枣┘
  └桔梗——宣肺通腑，助大黄通腑，上宣下通，以降为主
```

【注意事项】　本方虽言攻补兼施，但所含大承气汤泻下热结作用颇强，单纯体虚之便秘勿用；本方所治证有自利清水，乃热结旁流所致，不可误用温涩之剂。

【加减】　年老气血虚者，去芒硝。若气虚甚加黄芪；血虚加熟地、麻仁、桃仁；腹胀甚加木香、砂仁。

【方歌】　黄龙汤枳朴硝黄，参归甘桔枣生姜，阳明腑实气血弱，攻补兼施效力强。

【方证鉴别】　寒下剂大承气汤与大黄牡丹汤都有泻下热结的作用，但大承气汤以泻下通便为主，为治疗胃肠实热积滞所致之便秘的主要方剂；大黄牡丹皮汤则以泻下瘀结为主，为治疗大肠湿热瘀结所致肠痈之主要方剂。

温下剂大黄附子汤与三物备急丸都有泻下寒积的作用，但大黄附子汤偏于温里散寒，通便止痛，适用于冷积腹痛较甚者；三物备急丸则偏于攻逐寒积，适用于寒实冷积内停，卒然心腹胀痛，口噤暴厥，大便不通。

润下剂麻子仁丸为润下药与泻下药同用之剂，除有润肠通便作用外，并能泻下热结，主治肠胃燥热，大便秘结之证。

逐水剂十枣汤为逐水峻剂，治疗水饮停积胸腹实证。

攻补兼施剂黄龙汤是治疗阳明腑实兼气血不足证的常用方。

三、和解剂

和解剂是根据《伤寒明理论》"和者，和其不和也；解者，解化之，使之不争而协其平者也"的原则组成，具有和解少阳、调和肝脾、调和寒热、截疟等作用，用来治疗伤寒邪在少阳、肝脾不调、寒热错杂以及疟疾等病证的方剂。属于"八法"中的"和法"。

和解剂通常是祛邪与扶正、透表与清里、疏肝与调脾、温里与清热等法兼施，全方无明显的寒热偏颇，性质平和，作用和缓，兼顾全面。张介宾曾解释说："和方之制，和其不和者也。凡病兼虚者，补而和之；兼滞者，行而和之；兼寒者，温而和之；兼热者，凉而和之。和之为义广矣，亦犹土兼四气，其与补泻温凉之用无所不及，务在调平元气。"因此，和解剂具有组方用药灵活，适应证及病机较为复杂和临床运用范围较广的特点。

虽然和解剂性质平和，无明显寒热补泻之偏，但毕竟属祛邪调偏的方剂，切勿滥用。凡邪在肌表，未入少阳，或已入里，阳明热盛者均不宜使用；若劳倦内伤，饮食失调，气虚血弱而症见寒热者，也非本类方剂所宜。

和解剂分为和解少阳剂、调和肝脾剂、调和肠胃剂三类。

（一）和解少阳剂 适用于伤寒邪在少阳证。症见寒热往来，胸胁苦满，心烦喜呕，默默不欲饮食，口苦咽干，目眩，脉弦等。常用柴胡、青蒿、黄芩、半夏等药配伍组成，具有和解少阳的作用。为防病邪深入，常加入益气扶正之品；兼有湿邪者，常佐通利湿浊、行气和胃之品；兼阳明热结者，需加入大黄、枳实等通腑泻热。代表方剂有小柴胡汤。

1. 小柴胡汤

【来源】 《伤寒论》。

【组成】 柴胡（24g）、黄芩（9g）、人参（9g）、炙甘草（9g）、半夏（9g）、生姜（9g）、大枣（4 枚）。

【功用】 和解少阳。

【主治】

（1）伤寒少阳证 往来寒热，胸胁苦满，默默不欲饮食，心烦喜呕，口苦，咽干，目眩，舌苔薄白，脉弦。

（2）热入血室 妇人伤寒，经水适断，寒热发作有时。

（3）疟疾、黄疸以及内伤杂病而见少阳证者。

【方解】 本证邪不在表，又非里证，而在半表半里，非汗、吐、下三法所宜，惟宜和解之法。方中柴胡苦辛微寒，轻清升散，可清解透达少阳之邪，并能疏泄气机之郁滞，使少阳半表之邪得以疏散，为君药。黄芩苦寒，能清泻少阳半里之热，为臣药。君臣相合，一散一清，相使为用，和解少阳。半夏、生姜和胃降逆止呕；人参、大枣益气健脾，扶正祛邪，共为佐药。炙甘草助人参、大枣扶正，并调和诸药，为使药。诸药合用，以和解少阳为主，兼补胃气，使半表半里之邪得解，少阳枢机得利，上焦通而胃气和，则诸症自除。

君：柴胡——清解透达少阳之邪，疏泄气机之郁滞 ⎤ 一散一清相使为用
臣：黄芩——清泻少阳郁热　　　　　　　　　　 ⎦ 和解少阳

佐 ⎧ 半夏 ⎫ 和胃降逆止呕
　　 ⎨ 生姜 ⎭
　　 ⎩ 人参 ⎫ 益气健脾，扶正祛邪
　　　 大枣 ⎭

使：甘草——调和诸药

【注意事项】　上实下虚或肝火偏旺者，服用本方后可出现头痛、目眩或齿龈出血等症状，故不宜服用；平素阴虚吐血或有肝阳上亢者，亦不宜服用；有些患者由于正气较虚，服用本方后往往见到暂时的发热、恶寒、战汗现象，临床运用时要告诉患者。

【加减】　胸中烦而不呕，去半夏、人参，加瓜蒌以清热理气宽胸；渴者，去半夏，加天花粉以生津止渴；腹中痛者，去黄芩，加白芍以柔肝缓急止痛；瘀血互结，少腹满痛，可去人参、甘草、大枣之甘壅，加延胡索、当归尾、桃仁以活血祛瘀止痛。

【方歌】　小柴胡汤和少阳，黄芩参半草枣姜，主治伤寒少阳证，热入血室常用方。

【研究报道参考】　将 100 例小儿咳嗽变异型哮喘患者随机分为对照组 50 例和观察组 50 例，两组均用孟鲁司特钠和布地奈德治疗，观察组加用小柴胡汤治疗。结果总有效率观察组显著高于对照组（$P<0.05$），观察组咳嗽缓解时间、咳嗽消失时间均显著短于对照组（$P<0.05$），观察组不良反应发生率显著低于对照组（$P<0.05$）。说明孟鲁司特钠、布地奈德联合小柴胡汤治疗小儿咳嗽变异型哮喘疗效确切，症状缓解时间快，不良反应少【江海松.中西医结合治疗小儿咳嗽变异型哮喘效果观察.实用中医药杂志，2015，（9）:820-821】。

2. 大柴胡汤

【来源】　《金匮要略》。

【组成】　柴胡（15g）、黄芩（9g）、芍药（9g）、半夏（9g）、生姜（15g）、枳实（9g）、大枣（4 枚）　大黄（6g）。

【功用】　和解少阳，内泻热结。

【主治】　少阳阳明并病。往来寒热，胸胁苦满，呕不止，郁郁微烦，心下痞硬，或心下满痛，大便不解或协热下利，舌苔黄，脉弦数有力。

【方解】　本方系小柴胡汤去人参、甘草，加大黄、枳实、芍药而成，亦是小柴胡汤与小承气汤两方加减而成，是和解与泻下并用的方剂，但以和解为主。方中重用柴胡疏泄少阳郁热为君药。黄芩清泻热邪；大黄、枳实内泻阳明热结，行气消痞，为臣药。芍药柔肝缓急止痛；半夏、生姜和胃降逆止呕，为佐药。大枣和中并调和诸药，为使药。诸药合用，共奏和解少阳，内泻热结之功。集疏、清、通、降于一体，既和解少阳，又通泻阳明，使少阳与阳明得以双解。

君：柴胡——疏泻少阳郁热
　　　 ⎧ 黄芩——清泻热邪
臣 ⎨ 大黄 ⎫ 内泻阳明热结，行气消痞
　　 ⎩ 枳实 ⎭

$$\text{佐}\begin{cases}\text{芍药——柔肝缓急止痛}\\\left.\begin{array}{l}\text{半夏}\\\text{生姜}\end{array}\right\}\text{和胃，降逆止呕}\end{cases}$$

使：大枣——和中，并调和诸药

【注意事项】　单纯少阳证者、单纯阳明证者、少阳阳明并病而阳明尚未结热成实者禁用。

【加减】　脘胁痛剧者，加川楝子、延胡索以行气活血止痛；肌肤发黄者，加茵陈、栀子以清热利湿退黄；胆有结石者，加金钱草、海金沙、郁金、鸡内金以化石。

【方歌】　大柴胡汤用大黄，枳芩半芍枣生姜，清泻阳明和少阳，两经并病代表方。

【研究报道参考】　临床报道，大柴胡汤合大承气汤加减中西医结合治疗重症胰腺炎疗效满意，优于单纯西医治疗组。132例符合诊断标准的重症胰腺患者随机分成中西医结合治疗组66例、单纯西药治疗组66例，7天为1个疗程，均连续观察2个疗程，结果第1疗程治疗组痊愈5例，占7.6%；显效50例，占75.6%；有效5例，占7.6%；无效6例，占9.1%。对照组显效38例，占57.6%；有效10例，占15.2%；无效18例，占27.3%；第2疗程治疗组痊愈58例，占87.9%；显效6例，占9.1%；有效1例，占1.5%；无效1例，占1.5%。对照组痊愈42例，占63.6%；显效10例，占15.2%；有效8例，占12.1%；无效6例，占9.61%【彭和民.中西医治疗重症胰腺炎66例疗效观察.四川中医，2008，26（2）：84，94】。实验研究急性阻塞性黄疸大鼠模型，胆管梗阻后随梗阻时间的延长，法尼酯衍生物X受体（FXR）表达减弱，血清总胆汁酸（TBA）、谷丙转氨酶（ALT）、碱性磷酸酶（ALP）、总胆红素（TB）含量明显增加。而加味大柴胡汤使FXR表达上调，血清TBA、ALT、ALP、TB明显下降，肝病变减轻，提示阻塞性黄疸时FXR表达可调节胆汁酸代谢；加味大柴胡汤可以上调FXR蛋白表达，促进胆汁酸代谢，从而减轻肝损害【缪辉来，等.阻塞性黄疸大鼠法尼酯衍生物X受体表达及加味大柴胡汤作用的研究.中国中西医结合外科杂志，2006，12（6）：568-571】。

（二）调和肝脾剂　适用于肝脾不和的病证。症见脘腹胸胁胀痛，神疲食少，月经不调，腹痛泄泻，手足不温等。常用疏肝理气药（如柴胡、枳壳、陈皮等）与健脾药（如白术、茯苓、甘草等）配伍组方，具有疏肝理脾、调和肝脾的作用。因肝脾不和证有轻重主次之分，除气滞气虚之外，常兼有郁热、血瘀、血虚、湿浊、食滞等，故常配伍清热、活血、补血、化湿、消食之品。代表方剂有四逆散、逍遥散、痛泻要方。

1. 四逆散

【来源】　《伤寒论》。

【组成】　柴胡、枳实、芍药、炙甘草（各6g）。

【功用】　透邪解郁，疏肝理脾。

【主治】

（1）阳郁厥逆证　手足不温，或腹痛，或泄利下重，舌淡红，苔薄白，脉弦。

（2）肝脾气郁证　胁肋胀闷，脘腹疼痛，舌淡红，苔薄白，脉弦。

【方解】　方中柴胡入肝胆经，能升发阳气，疏肝解郁，透邪外出，为君药。白芍可敛阴养血柔肝为臣，与柴胡合用，以补养肝血，条达肝气，可使柴胡虽升散而无耗伤阴血之弊。枳实理气解郁，泻热破结，与柴胡为伍，一升一降，加强舒畅气机之功，并奏升清降浊之效，为佐药；与白芍相配，又能理气和血，使气血调和。甘草调和诸药，益脾和中，为使药。四药合用，共奏透邪解郁，疏肝理脾之效，使邪去郁解，气血调畅，清阳得升，四逆自愈。

君：柴胡——透邪升阳以疏郁 ⎤ 补养肝血，条达肝气
臣：芍药——益阴养血以柔肝 ⎦ 使柴胡虽升散而无耗伤阴血之弊
佐：枳实——理气解郁，泻热破结，与柴胡为伍，一升一降，加强舒畅气机之功，
　　　　　　并奏升清降浊之效；与白芍相配，又能理气和血，使气血调和
使：炙甘草——甘温益气以健脾

【注意事项】　四肢厥逆的原因不一，本方只能用于阳气内郁所致的厥逆较轻者，其他厥逆均不可误用。

【加减】　咳者，加五味子、干姜以温肺散寒止咳；悸者，加桂枝以温心阳；小便不利者，加茯苓以利小便；腹中痛者，加炮附子以温里散寒；泄利下重者，加薤白以通阳散结；气郁甚者，加香附、郁金以理气解郁；有热者，加栀子以清内热。

【方歌】　四逆散中有白芍，柴胡枳实炙甘草，疏肝理脾治阳郁，气血调和四逆消。

【研究报道参考】　临床报道，300 例功能性消化不良患者按 3：2 比例随机分为 2 组，治疗组 180 例用四逆散加味治疗，对照组 120 例用莫沙必利治疗，结果总有效率治疗组 92.8%，对照组 76.7%，两组差异非常显著（$P < 0.01$）【王晓梅，等.四逆散加味治疗功能性消化不良 180 例.现代消化及介入诊疗，2007，12（4）：251-252】。150 例肝硬化患者随机分为两组，即治疗组和对照组各 75 例。对照组采用基础治疗给予能量合剂、还原型谷胱甘肽、甘草酸制剂等保肝药物外，均给予口服西沙必利。治疗组采用基础治疗加用加味四逆散。两组治疗后主要症状、体征评分值与治疗前比较有显著性差异，治疗组积分差值与对照组比较有显著性差异；治疗组患者治疗后肝功能检测明显好转，与对照组比较有显著性差异，提示四逆散加味治疗肝硬化患者胃动力障碍有良好疗效【苏全武.加味四逆散治疗肝硬化患者胃肠动力障碍的临床观察.湖北中医杂志，2008，30（12）：33-34】。

2. 逍遥散

【来源】　《太平惠民和剂局方》。

【组成】　柴胡、当归、白芍、白术、茯苓（各 30g）、炙甘草（15g），生姜、薄荷（各少许）。

【功用】　疏肝解郁，养血健脾。

【主治】　肝郁血虚。两胁作痛，头痛目眩，口燥咽干，神疲食少，或寒热往来，或月经不调，乳房作胀，舌淡红，苔薄白，脉弦而虚者。

【方解】　本方既有柴胡疏肝解郁，为君药；又有当归、白芍养血柔肝，为臣药。特别是当归之芳香可以行气，味甘可以缓急，更是肝郁血虚之要药。白术、茯苓健脾祛湿，使运化有权，气血有源。生姜温胃和中，薄荷少许，助柴胡疏肝解郁且清热，皆为佐药。炙甘草补中益气，缓肝之急，并调和诸药，为佐使药。如此配伍既补肝体，又助肝用，气血兼顾，肝脾并治，立法全面，用药周到，故为调和肝脾之名方。是疏肝健脾的代表方，又是妇科调经的常用方。临床以两胁胀痛、神疲食少、月经不调、脉弦而虚为辨证要点。

君：柴胡——疏肝解郁

臣 ⎧当归⎫ 养血柔肝，缓急止痛
　 ⎩白芍⎭

$$\text{佐}\begin{cases}\left.\begin{array}{l}\text{白术}\\\text{茯苓}\end{array}\right\}\text{健脾祛湿，使运化有权，气血有源}\\\text{生姜——温胃和中}\\\text{薄荷——助柴胡疏肝解郁，且清热}\end{cases}$$

佐使：炙甘草——补中益气，缓肝之急

【注意事项】　逍遥散虽为疏肝解郁之剂，但其药性偏于甘温，尤其是方中君药柴胡为升散之品，温则燥，燥则劫阴，升散亦能伤阴，故阴虚火旺、肝阳上亢者不宜服用。

【加减】　本方加丹皮、栀子，成为"丹栀逍遥散"，用于肝郁血虚发热，或潮热自汗、盗汗等。加地黄，成为"黑逍遥散"，用于肝郁血虚所致的经前腹痛。

【方歌】　逍遥散用归芍柴，苓术甘草姜薄偕，疏肝养血兼理脾，丹栀加入热能排。

【研究报道参考】　临床报道，丹栀逍遥散对抑郁症患者治疗 6 周后血清 5-羟色胺（5-HT）、脑源性神经营养因子（BDNF）升高，血清皮质醇（CORT）、白介素-6（IL-6）降低，HAMD 量表评分下降，提示丹栀逍遥散可通过调整抑郁症患者 5-HT、BDNF、CORT、IL-6 等水平干预抑郁症，改善临床症状【李玉娟，等.丹栀逍遥散对抑郁症患者神经免疫内分泌系统的影响.中国中西医结合杂志，2007，27（3）：197-200】。

3. 痛泻要方（白术芍药散）

【来源】　《景岳全书》。

【组成】　白术（90g）、白芍（60g）、陈皮（45g）、防风（30g），上细切，分作八服，水煎或丸服（现代用法：作汤剂，水煎服，用量按原方比例酌减）。

【功用】　补脾柔肝，祛湿止泻。

【主治】　脾虚肝旺之痛泻。症见肠鸣腹痛，大便泄泻，痛则腹泻，泻后痛减，舌苔薄白，脉两关不调，左弦而右缓者。

【方解】　方中白术甘苦温，补脾燥湿以治土虚，为君药。白芍酸寒，柔肝缓急止痛，为臣药。两药相配，于土中泻木。陈皮辛苦温，理气燥湿，醒脾和胃，为佐药。少量防风，具有升散之性，辛能散肝郁，香能舒脾气，且有燥湿以助止泻之功，又为脾经引经之药，故为佐使药。四药相合，可以补脾胜湿而止泻，柔肝理气而止痛，使脾健肝柔，痛泻自止，故曰"痛泻要方"。

$$\begin{array}{l}\text{君：白术——补脾燥湿}\\\text{臣：芍药——柔肝缓急止痛}\end{array}\left.\right\}\text{土中泻木}$$

佐：陈皮——理气燥湿，醒脾和胃

佐使：防风——疏肝舒脾，胜湿止泻，且为脾经引经之药

【注意事项】　阳明湿热之腹痛泄泻忌用（宜用芍药汤）；热毒之腹痛泄泻忌用（宜用白头翁汤）。

【加减】　久泻者，加炒升麻以升阳止泻；舌苔黄腻者，加黄连、煨木香以清热燥湿，理气止泻。

【方歌】　痛泻要方用陈皮，术芍防风共成剂，肠鸣泄泻腹又痛，治在泻肝与实脾。

【研究报道参考】　临床报道，用加味痛泻要方口服治疗肠易激综合征 60 例，有效率达 95%，与对照组比较，疗效巩固，复发率低【孙丙军，等.加味痛泻要方治疗肠易激综合征 60 例临床研究.河南中医学院学报，2008，23（6）：48-49】。实验研究提示，痛泻要方煎剂与奥替溴铵片同样能降低肠易激综合

征（IBS）内脏高敏感性模型大鼠回盲部肥大细胞数目，与模型组比较有显著性差异，表明痛泻要方煎剂能抑制模型大鼠肥大细胞脱颗粒，减少肥大细胞数量，可能是其作用机制之一【王垂杰，等.痛泻要方煎剂对肠易激综合征内脏高敏感性模型大鼠的肠道肥大细胞的影响.世界中西医结合杂志，2009，4（1）：12-15】。

（三）**调和肠胃剂** 适用于邪犯肠胃，寒热错杂，升降失常，而致心下痞满，恶心呕吐，脘腹胀痛，肠鸣下利等证。具有调和肠胃、分解寒热的作用，常用药性辛温之干姜、半夏、生姜等与药性苦寒之黄连、黄芩等配伍组方，辛开苦降，使寒清温散，以解寒热错杂之证。因此类证候多挟脾胃虚弱之候，故多配伍人参、甘草、大枣等补中益气之品，以扶正祛邪。代表方有半夏泻心汤。

半夏泻心汤

【来源】 《伤寒论》。

【组成】 半夏（12g），黄芩、干姜、人参、炙甘草（各9g），黄连（3g），大枣（4枚）。

【功用】 和胃降逆，开结消痞。

【主治】 寒热错杂、胃气不和之痞证。症见心下痞满，但满而不痛，或呕吐，肠鸣下利，舌苔薄黄腻，脉弦滑。

【方解】 方中半夏辛开散结，苦降止呕，为君药。干姜温中散寒；黄芩、黄连苦寒泻热，为臣药。君臣相使为用，辛开苦降，分解寒热，散结除痞。人参、大枣甘温益气，补益脾气以复升降之职，为佐药。炙甘草加强益气和中之功，并调和诸药，为佐使药。诸药配伍，分解寒热，开结除痞，标本兼顾，则痞呕下利诸症自除。为治疗中气虚弱，寒热错杂，升降失常而致肠胃不和的常用方；又是体现调和寒热，辛开苦降治法的代表方。

本方即小柴胡汤去柴胡、生姜，加黄连、干姜而成。因无半表证，故去解表之柴胡、生姜，痞因寒热错杂而成，故加寒热平调之黄连、干姜，变和解少阳之剂，而为调和肠胃之方。后世师其法，随证加减，广泛应用于中焦寒热错杂、升降失调诸症。

君：半夏——散结除痞、降逆止呕
臣{干姜——温中散寒 / 黄连 黄芩}——苦寒降泄除其热 } 相使为用，辛开苦降，分解寒热，散结除痞
佐{人参 大枣}——甘温益气补其虚
佐使：炙甘草——益气和中，调和诸药

【注意事项】 本方主治虚实互见之证，因气滞或食积所致的心下痞满不宜使用。

【加减】 湿热蕴积中焦，呕甚而痞，中气不虚，或舌苔厚腻者，可去人参、甘草、大枣、干姜，加枳实、生姜以下气消痞止呕。

【方歌】 半夏泻心黄芩连，干姜人参草枣全，平调寒热祛邪气，散结除痞体康健。

【方证鉴别】 小柴胡汤为和解少阳的基本方，主治伤寒少阳证，以及妇人热入血室、疟疾、黄疸证属少阳证者。大柴胡汤功能和解少阳，内泻热结，主治少阳阳明合病。

四逆散具有透邪解郁，疏肝理脾之功，用于治疗阳气内郁不能外达而致四逆之证。逍遥散疏肝解

郁，健脾养血，用于治疗肝郁血虚之证。痛泻要方补脾柔肝，祛湿止泻，用于治疗肝郁脾虚所致之泄泻。

半夏泻心汤和胃降逆，开结消痞，用于寒热互结于中焦，升降失常的病证。主治中气虚弱，寒热互结于中焦而致的痞、呕、下利。

四、清热剂

清热剂是根据"热者寒之，温者清之"的原则立法，用清热药为主组成，具有清热泻火、凉血解毒等作用，用以治疗里热证的方剂。属于"八法"中的"清法"。

清热剂适用于里热证，即表邪已解而热已入里，且里热已盛而尚未结实者。

清热剂性味苦寒，易败胃气，损伤脾阳，病祛即止，不可久用。配伍时应注意保护胃气，用粳米、甘草、半夏、白术、茯苓等药以健脾和胃；热盛易伤阴液，故救阴存津为治疗热病的首要法门，但滋阴之品，性多腻滞，用之过早，恐致留邪不解，故宜选用滋阴而不腻之品。清热剂根据功用不同，分为清气分热、清营凉血、清热解毒、清脏腑热、清热祛暑和清虚热剂六类。

（一）**清气分热剂**　具有清热除烦，生津止渴的作用，适用于热在气分，热盛伤津之证。症见壮热烦渴，大汗，舌红苔黄，脉洪大或滑数；或余热未清，气阴皆伤，症见身热多汗，心胸烦闷，口干舌红等。本类方剂常用清热泻火、除烦止渴的石膏、知母等药组成。代表方剂有白虎汤、竹叶石膏汤。

1. 白虎汤

【来源】《伤寒论》。

【组成】　知母（18g）、石膏（50g）、甘草（6g）、粳米（9g）。

【功用】　清热生津。

【主治】　伤寒阳明经证，或温病气分热证。壮热面赤，烦渴引饮，口舌干燥，大汗出，脉洪大有力。

【方解】　方中用辛甘大寒的石膏为君，清肺胃邪热，解肌透热，又可生津止渴。臣用知母苦寒质润，既助石膏清气分实热，又挽已伤之阴。佐以粳米既可益胃护津，又可防止石膏大寒伤中。使以甘草调和诸药。

> 君：石膏——辛甘大寒，清热泻火，生津止渴
> 臣：知母——滋阴生津，助石膏清热，又挽已伤之阴
> 佐：粳米——益胃护津，防石膏、知母伤中
> 使：炙甘草——调和诸药

【注意事项】　发热无汗，表证未解；无里热证者；阴盛格阳，真寒假热等情况不宜使用。

【加减】　阳明气分热盛，兼见燥渴不止、汗多而脉浮大无力者，加人参（白虎加人参汤）；兼有外热（里热重于外热），以身无寒但热，骨节痛烦为主症，加桂枝（白虎桂枝汤）；兼有湿邪，如风湿热痹，可加苍术（白虎加苍术汤）。

【方歌】　白虎膏知粳米甘，清热生津止渴烦，气分热盛四大证，益气生津人参添。

【研究报道参考】　将 40 例脓毒症患者随机分为常规组和白虎汤组，两组予无差别常规治疗，白虎汤组入院 24 小时内予白虎汤，常规组予等量 0.9%氯化钠注射液口服或胃注。检测两组患者入院时及治疗 3 天后的白介素-6（IL-6）、白介素-10（IL-10）、肿瘤坏死因子-α（TNF-α）、单核细胞人白细胞 DR

抗原（HLA-DR）、白细胞（WBC）、C反应蛋白（CRP）及序贯器官衰竭估计评分（SOFA）。结果常规组及白虎汤组治疗后IL-6、IL-10、TNF-α水平均有所下降（$P<0.05$ 或 $P<0.01$），HLA-DR表达水平升高（$P<0.05$ 或 $P<0.01$），且白虎汤组改善优于常规组（$P<0.05$）；常规组及白虎汤组治疗后WBC、CRP均有所下降（$P<0.05$ 或 $P<0.01$），且白虎汤组改善优于常规组（$P<0.05$）；白虎汤组治疗后SOFA评分改善优于常规组（$P<0.05$ 或 $P<0.01$）。说明白虎汤对脓毒症（热毒内盛证）患者具有免疫调理、器官功能改善的作用【胡星星，刘绛云，刘克琴，等.白虎汤对脓毒症患者的免疫调理作用.中国中医急症，2016，25（2）：251-253，258】。

2. 竹叶石膏汤

【来源】 《伤寒论》。

【组成】 竹叶（6g）、石膏（50g）、半夏（9g）、麦门冬（20g）、人参（6g）、粳米（10g）、甘草（6g）。

【功用】 清热生津，益气和胃。

【主治】 伤寒、温病、暑病等余热未清、气阴两伤证。身热多汗，心胸烦闷，气逆欲呕，口干喜饮，或虚烦不寐，舌红苔少，脉虚数。

【方解】 方中竹叶配石膏，清透气分余热，除烦止渴为君药。人参配麦冬，补气养阴生津为臣药。半夏降逆和胃止呕，粳米和脾养胃为佐药。甘草调和药性为使药。全方清热与益气养阴并用，祛邪扶正兼顾，清而不寒，补而不滞，为本方的配伍特点。本方为清补两用之剂，使热清烦除、气阴得复，诸症自愈，正如《医宗金鉴》说："以大寒之剂，易为清补之方"。

$$
君\begin{cases}石膏——清热生津，除烦止渴\\竹叶——清热除烦\end{cases}
$$

$$
臣\begin{cases}人参——益气\\麦门冬——生津\end{cases}
$$

$$
佐\begin{cases}半夏——降逆止呕\\粳米——和脾养胃\end{cases}
$$

使：甘草——益气和中，调和药性

【注意事项】 热病正盛邪实，大热未衰，气阴未伤者，或湿阻身热，胸闷干呕，苔黄腻者，均不宜使用本方。

【加减】 胃阴不足，胃火上逆，口舌糜烂，舌红而干，可加石斛、天花粉等以清热养阴生津；胃火炽盛，消谷善饥，舌红脉数者，可加知母、天花粉以增强清热生津之效；气分热犹盛，可加知母、黄连，增强清热之力。

【方歌】 竹叶石膏汤人参，麦冬半夏甘草临，再加粳米同煎服，清热益气并生津。

（二）清营凉血剂 具有清营泻热、凉血散血的作用，适用于邪热入营，或热入血室的病证。症见身热烦扰，口渴或不渴，神昏谵语，吐血、衄血、斑疹，舌红绛，脉数等。因为有热邪入营、入血的不同病机，清营凉血法又有清营法和凉血法的不同。常用药物有犀角、生地黄、玄参、丹皮、赤芍等。由于热入营血的证候复杂，除清营凉血之外，还应根据病情配合开窍、息风、滋阴等法。对于热盛气分而未入营血者，不宜使用。代表方剂有清营汤、犀角地黄汤。

1. 清营汤

【来源】 《温病条辨》。

【组成】 犀角（2g）［水牛角代（30g）］、生地黄（15g）、元参（9g）、竹叶心（3g）、麦冬（9g）、丹参（6g）、黄连（5g）、银花（9g）、连翘（6g）。

【功用】 清营解毒，透热养阴。

【主治】 热入营分证。身热夜甚，神烦少寐，时有谵语，目常喜开或喜闭，口渴或不渴，斑疹隐隐，舌绛而干，脉细数。

【方解】 本方用苦咸寒之犀角清解营分之热毒，为君药。以生地黄滋阴凉血、麦冬清热养阴生津、玄参滋阴降火解毒，既可养阴保津，又可助君药清营凉血解毒，三药共为臣药。君臣相配，咸寒与甘寒并用，清营热而滋营阴，祛邪而扶正。温邪初入营分，故以银花、连翘、竹叶清热解毒，轻清透泄，使营分热邪透出气分而解，此即"入营犹可透热转气"之义；黄连苦寒，清心解毒；丹参清热凉血，活血散瘀，可防热与血结，共为佐药。以清营解毒为主，配以养阴生津和"透热转气"，使入营之邪透出气分而解，是本方的配伍特点。

君：犀角（水牛角）——清营凉血，解毒散瘀

臣 ｛生地——凉血滋阴｝｛玄参｝｛麦冬｝养阴清热｝既养阴保津，又助君药清营凉血解毒

佐 ｛银花｝｛连翘｝清热解毒以透邪热｝｛竹叶心｝｛黄连｝清心泻火｝透热转气

丹参——清热凉血，活血消瘀，防热与血结

【注意事项】 使用本方应注意舌诊，原著说："舌白滑者，不可与也"，并在该条自注中说："舌白滑，不惟热重，湿亦重矣，湿重忌柔润药"，以防滋腻而助湿留邪。

【加减】 寸脉大，舌干较甚者，可去黄连，以免苦燥伤阴；热陷心包致窍闭神昏者，可合用安宫牛黄丸或至宝丹以清心开窍；营热动风致痉厥抽搐者，可合用紫雪，或加羚羊角、钩藤、地龙等以息风止痉；兼有热痰，可加竹沥、天竺黄、川贝母等清热涤痰；营热多系由气分传入，如气分热邪犹盛，可重用银花、连翘、黄连，或加石膏、知母、大青叶、板蓝根、贯众等增强清热解毒之力。

【方歌】 清营汤治热传营，脉数舌绛辨分明，犀地丹玄麦凉血，银翘连竹气亦清。

【研究报道参考】 将58例确诊的乙肝后肝硬化内毒素血症热毒血瘀型患者随机分为治疗组30例，对照组28例。对照组给予还原型谷胱甘肽、苦黄注射液、甘草酸二胺氯化钠保肝治疗，治疗组在对照组治疗基础上给予加减清营汤治疗。用动态浊度法检测58例乙肝后肝硬化患者血清内毒素水平，并测定血清丙氨酸氨基转移酶（ALT）、总胆红素（TBil）及凝血酶原时间（PT）等。结果在临床症状积分改善方面治疗组优于对照组（$P<0.01$），对内毒素水平的改善，治疗组优于对照组（$P<0.05$）。说明加减清营汤对乙肝后肝硬化内毒素血症疗效显著【徒康宛，朱银芳，俞萍，等.加减清营汤治疗乙肝后肝硬化内毒素血症热毒血瘀型的临床研究.南京中医药大学学报，2016，32（4）:322-325】。

2. 犀角地黄汤

【来源】 《备急千金要方》。

【组成】 犀角（3g）[水牛角代（30g）]、生地黄（24g）、芍药（12g）、牡丹皮（9g）。

【功用】 清热解毒，凉血散瘀。

【主治】 热入血分证。

（1）热扰心神，身热谵语，舌绛起刺，脉细数。

（2）热伤血络，斑色紫黑、吐血、衄血、便血、尿血等，舌红绛，脉数。

（3）蓄血瘀热，喜忘如狂，漱水不欲咽，大便色黑易解。

【方解】 方中犀角为君，性味苦咸寒，凉血清心而解热毒，使火平热降，毒解血宁。生地为臣，性味甘苦寒，凉血滋阴生津，一则助犀角清热凉血，又能止血；一则复已失之阴血。赤芍、丹皮为佐，性味苦微寒，清热凉血，活血散瘀，可收化斑之功。四药相合，共奏清热解毒，凉血散瘀之功。其特点是凉血与活血散瘀并用，使热清血宁而无耗血动血之弊，凉血止血又无冰伏留瘀之虑。

君：犀角（水牛角）——清心、凉血、解毒

臣：生地——清热凉血，养阴生津，助犀角清热凉血止血，复已失之阴血

佐 { 芍药 / 牡丹皮 } 凉血、散瘀、化斑

【注意事项】 本方寒凉清滋，对于阳虚失血，脾胃虚弱者忌用。

【加减】 热燔血分，邪热与瘀血互结，而见蓄血、喜妄如狂者，加大黄、黄芩，以清热逐瘀与凉血散瘀同用；郁怒而挟肝火者，加柴胡、黄芩、栀子以清泻肝火；热迫血溢之出血证，加白茅根、侧柏炭、小蓟等以增强凉血止血之功。

【方歌】 犀角地黄芍药丹，血热妄行吐衄斑，蓄血发狂舌质绛，凉血散瘀病可痊。

（三）清热解毒剂 以具有寒凉解毒作用的药物为主组成，治疗各种热毒病证的方剂。适用于一切急性火毒，如温疫、温毒及火毒或疮疡热深毒重等证。常用黄连、黄芩、黄柏、银花、连翘、板蓝根、蒲公英、野菊花、半边莲等药物。脾胃素虚，气血不足，阴液亏虚者当慎用，必要时可与补气、养血、滋阴、健脾等法配合使用。代表方剂有黄连解毒汤、普济消毒饮、仙方活命饮。

1. 黄连解毒汤

【来源】 《外台秘要》。

【组成】 黄连（9g）、黄芩（6g）、黄柏（6g）、栀子（9g）。

【功用】 泻火解毒。

【主治】 一切实热火毒，三焦热盛之证。大热烦躁，错语不眠，口燥咽干；或热病吐血、衄血；或热甚发斑，身热下利，湿热黄疸；痈疽疔毒，小便黄赤，舌红苔黄，脉数有力。

【方解】 方中黄连大苦大寒清泻心火为君，兼泻中焦之火。黄芩清上焦之火为臣。黄柏泻下焦之火；栀子清泻三焦之火，导热下行，引邪热从小便而出，共为佐药。四药合用，苦寒直折，热清毒解，三焦之火邪去症愈。

君：黄连——清心泻火，兼泻中焦之火
臣：黄芩——清上焦之火
佐 { 黄柏——泻下焦之火
     栀子——通泻三焦，导热下行 } 苦寒直折，热清毒解

【注意事项】 本方大苦大寒，久服或过量易伤脾胃，非火盛者不宜使用。

【加减】 便秘者，加大黄以泻下焦实热；吐血、衄血、发斑者，加玄参、生地、丹皮以清热凉血；发黄者，加茵陈、大黄以清热祛湿退黄；疔疮肿毒者，加蒲公英、银花、连翘以增强清热解毒之力。

【方歌】 黄连解毒汤四味，黄芩黄柏栀子备，躁狂大热呕不眠，吐衄斑黄均可为。

【研究报道参考】 取SAM-P/8小鼠分为模型组，银可络组，黄连解毒汤低、高剂量组，模型组予以蒸馏水灌胃，其余各组予以相应药物治疗105天后，行跳台及避暗实验检测小鼠的学习与记忆能力。结果黄连解毒汤和银可络均可明显改善小鼠的学习与记忆能力，还可提高SOD、GSH-Px的水平，降低MDA的水平，并使大脑皮质及海马NGF mRNA和IGF-I mRNA表达量增高，其中黄连解毒汤高剂量组疗效最好。提示黄连解毒汤可能通过提高神经营养因子水平修复氧化应激对神经的毒性作用，从而改善小鼠的行为学，并呈剂量依赖性【黄秀芳，陶彦谷，张茹兰，等.黄连解毒汤对SAM-P/8小鼠行为学作用及机制初探.中成药，2017，39（12）：2585-2588】。

2. 普济消毒饮

【来源】 《医方集解》。

【组成】 黄芩、黄连（各15g），陈皮、甘草、玄参、柴胡、桔梗（各6g），连翘、板蓝根、马勃、牛蒡子、薄荷（各3g），僵蚕、升麻（各2g）。

【功用】 清热解毒，疏风散邪。

【主治】 大头瘟（又名大头风、大头痛、时毒、大头伤寒、虾蟆瘟、捻头瘟、大头天行、疫毒等。以头面部红肿为特征。多因天行邪毒侵及三阳经络所致）。症见恶寒发热，头面红肿灼痛，目不能开，咽喉不利，舌燥口渴，舌红苔白兼黄，脉浮数有力。

【方解】 方中重用黄连、黄芩清热泻火，祛上焦头面热毒，为君药。牛蒡子、连翘、薄荷、僵蚕辛凉疏散头面风热，为臣药。玄参、马勃、板蓝根增强清热解毒之功；甘草、桔梗清利咽喉；陈皮理气疏壅，以散热结，共为佐药。升麻、柴胡疏散风热，并引诸药上达头面，意寓"火郁发之"，功兼佐使。诸药合用，共奏清热解毒、疏散风热之效。

君 { 黄芩
     黄连 } 清降头面热毒

臣 { 牛蒡子
     连翘
     薄荷
     僵蚕 } 疏散头面风热

$$
佐
\begin{cases}
\left.\begin{array}{l}
玄参 \\
马勃 \\
板蓝根 \\
桔梗 \\
甘草
\end{array}\right\} \text{清热解毒利咽} \\
\\
陈皮——理气疏壅，以散热结
\end{cases}
$$

$$
佐使
\left.\begin{array}{l}
升麻 \\
柴胡
\end{array}\right\} \text{疏散风热，引诸药上达头面}
$$

【注意事项】 本方药物多苦寒辛散，阴虚者慎用。

【加减】 大便秘结者，加大黄以泻热通便；腮腺炎并发睾丸炎者，加川楝子、龙胆草以泻肝经湿热。

【方歌】 普济消毒蒡芩连，甘桔兰根勃翘玄，升柴陈薄僵蚕入，大头瘟毒服之痊。

【研究报道参考】 临床报道，普济消毒饮合阿昔洛韦治疗流行性腮腺炎，中西药组130例，对照组60例，两组均给予阿昔洛韦注射液5~10mg/kg，静脉滴注，1日1次。中西药组加服中药普济消毒饮加减。两组患儿肿胀的腮腺部位均用金黄散以水调匀后外敷，1日3~4次。两组均以4天为1个疗程。中西药组130例中治愈107例，有效23例，总有效率100%；对照组60例中治愈29例，有效24例，无效7例，总有效率88.3%。两组总有效率比较，差异有显著性意义。中西药组有效率明显高于单纯西药组，且具有退热时间短，体温下降较平稳，无回升现象，消肿快，无并发症出现等优点【鲁文珍.中西医结合治疗流行性腮腺炎130例.浙江中西医结合杂志，2007，17（3）:193-194】。

3. 仙方活命饮

【来源】 《校注妇人良方》。

【组成】 白芷（3g），贝母、防风、赤芍药、当归尾、甘草节、皂角刺、穿山甲、天花粉、乳香、没药（各6g），金银花、陈皮（各9g）。

【功用】 清热解毒，消肿溃坚，活血止痛。

【主治】 痈疡肿毒初起之阳证。红肿灼痛，或身热微恶寒，苔薄白或黄，脉数有力。

【方解】 方中重用金银花，性味甘寒，最善清热解毒疗疮，前人谓之"疮疡圣药"，故为君。然而仅用清热解毒，则气滞血瘀难消，肿结不散，故用当归尾、赤芍、乳香、没药、陈皮行气活血通络，消肿止痛，共为臣药。疮疡初起时，病邪多羁留于肌肤腠理之间，又配伍辛散的白芷、防风，通滞而散其结，使热毒从外透解；气机阻滞可致液聚成痰，故用贝母、花粉清热化痰散结，使脓未成即消；山甲、皂刺通行经络，透脓溃坚，使脓成即溃，均为佐药。甘草清热解毒，调和诸药；煎药加酒者，借其通瘀而行周身，助药力直达病所，共为使药。诸药合用，共行清热解毒，消肿溃坚，活血止痛之功。本方以清热解毒，活血化瘀，通经溃坚为主，佐以透表、行气、化痰散结，体现了外科阳证疮疡内治消法的配伍特点。前人称本方为"疮疡之圣药，外科之首方"，适用于阳证而体实的各类疮疡肿毒。用之得当，则"脓未成者即消，已成者即溃"。

君：金银花——清热解毒　疮家之圣药

$$\text{臣} \begin{cases} \text{当归} \\ \text{赤药} \\ \text{乳香} \\ \text{没药} \\ \text{陈皮} \end{cases} \text{行气通络，活血散瘀，消肿止痛}$$

$$\text{佐} \begin{cases} \left.\begin{array}{l} \text{白芷} \\ \text{防风} \end{array}\right\} \text{疏风解表，散结消肿，使热毒从外透解} \\ \left.\begin{array}{l} \text{皂角刺} \\ \text{穿山甲} \end{array}\right\} \text{通行经络，溃坚消痈，使脓成即溃} \\ \left.\begin{array}{l} \text{贝母} \\ \text{天花粉} \end{array}\right\} \text{清热化痰散结，使脓未成即消} \end{cases}$$

使：甘草——清热解毒 调和诸药

【注意事项】　本方用于痈肿未溃之前，若已溃破不可用；本方性偏寒凉，阴证疮疡忌用；脾胃虚弱、气血不足者慎用。

【加减】　红肿痛甚，热毒重者，加蒲公英、连翘、紫花地丁、野菊花等以加强清热解毒之力；便秘者，可加大黄以泻热通便；血热盛者，可加丹皮以凉血；气虚者，可加黄芪以补气。此外可根据疮疡肿毒所在部位的不同适当加入引经药，以使药力直达病所。

【方歌】　仙方活命金银花，防芷归陈穿山甲，贝母花粉兼乳没，草芍皂刺酒煎佳。

（四）清脏腑热剂　具有清解脏腑热邪的作用，用于热邪偏盛于某一脏腑的里热证。常用药物有黄连、黄芩、桑白皮、龙胆草、石膏、栀子等。根据不同脏腑热盛之不同，清脏腑热常分为清心、清肺、清肝、清胃等治法。代表方剂有导赤散、龙胆泻肝汤、左金丸、泻白散、清胃散、白头翁汤。

1. 导赤散

【来源】　《小儿药证直诀》。

【组成】　生地黄、木通、生甘草梢（各 6g）入竹叶同煎。

【功用】　清心养阴，利水通淋。

【主治】　心经火热证。心胸烦热，口渴面赤，意欲饮冷，口舌生疮，或心热移于小肠，小便赤热涩痛，舌红，脉数。

【方解】　方中木通味苦性寒，上能入心清热，下又能通利小肠，为君药。生地黄甘苦性寒，既可入心清热凉血，又能入肾养阴生津，使肾水足则心火得降，尤适用于心经有热而阴伤不甚者，为臣药。竹叶甘淡性寒，清心除烦，导热下行，使热从小便而出，为佐药。生甘草清热解毒，用梢者，取其能直达茎中而止淋痛，并可调和药性，为佐使药。四药配伍，则利水而不伤阴，泻火而不伐胃，滋阴而不敛邪。本方虽有清心之功，却重在导心热下移小肠从小便而解，此为立方之旨，是清心利水之常用方。

君：木通——上能入心清热，下又能通利小肠

臣：生地——既可入心清热凉血，又能入肾养阴生津

佐：竹叶——清心除烦，导热下行，使热从小便而出

佐使：生甘草——清热解毒止淋痛，调和诸药

【注意事项】 方中木通苦寒，生地阴柔寒凉，故脾胃虚弱者慎用。

【加减】 心火较盛者，加黄连以清心泻火，名"泻心导赤汤"。血淋涩痛者，加旱莲草、小蓟、琥珀末、瞿麦等以清热凉血，去瘀通淋。

【方歌】 导赤生地与木通，草梢竹叶四般攻，口糜淋痛小肠火，引热同归小便中。

2. 龙胆泻肝汤

【来源】 《医方集解》。

【组成】 龙胆草（6g）、黄芩（9g）、山栀子（9g）、泽泻（12g）、木通（6g）、车前子（9g）、当归（3g）、生地黄（9g）、柴胡（6g）、生甘草（6g）。

【功用】 泻肝胆实火，清肝经湿热。

【主治】 肝胆实火上扰，症见头痛目赤，胁痛口苦，耳聋、耳肿；或肝经湿热，症见阴肿阴痒，筋痿阴汗，小便淋浊，妇女湿热带下等。

【方解】 方中龙胆草大苦大寒，既泻肝胆实火，又清肝经湿热，是泻火除湿两擅其功的君药。黄芩、栀子苦寒泻火，助龙胆草加强清热祛湿之力，为臣药。泽泻、木通、车前子清热利湿，使湿热从小便排出。肝主藏血，肝经有热，易耗伤阴血，加之药物苦寒燥湿，亦耗其阴，故用生地、当归滋阴养血，以防伤阴，为佐药。柴胡为引诸药入肝胆而设，甘草调和诸药，为使药。全方泻中有补，利中有滋，以使火降热清，湿浊分清，循经所发诸证而愈。

君：龙胆草——上泻肝胆实火，下清肝经湿热，泻火除湿两擅其功

臣 ⎰黄芩⎱ 苦寒泻火，燥湿清热，助龙胆草加强清热祛湿之力
　　⎰栀子⎱

　　⎧泽泻⎫
　　⎪木通⎪ 清热利湿，使湿热从小便排出
佐 ⎨车前子⎬
　　⎪生地⎫
　　⎩当归⎭ 养血益阴，以防伤阴

使 ⎰柴胡——引药归经，疏肝清热⎱
　　⎰甘草——调和诸药⎱

【注意事项】 本方药物多为苦寒之性，内服易伤脾胃，故对脾胃虚寒和阴虚阳亢之证慎用，不可多服、久服。

【加减】 肝胆实火较盛，可去木通、车前子，加黄连以增强泻火之力；湿盛热轻者，可去黄芩、生地，加滑石、薏苡仁以加强利湿之功；玉茎生疮，或便毒悬痈，或阴囊肿痛，红热甚者，可去柴胡，加连翘、黄连、大黄以加大泻火解毒之用。

【方歌】 龙胆泻肝栀芩柴，生地车前泽泻偕，木通甘草当归合，肝经湿热力能排。

【研究报道参考】 将突发性耳聋30例随机分为两组，治疗组用加味龙胆泻肝汤，1剂/日，分早中晚3次温服，除降压药外停用其他药物。对照组用罂粟碱60mg加5%葡萄糖250ml，ATP 40mg、CoA 100U加入5%GS 250ml静脉滴注，1次/日；阿昔洛韦200mg口服，4小时1次；维生素B$_1$ 100mg、维生素B$_{12}$ 500μg肌内注射，1次/日，病程在3天以内者加地塞米松20mg静脉滴注，1次/日，每隔3天将

地塞米松减量 5mg。7 天为 1 疗程，两组均治疗 2 疗程，结果治疗组治愈率为 50%，明显优于对照组的 25%（$P < 0.05$），总有效率分别为 93.33% 和 90.47%，两组比较 $P > 0.05$【周杰，罗仁瀚，黄云声.龙胆泻肝汤加减治疗突发性耳聋 30 例临床观察.长春中医药大学学报，2009，25（1）:120-121】。临床报道，龙胆泻肝汤加减治疗湿热型阳痿 40 例，结果治愈 6 例、显效 15 例、好转 15 例、无效 4 例，总有效率为 90%，取得较好的疗效【谭万顺.加味龙胆泻肝汤治疗湿热型阳痿病 40 例.云南中医中药杂志，2008，29（2）:26】。

3. 左金丸

【来源】 《丹溪心法》。

【组成】 黄连（180g）、吴茱萸（30g），为末，水泛为丸，每服 2~3g。

【功用】 清泻肝火，降逆止呕。

【主治】 肝火犯胃证。胁肋疼痛，嘈杂吞酸，呕吐口干，舌红苔黄，脉弦数。

【方解】 方中重用黄连，清泻肝火，使肝火得清，自不横逆犯胃，又善清泻胃热，胃火降则其气自和，两清肝胃，标本兼顾，为君药。然而气郁化火之证，纯用大苦大寒既恐郁结不开，又虑折伤中阳，故少佐辛热之吴茱萸，既疏肝解郁，使肝气条达，郁结得开；又反佐以制黄连之寒，使泻火而无凉遏之弊；并取其下气之用，以和胃降逆；且可引领黄连入肝经。如此一味而功兼四用，以为佐使。两药合用，共收清泻肝火，降逆止呕之效。本方的配伍特点是辛开苦降，泻火而不至凉遏，降逆而不碍火郁，相反相成，肝胃同治，使肝火得清，胃气得降，则诸症自愈。

君：黄连——清泻肝胃之火

佐使：吴茱萸——和胃止呕，疏肝开郁，制黄连之寒，使泻火而无凉过之弊

【注意事项】 本方黄连与吴茱萸用量比例为 6:1；吐酸属于虚寒者忌用。

【加减】 吐酸重者，可加乌贼骨、煅瓦楞子以平肝和胃，制酸止痛；湿热泄泻或痢疾、腹痛较剧者，可加白芍缓急止痛。

【方歌】 左金连茱六一丸，肝火犯胃吐吞酸，再加芍药名戊己，热泻热痢服之安。

【研究报道参考】 临床报道，左金丸加味汤治疗反流性食管炎 86 例，结果痊愈 60 例、显效 21 例、无效 5 例，总有效率 94.2%，疗效显著【窦小玲.左金丸加味汤治疗反流性食管炎 86 例.现代中医药，2008，28（5）:24-25】。实验研究，用加味左金丸对大鼠胃癌前病变环氧合酶-2（COX-2）蛋白的高表达有明显的抑制作用，其治疗胃癌前病变获效的机制之一可能与其在一定程度上通过调控多种癌基因、抑癌基因，降低 COX-2 蛋白的表达，进而恢复细胞增殖与凋亡的平衡有关【南杏初，等.加味左金丸对大鼠胃癌前病变环氧合酶-2 蛋白表达的影响.湖北中医学院学报，2007，9（1）:34-36】。

4. 泻白散

【来源】 《小儿药证直诀》。

【组成】 地骨皮、桑白皮（各30g），甘草（3g），粳米（10g）。

【功用】 清泻肺热，止咳平喘。

【主治】 肺热喘咳证。气喘咳嗽，皮肤蒸热，日晡尤甚，舌红苔黄，脉细数。

【方解】 方中桑白皮甘寒性降，专入肺经，清泻肺热，平喘止咳，为君药。地骨皮甘寒入肺，助君药清降肺中伏火，以为臣药。君臣相伍，清泻肺热，使金清气肃。炙甘草、粳米养胃和中以扶肺气，共

为佐使。四药合用，共达泻肺清热，止咳平喘之功。本方特点是清中有润、泻中有补，既非清透肺中实热以治其标，也非滋阴润肺以治其本，而是清泻肺中伏火以消郁热，具有标本兼顾之功。

君：桑白皮——清泻肺热，平喘止咳

臣：地骨皮——泻火养阴，助君药清降肺中伏火

佐使 $\begin{cases} 粳米 \\ 甘草 \end{cases}$ 养胃和中，以扶肺气

【注意事项】 本方药性平和，尤宜于正气未伤，伏火不甚者。风寒咳嗽或肺虚喘咳者不宜使用。

【加减】 肺经热重者，可加黄芩、知母等以增强清泻肺热之力；燥热咳嗽者，加瓜蒌皮、川贝母等润肺止咳；阴虚潮热者，加银柴胡、鳖甲以滋阴退热；热伤阴津，烦热口渴者，加花粉、芦根以清热生津。

【方歌】 泻白桑皮地骨皮，甘草粳米四般宜，参茯知芩皆可入，肺热喘嗽此方齐。

5. 清胃散

【来源】 《脾胃论》。

【组成】 生地黄、当归身（各6g），牡丹皮（9g），黄连（6g），升麻（9g）。

【功用】 清胃凉血。

【主治】 胃火牙痛。症见牙痛牵引头痛，面颊发热，牙齿喜冷恶热，或牙宣出血，或牙龈红肿溃烂，或唇舌腮颊肿痛，口气热臭，口干舌燥，舌红苔黄，脉滑数。

【方解】 方中黄连苦寒泻火为君，直折胃腑之热。升麻甘辛微寒，一则清热解毒，治胃火牙痛；二则轻清升散透发，宣达郁遏伏火，有"火郁发之"之意。黄连得升麻，降中寓升，故泻火而无凉遏之弊；升麻得黄连，升中有泻，故散火而无升焰之虞。胃热侵及血分，耗伤阴血，故用生地凉血滋阴；丹皮凉血清热，皆为臣药。佐以当归养血活血，以助消肿止痛。升麻兼以引经为使。诸药配伍，清胃凉血，使上炎之火得降，血分之热得除，循经外发诸症皆可因热毒内撤而解。

君：黄连——泻胃火

臣 $\begin{cases} 升麻——散火解毒，引药入阳明经，亦为使药 \\ 生地——凉血滋阴 \\ 丹皮——凉血清热 \end{cases}$ $\left.\begin{array}{c} 降中寓升 \\ 升中有泻 \end{array}\right.$

佐：当归——养血和血

【注意事项】 牙痛属风寒及肾虚火炎者不宜使用。

【加减】 兼大肠有热而大便秘结者，加大黄以泻热荡实，导热下行；兼有口渴者，可加元参、天花粉以升津，或加石膏清热生津。

【方歌】 清胃散用升麻连，当归生地牡丹全，或加石膏清胃热，口疮吐衄与牙宣。

6. 白头翁汤

【来源】 《伤寒论》。

【组成】 白头翁（15g）、黄柏（12g）、黄连（6g）、秦皮（12g）。

【功用】 清热解毒，凉血止痢。

【主治】　热毒痢疾。症见腹痛，里急后重，肛门灼热，下痢脓血，赤多白少，渴欲饮水，舌红苔黄，脉弦数。

【方解】　方中君药白头翁苦寒而入血分，清热解毒，凉血止痢。臣以黄连，苦寒泻火解毒，燥湿厚肠，为治痢要药；黄柏清下焦湿热，共助白头翁清热解毒，尤能燥湿治痢。佐以秦皮苦涩而寒，清热解毒，兼以收涩止痢。四药配伍，共奏清热解毒、凉血止痢之功。

君：白头翁——清热解毒，凉血止痢

臣 {黄连——清热解毒，燥湿厚肠} 助白头翁清热解毒
　 {黄柏——清热燥湿} 尤能燥湿治痢

佐：秦皮——清热涩肠止痢

【注意事项】　本方性味苦寒，痢疾属寒湿及虚寒者禁用。

【加减】　外有表邪，恶寒发热者，加葛根、连翘、银花以透表解热；里急后重较甚，加木香、槟榔、枳壳以调气；脓血多者，加赤芍、丹皮、地榆以凉血和血；挟有食滞者，加焦山楂、枳实以消食导滞。

【方歌】　白头翁汤是古方，黄连黄柏秦皮襄，大便脓血心烦渴，热利后重效佳良。

【研究报道参考】　实验研究，白头翁汤及其加减方体外实验对多种病菌具有较强地杀灭和抑制作用，对实验动物有明显的抗炎及愈合溃疡作用，具有调节机体多种免疫细胞因子、促进免疫功能的作用，可明显抑制离体实验动物肠管的运动，有显著的抗腹泻和对抗内毒素对机体的损害【张保国，等.白头翁汤现代药效学研究.中成药，2009，31（4）：607-608】。

（五）清热祛暑剂　适用于夏日暑热证。症见身热烦渴，汗出体倦，小便不利，脉数等。其治法与温热病基本相同。夏日淫雨，天暑下迫，地湿上蒸，故湿热之邪易于相兼为患，故暑多挟湿；因暑为阳邪，易伤气阴；夏暑炎热，多喜纳凉饮冷，故又易兼寒湿。因此对暑病的治疗，若暑月感寒，应祛暑解表，方用香薷饮；若兼有湿邪者，法当清暑利湿；若暑伤元气，兼有气虚者，又当清暑热而益元气。代表方剂有六一散、清暑益气汤。

1. 六一散

【来源】　《素问·宣明论方》。

【组成】　滑石（180g）、甘草（30g），为细末，每服 9~18g，或包煎，日 2~3 次。

【功用】　清暑利湿。

【主治】　暑湿证。身热烦渴，小便不利，或泄泻。

【方解】　方中滑石甘淡性寒，体滑质重，既清解暑热，治暑热烦渴，又通利水道，使三焦湿热从小便而出，以治暑湿所致小便不利及泄泻，故为君药。生甘草甘平偏凉，清热泻火，益气和中，与君药相伍，一则甘寒生津，利小便而不伤津液；二则防滑石之寒滑重坠以伐胃，为臣药。二药相合，清暑利湿，使三焦暑湿从下焦渗泄，则热、渴、淋、泻诸症向愈。本方药性平和，清热而不留湿，利水而不伤阴，是清暑利湿的代表方剂。

君：滑石——清暑热、利小便，使三焦湿热从小便而出

臣：甘草——甘寒生津、清热和中，防滑石寒滑重坠伐胃

【注意事项】　若阴虚，内无湿热，或小便清长者忌用。孕妇忌服。

【加减】　暑热较重，可加淡竹叶、西瓜翠衣等以祛暑；伤津而口渴舌红者，加麦冬、沙参、石斛等养阴生津止渴；心火旺见舌红心烦者，加竹叶、灯芯草、黄连等泻火除烦；气津两伤者，加西洋参、五味子等益气养阴；小便涩痛或有砂石诸淋者，选加白茅根、小蓟、车前草、海金沙、金钱草、鸡内金等利尿通淋。

【方歌】　六一散用滑石草，清暑利湿有功效，益元碧玉与鸡苏，砂黛薄荷加之好。

2. 清暑益气汤

【来源】　《温热经纬》。

【组成】　西瓜翠衣（30g）、西洋参（5g）、石斛（15g）、麦冬（9g）、黄连（3g）、竹叶（6g）、荷梗（15g）、知母（6g）、甘草（3g）、粳米（15g）。

【功用】　清暑益气，养阴生津。

【主治】　暑热气津两伤证。症见身热汗多，口渴心烦，小便短赤，体倦少气，精神不振，脉虚数。

【方解】　方用西瓜翠衣清热解暑；西洋参益气生津、养阴清热，为君药。荷梗助西瓜翠衣清热解暑；石斛、麦冬助西洋参养阴生津，为臣药。黄连苦寒泻火，增强清热祛暑之力；知母苦寒质润，泻火滋阴；竹叶甘淡，清热除烦，为佐药。甘草、粳米益胃和中，为使药。诸药合用，共奏清暑益气、养阴生津之效，使暑热得清，气津得复，诸症自除。

君 { 西瓜翠衣——清解暑热
西洋参——益气生津，养阴清热 }

臣 { 荷梗——清热解暑，助西瓜翠衣清热解暑
石斛
麦冬 } 养阴清热，助西洋参养阴生津

佐 { 黄连——清热泻火，增强清热祛暑之力
知母
竹叶 } 清热除烦

使 { 甘草
粳米 } 益气养胃

【注意事项】　本方有滋腻养阴之品，故暑病挟湿者，不宜使用。

【加减】　夏季发热，久热不退，气津不足者，去苦寒的黄连、知母，加白薇、地骨皮等和阴退热。

【方歌】　王氏清暑益气汤，暑热气津已两伤，洋参麦斛粳米草，翠衣荷连知竹尝。

（六）**清虚热剂**　具有养阴透热，清热除蒸的作用。宜用于热病后期，邪热未尽，阴液已伤，而见暮热早凉、舌红少苔者；或因肝肾阴虚，而致骨蒸潮热或久热不退的虚热证。临床常以滋阴清热的知母、生地、鳖甲与清透伏热的柴胡、秦艽、地骨皮、青蒿等药配伍成方。若兼有气虚，则应配伍益气药，热甚者应佐以苦寒泻火药。代表方剂有青蒿鳖甲汤、清骨散、当归六黄汤。

1. 青蒿鳖甲汤

【来源】　《温病条辨》。

【组成】　青蒿（6g）、鳖甲（15g）、生地（12g）、知母（6g）、丹皮（9g）。

【功用】 养阴透热。

【主治】 邪热内伏证。症见夜热早凉，热退无汗，能食形瘦，舌红少苔，脉数。

【方解】 方中鳖甲咸寒滋阴，直入阴分，以退虚热；青蒿芳香清热透毒，引邪外出。二药相合，透热而不伤阴，养阴而不恋邪，为君药。生地甘凉滋阴，知母苦寒滋润，共助君药以退虚热，为臣药。丹皮凉血透热，助青蒿以透泄阴分之伏热，为佐药。

$$君\begin{cases}鳖甲——滋阴透热，入络搜邪\\青蒿——清热透络，引邪外出\end{cases}$$

$$臣\begin{cases}生地——滋阴清热\\知母——滋阴降火\end{cases}助君药以退虚热$$

佐：丹皮——可泻阴中之火，使火退而阴生

与青蒿相配，内清血中伏热，外透伏阴之邪

【注意事项】 方中青蒿不耐高温，煎煮时间不宜太长，或用沸水泡服；阴虚欲作动风者，不宜用本方。

【加减】 用于肺痨骨蒸，阴虚火旺时，可加沙参、麦冬清肺养阴；用于小儿夏季热，属于阴虚有热时，可加石斛、地骨皮、白薇等以退虚热。

【方歌】 青蒿鳖甲知地丹，阴虚发热服之安，夜热早凉无汗出，养阴透热服之安。

【研究报道参考】 将64名晚期肺癌癌性发热患者随机分为治疗组32例和对照组32例，治疗组用加味青蒿鳖甲汤，每日1剂，分2次口服；对照组用塞来昔布胶囊0.2g，每日2次，7天1个疗程。结果治疗组有效率65.7%，高于对照组的59.4%，$P<0.05$；治疗组生活质量评分增加值≥10分者占46.9%，高于对照组的9.4%，$P<0.05$；治疗组无毒副反应出现。表明加味青蒿鳖甲汤治疗晚期肺癌癌性发热有效率高，改善患者生存质量作用显著【王蓉，冯军，王字岭.加味青蒿鳖甲汤治疗晚期肺癌癌性发热32例.南京中医药大学学报，2011，27（5）:484-486】。

2. 清骨散

【来源】 《证治准绳·类方》。

【组成】 银柴胡（5g），胡黄连、秦艽、鳖甲、地骨皮、青蒿、知母（各3g），甘草（2g）。

【功用】 清虚热，退骨蒸。

【主治】 骨蒸潮热证。症见午后或夜间潮热，骨蒸心烦，形瘦盗汗，两颊潮红，手足心热，舌红少苔，脉细数。

【方解】 方中君药银柴胡善清虚劳骨蒸之热，而无苦燥之弊。胡黄连、知母、地骨皮入阴，退虚热以治骨蒸劳热；青蒿、秦艽清伏热，共为臣药。鳖甲咸寒，滋阴潜阳，引入阴以清热，为佐药。甘草调和诸药，为使药。诸药配合，共奏清骨退蒸、滋阴潜阳之效。

君：银柴胡——清退虚热

$$臣\begin{cases}知母——滋阴清热\\胡黄连——清虚热\\地骨皮——降肺中伏火，去下焦肝肾虚热\\\begin{rcases}秦艽\\青蒿\end{rcases}清虚热而透伏热\end{cases}$$

佐：鳖甲——滋阴潜阳，又引药入阴分

使：甘草——调和药，并防苦寒药损伤胃气

【使用注意】　本方退热作用较强，而滋阴作用稍弱。阴虚较甚、潮热较轻者，不宜使用。

【加减】　血虚者，可加当归、熟地、白芍、生地；咳嗽者，可加桔梗、五味子、阿胶、麦冬。

【方歌】　清骨散用银柴胡，胡连秦艽鳖甲扶，地骨青蒿知母草，骨蒸劳热必能除。

3. 当归六黄汤

【来源】　《兰室秘藏》。

【组成】　当归、生地黄、熟地黄、黄芩、黄柏、黄连（各6g），黄芪（12g）。

【功用】　滋阴泻火，固表止汗。

【主治】　阴虚火旺盗汗。症见发热，盗汗，面赤心烦，口干唇燥，大便干结，小便黄赤，舌红苔黄，脉数。

【方解】　方用当归养血增液，血充则心火可制；生地、熟地入肝肾而滋养阴精。三药共用，使阴血充足则水能制火，共为君药。盗汗因于水不济火，火热熏蒸，故用黄连清泻心火，合黄芩、黄柏泻火除烦，清热坚阴，共为臣。君臣相合，热清则火不内扰，阴坚则汗不外泄。汗出过多，致卫虚不固，故倍用黄芪，益气实卫以固表，又合当归、熟地益气养血，为佐药。诸药合用，共达滋阴泻火、固表止汗之功。本方的配伍特点，一则养血育阴与泻火彻热并进，标本兼顾，阴固而水能制火，热清则耗阴无由；二则益气固表与育阴泻火相伍，育阴泻火为本，益气固表为标，使营阴内守，卫外固密，故发热盗汗诸症相应而愈。

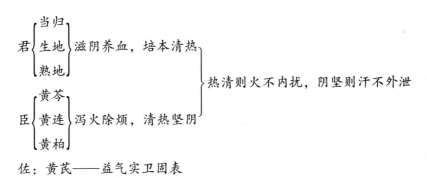

佐：黄芪——益气实卫固表

【注意事项】　本方养阴泻火之力颇强，对于阴虚火旺，中气未伤者适用。脾胃虚弱，纳少便溏者不宜使用。

【加减】　本方滋阴清热之力较强，且偏于苦燥。阴虚而实火较轻者，可去黄连、黄芩，加知母，以其泻火而不伤阴；汗出甚者，可加浮小麦、山萸肉增强止汗作用；阴虚阳亢、潮热颧赤者，加白芍、龟板增强滋阴潜阳之力。

【方歌】　当归六黄二地黄，芩连芪柏共煎尝，滋阴泻火兼顾表，阴虚火旺盗汗良。

【方证鉴别】

（1）清气分热　白虎汤与竹叶石膏汤俱为清气分热的代表方剂，但前者功用是清热生津，主治阳明（气分）热盛，症见壮热、汗出、烦渴、脉洪大。后者功用是清热兼以益气养阴，降逆和胃，主治热病后期，气阴皆伤，余热未尽，症见身热多汗、心胸烦闷、气逆欲呕等。

（2）清营凉血　清营汤、犀角地黄汤同为清营凉血的代表方剂，以犀角、生地为主，治热入营血证。但清营汤是在清热凉血中配伍银花、连翘等轻清宣透之品，寓有"透热转气"之意，用于邪热初入营分尚未动血之证，症见身热夜甚，时有谵语，神烦少寐，或斑疹隐隐；犀角地黄汤配以赤芍、丹皮泻热散瘀，又有"凉血散血"之功，用于热入血分而见耗血、动血之证，症见吐衄、发斑等。

（3）清热解毒　黄连解毒汤、普济消毒饮、仙方活命饮同有清热解毒作用，但各有特点。黄连解毒汤功用是以苦寒泻火解毒为主，主治三焦火毒热盛，症见烦热、错语、吐衄、发斑、痈疽疔毒等。普济消毒饮功用是疏风散邪、清热解毒，主治风热疫毒发于头面，症见头面红肿焮痛、咽喉不利等。仙方活命饮于清热解毒中，佐以行气活血、散结消肿之品，主治痈疮肿毒初起，脓未成或脓成未溃之证。

（4）清脏腑热　导赤散功用是清心利水养阴，主治心经与小肠有热，症见心胸烦热、口舌生疮以及小便淋痛等。左金丸与龙胆泻肝汤均可用于肝经实火，胁痛口苦等症。但左金丸主要用于肝经郁火犯胃之呕吐吞酸等症，有降逆止呕和胃之功，泻火作用较轻，而无清利湿热作用。龙胆泻肝汤主要用于肝经实火上攻之头痛目赤，胁痛口苦耳聋，或湿热下注之淋浊阴痒等症，有清利湿热之功，而无降逆和胃作用，泻火之力较强。泻白散功用是泻肺清热，止咳平喘，主治肺有伏热的咳喘，日晡热甚等。清胃散功用是清胃凉血，主治胃火上攻的牙痛、头痛、牙宣出血、颊腮肿痛等。白头翁汤功用是清热解毒，兼能凉血止痢，主治热毒血痢、赤多白少之证。

（5）清热祛暑　六一散清暑利湿，主治暑湿，身热烦渴，小便不利等。清暑益气汤的功用是清暑益气，养阴生津，主治暑热气津两伤证。

（6）清虚热　青蒿鳖甲汤、清骨散均有滋阴退热的功用，均能主治虚热。青蒿鳖甲汤是养阴与透热并重，主治热病伤阴，邪伏阴分，夜热早凉，热退无汗等；清骨散主治虚劳骨蒸，方以清虚热为主，兼以滋阴透热。当归六黄汤功用是滋阴泻火，固表止汗，主治阴虚有火，症见发热、盗汗、面赤心烦、舌红、脉数等。

五、温里剂

温里剂是根据《素问·阴阳应象大论》"寒者热之"的原则，用温热药组成，具有温里助阳、散寒通脉等作用，祛除脏腑经络间寒邪，治疗里寒证的方剂。属于"八法"中的"温法"。温里剂辛温燥热，应辨清寒热之真假。温里剂分为温中散寒剂、回阳救逆剂、温经散寒剂三类。

（一）温中散寒剂　主治寒邪入里而致脾胃虚寒或中焦虚寒证。脾胃属土，位居中州，主受纳运化而司升降。若脾胃阳虚，寒自内生，或外寒直中，脾胃阳气受困，则受纳运化无权，升降失常，症见脘腹冷痛、食欲不振、呕吐腹泻、手足不温、舌淡苔白滑、脉沉细或沉迟等。如果以胃寒为主，多见脘痛绵绵、得温痛减或呕吐清水；如果以脾阳不足为主，多见腹痛喜暖、大便溏薄。宜选用生姜、高良姜、吴茱萸、川椒、附子等温中散寒之品，并配伍健脾益气药。代表方剂有理中丸。

理中丸

【来源】　《伤寒论》。

【组成】　人参、干姜、白术、甘草（各 90g），共研细末，炼蜜为丸，每丸 9g，每次 1 丸，每日 2~3 次。

【功用】　温中祛寒，补气健脾。

【主治】

（1）脾胃虚寒证　症见脘腹绵绵作痛，喜温喜按，呕吐，大便稀溏，脘痞食少，畏寒肢冷，口不渴，舌淡苔白润，脉沉细或沉迟无力。

（2）阳虚失血证　症见便血、吐血、衄血或崩漏等，血色暗淡，质清稀。

（3）脾胃虚寒所致的胸痹；或病后多涎唾；或小儿慢惊等。

【方解】　方中干姜大辛大热，温脾阳，祛寒邪，扶阳抑阴，为君药。人参性味甘温，补气健脾，为臣药。君臣相合，温中健脾。脾属土，主运化水湿，虚则易生湿浊，故用甘温苦燥之白术健脾燥湿，为佐药。甘草一则助参、术益气健脾；二则调和药性，为佐使药。全方温补并用，以温为主，温中阳，益脾气，助运化，故曰"理中"。

君：干姜——温中祛寒，扶阳抑阴 ⎫
臣：人参——甘温入脾，大补元气 ⎬ 温中健脾
佐：白术——健脾燥湿 ⎭
佐使：炙甘草——益气和中，助人参、白术益气健脾，调和药性

【注意事项】　湿热内蕴中焦或脾胃阴虚者禁用。

【加减】　寒性甚者，加制附片；脾气虚者，重用人参，加黄芪；下痢甚者，加淮山药、扁豆、煨诃子；呕吐甚者，加半夏、丁香；失血者，加阿胶、三七、地榆炭等。

【方歌】　理中丸主理中乡，甘草人参术干姜，呕利腹痛阴寒盛，或加附子总扶阳。

（二）回阳救逆剂　用于肾阳虚衰，阴寒内盛，或阳气衰微欲脱等症。若阳气衰微、阴寒内盛之四肢厥逆，症见精神萎靡、恶寒蜷卧、呕吐腹痛、下利清谷、脉沉细或沉微，甚者出现冷汗淋漓、脉微欲绝，宜用附子、干姜、肉桂等辛热药物；若真阳衰败而致上盛下虚、阳虚水泛、肾不纳气、气虚浮脱者，宜回阳救逆配伍化气利水、补气固脱、镇纳浮阳之品。代表方剂有四逆汤、参附汤、黑锡丹。

1. 四逆汤

【来源】　《伤寒论》。

【组成】　附子（15g）、干姜（6g）、炙甘草（6g）。

【功用】　温中祛寒，回阳救逆。

【主治】　阳虚欲脱，冷汗自出，四肢厥逆，下利清谷，脉微欲绝。

【方解】　方中君药附子大辛大热，入心脾肾经，是回阳救逆第一要药，其上助心阳，中温脾土，下壮肾阳，可复一身之阳气而回阳救逆。臣药干姜亦为辛热之品，温中散寒，助阳通脉，两药相辅相成，使温阳破阴之力更强。佐药炙甘草性温，既补脾胃而调诸药，又缓干姜、附子之辛散燥烈，解附子之毒。

君：附子——补肾壮阳，祛寒救逆 ⎫
臣：干姜——温中散寒，助阳通脉 ⎬ 相辅相成，使温阳破阴之力更强
佐：炙甘草——益气温中，缓和药性 ⎭

【注意事项】　非阳虚厥逆者勿用；真寒假热，服药格拒者，可将本汤凉服。

【加减】　四逆恶寒，脉微而复利，利止者，加人参（四逆加人参汤）；少阴病，下利清谷，里寒外热，手足厥冷，脉微欲绝，可倍用干姜（通脉四逆汤）。

【方歌】　四逆汤中附草姜，四肢厥冷急煎尝，腹痛吐泻脉微细，急投此方可回阳。

2. 参附汤

【来源】　《正体类要》。

【组成】　炮附子（9g）、人参（12g）。

【功用】　益气回阳固脱。

【主治】　阳气暴脱证。四肢厥逆，冷汗淋漓，呼吸微弱，脉微欲绝。

【方解】　此方为峻补阳气以救暴脱之用。方中人参甘温大补元气为君药。附子大辛大热，温壮元阳为臣药。二药相合，共奏回阳固脱之功。"有形之血不能速生，无形之气所当急固"，大失血后，气随血脱，急当固其脱，用大补大温的人参与附子配伍，上助心阳，中建脾阳，下补肾阳，阳气同补，则可挽救虚脱之重症。凡大病虚极欲脱，或产后或月经暴崩，或痈疡久溃，血脱亡阳者，皆可用本方救治。阳气来复，病情稳定，便当辨证调治，不可多服，以免纯阳之品过剂，反致助火伤阴耗血。

君：人参——甘温大补元气、回阳救逆
臣：附子——大辛大热，温壮元阳　　　　} 回阳固脱

【注意事项】　中病即止，不可多服。

【研究报道参考】　文献报道，参附汤配合西药升压治疗急性心肌梗死合并心源性休克患者可明显提高升压药疗效，降低无效率和死亡率【孙亚武.参附汤在急性心肌梗死合并心源性休克中的治疗作用.中国医药导报，2008，5（34）：66-67】。实验研究，用体外循环下行冠状动脉旁路移植术患者麻醉前30 min静脉滴注参附注射液，术中平均动脉压高于对照组，心率、中心静脉压低于对照组，多巴胺和硝酸甘油用量之比低于对照组，术后CK2MB、cTn I、LDH低于对照组，提示参附注射液对体外循环冠状动脉旁路移植术患者的心功能有一定保护作用【张义轩，等.参附注射液对体外循环下冠状动脉旁路移植术患者心肌的保护作用.军医进修学院学报，2007，28（5）：367-368】。

3. 黑锡丹

【来源】　《太平惠民和剂局方》。

【组成】　黑锡、硫黄（各60g），沉香、附子、葫芦巴、阳起石、茴香、补骨脂、肉豆蔻、川楝子、木香（各30g），肉桂（15g），共研细末，酒糊为丸，如梧桐子大，每服30~40丸。

【功用】　温壮下元，镇纳浮阳。

【主治】

（1）肾阳不足，肾不纳气，浊阴上泛，上盛下虚，痰壅胸中，上气喘促，四肢厥逆，冷汗不止，舌淡苔白，脉沉微。

（2）奔豚气　气从小腹上冲于胸，胸胁脘腹胀痛，或疝气腹痛，肠鸣滑泄，或男子阳痿精冷，或女子血海虚寒，月经不调，带下清稀，不孕。

【方解】　方中黑锡镇摄浮阳、降逆平喘，硫黄温补命门、暖肾消寒，同为君药；附子、肉桂温肾助阳，引火归源，使虚阳复归肾中，阳起石、补骨脂、葫芦巴温命门，除冷气，能接纳下归之虚阳，共为臣药；茴香、沉香、肉豆蔻、木香温中调气，降逆除痰，兼可暖肾，为防诸药温燥太过，加用苦寒之川楝子，既能监制诸药，又有疏肝理气之用，均为佐药。诸药配伍，共奏温壮肾阳、镇纳浮阳之功。

君 { 黑锡——镇摄浮阳，降逆平喘
　　 硫黄——温补命门，暖肾消寒

$$
臣
\begin{cases}
\left.\begin{array}{l}附子\\肉桂\end{array}\right\}温肾助阳，引火归源\\
\left.\begin{array}{l}阳起石\\补骨脂\\葫芦巴\end{array}\right\}温命门，除冷气
\end{cases}
$$

$$
佐
\begin{cases}
\left.\begin{array}{l}茴香\\沉香\\肉豆蔻\\木香\end{array}\right\}温中调气，降逆除痰，兼能暖肾\\
川楝子——监制诸药，疏肝理气
\end{cases}
$$

【注意事项】　本方药物重坠，又多温燥，孕妇及下焦阴亏者禁用。救急之剂，不可久服。

【方歌】　局方黑锡用铅硫，茴木沉香补骨投，肉蔻金铃阳起石，芦巴桂附下寒收。

（三）**温经散寒剂**　主治阳气不足或外寒内袭，寒邪凝于经络之证。因寒凝血脉，血脉不利，故见肢体冷痛或肢端青紫、小腹冷痛。治宜辛温发散配合养血通脉，以温通经络，祛除寒邪，可选用制川乌、制草乌、桂枝、细辛、当归、鸡血藤、川芎等温经通络的药物。代表方剂有当归四逆汤。

当归四逆汤

【来源】　《伤寒论》。

【组成】　当归（12g）、桂枝（9g）、芍药（9g）、细辛（3g）、通草（6g）、大枣（8 枚）、炙甘草（6g）。

【功用】　温经散寒，养血通脉。

【主治】　血虚寒厥证。手足厥冷，或腰、股、腿、足、肩臂疼痛，口不渴，舌淡苔白，脉沉细。

【方解】　本方以桂枝汤去生姜，倍大枣，加当归、通草、细辛组成。方中桂枝辛温，温经散寒，温通血脉，当归甘温，养血和血，共为君药。细辛温经散寒，助桂枝温通血脉；白芍养血和营，助当归补益营血，同为臣药。通草通经脉，以畅血行；大枣、甘草益气健脾养血，皆为佐药。重用大枣，既助归、芍补养营血，又防桂枝、细辛燥烈大过，伤及阴血，甘草兼有调和药性亦为使药。全方共达温经散寒，养血通脉之效。本方的配伍特点是温阳与散寒并用，养血与通脉兼施，温而不燥，补而不滞。

$$
君
\begin{cases}
桂枝——温通经脉，宣通阳气\\
当归——温补肝血
\end{cases}
$$

$$
臣
\begin{cases}
白芍——养血和营，助当归补益营血\\
细辛——温经散寒，以助桂枝温通血脉之力
\end{cases}
$$

$$
佐
\begin{cases}
通草——通血脉\\
大枣——益气健脾，既助当归、白芍补养营血，\\
\qquad\qquad 又防桂枝、细辛燥烈大过，伤及阴血
\end{cases}
$$

佐使：甘草——调和诸药

【注意事项】　本方只适用于血虚寒凝之手足厥冷，其他原因引起的四肢厥冷病证不宜使用本方。

【加减】　血瘀重者，可加川断、牛膝、鸡血藤、木瓜等活血祛瘀之品；治妇女血虚寒凝之经期腹痛

及男子寒疝、睾丸掣痛、牵引少腹冷痛、肢冷脉弦者，可加乌药、茴香、良姜、香附等理气止痛；血虚寒凝所致的手足冻疮，不论初期未溃或已溃者，均可以本方加减运用。

【方歌】　当归四逆桂芍枣，细辛甘草与通草，血虚肝寒手足冷，煎服此方乐陶陶。

【研究报道参考】　临床报道，将 72 例 0 级糖尿病足患者随机分为治疗组及对照组，每组 36 例。治疗组予加味当归四逆汤口服，对照组予西洛他唑口服。14 天为 1 个疗程，两组均连续治疗 3 个疗程。结果治疗组总有效率为 88.9%，对照组为 63.9%，两组治疗差异有统计学意义（$P < 0.05$）；治疗组 ABI、下肢动脉超声多普勒血流动力学指标、腓总神经运动传导速度和感觉传导速度改善均优于对照组（$P < 0.05$，$P < 0.01$）；治疗后两组血清 AGEs 均明显下降，治疗组低于对照组（$P < 0.01$），提示加味当归四逆汤能改善 0 级糖尿病足患者临床症状，改善糖尿病足动脉供血【杨琪.加味当归四逆汤治疗糖尿病足临床研究.上海中医药杂志，2009，43（5）:18-20】。

【方证鉴别】　温中祛寒方剂主治中焦虚寒证。理中丸温中散寒，补气健脾，亦常作汤剂用，是治中焦虚寒，腹痛吐利的代表方。凡因中焦虚寒所致的阳虚失血、小儿慢惊，病后喜唾涎沫、霍乱、胸痹等均可应用。

回阳救逆方剂主治阳气衰微，阴寒内盛而致的四肢厥逆，阳气将亡之危证。四逆汤为回阳救逆之主方，主治阴盛阳微，而见四肢厥逆，呕吐下利，脉微之证。黑锡丹温壮下元，镇纳浮阳。主治肾阳不足，肾不纳气，浊阴上泛，上盛下虚，痰壅胸中，上气喘促，四肢厥逆，冷汗不止，舌淡苔白，脉沉微；或奔豚气，或男子阳痿精冷，女子血海虚寒不孕。参附汤益气回阳固脱，主治阳气暴脱证，四肢厥逆，冷汗淋漓，呼吸微弱，脉微欲绝。

温经散寒方剂主治寒邪凝滞经脉之寒厥、血痹、阴疽等证。当归四逆汤温经散寒，养血通脉，主治血虚寒厥证。

六、补益剂

补益剂是以补益药为主组成，具有补养人体气、血、阴、阳的作用，治疗各种虚证的方剂。属于八法中的"补法"。使用补法时首先辨别虚实真假。"大实有羸状"，若误用补益，则助邪伤正；"至虚有盛候"，若不补反泻，则虚者更虚。对于虚不受补的病人，宜先调理脾胃，或配合健脾和胃、理气消导之品，以资运化，使之补而不滞。对外邪未尽而素体偏虚者，切勿过早纯用补益剂，以免留邪为患。补益剂所用药物多为滋补之品，故煎煮时间宜长，且以空腹服为佳。本类方剂为虚证而设，决非食饵，无虚勿补，否则不但无益，反而有害。根据其作用不同，补益剂可分为补气剂、补血剂、气血双补剂、补阴剂和补阳剂。

（一）补气剂　主治脾肺气虚证。临床症见肢体倦怠乏力，少气懒言，语音低微，动则气促，面色萎白，食少便溏，舌淡苔白，脉虚弱，或自汗，或脱肛、子宫脱垂等。常以补气药如人参、党参、黄芪、白术、甘草等为主组成，并根据兼夹证的不同配伍理气、利水渗湿、升阳举陷、补血、养阴、疏风解表等药。代表方剂有四君子汤、参苓白术散、补中益气丸。

1. 四君子汤

【来源】　《太平惠民和剂局方》。

【组成】　人参、白术、茯苓（各 9g），炙甘草（6g）。

【功用】　益气健脾。

【主治】　脾胃气虚证。面色萎白，语声低微，气短乏力，食少便溏，舌淡苔白，脉虚弱。

【方解】 方中人参甘温益气，健脾养胃，为君药。白术苦温，健脾燥湿，加强益气助运之力，为臣药；茯苓甘淡，健脾渗湿，与白术相配，则健脾祛湿之功益著，为佐药。炙甘草甘平，益气和中，调和诸药，为使药。四药相合，共奏益气健脾之功。因方中四味药皆为平和之品，温而不燥，补而不峻，如谦谦君子，故名"四君子汤"。

君：人参——甘温益气，健脾养胃
臣：白术——苦温，健脾燥湿，加强人参益气助运之力 }健脾祛湿更著
佐：茯苓——甘淡，健脾渗湿
使：炙甘草——甘平，益气和中，调和诸药

【注意事项】 阴虚血热者慎用。

【加减】 呕吐者，加半夏降逆止呕；胸膈痞满者，加枳壳、陈皮行气宽胸；心悸失眠者，加酸枣仁宁心安神；畏寒肢冷、脘腹疼痛者，加干姜、附子温中祛寒。

【方歌】 四君补气基本方，食少无力大便溏，人参白术茯苓草，益气健脾功效强。除却半夏名异功，或加香砂气滞使；益以夏陈名六君，祛痰补益气虚饵。

【研究报道参考】 临床报道，将120例动力障碍型功能性消化不良患者随机分为两组，治疗组和对照组各60例，对照组单用多潘立酮（吗丁啉）治疗；治疗组加用加味四君子汤治疗。结果治疗组治愈40例，好转20例、无效0例，治愈率66.7%，总有效率为100%；对照组治愈15例、好转25例，无效20例，治愈率为25%，总有效率为66.7%。两组治愈率、总有效率比较均有显著差异（$P < 0.01$），提示加味四君子汤治疗动力障碍型功能性消化不良，能较快缓解症状，疗效显著【孙占杰.加味四君子汤治疗动力障碍型功能性消化不良60例.山西中医，2009，25（1）：16】。实验研究，用盐酸林可霉素灌胃建立小鼠肠黏膜破损及肠道菌群失调模型，予加味四君子汤治疗后，肠道菌群得以调整，细菌平均易位率降低到9.35%以下，血浆二胺氧化酶降低到3.88mg/ml以下，表明加味四君子汤能调整失调的菌群、降低肠道通透性和细菌易位率，改善小鼠肠黏膜屏障功能【张燕，罗予.加味四君子汤改善小鼠肠黏膜屏障作用的研究.中国微生态学杂志，2009，21（4）：316-317，326】。

2. 参苓白术散

【来源】 《太平惠民和剂局方》。

【组成】 人参、白茯苓、炙甘草、白术、山药（各20g）莲子肉、薏苡仁、砂仁、桔梗（各10g），白扁豆（15g）。

【功用】 益气健脾，渗湿止泻。

【主治】 脾虚挟湿证。症见饮食不化，胸脘痞闷，肠鸣泄泻，四肢乏力，形体消瘦，面色萎黄，舌淡苔白腻，脉虚缓。

【方解】 方中人参、白术、茯苓益气健脾渗湿为君。山药、莲子肉助君药以健脾益气，兼能止泻；白扁豆、薏苡仁助白术、茯苓以健脾渗湿，共为臣药。砂仁醒脾和胃，行气化滞，为佐药。桔梗宣肺利气，通调水道，且载药上行；炙甘草健脾和中，调和诸药，共为佐使。全方合用，能补中气、渗湿浊、行气滞，使脾气健运，湿邪得去，则诸症自除。

$$君\begin{cases}人参\\白茯苓\\白术\end{cases}益气健脾渗湿$$

$$臣\begin{cases}\begin{cases}山药\\莲子肉\end{cases}健脾益气，兼能止泻\\\begin{cases}薏苡仁\\白扁豆\end{cases}健脾渗湿\end{cases}助君药以健脾渗湿$$

佐：砂仁——醒脾和胃，行气化滞

$$佐使\begin{cases}桔梗——宣肺利气，通调水道，载药上行\\甘草——健脾和中，调和诸药\end{cases}$$

本方是四君子汤加山药、莲子、白扁豆、薏苡仁、砂仁、桔梗而成。两方均有益气健脾之功，但四君子汤以补气为主，是治疗脾胃气虚的基础方；参苓白术散兼有渗湿行气作用，并有保肺之效，为治脾虚湿盛证以及"培土生金"的常用方剂。

【注意事项】　阴虚火旺者慎用。有湿热者不宜用本方。

【加减】　便溏兼有里寒腹痛者，加干姜、肉桂以温中祛寒止痛；便溏属湿热者，加车前子、泽泻、黄连清热利湿；气滞明显者，加枳壳、厚朴行气宽中；纳呆食少不化者，加神曲、麦芽、山楂消食化积。

【方歌】　参苓白术扁豆陈，山药甘莲砂薏仁，桔梗上浮兼保肺，枣汤调服益脾神。

【研究报道参考】　将 380 例急性水样腹泻患儿随机分为两组，各 190 例，治疗组给予参苓白术散加减口服，对照组采用 ORS 及思密达口服。结果治疗组治愈 172 例，显效 6 例，无效 7 例，总有效率 96.3%；对照组治愈 132 例，显效 8 例，无效 46 例，总有效率 75.3%；治疗组治愈率为 90.5%，对照组为 69.5%，两组比较有显著性差异（$P<0.05$）。提示参苓白术散加减治疗婴幼儿急性水样腹泻疗效较好【王英.参苓白术散治疗婴幼儿急性水样腹泻疗效观察.山西中医，2012，28（11）:18-19】。

3. 补中益气丸

【来源】　《脾胃论》。

【组成】　黄芪（18g）、甘草（9g）、人参（6g）、当归（3g）、橘皮（6g）、升麻（6g）、柴胡（6g）、白术（9g）。

【功用】　补中益气，升阳举陷。

【主治】

（1）脾胃气虚证　饮食减少，体倦肢软，少气懒言，面色苍白，大便溏薄，舌淡，脉大而虚软。

（2）气虚下陷证　脱肛，子宫脱垂，久泻，久痢，崩漏等，见气短乏力、舌淡、脉虚者。

（3）气虚发热证　身热，自汗，渴喜热饮，气短乏力，舌淡，脉虚大无力。

【方解】　方中重用黄芪为君药，味甘微温，入肺脾经，补中益气，升阳固表。人参、炙甘草、白术为臣药，补气健脾，增强黄芪补中益气之功。当归养血和营，助人参、黄芪以补气养血；陈皮理气和胃，使补而不滞，为佐药。用少量升麻、柴胡升阳举陷，助君药以升提下陷之中气，同为佐使之用。炙甘草调和诸药亦为使药。本方的配伍特点是补气养血以治脾胃气虚，升提阳气以求浊降清升。

君：黄芪——补中益气，升阳固表

臣 { 炙甘草 / 人参 / 白术 } 补气健脾，增强黄芪补中益气之功

佐 { 当归——养血和血，助人参、黄芪以补气养血 / 陈皮——理气和胃，使补而不滞 }

佐使 { 升麻 / 柴胡 } 升阳举陷，助君药以升提下陷之中气

【注意事项】 阴虚内热、肝阳上亢者忌用。

【加减】 兼有腹痛者，加白芍柔肝止痛；头痛者，加蔓荆子、川芎疏风活血止痛；头顶痛者，加藁本、细辛以疏风止痛；咳嗽者，加五味子、麦冬敛肺止咳；气滞者，加木香、枳壳理气解郁；虚人感冒，加苏叶以增强辛散之力；气虚下陷者，可倍用黄芪，并加枳壳；气虚自汗者，加白芍、五味子敛阴止汗；脾虚湿困、胸满体倦者，去当归，加苍术、木香健脾燥湿理气；胁痛者，加郁金、香附行气止痛；兼有食滞、不思饮食者，加焦三仙消食导滞。

【方歌】 补中益气芪术陈，升柴参草当归身，虚劳内伤功独擅，亦治阳虚外感因。

（二）**补血剂** 主治血虚证。症见面色萎黄，头晕目眩，唇爪色淡，失眠，舌淡，脉细，或妇女月经不调，量少色淡，或经闭不行等。组方以补血药如熟地、当归、芍药、阿胶、龙眼肉等为主。"气能生血"，故补血时多配伍补气之品，以助气化，或着重补气以生血。因大失血而致血虚阳脱者，尤应补气以固脱，使气旺则血生。血虚可导致血瘀，配伍活血药可防止血瘀。代表方剂有四物汤、归脾汤。

1. 四物汤

【来源】 《仙授理伤续断秘方》。

【组成】 当归（9g）、川芎（6g）、白芍（9g）、熟地（12g）。

【功用】 补血调血。

【主治】 营血虚滞证。症见心悸失眠，头晕目眩，面色无华，妇人月经不调，量少或经闭不行，脐腹作痛，口唇、爪甲色淡，舌淡，脉细弦或细涩。

【方解】 方中熟地性味甘温，味厚质润，长于滋阴养血，填精补肾，为君药。当归补血养肝，和血调经，为臣药。白芍养血柔肝和营；川芎活血行气，调畅气血，同为佐药。诸药相配，动静结合，以血中之血药熟地、白芍，养营补血；血中之气药当归、川芎，活血和营。全方配伍具有补血而不滞血，和血而不伤血的特点，是血虚能补、血燥能润、血溢能止、血瘀能行的调血剂。

君：熟地黄——滋阴养血，填精补肾

臣：当归——补血养肝，和血调经 } 补血而不滞血

佐 { 白芍——养血柔肝和营 / 川芎——活血行气，调畅气血 } 和血而不伤血

【注意事项】 脾胃阳虚、食少便溏不可应用。阴虚发热以及血崩气脱者不可单用。

【加减】 伴气虚者，加党参、黄芪补气生血；瘀血重者，加桃仁、红花，并用赤芍易白芍，加强活血祛瘀之力；血虚有寒者，加肉桂、炮姜、吴茱萸等温通血脉；血虚有热者，加黄芩、丹皮，并用生地

易熟地，清热凉血；妊娠胎漏者，加阿胶、艾叶，止血安胎；血滞痛经者，加香附、元胡、鸡血藤等养血行血，理气止痛。

【方歌】 四物地芍与归芎，血家百病此方宗，经带胎方俱可治，加减运用在胸中。

【研究报道参考】 临床报道，四物汤加减治疗痛经200例，结果痊愈135例、显效43例、有效22例，总有效率100%，效果显著【李小林，靳飞.四物汤加减治疗痛经200例临床观察.河北中医，2009，31（1）:70】。实验研究，用蛋白质组学研究发现，血虚证患者血清与正常相比有15个蛋白质的水平发生改变，其中有11个上调和4个下调，四物汤可使这些改变的蛋白质水平有所恢复。胶内酶切提取蛋白进行质谱鉴定，其中血虚证患者血清与正常相比升高的蛋白质有结合珠蛋白、聚集素、补体C4B、GTP结合蛋白2，与正常相比降低的蛋白质有转甲状腺素蛋白、血红蛋白β。血虚证患者服用四物汤后可降低结合珠蛋白、聚集素、补体C4B、GTP结合蛋白2，升高转甲状腺素蛋白、血红蛋白β，提示四物汤可以通过增强免疫，减轻基因损伤，增加血红蛋白等途径治疗血虚证【杨明会，马增春，窦永起，等.四物汤对血虚证患者血清蛋白质的影响.中国中药杂志，2008，33（4）:420-423】。

2. 归脾汤

【来源】 《正体类要》。

【组成】 黄芪、白术、当归、白茯苓、远志、龙眼肉、酸枣仁（各3g），人参（6g），木香（1.5g），炙甘草（1g），加生姜、大枣。

【功用】 益气补血，健脾养心。

【主治】

（1）心脾两虚证 症见心悸怔忡，健忘失眠，盗汗，体倦食少，面色萎黄，舌淡苔薄白，脉细弱。

（2）脾不统血证 症见便血，皮下紫癜，妇女崩漏，月经超前，量多色淡，或淋漓不止，舌淡，脉细弱。

【方解】 方中以黄芪、龙眼肉为君，配人参、白术、当归等甘温之臣药，补益脾气以生血，使气旺而血生；茯苓（或用茯神）、远志、酸枣仁宁心安神；木香辛温香散，理气醒脾，与益气健脾药配伍使用，既可复中焦运化之功，又能防益气补血药滋腻碍胃，达到补而不滞，滋而不腻，共为佐药；生姜、大枣调和脾胃，以资化源。全方共奏益气补血，健脾养心之功，是治疗思虑过度，劳伤心脾，气血两虚之良方。本方的配伍特点：一则心脾同治，重点在脾，使脾旺则气血生化有源，方名归脾，寓意在此；二则气血双补，重在补气，意在气为血之帅，气旺则血自生，血足则心有所养；三则补气养血药中佐以木香理气醒脾，补而不滞。

君 { 黄芪——补脾益气
龙眼肉——补脾气，养心血

臣 { 人参 白术 } 补气，与黄芪相配，加强补脾益气之功
当归——滋养营血，与龙眼肉相伍，增加补心养血之效

佐 { 茯神 酸枣仁 远志 } 宁心安神
木香——理气醒脾，既复中焦运化之功，又防益气补血药滋腻碍胃

$$使\begin{cases}炙甘草——补气健脾，调和诸药\\ \begin{cases}生姜\\大枣\end{cases}调和脾胃\end{cases}$$

【注意事项】　本方药性偏温，邪热内伏及阴虚脉数者忌用。

【加减】　崩漏下血偏寒者，加艾叶炭、炮姜炭以温经止血；偏热者，加生地炭、阿胶珠、棕榈炭以清热止血。

【方歌】　归脾汤用参术芪，归草茯神远志宜，枣仁木香龙眼肉，煎加姜枣益心脾。

【研究报道参考】　选取 120 例心脾两虚型亚健康失眠症患者，随机分为研究组和对照组各 60 例。对照组采用常规西医治疗，研究组在对照组治疗的基础上加用中药归脾汤，2 组均进行连续治疗 3 周，比较 2 组治疗前后 PSQI 评分、夜间觉醒次数、入睡时间及睡眠时间，并比较 2 组疗效及不良反应发生情况。结果治疗 3 周后，2 组 PSQI 评分均显著降低（$P<0.05$），夜间觉醒次数、入睡时间均显著缩短（$P<0.05$），睡眠时间明显延长（$P<0.05$），且研究组上述指标均显著优于对照组（$P<0.05$）；研究组总有效率明显高于对照组（$P<0.05$），不良反应发生率明显低于对照组（$P<0.05$）。提示归脾汤联合西医治疗心脾两虚型亚健康失眠症患者的疗效显著，可显著改善患者的睡眠质量【卢建政，蒙冰，王少华，等.归脾汤联合西医治疗心脾两虚型亚健康失眠症患者疗效及对睡眠质量的影响.现代中西医结合杂志，2018，27（3）:321-323】。

（三）**气血双补剂**　主治气血两虚证。症见面色无华，头晕目眩，心悸怔忡，食少倦怠，气短懒言，舌淡，脉虚无力等。常用补气药（如人参、黄芪、白术等）与补血药（如当归、熟地、白芍、阿胶等）共同组成方剂。代表方剂有八珍汤。

八珍汤

【来源】　《瑞竹堂经验方》。

【组成】　人参、白术、白茯苓、当归、川芎、白芍药、熟地黄、炙甘草（各10g），生姜，大枣。

【功用】　补益气血。

【主治】　气血两虚证。症见面色苍白或萎黄，头晕眼花，四肢倦怠，气短懒言，心悸怔忡，食欲减退，舌质淡，苔薄白，脉细虚。

【方解】　方中人参与熟地相配，益气养血，同为君药。白术、茯苓健脾渗湿，助人参益气补脾；当归、白芍养血和营，助熟地补益阴血，共为臣药。川芎行气活血，使之补而不滞，为佐药。炙甘草益气和中，调和诸药，为使药。生姜、大枣调和脾胃，亦为使药。

$$君\begin{cases}人参\\熟地\end{cases}益气养血$$

$$臣\begin{cases}\begin{cases}白术\\茯苓\end{cases}健脾渗湿，助人参益气补脾\\ \begin{cases}当归\\白芍\end{cases}养血和营，助熟地补益阴血\end{cases}$$

佐：川芎——活血行气，使之补而不滞

$$\text{使}\begin{cases}\text{炙甘草——益气和中，调和诸药}\\\begin{cases}\text{生姜}\\\text{大枣}\end{cases}\text{调和脾胃}\end{cases}$$

【注意事项】 有热象者忌用。

【加减】 脘腹胀满者，加枳壳、川朴、木香以理气消胀；纳呆食滞者，加砂仁、山楂、麦芽、神曲以开胃消食导滞；便溏、浮肿者，加山药、苡米、车前子以增强健脾利湿之效。

【方歌】 四君四物八珍汤，气血两虚煎和尝，再加黄芪与肉桂，十全大补效倍彰。

【研究报道参考】 临床报道，将48例胃癌术后患者随机分为治疗组（八珍汤加化疗）与对照组（常规化疗），结果治疗组化疗过程中出现呕吐的病例较对照组明显减少，程度明显减轻；化疗前后两组患者外周血白细胞、胃纳和精神状态对比有明显差异，提示八珍汤对减轻化疗药物的副作用、提高患者的生存质量有较好的效果【尹峰，付强，卢婷.八珍汤加减治疗胃癌术后患者化疗副作用临床观察.中国中医急症，2009，18（3）：364，419】。另有报道，将60例肺癌化疗后引起白细胞减少的病人，随机分为治疗组和对照组各30例，治疗组服加味八珍汤，对照组给口服利血生和沙肝醇，全部病例治疗满3周评价疗效。结果治疗组显效15例、有效13例、无效2例，总有效率93.33%；对照组显效9例、有效12例，总有效率70%，两组间比较有显著差异（$P<0.01$）。提示加味八珍汤治疗肺癌化疗引起的白细胞减少症，具有较好疗效【冼寒梅，王朝晖，黄开珍，等.加味八珍汤治疗肺癌化疗后白细胞减少30例.陕西中医，2008，29（9）：1161-1162】。

（四）补阴剂 主治阴虚证。阴虚与五脏均有密切联系，但以肾阴虚为主，且心肾、肝肾、肺肾等往往结合为病。症见形体消瘦，头晕耳鸣，潮热颧红，五心烦热，盗汗失眠，腰酸遗精，咳嗽咯血，口燥咽干，舌红少苔，脉细数。组方常用补阴药（如熟地、麦冬、沙参、阿胶、龟板等）为主，并可配伍清热、补阳、理气之品。

"善补阴者，必于阳中求阴，则阴得阳升而泉源不竭"，故阴虚补阴，宜佐以补阳之品，以阴根于阳，使阴有所化，并可借补阳药之温运，以制阴药之凝滞，使之滋而不滞。因阴虚易从热化，故多配伍清热之品。补阴药常常会影响脾胃的运化，产生气滞，故可配伍理气药。代表方剂有：六味地黄丸、一贯煎。

1. 六味地黄丸

【来源】 《小儿药证直诀》。

【组成】 熟地黄（24g），山萸肉、山药（各12g），泽泻、茯苓、丹皮（各9g）。

【功用】 滋阴补肾。

【主治】 肾阴虚证。症见腰膝酸软，头晕目眩，耳鸣耳聋，盗汗，遗精，消渴，骨蒸潮热，手足心热，舌燥咽痛，牙齿动摇，足跟作痛，小便淋漓，小儿囟门不合，舌红少苔，脉沉细数。

【方解】 方中重用熟地，滋阴补肾，填精益髓，为君药。山萸肉酸温补养肝肾，并能涩精；山药甘平补益脾阴，亦能固精，同为臣药。三药相配，可滋养肝、脾、肾三脏之阴，称"三补"。泽泻利湿泄浊，防熟地之滋腻恋邪；牡丹皮清泻相火，制山萸肉之温涩；茯苓淡渗脾湿，助山药之健运，均为佐药。三药渗湿浊、清虚热，防君臣之偏，称"三泻"。全方体现了王冰"壮水之主，以制阳光"之旨。本方的配伍特点是三补三泻，其中补药用量重于泻药，故以补为主；肝脾肾三阴并补，但以补肾阴为主。

君：熟地黄——滋补肾阴，填精益髓 ⎤

臣 ⎰ 山萸肉——酸温补养肝肾，并能涩精 ⎱ 滋养肝脾肾三脏之阴，称"三补"
　 ⎩ 山药——甘平补益脾阴，亦能固精 ⎭

佐 ⎧ 泽泻——利湿泄浊，防熟地之滋腻恋邪 ⎫
　 ⎨ 牡丹皮——清泻相火，制山萸肉之温涩 ⎬ 渗湿浊清虚热，防君臣之偏，称"三泻"
　 ⎩ 茯苓——淡渗脾湿，助山药之健运 ⎭

【注意事项】 本方药性偏于滋腻，脾虚泄泻者慎用。

【加减】 阴虚而火旺者，加知母、玄参、黄柏等以加强清热降火之功；兼有脾虚气滞，可加焦白术、砂仁、陈皮等以防碍气滞脾；便溏者，可重用山药、茯苓，减少熟地黄用量，亦可加莲子、芡实以健脾渗湿止泻。

【方歌】 六味地黄山茱萸，山药泽泻苓丹皮，更加知柏成八味，阴虚火旺自可煎。

【研究报道参考】 将20只雌性昆明小鼠数字随机化分为5组，每组4只，分别表示为A组（对照组）；B组（肾虚组）；C组（肾虚子代补肾组）；D组（肾虚母代补肾组）；E组（肾虚母、子代均补肾组）。随后将5只雄性昆明小鼠随机投入上述5组中，雌雄交配后，取出雄鼠，对B、C、D、E组进行恐吓，并同时给予0.1%的三水醋酸铅水溶液，直到生产前，建立中医"恐伤肾"的模型。D、E组小鼠在正常孕育的同时予补肾干预。A、B、C组常规饲料及饮水。母鼠于交配后19~22天时先后产子，得到A、B、C、D、E组的子代鼠，C、E组的子代鼠饲料中继续添加六味地黄丸，A、B、D组子代鼠正常饮食，期间对不同年龄段的子代鼠分次进行行为学测试并分析。结果初生鼠翻身测试实验中补肾子代鼠的翻身成功率优于未补肾组，少年鼠空地测试显示补肾组在行为测试中的表现优于未补肾组，且长期补肾组（子代、母代鼠均补肾）优于只有子代或是母代补肾组，组间多重比较（LSD-t 统计分析法）有统计学意义，A组与B组、C组、D组比较（t 分别为 27.50、8.10、9.30、3.00，P 均 <0.05），B组与C组、D组、E组比较（t 分别为 19.40、18.20、27.80，P 均 <0.05），C组与D组比较差异有统计学意义（t 为 8.40，$P<0.05$），D组与E组比较差异有统计学意义（t 为 9.60，$P<0.05$），青年鼠走钢丝测试，补肾组一定程度上仍优于未补肾组，A组与D组、B组与C组、B组与E组、C组与D组、D组与E组比较差异均有统计学意义（t 分别为 22.01、25.41、20.90、32.11、27.60，P 均 <0.05）。提示六味地黄丸对于改善智力迟缓型小鼠的智力水平具有一定的作用【赵靓，蔡利军，孟立娜.六味地黄丸对改善智力迟缓型小鼠智力水平的研究.浙江中医药大学学报，2013，（12）：1426-1428，1438】。

2. 一贯煎

【来源】 《续名医类案》。

【组成】 生地黄（18~30g），北沙参、麦冬、当归身（各9g），枸杞子（9~18g），川楝子（4.5g）。

【功用】 滋养肝肾，疏肝理气。

【主治】 肝肾阴虚，肝气不舒证。症见胸脘胁痛，吞酸吐苦，咽干口燥，舌红少津，脉细弱或虚弦。亦治疝气瘕聚。

【方解】 方中重用生地黄滋阴养血，补益肝肾，为君药；北沙参、麦冬、当归身、枸杞子益阴养血柔肝，助生地黄补肝体，共为臣药。用少量川楝子，疏肝泻热，理气止痛，恢复肝气条达之性，为佐药。虽为苦寒之品，但与大量甘寒滋阴养血药配伍，则无苦燥伤阴之弊。本方配伍特点是滋养肝肾阴血的基础上，佐以川楝子疏肝理气，使滋阴养血而不遏滞气机，疏肝理气又不耗伤阴血。

君：生地黄——滋阴养血，补益肝肾

臣 ｛ 北沙参 / 麦冬 / 当归身 / 枸杞子 ｝ 益阴养血柔肝，助生地黄补肝体

佐：川楝子——疏肝泻热，理气止痛，恢复肝气条达之性

【注意事项】　方中滋腻药物较多，故停痰积饮、舌苔白腻、脉沉弦者，不宜使用。

【加减】　大便秘结者，加瓜蒌仁、火麻仁以养阴润便；虚热汗多者，加地骨皮以清虚热止汗；痰多者，加贝母、瓜蒌以祛痰；舌红而干，阴亏过甚，加石斛以加强养阴生津；胁痛，按之硬，加鳖甲以软坚散结；腹痛者，加芍药、甘草以缓急止痛；两足痿软，加牛膝、薏苡仁清热利湿；不寐者，加枣仁以安神；口苦干燥者，加黄连或黄芩、天花粉以清热生津。

【方歌】　一贯煎用生地黄，沙参归枸麦冬襄，少佐川楝泄肝气，肝肾阴虚胁痛尝。

（五）补阳剂　阳气亏虚的病证，主要为心、脾、肾三脏的阳虚证，其中心、脾阳虚以"温里剂"治之，补阳剂主治肾阳虚证。症见面色苍白，形寒肢冷，腰膝酸痛，下肢软弱无力，小便不利，或小便频数，尿后余沥，少腹拘急，男子阳痿早泄，女子宫寒不孕，舌淡苔白，脉沉细、尺脉尤甚。常用温里药和补阳药，如附子、肉桂、巴戟天、肉苁蓉、仙灵脾、鹿角胶、仙茅等为主组方。"善补阳者，必于阴中求阳，则阳得阴助而生化无穷"，故多配伍补阴之品。代表方剂有肾气丸、右归丸。

1. 肾气丸

【来源】　《金匮要略》。

【组成】　附子、桂枝（各 3g），干地黄（24g），山药、山茱萸（各 12g），茯苓、泽泻、丹皮（各 9g）。

【功用】　温补肾阳。

【主治】　肾阳不足证。症见腰膝酸软，畏寒肢冷，少腹拘急，小便不利或频数，舌质淡胖，尺脉沉细；以及痰饮喘咳，水肿脚气，消渴，久泄等。

【方解】　方用附子大辛大热，温补肾阳，桂枝辛甘而温，温通阳气，共为君药，补肾阳之虚，助气化之复；干地黄滋阴补肾，山茱萸、山药补肝脾益精血，同为臣药；茯苓、泽泻利水渗湿，配桂枝以温化痰饮，丹皮清热凉血，合桂枝调血分之滞，为佐药。本方中六味地黄丸滋补肾阴；附子、桂枝辛热，助命门以温阳化气，以"阴中求阳"。其配伍特点有二：一为阴阳并补，而以补阳为主；二为滋阴之中加入少量桂枝、附子以温阳，达到阴中求阳，少火生气。

君 ｛ 附子——大辛大热，温补肾阳　补肾阳之虚 / 桂枝——辛甘而温，温通阳气　助气化之复 ｝

臣 ｛ 干地黄——滋阴补肾 / 山茱萸 / 山药补 ｝ 补肝脾益精血

$$佐\begin{cases}茯苓\\泽泻\end{cases}利水渗湿，配桂枝以温化痰饮$$

$$丹皮——清热凉血，合桂枝调血分之滞$$

【注意事项】 肾阴不足、虚火上炎者不宜用。

【加减】 小便数而多，色白，体质羸弱者，可加补骨脂、益智仁、覆盆子等以温肾缩泉；腰膝酸软重者，加杜仲、枸杞、狗脊以补肾强腰膝；小腹冷者，加巴戟天、沉香以温肾祛寒；治疗阳痿时，可加淫羊藿、补骨脂、巴戟天等以助壮阳起痿之力。

【方歌】 金匮肾气治肾虚，熟地淮药及山萸，丹皮苓泽加桂附，引火归原热下趋。

【研究报道参考】 临床报道，金匮肾气丸加味治疗前列腺增生122例，显效68例、有效42例、无效12例，总有效率为90.2%；对照组106例，显效44例、有效36例、无效26例，总有效率为75.2%，两组比较$P<0.05$，疗效满意【寿仁国.金匮肾气丸加味治疗前列腺增生122例.江西中医药，2007，38（8）:31】。实验研究，采用腹腔注射环磷酰胺复制雄激素部分缺乏大鼠模型，金匮肾气丸可显著增加实验大鼠睾丸及附睾的脏器指数，提高血清睾酮水平，增加睾丸间质细胞数目【张培海，张传涛，岳宗相，等.金匮肾气丸对雄激素部分缺乏大鼠血清睾酮及Leydig细胞的影响.中国中西医结合外科杂志，2008，14（4）:388-391】。

2. 右归丸

【来源】 《景岳全书》。

【组成】 熟地（24g），山药（12g），山萸肉、枸杞子（各9g），熟附片、菟丝子、鹿角胶、杜仲（各12g），肉桂（6g），当归（9g）。

【功用】 温补肾阳，填精益髓。

【主治】 肾阳不足、命门火衰证。年老或久病，症见气衰神疲，畏寒肢冷，腰膝酸软，阳痿遗精，或阳衰无子，或饮食减少，大便不实，或小便自遗，舌淡苔白，脉沉而迟。

【方解】 方中附子、肉桂、鹿角胶培补肾中元阳，温里祛寒，为君药。熟地黄、山茱萸、山药、枸杞子滋阴益肾，养肝补脾，填精补髓，取"阴中求阳"之义，为臣药。菟丝子、杜仲补肝肾，强腰膝；当归养血和血，与补肾之品相配，以补养精血，为佐药。诸药相配，肝脾肾兼补，以温补肾阳为主。

$$君\begin{cases}附子\\肉桂\\鹿角胶\end{cases}培补肾中之元阳，温里祛寒$$

$$臣\begin{cases}熟地黄\\山茱萸\\山药\end{cases}滋阴益肾，养肝补脾，填精补髓$$

$$佐\begin{cases}枸杞子\\菟丝子\\杜仲\\当归——养血和血\end{cases}补益肝肾，强腰壮膝$$

【注意事项】 肾虚而有湿浊者，不宜使用。

【加减】　阳衰气虚者，加人参以补气；阳虚精滑或带浊、便溏者，加补骨脂以补肾固精止泻；肾泄不止者，加五味子、肉豆蔻以涩肠止泻；饮食减少或不易消化，或呕恶吞酸者，加干姜以温中散寒；腹痛不止者，加吴茱萸以散寒止痛；腰膝酸痛者，加胡桃肉以补肾助阳，强腰膝；阳痿者，加巴戟肉、肉苁蓉或黄狗肾以补肾壮阳。

【方歌】　右归丸中地附桂，山药茱萸菟丝归，杜仲鹿胶枸杞子，益火之源此方魁。

【方证鉴别】　四君子汤、参苓白术散、补中益气汤均有补气作用，主治气虚诸证。其中四君子汤为益气健脾的基本方，适用于脾胃气虚、运化乏力之证；参苓白术散的功用除益气健脾外，并能和胃渗湿，用治脾胃气虚而挟湿之证；补中益气汤长于益气升阳，适用于内伤脾胃，气虚发热或气虚下陷的脱肛、子宫下垂等证。

四物汤、归脾汤均有补血作用，主治血虚诸证。其中四物汤为补血的常用方，也是妇女调经的基本方，功能补血活血，适用于营血虚滞、冲任虚损、月经不调、痛经等证；归脾汤以益气补血，健脾养心为主，善治心脾气血两虚和脾不统血之证。

八珍汤为四君子汤和四物汤的复方，补气与补血并重，是气血双补的基本方，适用于久病失治或病后失调的气血两虚之证。

六味地黄丸、一贯煎均有滋阴作用，主治阴虚诸证。六味地黄丸肝、脾、肾三阴并补，以补肾为主，为滋阴补肾的常用代表方，适用于肾阴不足为主的各种病证；一贯煎长于滋阴疏肝，适用于肝肾阴虚、肝气不舒之脘胁疼痛，吞酸吐苦等证。

肾气丸和右归丸均有温补肾阳的作用，主治肾阳不足诸证。其中肾气丸为补肾助阳的代表方，适用于肾阳不足诸证；右归丸温补肾阳，填精补血，适用于肾阳不足、命门火衰及火不生土等证，该方纯补无泻，温补肾阳的作用大于肾气丸。

七、理气剂

理气剂是以辛温香窜的理气药为主要组成，具有疏畅气机，调理脏腑功能，治疗气机失常的一类方剂。主要治疗肝胆、脾胃气滞，症见胸胁胀痛，脘腹胀满，嗳气吞酸，恶心食少，大便失常，或疝气疼痛，或月经不调、痛经，或胃气上逆、呕吐、呃逆；或肺气上逆，咳喘等证。理气剂多辛温香燥，容易伤津耗气，勿用过量，孕妇慎用。根据作用不同，理气剂可分为行气剂和降气剂。

（一）行气剂　用于治疗气机郁滞之证。气滞证一般以脾胃气滞证和肝气郁滞证多见。脾胃气滞证主要表现为脘腹胀满，嗳气吞酸，呕恶食少，大便失常等，常选用疏理脾胃气滞的药，如陈皮、厚朴、木香、枳壳、砂仁等为主组方。兼中焦寒凝者配干姜、高良姜等；兼脾气虚弱者配人参、白术、茯苓、甘草等；兼痰湿者配半夏、茯苓、苍术等。肝气郁滞证主要表现为胸胁胀痛，或疝气疼痛，或月经不调，或痛经等，常选用疏肝理气药，如香附、乌药、川楝子、青皮、郁金等为主组方。兼肝经寒凝者配小茴香、高良姜等；兼疼痛者配行气止痛的延胡索、薤白等。代表方剂有越鞠丸、半夏厚朴汤、天台乌药散。

1. 越鞠丸

【来源】　《丹溪心法》。

【组成】　香附、苍术、川芎、神曲、栀子（各10g）。

【功用】　行气解郁。

【主治】　气、血、痰、火、湿、食六郁证，症见胸膈痞闷，脘腹胀痛，吞酸呕吐，饮食不化，舌淡红，苔薄白，脉弦。

【方解】　方中香附行气解郁消滞，治疗气郁胸闷脘腹胀满疼痛，为君药；苍术燥湿健脾，治疗湿郁水谷不化；川芎活血行气，治疗血郁诸痛；神曲消食和胃，治疗食郁呕吐，饮食不消；栀子清热除烦，治疗火郁嘈杂吞酸，共为佐药。痰郁多因气、火、湿、食诸郁所致，气行通畅，湿去火清，则痰郁随之而解，故不另用化痰药物。

君：香附——行气解郁，治疗气郁胸闷脘腹胀满疼痛
佐：
川芎——活血祛瘀，治疗血郁诸痛
苍术——燥湿运脾，治疗湿郁水谷不化
神曲——消食和胃，治疗食郁呕吐，饮食不消
栀子——清热泻火，治疗火郁嘈杂吞酸
治疗六郁

【注意事项】　本方所治诸郁均为实证，因虚所致的郁证不宜使用。

【加减】　本方以行气解郁为主，临床应用时可根据诸郁的轻重不同而变换君药，并适当加减使用。方以治疗气郁为主的香附为君，佐以其他各味。气郁为主，可再加木香、槟榔；湿郁偏重者，以苍术为主，再加茯苓、泽泻；食郁偏重者，以神曲为主，再加麦芽、山楂；血郁偏重者，以川芎为主，再加桃仁、红花；火郁偏重者，以栀子为主，再加黄连、青黛；痰郁偏重者，可加胆南星、法半夏、瓜蒌等。无火郁则去栀子，无湿郁则去苍术，无血郁则去川芎，无食郁则去神曲。

【方歌】　越鞠丸治六般郁，气血痰火食湿因，芎苍香附兼栀曲，气畅郁舒痛闷伸。

2. 半夏厚朴汤

【来源】　《金匮要略》。

【组成】　半夏（12g）、厚朴（9g）、茯苓（12g）、生姜（15g）、苏叶（6g）。

【功用】　行气散结，降逆化痰。

【主治】　梅核气。症见咽中如有物阻，咯吐不出，吞咽不下，胸膈满闷，或咳或呕，舌苔白润或白腻，脉弦缓或弦滑。

【方解】　方中半夏辛温入肺胃经，可化痰散结，降逆和胃，为君药。厚朴辛苦温，能下气除满，助半夏降逆散结，为臣药。茯苓甘淡，可渗湿健脾，以助半夏化痰；生姜辛温，能散结和胃止呕，并制半夏之毒；苏叶芳香，行气理肺疏肝，助厚朴行气宽胸、宣通郁结之气，共为佐药。全方辛苦共用，辛能行气散结，苦能燥湿降逆，辛苦配伍使郁气得疏、痰涎得化，则痰气郁结之梅核气自除。

君：半夏——化痰散结，降逆和胃
臣：厚朴——下气除满，助半夏降逆散结
佐：
茯苓——渗湿化痰，助半夏化痰
生姜——辛温散结，和胃止呕，并制半夏之毒
苏叶——芳香行气，理肺疏肝
行气散结
降逆化痰

【注意事项】　本方辛温香燥，易伤阴津，故津伤较重或阴虚者不宜使用。

【加减】　气郁较甚者，加香附、郁金等以增强行气解郁之功；胁肋疼痛者，加川楝子、元胡索以疏肝理气止痛；咽痛者，加玄参、桔梗以解毒散结，宣肺利咽。

【方歌】 半夏厚朴痰气疏，茯苓生姜共紫苏，加枣同煎名四七，痰凝气滞皆能除。

3. 天台乌药散

【来源】 《圣济总录》。

【组成】 天台乌药、木香、茴香、青皮、良姜（各15g），槟榔（9g），川楝子（巴豆炒，12g）。

【功用】 行气疏肝，散寒止痛。

【主治】 寒凝气滞所致的小肠疝气，症见少腹痛引睾丸，喜暖畏寒，舌淡苔白，脉弦或沉迟。

【方解】 方中乌药行气疏肝，散寒止痛，为君药。木香、小茴香、青皮、高良姜行气散结，散寒除湿，为臣药。槟榔行气破坚，直达下焦；用巴豆炒川楝子，以去其苦寒之性，增强行气散结之功，共为佐药。诸药共用，使寒凝散、气滞解、肝脉和、疝痛自除。

君：天台乌药——行气疏肝，散寒止痛

臣
{ 木香 / 青皮 } 行气散结
{ 小茴香 / 高良姜 } 祛寒除湿

佐
{ 槟榔——行气化滞而破坚，直达下焦
川楝子(巴豆炒) ——行气散结

【注意事项】 湿热下注之疝气疼痛不宜用。

【加减】 偏于坠肿胀者，加荔枝核、橘核等以增强行气止痛之功；寒甚者，加肉桂、吴萸等以加强散寒止痛之力。

【方歌】 天台乌药木茴香，巴豆制楝青槟姜，行气疏肝止疼痛，寒疝腹痛是良方。

（二）**降气剂** 用于治疗气机上逆之证。临床多见肺气上逆证和胃气上逆证。肺气上逆证症见咳嗽短气、胸闷气喘等，常用降气平喘的紫苏子、杏仁、紫菀、款冬花、厚朴等药；风寒束肺、肺气郁闭，宜配伍麻黄、桂枝等辛温解表宣肺；痰浊壅肺而喘，宜配伍半夏、陈皮等化痰降气；肾不纳气者，配伍肉桂温肾纳气。胃气上逆证症见呕吐、呃逆等，常用降逆止呕的旋覆花、代赭石、半夏、生姜、竹茹、柿蒂等药；呕吐属寒者，配伍丁香、吴茱萸温胃散寒；属热者，配伍黄连、黄芩等；属虚者，配伍人参、甘草等。代表方剂有苏子降气汤、旋覆代赭汤。

1. 苏子降气汤

【来源】 《太平惠民和剂局方》。

【组成】 紫苏子、半夏（各9g），前胡、厚朴、当归（各6g），甘草（4g），肉桂（2g），生姜，大枣。

【功用】 降气平喘，温化寒痰。

【主治】 上实下虚之痰涎壅盛、喘咳短气、胸膈痞闷、咽喉不利，苔白滑或白腻。

【方解】 方中苏子降气化痰，止咳平喘，为君药。半夏、厚朴、前胡下气祛痰，协助君药治疗上实，肉桂温肾纳气治疗下虚，共为臣药。当归养血润燥，制约燥药伤阴，生姜、苏叶散寒宣肺，同为佐药。甘草、大枣和中调和诸药，为使药。本方治上顾下，以降气平喘、止咳祛痰治上实为主，温肾纳气治下虚为辅。

```
君：紫苏子——降气祛痰，止咳平喘 ┐
      ┌半夏┐                      │
      │前胡│祛痰止咳，下气平喘       │
   臣 │厚朴┘协助君药治疗上实         │
      │                          │  治上实为主
      └肉桂——温肾祛寒，纳气平喘，治疗下虚 │  治下虚为辅
      ┌当归——养血润燥，制约燥药伤阴    │
   佐 │生姜┐                      │
      │苏叶┘散寒宣肺                │
      ┌甘草┐                      │
   使 │大枣┘和中调药                ┘
```

【注意事项】 中虚痰多，或肺肾两虚者，不宜使用。

【加减】 痰涎壅盛，喘咳气逆难卧者，可加沉香等增强降气平喘之力；兼有表证者，可加麻黄、杏仁宣肺平喘疏散外邪；兼气虚者，可加人参等以益气扶正。

【方歌】 苏子降气橘半归，前胡桂朴姜枣随，或加沉香去肉桂，化痰平喘此方推。

【研究报道参考】 临床报道，将慢性肺心病急性发作期患者随机分为两组，治疗组予抗生素与苏子降气汤加减，对照组予相关西药，疗程均为 7 天。治疗组 80 例，显效 12 例，好转 47 例、无效 21 例，总有效率 73.75%；对照组 74 例，显效 10 例、好转 31 例、无效 33 例，总有效率 55.41%。治疗组疗效优于对照组（$P < 0.05$），疗效显著【段静文.苏子降气汤加减治疗慢性肺心病急性发作期 80 例.中国中医急症，2006，15（12）：1394】。实验研究，以卵白蛋白注射致敏雾化吸入激发法复制哮喘模型，苏子降气汤可明显抑制核因子-κB（NF-κB）蛋白的表达，明显降低血及肺泡灌洗液（BALF）中嗜酸性粒细胞（EOS）数量，改善肺组织形态学【旺建伟，李翼，徐国亭.苏子降气汤对哮喘大鼠核因子-κB 表达及嗜酸性粒细胞数量的影响.中国实验方剂学杂志，2006，12（6）：38-40】。

2. 旋覆代赭汤

【来源】 《伤寒论》。

【组成】 旋覆花（9g），代赭石、人参（各 6g），甘草、半夏（各 9g），生姜（15g），大枣（4 枚）。

【功用】 降逆化痰，益气和胃。

【主治】 胃气虚弱，痰浊内阻，胃气上逆，症见胃脘胀满、嗳气、呃逆或恶心呕吐，苔白滑，脉弦滑无力者。

【方解】 方中旋覆花苦辛性温，有下气化痰，降逆止噫之功，为君药。代赭石甘寒质重，降逆下气，助君药降逆止呕，为臣药。君臣相合，善治胃失和降所致的嗳气、呃逆、呕吐诸证。半夏辛温，燥湿化痰，和胃降逆；生姜辛温，祛痰散结，降逆止呕，以协助君、臣药，增强其降逆止呕之功；人参、大枣、甘草益气补中以疗胃虚，又可防金石之品伤胃，同为佐药。甘草又能调和诸药，兼使药之用。诸药相配，标本兼顾，共奏降逆化痰、益气和胃之功，使胃气复、痰浊消、气逆平，故痞满、噫气、呕呃自除。

　　君：旋覆花——下气消痰，降逆除噫　﹜善治胃失和降

　　臣：代赭石——降逆化痰，助君药降逆止呕

　　　　　生姜——温胃化痰，散寒止呕　﹜协助君、臣药

　　佐　　半夏——燥湿化痰，和胃降逆　﹜增强降逆止呕之功

　　　　　人参——益气补虚

　　　　　大枣——养胃补脾　　　　　　　益气补中以疗胃虚

　　佐使：甘草（炙）——温补中气调和诸药　防金石之品伤胃

【注意事项】　本方主治胃虚痰阻，胃气上逆之证，当明辨病机，其他病因所致呃逆不宜使用。

【加减】　原方代赭石用量较轻，恐其苦寒质重伐胃。如果胃气不虚，可去人参、大枣，并加重代赭石用量，增强重镇降逆之功；痰多者，加茯苓、陈皮等化痰和胃。

【方歌】　仲景旋覆代赭汤，半夏参草大枣姜，噫气不除心下痞，健脾祛痰治相当。

【研究报道参考】　临床报道，旋覆代赭汤加减辨治反流性食管炎，对照组用雷尼替丁150mg，每天2次口服；多潘立酮10mg，每天3次口服。两组均以4周为1个疗程。结果治疗组34例，治愈19例、有效13例、无效2例，总有效率为94.12%；对照组34例，治愈15例、有效10例、无效9例，总有效率为73.53%。治疗组临床疗效优于对照组（$P<0.05$）【张云祥.旋覆代赭汤加减辨治反流性食管炎34例.辽宁中医药大学学报，2008，10（4）:96】。实验研究，用不全幽门结扎+食管下括约肌（LES）切开术制备酸性反流性食管炎大鼠模型，旋覆代赭汤治疗后胃窦黏膜胃动素的表达明显增强，并与假手术对照组相比无显著差异，提示旋覆代赭汤能够明显增强胃窦黏膜胃动素的表达，从而可增加LES的压力、促进胃排空、防止酸反流、促进反流性食管炎的恢复【于强，等.旋覆代赭汤对酸性反流性食管炎模型大鼠胃窦黏膜胃动素表达的影响.四川中医，2006，24（6）:8-10】。

【方证鉴别】　行气剂用于治疗气机郁滞之证。越鞠丸行气解郁，主治气、血、痰、火、湿、食六郁之证，症见胸膈痞闷，脘腹胀痛，吞酸呕吐，饮食不化；半夏厚朴汤行气散结，降逆化痰。主治梅核气，症见咽中如有物阻，咯吐不出，吞咽不下，胸膈满闷，或咳或呕，舌苔白润或白腻，脉弦缓或弦滑；天台乌药散行气疏肝，散寒止痛。主治寒凝气滞所致的小肠疝气，症见少腹痛引睾丸、喜暖畏寒。

　　降气剂用于治疗气机上逆之证。苏子降气汤降气平喘，温化寒痰。主治上盛下虚、痰涎壅盛，症见喘嗽短气、胸膈痞闷、咽喉不利；旋覆代赭汤降逆化痰，益气和胃。主治胃气虚弱，痰浊内阻，症见胃脘胀满、嗳气、呃逆或恶心呕吐，苔白滑，脉弦滑无力者。

八、理血剂

　　理血剂是以理血药为主组成，具有活血化瘀、止血的作用，治疗瘀血、出血病证的方剂。属"八法"中"消法"的范畴。

　　活血祛瘀方剂多属攻破之剂，易耗血伤正，不宜过量或久服，且孕妇宜慎用或禁用。止血之剂有滞血留瘀之弊，使用时需适当配伍活血祛瘀之品，使血止而不留瘀，并应辨明病因，审因论治。根据作用不同，理血剂可分为活血祛瘀剂和止血剂。

　　（一）活血祛瘀剂　用于各种瘀血病证，如瘀血内阻所致的胸、胁、腹部疼痛，肿块，痛经，经闭，络脉瘀阻之半身不遂，外伤瘀肿等。常用活血祛瘀药，如丹参、川芎、桃仁、红花、乳香、没药等。代表方剂有血府逐瘀汤、补阳还五汤、生化汤。

1. 血府逐瘀汤

【来源】　《医林改错》。

【组成】　桃仁（12g），红花、当归、生地（各9g），枳壳、赤芍、甘草（各6g），柴胡（3g），桔梗、川芎（各4.5g），牛膝（9g）。

【功用】　活血祛瘀，行气止痛。

【主治】　胸中血瘀证。症见胸痛，头痛日久，痛如针刺而有定处，或呃逆日久不止，或内热烦闷，或心悸失眠，急躁易怒，入暮潮热，唇暗或两目暗黑，舌暗红或有瘀斑，脉涩或弦紧。

【方解】　本方由桃红四物汤合四逆散加桔梗、牛膝而成。方中桃仁破血行滞而润燥，红花活血化瘀以止痛，为君药。赤芍、川芎助君药活血化瘀，牛膝通利血脉，引血下行，为臣药。生地、当归养血益阴，清热活血，祛瘀而不伤阴血；桔梗、枳壳一升一降，行气宽中；柴胡疏肝解郁，升达清阳，共为佐药，使气行则血行。桔梗载药上行，兼使药之用；甘草调和诸药，为使药。全方配伍，既能行血分瘀滞，又能解气分郁结，活血而不耗血，祛瘀又能生新。

$$
君\begin{cases} 桃仁——破血行滞而润燥 \\ 红花——活血化瘀以止痛 \end{cases}
$$

$$
臣\begin{cases} \left.\begin{array}{l}赤芍\\川芎\end{array}\right\}助君药活血化瘀 \\ 牛膝——通利血脉，引血下行 \end{cases}
$$

$$
佐\begin{cases} \left.\begin{array}{l}生地\\当归\end{array}\right\}养血益阴，清热活血，祛瘀而不伤阴血 \\ 桔梗——开宣肺气，载药上行 \\ 枳壳——行气宽中 \\ 柴胡——疏肝解郁，升达清阳 \end{cases}
$$

一升一降｝升降上焦之气而宽胸｝气行则血行

使：甘草——调和诸药

【注意事项】　方中活血祛瘀药较多，故孕妇忌服。

【加减】　血瘀经闭、痛经者，加香附、益母草等活血调经止痛；胁下有痞块，属血瘀者，加郁金、丹参以活血祛瘀，消癥化积。

【方歌】　血府当归生地桃，红花甘桔赤芍熬，柴胡芎枳加牛膝，活血化瘀功效高。

【研究报道参考】　临床报道，西药基础治疗加用血府逐瘀汤治疗气滞血瘀型冠心病，可显著降低血浆同型半胱氨酸（HCY）、低密度脂蛋白胆固醇（LDL-C）水平，有效率优于单纯西药基础治疗组【张玲端，等.血府逐瘀汤对气滞血瘀型CHD血浆HCY LDL-C水平的影响.辽宁中医药大学学报，2009，11（6）：108-109】。另报道，血府逐瘀汤治疗子宫肌腺病160例，结果痊愈：诸症状完全消失，超声表现为正常120例；好转：经期腹痛诸症明显减轻，子宫大小无改变，肌壁回声较前减弱32例；无效：诸症无改善8例，效果满意【李瑞雪，等.血府逐瘀汤治疗子宫肌腺病160例临床观察.长春中医药大学学报，2009，25（1）：113】。

2. 补阳还五汤

【来源】　《医林改错》。

【组成】 黄芪（120g），赤芍（5g），当归尾（6g），地龙、川芎、红花、桃仁（各3g）。

【功用】 补气，活血，通络。

【主治】 中风。半身不遂，口眼㖞斜，语言謇涩，口角流涎，小便频数或遗尿不禁，舌暗淡，苔白，脉缓。

【方解】 方中重用生黄芪，大补脾胃元气，且黄芪力专而性走，周行全身，"气能行血"，故令气旺以促血行，瘀去络通，为君药。因气虚导致血瘀，形成本虚标实，故单用补气则瘀不祛，而当归尾长于活血，且化瘀而不伤血，为臣药。川芎、赤芍、桃仁、红花助当归尾活血祛瘀，地龙通经活络，均为佐药。诸药配伍，使气旺血行，瘀祛络通，诸证自愈。本方的配伍特点是大量补气药与少量活血药相合，使气旺则血行，活血而不伤正，共奏补气、活血、通络之功。

君：生黄芪——大补脾肺之气，气旺则血行，祛瘀而不伤正

臣：当归尾——活血，祛瘀而不伤血。

$$佐\begin{cases}\left.\begin{array}{l}赤芍\\川芎\\红花\\桃仁\end{array}\right\}活血祛瘀\\地龙——通经活络\end{cases}$$

【注意事项】 本方需久服缓治，疗效方显。愈后还应继续服用一段时间，以巩固疗效，防止复发。

【加减】 偏寒者，加熟附子温经散寒；脾胃虚弱者，加党参、白术补气健脾；痰多者，加制半夏、天竺黄化痰；语言不利者，加石菖蒲、郁金、远志等开窍化痰。

【方歌】 补阳还五赤芍芎，归尾通经佐地龙，四两黄芪为君药，血中瘀滞用桃红。

【研究报道参考】 临床报道，补阳还五汤治疗气虚血瘀型中风后遗症34例，并与口服维脑路通片治疗的34例进行比较，结果治疗组总有效率94.1%，对照组总有效率85.3%，两组总有效率差异有统计意义（$P < 0.05$）【蔡粉桃.补阳还五汤治疗气虚血瘀型中风后遗症34例.甘肃中医学院学报，2009，26（1）：19-20】。实验研究，采用大脑中动脉阻塞法复制脑缺血模型，补阳还五汤治疗组能显著提高神经细胞黏附分子（NCAM）的表达，促进神经再生和功能恢复【朱传湘，等.补阳还五汤对局灶性脑缺血大鼠脑内神经细胞黏附分子表达的影响.中国医药导报，2009，6（14）：33-35】。

3. 生化汤

【来源】 《傅青主女科》。

【组成】 当归（24g），川芎（9g），桃仁（6g），干姜、炙甘草（各2g），黄酒，童便。

【功用】 活血化瘀，温经止痛。

【主治】 血虚寒凝，瘀血阻滞证。产后恶露不行，少腹疼痛，舌淡苔白，脉细涩。

【方解】 方中重用当归补血活血，祛瘀生新，为君药。川芎活血行气，桃仁活血化瘀，同为臣药。炮姜温经散寒止痛，助川芎、桃仁温通瘀血，又合甘草温中止痛；黄酒温散以助药力，加入童便者，取其益阴化瘀，并有引败血下行之效，均为佐药。炙甘草调和诸药，为使药。诸药相伍，共奏化瘀生新、温经止痛之功。

君：当归——补血活血，化瘀生新

臣 $\left\{\begin{array}{l}\text{川芎——活血行气}\\\text{桃仁——活血祛瘀}\end{array}\right\}$ 加强君药活血之力

佐 $\left\{\begin{array}{l}\text{干姜（炮黑）——入血散寒，温经止痛}\\\text{黄酒——温通血脉}\\\text{童便——益阴化瘀，引败血下行}\end{array}\right.$

使：甘草——调和诸药

【注意事项】　本方药性偏温，产后血热而有瘀滞者，不宜使用。

【加减】　瘀块留滞，腹痛甚者，加蒲黄、五灵脂、延胡索祛瘀止痛；小腹冷痛甚者，加肉桂温经散寒。

【方歌】　生化汤是产后方，芎归桃草炮干姜，消瘀活血功偏擅，止痛温经效亦彰。

【研究报道参考】　临床报道，将产后子宫复旧不良患者随机分为两组，治疗组56例采用生化汤加减治疗，对照组56例采用常规西药治疗，结果总有效率治疗组为91.1%，对照组为75.0%，两组比较，治疗组高于对照组（$P < 0.05$），提示生化汤加减治疗产后子宫复旧不良有较好的临床疗效【王艳，等.生化汤加减治疗产后子宫复旧不良56例疗效观察.中医药导报，2009，15（4）：43-44】。实验研究，用妊娠SD大鼠于妊娠第7天采用药物米非司酮配伍米索前列醇造成大鼠流产后出血过多模型，灌胃给药生化汤水提醇沉液，可显著减低子宫蜕膜Bcl-2的表达，上调Bax的表达，使残留蜕膜组织变性坏死而排出，从而缩减药流后阴道出血【杨鉴冰，等.生化汤水提醇沉液对药流后大鼠子宫蜕膜Bcl-2、Bax影响的研究.陕西中医学院学报，2009，32（2）：50-52】。

（二）止血剂　用于各种出血证，如吐血、咯血、便血、尿血、崩漏等。常用止血药，如大蓟、小蓟、侧柏叶、地榆、槐花、白芨等。代表方剂有十灰散、小蓟饮子。

1. 十灰散

【来源】　《十药神书》。

【组成】　大蓟、小蓟、荷叶、侧柏叶、白茅根、茜草、栀子、大黄、牡丹皮、棕榈皮（各等份）。各药烧炭存性，研为细末，每服9g。

【功用】　凉血止血。

【主治】　血热妄行之吐血、咯血、嗽血、衄血。

【方解】　方中大蓟、小蓟性味甘凉，长于凉血止血，又能祛瘀，为君药。荷叶、侧柏叶、茅根、茜草凉血止血，加强君药的作用。并配以棕榈皮收涩止血，共为臣药。栀子清热泻火；大黄导热下行，能折其上逆之势，而缓解上部出血，以使火降而血止，寓"釜底抽薪"之意；血止防瘀，故用丹皮凉血祛瘀，使血止而不留瘀，同为佐药。诸药烧炭存性，可加强收涩止血作用。另用藕汁或萝卜汁磨京墨调服，意在增强清热凉血止血、导热降气之功。

君 $\left\{\begin{array}{l}\text{大蓟}\\\text{小蓟}\end{array}\right\}$ 性味甘凉，长于凉血止血，又能祛瘀

$$\text{臣} \begin{cases} \text{荷叶} \\ \text{茜根} \\ \text{侧柏叶} \\ \text{茅根} \end{cases} \Big\} \text{凉血止血，加强君药的作用} \\ \text{棕榈皮——收涩止血}$$

$$\text{佐} \begin{cases} \text{山栀——清热泻火} \\ \text{大黄——导热下行} \\ \text{丹皮——凉血祛瘀} \end{cases} \Big\} \text{止血而不留瘀}$$

【注意事项】　虚寒性出血者忌用。

【加减】　气火上逆，血热较盛者，可以本方改作汤剂使用，并加牛膝、代赭石等镇降之品，引血热下行。

【方歌】　十灰散用十般灰，柏茜茅荷丹棕随，二蓟栀黄各炒黑，上部出血势能摧。

2. 小蓟饮子

【来源】　《济生方》。

【组成】　小蓟、生地黄、滑石、炒蒲黄、藕节、栀子、木通、淡竹叶、当归、炙甘草（各9g）。

【功用】　凉血止血，利水通淋。

【主治】　血淋、尿血。症见尿中带血，小便频数、赤涩热痛，舌红，脉数。

【方解】　方中小蓟甘凉入血，功善凉血止血，又能利水通淋，为君药；生地滋阴清热，凉血止血；藕节、蒲黄助小蓟凉血止血，并能消瘀，使血止而不留瘀，为臣药；滑石、竹叶、木通、栀子清热利水通淋，导热下行；当归养血和血，引血归经，并防诸药寒凉太过，同为佐药。甘草和中调药，为使药。诸药配伍，共奏凉血止血为主，利水通淋为辅之功。本方具有止血之中寓以化瘀，清利之中寓以养阴的配伍特点。

$$\text{君：小蓟——凉血止血}$$
$$\text{臣} \begin{cases} \text{生地黄——养阴清热，凉血止血} \\ \begin{matrix}\text{蒲黄} \\ \text{藕节}\end{matrix} \Big\} \text{凉血止血，并能散瘀} \end{cases} \Big\} \text{止血而不留瘀}$$

$$\text{佐} \begin{cases} \begin{matrix}\text{滑石} \\ \text{木通} \\ \text{淡竹叶}\end{matrix} \Big\} \text{清热利水通淋} \\ \text{栀子——清泻心肺三焦之火热} \\ \text{当归——养血和血，性温防寒凉药太过} \end{cases}$$

$$\text{使：炙甘草——和中调药}$$

【注意事项】　本方药物多属性寒通利之品，故血淋日久而致下虚者不宜使用。

【加减】　方中炙甘草可改用生甘草，以取其清热泻火之功；尿道刺痛者，可加石苇、海金砂以通淋止痛。

【方歌】　小蓟饮子藕蒲黄，木通滑石生地襄，归草黑栀淡竹叶，血淋热结服之良。

【方证鉴别】　活血祛瘀剂用于各种瘀血病证。血府逐瘀汤活血祛瘀，行气止痛。主治胸中血瘀证。症见胸痛，头痛日久，痛如针刺而有定处，或呃逆日久不止，或内热烦闷，或心悸失眠，急躁易怒，入暮潮热，唇暗或两目暗黑，舌暗红或有瘀斑，脉涩或弦紧；补阳还五汤补气、活血、通络。主治中风后遗症，症见半身不遂，口眼㖞斜，语言謇涩，口角流涎，小便频数或遗尿不禁，舌暗淡，苔白，脉缓；生化汤活血化瘀，温经止痛，主治产后恶露不行，少腹疼痛。

止血剂用于治疗各种出血证。十灰散凉血止血，主治血热妄行的吐血、咯血、嗽血、衄血；小蓟饮子凉血止血，利水通淋，主治血淋、尿血。症见尿中带血，小便频数、赤涩热痛，舌红，脉数。

九、祛湿剂

祛湿剂是以祛湿药为主组成，具有化湿行水、通淋泄浊等作用，治疗水湿为病的方剂。属于八法中的"消法"。

祛湿药多辛燥或渗泄，易于伤阴，故阴亏、体虚、孕妇应慎用。常配伍理气药，使"气化湿亦化"。使用时应注意病因及涉及的脏腑灵活运用。根据作用不同，祛湿剂分为化湿和胃、清热祛湿、利水渗湿、温化水湿、祛风胜湿剂五类。

（一）化湿和胃剂　适用于湿浊阻滞，脾胃失和所致的脘腹胀满，嗳气吞酸，呕吐泄泻，食少体倦等。常用苦温燥湿与芳香化湿药物，如苍术、陈皮、藿香、白豆蔻等。代表方剂有平胃散、藿香正气散。

1. 平胃散

【来源】　《简要济众方》。

【组成】　苍术（120g）、厚朴（90g）、陈橘皮（60g）、甘草（30g）。共研细末，每服6g。

【功用】　燥湿运脾，行气和胃。

【主治】　湿困脾胃。症见脘腹胀满，不思饮食，口淡无味，呕吐恶心，嗳气吞酸，泄泻，肢体沉重、怠惰嗜卧，舌苔白腻，脉缓。

【方解】　方中苍术苦辛温燥，芳香猛烈，最善燥湿健脾，重用为君药。厚朴苦温行气，燥湿除满，助苍术健脾燥湿，为臣药。陈皮理气化滞健脾和胃，协厚朴下气降逆，散满消胀，而且陈皮、厚朴气味芳香，可辅助苍术醒脾调中开胃；炙甘草、生姜、大枣调和脾胃，以助健运，同为佐药。且炙甘草能补能和，可制苍术、厚朴、陈皮之燥烈太过，使本方祛湿而不伤脾土。

君：苍术——苦温性燥，除湿运脾

臣：厚朴——行气化湿，消胀除满

佐：
{ 陈皮——理气化滞，健脾和胃——协厚朴下气降逆，散满消胀，助苍术醒脾调中开胃
甘草——甘缓和中，调和诸药
生姜 }
大枣 } 调和脾胃

【注意事项】　本方药物多苦温辛燥之品，易伤阴血，应中病即止，不宜多服、久服；素体肝肾阴虚者更应慎用；孕妇不宜用。

【加减】　舌苔黄腻，口苦咽干，不甚渴饮，为湿热俱盛之证，可加黄芩、黄连，使湿热两清；脾胃寒湿，脘腹胀痛，畏寒喜热，加干姜、肉桂以温化寒湿；兼食滞见腹胀、大便秘结者，加槟榔、莱菔

子、枳壳以消导积滞、消胀除满，下气通便；呕吐者，加半夏以和胃止呕；兼外感而见恶寒发热者，加藿香、苏叶、白芷等，以解表化浊。

【方歌】　平胃散用朴陈皮，苍术甘草姜枣齐，燥湿运脾除胀满，调味和中此方宜。

2. 藿香正气散

【来源】　《太平惠民和剂局方》。

【组成】　藿香（90g），大腹皮、白芷、紫苏、茯苓（各30g），半夏曲、白术、陈皮、厚朴、苦桔梗（各60g），甘草（75g），生姜，大枣。共研细末，每服6g。

【功用】　解表化湿，理气和中。

【主治】　外感风寒，内伤湿滞。症见发热恶寒，头痛，胸膈满闷，脘腹疼痛，恶心呕吐，肠鸣泄泻，舌苔白腻。

【方解】　方中藿香辛温，疏散风寒、芳化湿浊、和胃健脾，为君药。苏叶、白芷助藿香外散风寒且芳香化湿；茯苓、白术健脾祛湿止泻；半夏曲燥湿降气，和胃止呕；陈皮理气燥湿；厚朴行气化湿、宽胸除满；大腹皮行气利湿，同为臣药。桔梗宣肺利膈；生姜、大枣调和脾胃，均为佐药。甘草调和诸药为使药。诸药配伍，使风寒得散、湿浊得化、气机通畅、脾胃调和，则诸症自愈。

君：藿香——既外解风寒，兼芳香化湿，又理气和中，升清降浊

臣　{紫苏 / 白芷}　芳香化湿，可助藿香外散风寒
　　{茯苓 / 白术}　健脾利湿，以助祛湿止泻
　　{半夏曲 / 陈皮}　燥湿和胃，以助降逆止呕
　　{厚朴 / 大腹皮}　行气化湿，以调畅气机

佐　苦桔梗——开宣肺气，宣肺可以解表，利气又可化湿
　　{生姜 / 大枣}　和营卫，调脾胃

使：甘草——调和脾胃

【注意事项】　本方药性偏温，湿热霍乱禁用，脾胃虚寒的吐泻忌用。

【加减】　本方解表之力较弱，表证明显者，可加香薷等加强辛温解表之力。

【方歌】　藿香正气大腹苏，甘桔陈苓术朴俱，夏曲白芷加姜枣，感伤岚瘴并能驱。

【研究报道参考】　将90例秋季腹泻患儿随机分成治疗组和对照组各45例，对照组采用思密达、金双歧治疗，治疗组采用藿香正气散加减治疗。结果治疗组总有效率97.78%，明显高于对照组的88.89%，有统计学意义（$P<0.05$）；治疗组并发症发生率2例（4.4%）明显低于对照组7例（15.4%），两组差异有统计学意义（$P<0.05$）。说明藿香正气散加减治疗小儿秋季腹泻疗效较好【张玲.藿香正气散加减治疗小儿秋季腹泻疗效观察.山西中医，2016，32（3）:21-22】。

（二）**清热祛湿剂**　用于湿遏热伏，或湿从热化，湿热内盛所致的病证。湿热伏在气分者，症见头

痛身重,胸脘痞闷不饥,口淡不渴,或口中黏腻,发热,午后身热较著,舌苔白腻或微黄,脉缓等。此为湿热合邪,湿从热化,因燥湿则助热,清热则恋湿,故治当利水渗湿为主,兼以清热。常用利水渗湿而兼能清热的通草、滑石、泽泻等药。因肺主宣发肃降,通调水道;且脾主升清,胃主降浊,湿与肺脾胃皆有关联,故多配伍杏仁、蔻仁、陈皮、桔梗、大豆黄卷等药,以升上焦,疏中焦,渗下焦,使三焦调畅,增强祛湿之功。热不甚,苔白口黏,可少佐苦温燥湿的厚朴、苍术、半夏等药,以宣中化湿。热势较甚,苔黄而口苦,可加黄芩清热燥湿。表证未解而有恶寒发热者,可配伍藿香、苏叶、香薷、薄荷等药,以解表化湿。代表方剂有茵陈蒿汤、三仁汤、八正散。

1. 茵陈蒿汤

【来源】 《伤寒论》。

【组成】 茵陈(18g)、栀子(12g)、大黄(6g)。

【功用】 清热利湿退黄。

【主治】 湿热黄疸。症见一身面目俱黄,色泽鲜明,腹满,口渴,小便短赤,舌苔黄腻,脉沉数。

【方解】 方中重用茵陈蒿,其最善清利湿热、退黄疸,为君药。栀子清泻三焦湿热,为臣药。大黄降泄瘀热,为佐药。茵陈蒿配栀子,以使湿热从小便而出;茵陈蒿配大黄,以使瘀热从大便而解。三药配合,清利降泄,引湿热由二便而出,使邪有出路,则黄疸自除。

君:茵陈蒿——清利湿热,退黄疸
臣:栀子——通利三焦,导湿热下行,使湿热从小便而出
佐:大黄——泻热逐瘀,通利大便,使瘀热从大便而解

【注意事项】 阴黄忌用。

【加减】 本方所治为湿热俱盛。热重于湿,症见身热、口苦、心烦者,加黄柏、龙胆草以清热祛湿;湿多热少,症见小便不利、大便溏、舌苔厚腻者,可去大黄,加茯苓、泽泻、猪苓利水渗湿。

【方歌】 茵陈蒿汤治阳黄,栀子大黄组成方,面目黄如橘子色,清热利湿退黄良。

【研究报道参考】 临床报道,在常规治疗新生儿高未结合胆红素血症的同时采用加味茵陈蒿汤佐治与常规治疗组比较,可明显缩短退黄时间,降低血中未结合胆红素【徐维群,等.加味茵陈蒿汤佐治新生儿病理性黄疸140例疗效观察.四川中医,2009,27(6):102-103】。

2. 三仁汤

【来源】 《温病条辨》。

【组成】 杏仁(15g),飞滑石、生薏苡仁(各18g),白通草、白蔻仁、竹叶、厚朴(各6g),半夏(15g)。

【功用】 宣畅气机,清利湿热。

【主治】 湿温初起或暑温挟湿。症见头痛恶寒,身重疼痛,面色淡黄,胸闷不饥,午后身热,口不渴,苔白,脉弦细而濡。

【方解】 方中用杏仁苦辛轻开上焦肺气,使气化则湿亦化;白蔻仁芳香苦辛,行气化湿;薏苡仁甘淡渗湿,为君药。滑石、通草、竹叶利湿清热为臣药。半夏、厚朴行气散满,燥湿消痞,为佐药;全方可宣上畅中渗下,使湿利热清,诸症自解。

$$
君
\begin{cases}
杏仁——宣利上焦肺气，气化则湿亦化 \\
白蔻仁——芳香化湿，行气宽中 \\
生苡仁——渗利湿热而健脾
\end{cases}
三焦分消
$$

$$
臣
\begin{cases}
滑石 \\
通草 \\
竹叶
\end{cases}
增强君药利湿清热之功
$$

$$
佐
\begin{cases}
厚朴 \\
半夏
\end{cases}
行气化湿，散结除痞
$$

【注意事项】　热重于湿，舌苔黄腻者慎用。

【加减】　湿温初起，卫分症状较重者，加藿香、香薷以解表化湿；寒热往来者，加青蒿、草果以和解化湿。痹证、淋证、水肿等属湿热者，均可加减用之。

【方歌】　三仁汤蔻薏苡仁，朴夏白通滑竹伦，水用甘澜扬百遍，湿温初起法堪尊。

3. 八正散

【来源】　《太平惠民和剂局方》。

【组成】　木通、滑石、车前子、瞿麦、萹蓄、山栀子仁、甘草、大黄（各500g），共为细末，每服6~9g，灯芯草煎水送服。

【功用】　清热泻火，利水通淋。

【主治】　湿热淋证。症见尿频尿急，溺时涩痛，淋沥不畅，尿色浑赤，其则癃闭不通，小腹急满，口燥咽干，舌苔黄腻，脉滑数。

【方解】　方中木通上清心火，下利湿热，使湿热从小便而出；滑石清利湿热、利水通淋，同为君药；瞿麦、车前子、萹蓄利水通淋、清利湿热，加强君药清热利水通淋之力，同为臣药。栀子清泻三焦湿热，大黄泻热降火，使湿热从大便而出，灯芯草导热下行，同为佐药；甘草调和诸药，为使药。全方共奏清热泻火、利水通淋之效。

$$
君
\begin{cases}
木通——上清心火，下利湿热，使湿热从小便而出 \\
滑石——清利湿热，利水通淋
\end{cases}
$$

$$
臣
\begin{cases}
车前子 \\
瞿麦 \\
萹蓄
\end{cases}
利水通淋，清利湿热
$$

$$
佐
\begin{cases}
山栀子——清泻三焦湿热 \\
大黄——泻热降火，使湿热从大便而出 \\
灯芯草——利水通淋，导热下行
\end{cases}
$$

使：炙甘草——缓急和药

【注意事项】　本方为苦寒通利之剂，淋证日久、肾气虚弱者忌用。

【加减】　血淋见小便红赤涩痛者，加生地、小蓟、白茅根等以凉血止血；石淋见溲中挟有砂石者，加金钱草、海金砂以化石通淋；膏淋见小便如脂如膏者，加草薢以分清化浊。

【方歌】　八正木通与车前，萹蓄大黄滑石研，草梢瞿麦兼栀子，煎加灯草痛淋蠲。

【研究报道参考】 观察 37 例膀胱癌中晚期患者用八正散加减联合吉西他滨膀胱灌注方案治疗前后的瘤体大小变化、主要症状及生活质量改善情况、肿瘤标志物水平。结果 37 例患者治疗前后瘤体大小、主要症状及生活质量和肿瘤标志物水平比较差异均有统计学意义（P 均＜0.05）。说明八正散加减联合吉西他滨膀胱灌注方案治疗中晚期膀胱癌安全有效，能明显改善症状，提高患者生活质量，降低肿瘤标志物水平【姜家康，孙丹丹，迟文成.中西医结合治疗 37 例中晚期膀胱癌的临床疗效观察.肿瘤基础与临床，2017，30（1）:69-71】。

（三）**利水渗湿剂** 适用于水湿壅盛所致的癃闭、淋浊、水肿、泄泻等证。以利尿为主要手段，使湿邪自小便而出。常用利水渗湿药，如茯苓、泽泻、车前子、猪苓、滑石等。水湿内停易影响气机，故常配伍行气药，如陈皮、木香、厚朴、大腹皮等，既可行气除胀，又可增强利水渗湿之功。代表方剂有五苓散、防己黄芪汤。

1. 五苓散

【来源】 《伤寒论》。

【组成】 茯苓（9g）、泽泻（15g）、猪苓（9g）、桂枝（6g）、白术（9g）。

【功用】 利水渗湿，温阳化气。

【主治】

（1）外有表证，内停水湿 症见头痛发热、烦渴欲饮，或水入即吐、小便不利、舌苔白、脉浮。

（2）水湿内停 症见水肿、泄泻、小便不利以及霍乱吐泻等证。

（3）痰饮 症见脐下动悸、吐涎沫而头眩或短气而咳者。

【方解】 方中重用泽泻直达膀胱，渗湿利水，为君药。茯苓、猪苓淡利渗湿，加强利水蠲饮之力，为臣药。白术健脾以助运化水湿之力；并佐桂枝，一来外解太阳之表，二来温化膀胱之气，共为佐药。全方可使水行气化，表解脾健，故蓄水停饮之证可除。其他如水肿、泄泻、霍乱、痰饮诸病，因脾虚不运、水湿泛溢所致者，皆可用本方加减治疗。

君：泽泻——利水渗湿

臣 {猪苓 / 茯苓} 淡利渗湿，增强利水之功

佐 {白术——补气健脾，运化水湿 / 桂枝——外解太阳之表，内助膀胱气化}

【注意事项】 本方为温阳化气利水之剂，病属湿热者忌用。

【加减】 水肿表证明显者，可与越婢汤合用；水湿壅盛者，与五皮散合用；黄疸而湿盛小便短少者，加茵陈，名"茵陈五苓散"；脾胃湿盛，脘腹胀满、泄泻者，可与平胃散合用，名"胃苓汤"；湿盛兼有热象者，去桂枝，方名"四苓散"。

【方歌】 五苓散治蓄水方，泽泻白术二苓襄，桂枝化气兼解表，利尿消肿首堪当。

2. 防己黄芪汤

【来源】 《金匮要略》。

【组成】 汉防己（12g）、黄芪（15g）、甘草（6g）、白术（9g）。

【功用】 益气祛风，健脾利水。

【主治】　风水或风湿证。症见汗出恶风，身重，小便不利，舌淡苔白，脉浮。

【方解】　方中重用黄芪益气固表，利水消肿；汉防己祛风行水，与黄芪相配，增强益气利水之功，且利不伤正，为君药。白术健脾胜湿，与黄芪相配，益气固表之力更大，为臣药。甘草培土和药，生姜、大枣调和营卫，为使药。六味相配，相得益彰，表虚得固，风邪得除，脾气健运，水道通利，故风水或风湿之证自愈。

$$
君\begin{cases}黄芪——益气固表，行水消肿\\防己——祛风行水\end{cases}\Big\}利水而不伤正
$$

臣：白术——补气健脾，助脾运化，与黄芪相配，益气固表之力更大

$$
使\begin{cases}甘草——培土和中，调和诸药\\ \begin{cases}生姜\\大枣\end{cases}\Big\}调和营卫\end{cases}
$$

【注意事项】　水湿壅盛，汗不出者，虽有脉浮恶风，也非本方所宜。

【加减】　兼腹痛者，为肝脾不和，加白芍以柔肝理脾；喘者，为肺气不宣，加麻黄以宣肺散邪；水湿偏盛、腰膝肿者，加茯苓、泽泻以利水消肿。

【方歌】　防己黄芪金匮方，白术甘草枣生姜，汗出恶风兼身重，表虚湿盛服之康。

（四）温化水湿剂　适用于阳虚气不化水，水湿内停或湿从寒化所致的病证，如阴水、痰饮、淋浊、寒湿脚气等。因脾主运化，肾司二便，故脾肾阳虚，气化功能不足，水道不畅，而致水湿停聚。湿易从寒化，故除小便不利，或癃闭、淋浊、水肿、泄泻等外，常有手足不温、口不渴、舌淡苔白、脉沉弦或沉迟、沉细等证候。因此，临床多以温阳健脾药如干姜、肉桂、附子、苍术、白术等为主，配伍利水渗湿药如茯苓，泽泻、车前子、滑石、猪苓、薏苡仁等组成。因利水渗湿药性多寒凉，使用时要根据阳气虚弱的程度决定温阳健脾药用量，务使全方总的性质偏温，否则虽可暂时起到利水作用，病终不除；或由于气化不利，虽用大剂利水，效果甚微。若水阻气机致胸腹胀满者，宜配伍行气药如陈皮、木香、大腹皮、青皮等。久病气虚者，可配伍补气之品。温阳健脾药多辛热温燥，而阳气虚弱导致水湿停聚时，往往亦真阴不足，故在大量运用温阳健脾药时，常配伍白芍、木瓜、五味子等酸敛之品，以防辛热、渗利伤阴。代表方剂有实脾散、真武汤。

1. 实脾散

【来源】　《济生方》。

【组成】　大附子、草果子、干姜、大腹子、木瓜、白茯苓、白术、厚朴、木香（各 6g），甘草（3g），生姜，大枣。

【功用】　温阳健脾，行气利水。

【主治】　阳虚水肿。症见半身以下肿甚、胸腹胀满、身重食少、手足不温、口中不渴、小便短少、大便溏薄、舌淡、苔白腻、脉沉迟或沉细。

【方解】　方中附子、干姜温补脾肾，扶阳抑阴，为君药。茯苓、白术健脾燥湿，渗湿利水，同为臣药。木瓜芳香醒脾祛湿，厚朴、木香、大腹子、草果下气导滞、化湿利水；生姜、大枣调和脾胃，益脾温中、散湿制水，均为佐药。甘草调和诸药，为使药。诸药相合，温脾暖肾，行气利水。因温补脾土之功偏著，确有脾实则水治之效，故得"实脾"之名。

【注意事项】　本方药性偏温，水肿、腹水属阴虚者忌用。

$$
君 \begin{cases} 附子——温肾阳，温阳化气以行水 \\ 干姜——温脾阳，助脾运化以制水 \end{cases}
$$

$$
臣 \begin{cases} 白茯苓 \\ 白术 \end{cases} \Big\} 健脾燥湿，渗湿利水
$$

$$
佐 \begin{cases} 木瓜——芳香醒脾化湿 \\ \left.\begin{matrix} 厚朴 \\ 木香 \\ 大腹子 \\ 草果仁 \end{matrix}\right\} 行气导滞，化湿行水 \\ \left.\begin{matrix} 生姜 \\ 大枣 \end{matrix}\right\} 调和脾胃，散湿制水 \end{cases}
$$

$$
使：炙甘草——调和诸药
$$

【加减】　小便不利，水肿甚者，加猪苓、泽泻以增强利水消肿；大便溏泻者，以大腹皮易大腹子；大便秘结者，加牵牛子以通利二便。

【方歌】　实脾苓术与木瓜，甘草木香大腹加，草蔻附姜兼厚朴，虚寒阴水效堪夸。

2. 真武汤

【来源】　《伤寒论》。

【组成】　熟附子、茯苓、白芍（各9g），白术（6g），生姜（9g）。

【功用】　温阳利水。

【主治】

（1）脾肾阳虚，水气内停所致的水肿。症见小便不利，肢体浮肿，四肢沉重、疼痛，恶寒，舌淡而润，苔白，脉沉细者。

（2）太阳病发汗过多，阳气太虚，寒水内动，水气凌心。症见心悸、头晕，身体振动而欲擗地，舌淡润，脉沉细者。

【方解】　方中以大辛大热之附子为君，温壮肾阳，化气行水，即"益火之原以消阴翳"之意。然主水在肾，制水在脾，脾喜燥恶湿，得阳则运，故以苦甘性温之白术健脾燥湿，扶土制水，合附子温阳健脾以助运化；寒水既停，则当渗利以去之，又用甘淡渗湿之茯苓，利水健脾，与白术相合，则健脾利水之力益著，共为臣药。生姜辛温，温中散水，走而不守，既可助附子温化寒水，又助茯苓、白术健运行水。白芍苦酸微寒益阴敛阴，且能利小便，与附子同用，使邪水去而真阴不伤，同为佐药。全方于温阳健脾利水药中少佐酸敛护阴之品，温阳利水不伤阴，益阴护阴不碍邪，合为温肾散寒，健脾利水之剂。

$$
君：附子——温壮肾阳，以化气行水
$$

$$
臣 \begin{cases} 白术——健脾燥湿，扶土以制水泛 \\ 茯苓——利水健脾 \end{cases}
$$

$$
佐 \begin{cases} 生姜——辛温，温中散水，走而不守 \\ 白芍——利小便，益阴柔肝，敛阴舒筋 \end{cases}
$$

【注意事项】　本方药性偏温，阴虚者忌用。

【加减】　咳者，加干姜、细辛、五味子以温肺化饮；腹泻较重者，去白芍之寒，加干姜、益智仁以温中止泻；呕者，加吴茱萸、半夏以温胃止呕。

【方歌】　真武汤壮肾中阳，茯苓术芍附生姜，少阴腹痛有水气，悸眩瞤惕保安康。

【研究报道参考】　临床报道，将60例确诊为IgA肾病且辨证为脾肾阳虚型患者随机分为两组，治疗组35例，给予黄芪真武汤治疗；对照组25例，口服雷公藤多苷片、贝那普利。结果治疗组总有效率88.0%，对照组总有效为56.0%，提示黄芪真武汤治疗脾肾阳虚型IgA肾病疗效显著，并能明显改善临床症状，有效降低蛋白尿，减轻血尿，降低血清肌酐、尿素氮、升高血清白蛋白【王建新，等.黄芪真武汤治疗脾肾阳虚型IgA肾病35例的临床研究.浙江中医药大学学报，2009，33（3）:329-330】。报道，将66例扩张型心肌病患者随机分为两组。对照组33例给予强心、利尿、扩血管等西医常规治疗，治疗组33例在对照组治疗基础上加用真武汤加味方，两组疗程均为3个月。结果治疗组治疗后气促、心悸、水肿、乏力等主要症状改善优于对照组（$P<0.05$）；治疗组治疗后TNF-α、IL-6、hs-CRP水平明显低于对照组（$P<0.05$，$P<0.01$）【李成林.真武汤加味方治疗扩张型心肌病临床研究.上海中医药杂志，2009，43（5）:21-22】。

（五）**祛风胜湿剂**　具有祛除风湿的作用，用于治疗外感风湿所致的头痛、身痛、腰膝顽麻痹痛以及脚气足肿等证的方剂。代表方剂有羌活胜湿汤、独活寄生汤。

1. 羌活胜湿汤

【来源】　《脾胃论》。

【组成】　羌活、独活（各6g），藁本、防风、甘草（各3g），蔓荆子（2g），川芎（1.5g）。

【功用】　祛风胜湿。

【主治】　风湿在表，症见头痛项强，腰背重痛，一身尽痛，难以转侧，恶寒发热，脉浮。

【方解】　方中羌活、独活皆为辛苦温燥之品，辛散祛风，味苦燥湿，温能散寒，可祛风除湿、通利关节，共为君药。其中羌活善祛上部风湿，独活善祛下部风湿，两药相合，能散一身上下之风湿，通利关节而止痹痛。防风、藁本，入太阳经，祛风胜湿，且善止头痛，同为臣药。川芎活血行气，祛风止痛；蔓荆子祛风止痛，均为佐药。甘草调和诸药，为使药。全方辛苦温散，共奏祛风胜湿之效，使客于肌表之风湿随汗而解。

君 ⎰羌活⎱ 祛风除湿、通利关节 ⎰善祛上部风湿⎱ 散一身之风湿
　　⎱独活⎰ 　　　　　　　　　⎱善祛下部风湿⎰ 通利关节而止痹痛

臣 ⎰防风⎱ 入太阳经，祛风胜湿，且善止头痛
　　⎱藁本⎰

佐 ⎰川芎——活血行气，祛风止痛
　　⎱蔓荆子——祛风止痛

使：甘草——调和诸药

【注意事项】　本品气味浓烈，用量过多可致呕吐，脾胃虚弱者不宜服用。阴虚头痛、血虚痹痛者慎用。

【加减】　湿邪较重，肢体酸楚甚者，加苍术、细辛以祛湿通络；郁久化热者，加黄芩、黄柏、知母等清里热。

【方歌】　羌活胜湿羌独用，芎藁蔓荆草防风，寒湿在表头身重，发表祛湿效力雄。

2. 独活寄生汤

【来源】 《备急千金要方》。

【组成】 独活（9g），桑寄生、杜仲、牛膝、细辛、秦艽、茯苓、肉桂心、防风、川芎、人参、甘草、当归、芍药、干地黄（各6g）。

【功用】 祛风湿，止痹痛，益肝肾，补气血。

【主治】 痹证日久，肝肾两虚，气血不足证。症见腰膝疼痛、痿软，肢节屈伸不利，或麻木不仁，畏寒喜温，心悸气短，舌淡苔白，脉细弱。

【方解】 方中独活、桑寄生祛风除湿，养血和营，活络通痹，共为君药。牛膝、杜仲、熟地黄补肝肾、强筋骨，均为臣药。川芎、当归、芍药补血活血；人参、茯苓、甘草益气扶脾，使气血旺盛，有助于风湿祛除；细辛搜风通痹止痛，肉桂祛寒止痛，同为佐药。秦艽、防风祛周身风寒湿邪，为使药。全方标本兼顾，扶正祛邪，是治疗风寒湿三气着于筋骨之痹证的有效方剂。

君 { 独活 桑寄生 } 祛风除湿，养血和营，活络通痹

臣 { 牛膝 杜仲 熟地黄 } 补肝肾、强筋骨

佐 { 川芎 当归 芍药 } 补血活血 | 人参 茯苓 甘草 } 益气扶脾 } 气血旺盛，有助于风湿祛除 | 细辛——搜风通痹止痛 | 肉桂——祛寒止痛

使 { 秦艽 防风 } 祛周身风寒湿邪

【注意事项】 痹证之属湿热实证者忌用。

【加减】 痹证疼痛较剧者，可加制川乌、制草乌、白花蛇等以助搜风通络，活血止痛；寒邪偏盛者，加附子、干姜以温阳散寒；湿邪偏盛者，去地黄，加汉防己、薏苡仁、苍术以祛湿消肿；正虚不甚者，可减地黄、人参。

【方歌】 独活寄生艽防辛，芎归地芍桂苓均，杜仲牛膝人参草，冷风顽痹屈能伸。

【方证鉴别】 化湿和胃剂适用于湿浊阻滞，脾胃失和所致的脘腹胀满，嗳气吞酸，呕吐泄泻，食少体倦。平胃散燥湿运脾，行气和胃。主治湿困脾胃，症见脘腹胀满，不思饮食，口淡无味，呕吐恶心，嗳气吞酸，常多泄泻，肢体沉重、怠惰嗜卧，舌苔白腻而厚，脉缓；藿香正气散解表化湿，理气和中。主治外感风寒、内伤湿滞，症见发热恶寒，头痛，胸膈满闷，脘腹疼痛，恶心呕吐，肠鸣泄泻，舌苔白腻等。

清热祛湿剂适用于湿热内盛所致的病证。症见头痛身重，胸脘痞闷不饥，口淡不渴，或口中黏腻，发热，午后身热较著，舌苔白腻或微黄，脉缓等。茵陈蒿汤清热利湿退黄。主治湿热黄疸，症见一身面目俱黄，黄色鲜明，腹微满，口中渴，小便短赤，舌苔黄腻，脉沉数等；三仁汤宣畅气机，清利湿热。

主治湿温初起及暑温挟湿。症见头痛恶寒，身重疼痛，面色淡黄，胸闷不饥，午后身热，苔白不渴，脉弦细而濡；八正散清热泻火，利水通淋。主治湿热淋证。症见尿频尿急，溺时涩痛，淋沥不畅，尿色浑赤，甚则癃闭不通，小腹急满，口燥咽干，舌苔黄腻，脉滑数。

利水渗湿剂适用于水湿壅盛所致的癃闭、淋浊、水肿、泄泻等证。五苓散利水渗湿、温阳化气，主治：①外有表证、内停水湿。症见头痛发热、烦渴欲饮或水入即吐、小便不利、舌苔白脉浮；②水湿内停。水肿、泄泻、小便不利，以及霍乱吐泻等证；③痰饮。脐下动悸、吐涎沫而头眩，或短气而咳者。防己黄芪汤益气祛风、健脾利水，主治风水或风湿。症见汗出恶风、身重、小便不利、舌淡苔白、脉浮。

温化水湿剂适用于阳虚气不化水，水湿内停或湿从寒化所致的病证，如阴水、痰饮、淋浊、寒湿脚气等。实脾散温阳健脾、行气利水，主治阳虚水肿。症见半身以下肿甚、胸腹胀满、身重食少、手足不温、口中不渴、小便短少、大便溏薄、舌淡苔腻、脉沉迟或沉细；真武汤温阳利水，主治：①脾肾阳虚，水气内停所致的水肿，症见小便不利、肢体浮肿、四肢沉重、疼痛、恶寒、舌淡而润、苔白、脉沉细者；②发汗过多，阳气太虚，寒水内动，水气凌心，而见心悸、头晕，身体振动而欲地，舌淡润，脉沉细者。

祛风胜湿剂适用于外感风湿所致的头痛、身痛、腰膝顽麻痹痛以及脚气足肿等证。羌活胜湿汤祛风胜湿，主治风湿在表，头痛项强，腰背重痛，一身尽痛，难以转侧，恶寒发热，脉浮；独活寄生汤祛风湿，止痹痛，益肝肾，补气血。主治痹证日久，肝肾两虚，气血不足证。症见腰膝疼痛、痿软，肢节屈伸不利，或麻木不仁，畏寒喜温，心悸气短，舌淡苔白，脉细弱。

十、祛痰剂

祛痰剂是以祛痰药为主组成，具有消除痰饮作用，治疗各种痰病的方剂。属"八法"中"消法"的范畴。凡因脾失健运，湿郁成痰；或火热内盛，灼津为痰；或肺燥津亏，虚火烁液为痰；或脾肾阳虚，寒饮内停，以及肺寒留饮；或痰浊内生，肝风内动，挟痰上扰等证，均可运用本类方剂加减治疗。根据痰病的性质及其相应治法的不同，分为燥湿化痰、清热化痰、润燥化痰、温化寒痰、化痰息风五类。

（一）燥湿化痰剂　主治痰湿证。痰湿证多因脾不健运，湿聚成痰所致。症见咳嗽痰多易咯，胸脘痞闷，恶心呕吐，头眩心悸，四肢困倦，舌苔白滑或腻，脉缓等。治宜苦温燥湿化痰。常用半夏、陈皮、茯苓、炙甘草等药。代表方剂有二陈汤。

二陈汤

【来源】　《太平惠民和剂局方》。

【组成】　半夏、橘红（各 15g），白茯苓（9g），甘草（4.5g），生姜 7 片，乌梅 1 个。

【功用】　燥湿化痰，理气和中。

【主治】　痰湿内阻，脾胃不和，症见胸脘痞闷，呕吐恶心，或头眩心悸，或咳嗽痰多，舌苔白润，脉滑。

【方解】　方中半夏辛温性燥，善于燥湿化痰，又降逆和胃，为君药。橘红理气燥湿祛痰，燥湿以助半夏化痰之力，理气可使气顺则痰消，为臣药。因痰由湿生，湿自脾来，故用茯苓健脾渗湿，使湿去脾旺，痰无由生；生姜降逆化饮，既制半夏之毒，又助半夏、橘红行气消痰，和胃止呕；乌梅收敛肺气，与半夏相伍，散中有收，使祛痰而不伤正，并有欲劫之而先聚之意，共为佐药。甘草调和药性兼润肺和中，为使药。全方标本兼顾，燥湿化痰，理气和中，为祛痰的通用方剂。因方中半夏、橘红以陈久者良，故以"二陈"为名。

> 君：半夏——燥湿化痰，降逆和胃
> 臣：橘红——理气燥湿，使气顺痰消，助半夏化痰之力
> 佐 {
> 　白茯苓——健脾渗湿，使湿去脾旺，痰无由生
> 　生姜——降逆化痰，既可制半夏之毒，且能助半夏、橘红行气消痰
> 　乌梅——收敛肺气，与半夏相伍，散中有收，使祛痰而不伤正
> }
> 使：炙甘草——调和诸药，润肺和中

【注意事项】　本方性燥，故阴虚肺燥及咯血者忌用。

【加减】　风痰者，加南星、竹沥；热痰者，加黄芩、胆星；寒痰者，加干姜、细辛；食痰者，加莱菔子、神曲；气痰者，加枳实、厚朴；皮里膜外之痰者，加白芥子等。

【方歌】　二陈汤用半夏陈，益以茯苓甘草臣，利气和中燥湿痰，煎加生姜与乌梅。

（二）**清热化痰剂**　适用于火热内盛，炼津成痰，痰热互结之证。临床症见咯痰黄稠，胸闷烦热，舌红苔黄，脉滑数。还可用于痰火郁结而致的惊悸、癫狂和瘰疬等病。因邪热内盛，不得清解，煎熬津液，郁而生痰，或郁久化火，形成痰火。治宜清热化痰。多用清热化痰药如瓜蒌、贝母、胆南星为主，配伍清热泻火药组成。代表方剂有清气化痰丸、滚痰丸。

1. 清气化痰丸

【来源】　《医方考》。

【组成】　胆南星、制半夏（各 15g），陈皮、杏仁、枳实、黄芩、瓜蒌仁、茯苓（各 10g）。

【功用】　清热化痰，理气止咳。

【主治】　痰热咳嗽。症见咳嗽痰黄，黏稠难咯，胸闷气急，舌苔黄腻，脉滑数。

【方解】　方中胆南星味苦性凉，清热化痰，治痰热之壅闭，为君药。瓜蒌仁甘寒，长于清肺化痰；黄芩苦寒，善能清肺泻火，同为臣药，两药合用，泻肺火，化痰热，增强胆南星之效。枳实下气消痞，"除胸胁痰癖"；陈皮理气宽中，燥湿化痰；脾为生痰之源，肺为贮痰之器，故治痰先治脾，用茯苓健脾渗湿，防止痰液生成；杏仁宣利肺气，半夏燥湿化痰，共佐药。全方共奏清热化痰，理气止咳之功，使热清火降，气顺痰消，则诸症自愈。

> 君：胆南星——清热化痰
> 臣 {
> 　瓜蒌仁
> 　黄芩
> } 降肺火，化热痰，增强胆南星之效
> 佐 {
> 　{
> 　　枳实
> 　　陈皮
> 　} 下气消痞，化痰散结
> 　茯苓——健脾渗湿，防止痰液生成
> 　杏仁——宣利肺气
> 　制半夏——燥湿化痰
> }

【注意事项】　本方性偏苦燥，阴虚燥咳者忌用。

【加减】　身热口渴，肺热较甚者，加石膏、知母以清泻肺热；痰多气短而喘者，加桑白皮、鱼腥草

等以下气祛痰。

【方歌】 清气化痰杏瓜蒌，茯苓芩枳胆星投，陈夏姜汁糊丸服，专治肺热咳痰稠。

2. 滚痰丸

【来源】 《泰定养生主论》。

【组成】 礞石（30g），大黄、黄芩（各240g），沉香（15g）。共为细末，水丸梧桐子大，每服40~50丸。

【功用】 泻火逐痰。

【主治】 实热老痰证。症见癫狂惊悸，或怔忡昏迷，或咳喘痰稠，或胸脘痞闷，或眩晕耳鸣，大便秘结，舌苔黄腻，脉滑数有力。

【方解】 方中君药礞石其性燥悍重坠，善于攻坠陈积伏匿之老痰，与焰硝同煅，攻逐下行之性尤强。如《本草纲目》曰："此药重坠，制以硝石，其性疏快，使木平气下，而痰积通利，诸证自除。"臣药大黄性味苦寒，可荡涤实热，开痰火下行之路。佐药黄芩苦寒泻火，专清上焦气分热盛；沉香降逆下气，亦为治痰必先顺气之理。全方泻火逐痰之力较猛，使痰积恶物自肠道而下。本方最宜用于形气壮实，痰火胶固为病者。

君：礞石——燥悍重坠，善于攻坠陈积伏匿之老痰

臣：大黄——荡涤实热，开痰火下行之路

佐 { 黄芩——苦寒泻火，专清上焦气分热盛
     沉香——降逆下气，为治痰必先顺气之理

【注意事项】 本方药力较峻，中气不足、脾肾阳虚者以及孕妇皆应慎用。

【方歌】 滚痰丸用青礞石，大黄黄芩与沉香，百病皆因痰作祟，顽痰怪证力能匡。

【研究报道参考】 临床报道，将118例首发精神分裂症患者随机分为研究组59例（完成55例）和对照组59例（完成56例），研究组给予氯丙嗪合并清心滚痰丸，对照组给予氯丙嗪，治疗时间为12周，以简明精神病量表（BPRS）、阳性症状量表（SA PS）、阴性症状量表（SAN S）、临床疗效总评量表（CGI）及副反应量表（TESS）为评定工具。结果治疗后两组BPRS、SAN S、SA PS、CGI评分均与治疗前比较有统计学意义（$P < 0.05$），治疗后两组BPRS、SAN S、SA PS、病情严重程度（SI）、疗效总评（GI）、TESS评分以及起效时间、痊愈率和显进率比较差异均有统计学意义（$P < 0.05$ 或 $P < 0.01$）。提示清心滚痰丸可增强氯丙嗪对精神分裂症的总体疗效，同时能减轻氯丙嗪所致的口干、便秘不良反应【魏绪华，等.清心滚痰丸合并氯丙嗪治疗首发精神分裂症55例临床观.中医杂志，2008，49（3）：237-238，241】。

（三）润燥化痰剂 适用于外感燥热，或肺阴亏虚，阴虚火旺，虚火炼液为痰所致的燥痰证。症见干咳少痰，或痰稠而黏，咯痰不爽，或咯痰带血，咽喉干燥，声嘶。治宜润燥化痰。多用润肺化痰药如贝母、瓜蒌等为主，配伍滋阴、清热等药组成。代表方剂有贝母瓜蒌散。

贝母瓜蒌散

【来源】 《医学心悟》。

【组成】 贝母（4.5g），瓜蒌（3g），花粉、茯苓、橘红、桔梗（各2.5g）。

【功用】 润肺清热，理气化痰。

【主治】 燥痰咳嗽。症见咳嗽呛急，咯痰不爽，涩而难出，咽喉干燥哽痛，苔白而干。

【方解】 方中川贝清热润肺、化痰止咳，为君药。全瓜蒌清热润燥，利气涤痰，为臣药；天花粉清热化痰，生津润燥；茯苓健脾渗湿；橘红化痰止咳；桔梗宣肺利咽，同为佐药。全方共奏润肺清热、理气化痰之功。

君：贝母——清热润肺，化痰止咳

臣：瓜蒌——清热化痰

佐 ｛
天花粉——清肺润燥
茯苓——健脾渗湿
橘红——化痰止咳
桔梗——宣肺利咽

【注意事项】 对于肺肾阴虚，虚火上炎之咳嗽，并非所宜。

【加减】 兼感风邪、咽痒而咳，微恶风者，加桑叶、蝉蜕、杏仁、牛蒡子等宣肺散邪；燥热较甚、咽喉干涩哽痛明显者，加玄参、麦冬、生石膏等清燥润肺；声嘶、痰中带血者，可去橘红，加南沙参、白芨等养阴清肺，化痰止血。

【方歌】 贝母瓜蒌花粉研，橘红桔梗茯苓添，呛咳咽干痰难出，润燥化痰病自安。

（四）温化寒痰剂 适用于寒痰证。症见咳痰清稀色白，自觉口中有冷气，身寒，手足不温，大便溏泄，舌苔水滑，脉沉。多用辛热温阳药干姜、肉桂与化痰药半夏、南星等配合而成。代表方剂有苓甘五味姜辛汤。

苓甘五味姜辛汤

【来源】 《金匮要略》。

【组成】 干姜（9g）、细辛（3g）、茯苓（12g）、甘草（9g）、五味子（5g）。

【功用】 温肺化饮。

【主治】 寒饮内停，症见咳嗽痰稀，喜唾，胸满喘逆，舌苔白滑，脉沉迟。

【方解】 方中干姜性味辛热，既温肺散寒以化饮，又温运脾阳以化湿，为君药。细辛辛散，温肺散寒，助干姜散其凝聚之饮；茯苓甘淡，健脾渗湿，不仅化既聚之痰，又能杜生痰之源，为臣药。五味子酸温，敛肺气而止咳，与细辛、干姜相伍，散中有收，使散不伤正，收不留邪，又能调和肺之开合，为佐药。甘草和中，协调诸药，为使药。全方温散并行，开合相济，可使寒饮得去，肺气安和，为温化寒饮之良剂。

君：干姜——温肺散寒化饮，温运脾阳祛湿

臣 ｛
细辛——温肺散寒，助干姜散其凝聚之饮
茯苓——健脾渗湿，不仅化既聚之痰，又能杜生痰之源

佐：五味子——敛肺止咳

使：甘草——调和诸药

【注意事项】 本方药力较峻，中气不足、脾肾阳虚、孕妇等皆需慎用。痰稠黏者慎用，痰黄者忌用。

【加减】 痰多欲呕者，加半夏以化痰降逆止呕；兼有冲气上逆者，加桂枝以温中降冲；咳甚而颜面虚浮者，加杏仁宣利肺气而止咳。

【方歌】 苓甘五味姜辛汤，温阳化饮常用方，半夏杏仁均可入，寒痰冷饮保安康。

（五）化痰息风剂 适用于内风挟痰证。症见眩晕头痛，甚则昏厥，不省人事等。常以化痰药如半夏、陈皮与平肝息风药如天麻等配伍而成。代表方剂有半夏白术天麻汤。

半夏白术天麻汤

【来源】 《医学心悟》。

【组成】 半夏（4.5g），天麻、茯苓、橘红（各3g），白术（9g），甘草（1.5g），加生姜3片，大枣3枚。

【功用】 燥湿化痰，平肝息风。

【主治】 风痰上扰证。眩晕头痛，胸闷呕恶，舌苔白腻，脉弦滑等。

【方解】 方中半夏燥湿化痰，降逆止呕；天麻平肝息风，而止头眩，同为君药，为治风痰眩晕头痛之要药。正如李杲在《脾胃论》中说："足太阴痰厥头痛，非半夏不能疗，眼黑头眩，风虚内作，非天麻不能除"。以此两味一祛其痰，一息其风。白术健脾燥湿，与君药配伍，祛湿化痰、止眩之功益佳，为臣药。茯苓健脾渗湿，与白术相合，尤善治生痰之本；橘红理气化痰，使气顺则痰消，同为佐药。甘草调药和中，煎加姜枣以调和脾胃，为使药。全方共奏化痰息风之效，使风熄痰消，眩晕自愈。

$$
\begin{aligned}
&君\begin{cases}半夏\text{——燥湿化痰，降逆止呕}\\天麻\text{——化痰息风}\end{cases}\left.\begin{array}{l}\text{一祛其痰，一息其风}\\\text{为治风痰眩晕头痛之要药}\end{array}\right.\\
&臣：白术\text{——健脾燥湿，与君药配伍，祛湿化痰、止眩之功益佳}\\
&佐\begin{cases}茯苓\text{——健脾渗湿，与白术相合，尤善治生痰之本}\\橘红\text{——理气化痰，使气顺则痰消}\end{cases}\\
&使\begin{cases}甘草\\生姜\\大枣\end{cases}\text{调和脾胃}
\end{aligned}
$$

【注意事项】 肝肾阴虚，气血不足所致之眩晕，不宜应用。

【加减】 痰湿偏盛，舌苔白滑者，加泽泻、桂枝以利湿化饮；肝阳偏亢者，加钩藤、代赭石以潜阳息风。

【方歌】 半夏白术天麻汤，苓草橘红大枣姜，眩晕头痛风痰证，热盛阴亏切莫尝。

【方证鉴别】 燥湿化痰剂适用于脾不健运，湿聚成痰所致的痰湿证。症见咳嗽痰多易咯，胸脘痞闷，恶心呕吐，头眩心悸，四肢困倦，舌苔白滑或腻，脉缓。二陈汤燥湿化痰，理气和中。主治痰湿内阻，脾胃不和，胸脘痞闷，呕吐恶心，或头眩心悸，或咳嗽痰多。

清热化痰剂适用于火热内盛，炼津成痰，痰热互结之证。症见咯痰黄稠，胸闷烦热，舌红苔黄，脉滑数。清气化痰丸清热化痰，理气止咳。主治痰热咳嗽。症见咳嗽痰黄，黏稠难咯，胸闷气短，舌苔黄腻，脉滑数；滚痰丸泻火逐痰。主治实热老痰证，症见癫狂惊悸，或怔忡昏迷，或咳喘痰稠，或胸脘痞闷，或眩晕耳鸣，大便秘结，舌苔黄腻，脉滑数有力。

润燥化痰剂适用于外感燥热，肺阴受伤，或因阴虚火旺，虚火炼液为痰而成的燥痰证。症见干咳少痰，或痰稠而黏，咯痰不爽，甚则咯痰带血，咽喉干燥，声嘶。贝母瓜蒌散润肺清热，理气化痰。主治燥痰咳嗽。症见咳嗽呛急，咯痰不爽，涩而难出，咽喉干燥哽痛，苔白而干。

温化寒痰剂适用于寒痰证。症见咯痰清稀色白，口中自觉有冷气，身寒，手足不温，大便溏泄，舌苔水滑，脉沉。苓甘五味姜辛汤温肺化饮。主治寒饮内停，症见咳嗽痰稀，喜唾，胸满喘逆，舌苔白滑，脉沉迟。

化痰息风剂适用于内风挟痰证，症见眩晕头痛，甚则昏厥，不省人事等。半夏白术天麻汤燥湿化痰，平肝息风。主治风痰上扰证，症见眩晕头痛，胸闷呕恶，舌苔白腻，脉弦滑等。

十一、消导剂

消导剂是以消导药为主组成，具有消食健脾，除痞化积等作用，治疗食积停滞的方剂。属于"八法"中"消法"的范畴。主要治疗食积停滞所致的脘腹痞满，嗳腐吞酸，食欲不振，厌食，呕吐酸腐，泄泻便秘等。

消食剂与泻下剂均能消除体内有形之实邪，但在运用时二者应有所区别。消导剂多属渐消缓散之剂，用于病势较缓的食积证；而泻下剂多属攻逐之剂，用于病势较急、积滞较重之食积证。如果当用泻法而误用消法，病重而药轻，则其疾难愈；如果当用消法而误用泻法，病轻药重，则易伤正气，病反深锢。正如朱震亨在《丹溪心法》所云："凡积病不可用下药，徒损真气，病亦不去，当用消积药使之融化，则根除矣"。

消导剂虽功力较缓和，但终属攻伐之方，故不宜长期服用，而纯虚无实者更当禁用。根据作用不同，消导剂可分为消食化滞剂与健脾消食剂两类。

（一）消食化滞剂　又称消食导滞，简称消导剂，是消除食滞、恢复脾胃运化功能的治疗方法。用于饮食不节导致的食积停滞，症见胸脘痞满、腹胀时痛、嗳腐吞酸、呕恶厌食，或大便泄泻，舌苔厚腻而黄，脉滑。代表方剂有保和丸。

保和丸

【来源】《丹溪心法》。

【组成】山楂（18g），神曲（6g），半夏、茯苓（各9g），陈皮、连翘、萝卜子（各3g）。

【功用】消食和胃。

【主治】食积停滞，症见胸脘痞满，腹胀时痛，嗳腐吞酸，恶食，或呕吐泄泻，脉滑，舌苔厚腻或黄。

【方解】方中重用山楂能消一切饮食积滞，尤善消肉食油腻之积，为君药。神曲消食健脾，善化酒食陈腐之积；莱菔子（又名萝卜子）下气消食，长于消谷面之积，同为臣药。君臣相配，可治一切饮食积滞。因食阻气机，胃失和降，故以半夏、陈皮行气化滞，和胃止呕；食积易于生湿化热，故用茯苓渗湿健脾，和中止泻；连翘清热散结，同为佐药。全方共奏消食和胃，清热祛湿之功，以使食积得消，热清湿去，胃气得和，诸证自瘥。本方药性平稳，药力缓和，故以"保和"为名。正如张秉成《成方便读》说："此方虽纯用消导，毕竟是平和之剂，故特谓之保和耳"。

君：山楂——消一切饮食积滞，尤善消肉食油腻之积
臣｛神曲——消食健脾，善化酒食陈腐之积｜萝卜子——下气消食，长于消谷面之积｝治一切饮食积滞

$$\text{佐}\begin{cases}\left.\begin{array}{l}\text{半夏}\\\text{陈皮}\end{array}\right\}\text{行气化滞，和胃止呕}\\\text{茯苓——渗湿健脾，和中止泻}\\\text{连翘——清热而散结}\end{cases}$$

【注意事项】　本方虽药性平和，但毕竟为消导之品，故纯虚无实不可使用。孕妇慎用。

【加减】　食滞较重者，可加枳实、槟榔等，以增强消食导滞之力；腹胀较重者，加枳实、厚朴等以行气消胀；食积化热较甚见苔黄、脉数者，加黄芩、黄连以加强清热泻火之力；腹胀而大便不通或不利者，加大黄、槟榔以通便导滞；兼有脾虚腹泻者，加白术以益气健脾；呕泻止后，仍食欲不振者，加鸡内金。夏令小儿腹泻属消化不良而见大便溏泄而酸臭、食欲不振、小便少、口渴者，加鸡内金、天花粉、麦冬等。小儿疳积，症见面黄肌瘦、低热困倦、胸痞腹胀、头大颈细、厌食、大便不爽者，加鸡内金、炮山甲、鳖甲等。

【方歌】　保和丸用曲山楂，陈翘莱菔苓半夏，消食化滞和胃气，方中也可用麦芽。

【研究报道参考】　实验研究提示，保和丸能提高大鼠血清胃泌素（GAS）和血浆胃动素（MTL）水平，具有促胃肠动力作用【陈建峰，等.保和丸对大鼠血液中胃泌素及胃动素含量的影响.湖南中医杂志，2008，24（4）：89-90】。

（二）**健脾消食剂**　用于脾胃虚弱，食积内停之证。临床症见脘腹痞满，不思饮食，面黄体瘦，倦怠乏力，大便溏薄等。多用消食药如山楂、神曲、麦芽等，配伍益气健脾药如人参、白术、山药等组成。代表方剂有健脾丸。

健脾丸

【来源】　《证治准绳》

【组成】　白术（15g），木香、黄连、甘草（各6g），白茯苓（12g），人参（9g），神曲、陈皮、砂仁、麦芽、山楂、山药、肉豆蔻（各6g）。

【功用】　健脾和胃，消食止泻。

【主治】　脾虚食积证。症见食少难消，脘腹痞闷，大便溏薄，苔腻微黄，脉象虚弱。

【方解】　方中白术、茯苓用量偏重，意在健脾渗湿以止泻，为君药。人参、山药益气健脾，助茯苓、白术健脾。山楂、神曲、麦芽（三仙）消食化滞以消一切食积，共为臣药。木香、砂仁、陈皮理气和胃，助运消痞；肉豆蔻温涩，合山药涩肠止泻；黄连清热燥湿，清食积所化之热，同为佐药。甘草补中和药，是为佐使之用。全方消补兼施，健脾消食，使脾健食消，湿祛热清，而诸证自除。本方健脾药居多，且食消脾自健，故名"健脾"。

$$\text{君}\left\{\begin{array}{l}\text{白术}\\\text{茯苓}\end{array}\right\}\text{健脾祛湿以止泻}$$

$$\text{臣}\begin{cases}\left.\begin{array}{l}\text{人参}\\\text{山药}\end{array}\right\}\text{益气健脾，助茯苓、白术健脾}\\\left.\begin{array}{l}\text{山楂}\\\text{神曲}\\\text{麦芽}\end{array}\right\}\text{消食和胃，消已停之积}\end{cases}$$

$$
佐\begin{cases}
\begin{rcases}
木香 \\
砂仁 \\
陈皮
\end{rcases}理气开胃，醒脾化湿 \\
肉豆蔻——温涩，合山药涩肠止泻 \\
黄连——清热燥湿，清食积所化之热
\end{cases}
$$

佐使：甘草——补中和药

【注意事项】　实热者不宜使用。

【加减】　积滞中焦，胃失和降而见呕吐者，加半夏、丁香以降逆止呕；中虚寒凝致腹痛较剧者，加干姜、白芍以散寒行气止痛；大便溏薄、小便少者，加薏苡仁以健脾渗湿止泻；乳食内停，兼化热者，加连翘连以清热燥湿。

【方歌】　健脾参术苓草陈，肉蔻香连合砂仁，楂曲山药曲麦炒，消补兼施不伤正。

【方证鉴别】　消食化滞剂适用于饮食不节所致的食积停滞，症见胸脘痞满、腹胀时痛、嗳腐吞酸、呕恶厌食，或大便泄泻，舌苔厚腻而黄，脉滑。保和丸消食和胃。主治食积停滞，症见胸脘痞满，腹胀时痛，嗳腐吞酸，恶食，或呕吐泄泻，脉滑，舌苔厚腻或黄。

健脾消食剂适用于脾胃虚弱，食积内停之证。症见脘腹痞满，不思饮食，面黄体瘦，倦怠乏力，大便溏薄等。健脾丸健脾和胃，消食止泻。主治脾虚食积证。症见食少难消，脘腹痞闷，大便溏薄，苔腻微黄，脉象虚弱。

十二、祛风剂

祛风剂是以辛散祛风或息风止痉等药物为主组成，具有疏散外风或平熄内风作用，用于治疗风病的方剂。属"八法"中"汗法""清法""补法"等范畴。风病的范围很广，病情变化复杂，分为"外风"和"内风"两大类。外风是外感六淫之风邪侵袭人体所致，多与寒、湿、热、痰等病邪相兼为病。风邪毒气，从伤口侵入人体所致的破伤风，亦属外风范畴；内风是脏腑功能失调所引起的内生之风，分为肝阳化风、热极生风、阴虚风动、血虚生风等。

疏风药多辛散温燥，易伤津液，或易助火，对于津液不足、阴虚，或阳亢有热者当配伍滋阴之品以制约之。根据感邪性质的不同，可将治风剂分为疏散外风剂和平熄内风剂两类。

（一）疏散外风剂　主治外风侵袭人体头面、肌肉、关节、经络、筋骨等部位所致诸证，如中风、外感风邪头痛、风寒湿痹、风疹、湿疹、鼻渊以及破伤风等。症见头痛、恶风、肌肤瘙痒、肢体麻木、筋脉关节挛痛、屈伸不利、口眼㖞斜、半身不遂、鼻塞不闻香臭等。其中，外感风邪，邪在皮毛或肺经，以表证为主要临床表现者，已在解表剂中论述。临床多用辛散祛风药。如麻黄、防风、川芎、白芷、荆芥、薄荷、乌头等。一般根据病人的体质强弱、感邪轻重、病邪兼挟等情况，而有不同的配伍。例如，风邪上犯头目的头痛、眩晕等症，治宜疏风止痛，代表方如川芎茶调散；风毒之邪侵袭人体，与湿热相搏，郁于肌腠所致皮肤瘙痒、抓破流水等症，治宜疏风清热除湿止痒，代表方如消风散；风邪阻于头面经络而致口眼㖞斜等症，治宜祛风化痰，代表方如牵正散；皮肤损伤，风邪毒气侵入引发破伤风，出现口噤、手足拘急、角弓反张等症，治宜祛风定搐，代表方如玉真散；风邪与痰湿、瘀血阻滞于手足经络、筋脉之处引起手足挛痛、麻木不仁、屈伸不利等症，治宜祛风除湿，活血通络，代表方如消风散、川芎茶调散等。

本法用于外风所致之证；因风性善动，风邪阻于经脉而发生痉病者，常配伍止痉药，如全蝎、蜈蚣、僵蚕、天麻等；风邪不能独伤人，若风邪挟痰阻于经络，致经隧不利、筋肉失养而面瘫者，可配伍化痰药如白附子、天南星等；若风邪流窜经络，致气血运行不利，可配以活血药，如乳香、没药、川芎等，使血脉流通，滞留的风邪也随之消除。

1. 川芎茶调散

【来源】 《太平惠民和剂局方》。

【组成】 川芎、荆芥（各 120g），薄荷叶（240g），细辛（30g），防风（45g），白芷、羌活、甘草（各 60g）。共研细末，每服 6g。

【功用】 疏风止痛。

【主治】 外感风邪头痛。症见偏正头痛或巅顶作痛，或见恶寒发热、目眩鼻塞，舌苔薄白、脉浮者。

【方解】 方中用川芎、白芷、羌活疏风止痛，其中川芎辛温升散，祛风活血而止头痛，正如《本经》谓其"主中风入脑头痛"，为治疗头痛之要药，尤善治少阳、厥阴经头痛（头顶、两侧痛），而白芷善治阳明经头痛（前额痛），羌活善治太阳经头痛（后头痛牵连项部），同为君药。细辛散寒止痛，并长于治少阴经头痛；重用薄荷，清利头目，搜风散热；荆芥、防风升散上行，疏散上部之风邪，共为臣药。炙甘草和中益气，调和诸药，使升散不致耗气；清茶调下，取其苦凉之性，既可上清头目，又能制约风药的过于温燥与升散，均为佐使药。

```
      ┌ 川芎——治少阳、厥阴经头痛 ┐
君 ┤ 白芷——治阳明经头痛        ├ 疏风止痛
      └ 羌活——治太阳经头痛        ┘

      ┌ 细辛——散寒止痛（少阴经头痛）
臣 ┤ 薄荷——清利头目，搜风散热
      │ 荆芥 ┐
      └ 防风 ┘ 疏散上部风邪

佐使 ┌ 甘草——调和诸药
       └ 清茶——清利头目，制风药的温燥与升散
```

【注意事项】 本方辛温药偏多，凡久病气虚、血虚、肝肾不足或阳气亢盛之头痛，均非本方所宜。

【加减】 根据头痛部位所偏，用药应有所侧重。前额痛甚者重用白芷，枕后部痛甚者重用羌活等。治疗风寒头痛，可重用川芎，去薄荷，加生姜、苏叶等疏风散寒；治疗风热头痛，可去羌活、细辛，加菊花、蔓荆子等疏风清热；治疗头痛迁延不愈者，加僵蚕、全蝎、桃仁、红花等加强搜风止痛、活血通络。

【方歌】 川芎茶调散荆防，辛芷薄荷甘草羌，目昏鼻塞风攻上，正偏头痛悉能康。

2. 牵正散

【来源】 《杨氏家藏方》。

【组成】 全蝎、白附子、僵蚕、（各 6g）。

【功用】 祛风化痰止痉。

【主治】 风中经络，口眼㖞斜。

【方解】 方中用全蝎色青善走，独入肝经，为搜风之主药，为方中君药。白附子之辛散，善治头面之风；僵蚕之清虚，能解络中之风，同为臣药。三药均为治风之专药，用酒调服，以行其经。

君：全蝎——独入肝经，为搜风之主药

臣 { 白附子——辛散，善治头面之风
僵蚕——清虚，能解络中之风

【注意事项】 方中白附子和全蝎均为有毒之品，用量宜慎。气虚血瘀或肝风内动引起的口眼㖞斜或半身不遂（内风）者，不宜应用本方。

【加减】 若酌加蜈蚣、天麻、地龙等祛风止痉通络之品，可增强疗效。

【方歌】 牵正散是杨家方，全蝎僵蚕白附襄，服用少量热酒下，口眼㖞斜疗效彰。

（二）平息内风剂 主治脏腑功能失调所致的风病，分为热极动风、肝阳化风、阴虚动风和血虚生风等证。症见眩晕、震颤、足废不用、语言不利或卒然昏倒、手足抽搐，口眼㖞斜、半身不遂等。临床常用平肝息风药，如钩藤、天麻、羚羊角、代赭石、龙骨、牡蛎等。因证候不同，配伍各异。热邪久留，耗伤真阴，虚风内动，而见筋脉拘挛、手足蠕动、神倦、脉虚者，治宜滋阴息风，代表方如大定风珠；肝阳上亢，肝风内动，血气并走于上，而见头痛、眩晕、脑中热痛、面色如醉，甚则突然昏倒、口眼㖞斜、半身不遂者，治宜镇肝息风，代表方如镇肝熄风汤；阳邪亢盛，热极动风，而见高热昏迷、四肢抽搐者，治宜凉肝熄风，代表方如羚角钩藤汤。

1. 镇肝熄风汤

【来源】 《医学衷中参西录》。

【组成】 怀牛膝、生赭石（各30g），生龙骨、生牡蛎、生龟板、生杭芍、玄参、天冬（各15g），川楝子、生麦芽、茵陈（各6g），甘草（4.5g）。

【功用】 滋阴潜阳，镇肝息风。

【主治】 类中风。症见头目眩晕，目胀耳鸣，脑部热痛，心中烦热，面色如醉，或时常噫气，或肢体渐觉不利，口角渐形㖞斜；甚或眩晕颠仆，昏不知人，移时始醒；或醒后不能复原，脉弦长有力者。

【方解】 方中重用牛膝为君药，以引血下行，并补益肝肾。代赭石镇肝降逆，龟板、白芍、龙骨、牡蛎滋阴潜阳，同为臣药。天冬、玄参滋阴清热，滋水涵木，川楝子、茵陈、生麦芽清泻肝热，疏肝理气，平肝镇潜，同为佐药。甘草调和诸药，为使药。全方重用镇潜之品以治其标，配伍滋阴之品以治其本，标本兼治，共奏镇肝息风之效。

君：牛膝——引血下行，并补益肝肾

臣 { 代赭石——镇肝降逆
龟板
白芍
龙骨 } 滋阴潜阳
牡蛎

$$
佐\begin{cases}
\left.\begin{array}{l}天冬\\玄参\end{array}\right\}滋阴清热，滋水涵木\\[2mm]
\left.\begin{array}{l}川楝子\\茵陈\\生麦芽\end{array}\right\}清泻肝热，疏肝理气
\end{cases}
$$

使：甘草——调和诸药

【注意事项】　辨证时必须分清内风还是外风、是否有兼挟，以便灵活加减使用。

【加减】　心中热甚者，加生石膏清热；痰多者，加胆星化痰；尺脉重按虚者，加熟地黄、山萸肉滋补肾阴；大便不实者，去龟板、赭石，加赤石脂涩肠止泻。

【方歌】　镇肝息风芍天冬，玄参牡蛎赭茵供，麦龟膝草龙川楝，肝风内动有奇功。

2. 天麻钩藤饮

【来源】　《杂病证治新义》。

【组成】　天麻（9g），钩藤（12g），石决明（18g），山栀子（9g），黄芩（9g），川牛膝（12g），杜仲、益母草、桑寄生、夜交藤、茯神（各9g）。

【功用】　平肝息风、滋阴清热。

【主治】　肝阳上亢、肝风内动。症见头痛眩晕，耳鸣眼花，口眼㖞斜，舌强语謇，或半身不遂，失眠多梦，舌红，脉弦数。

【方解】　方中天麻甘平，专入足厥阴肝经，善于平肝息风，"为治风之神药"，擅治"风虚眩晕头痛"；钩藤甘凉，既平肝风，又清肝热，如《本草正义》所云："轻清而凉，能泻火，能定风"；又如《景岳全书·本草正》所云："专理肝风相火之病"；石决明咸平入肝，重镇潜阳，凉肝除热，如《医学衷中参西录》所云："石决明……为凉肝镇肝之要药。为其能凉肝兼能镇肝，故善治脑中充血作疼作眩晕，因此证多系肝气、肝火挟血上冲也"。三药同用，以增强平肝息风之力，均为君药。肝热则阳升于上，阳亢则化火生风，故用栀子、黄芩苦寒降泄，清热泻火，以使肝经热得以清降而不致上扰，同为臣药。益母草行血利水，川牛膝活血并引血下行，药性滑利下行，利于肝阳平降；杜仲、桑寄生补益肝肾，扶正顾本；夜交藤、茯神安神定志，共为佐药。全方共奏平肝息风，清热活血，益肾宁心之效。

$$
君\left.\begin{array}{l}天麻\\钩藤\\石决明\end{array}\right\}平肝息风，又清肝热
$$

$$
臣\left.\begin{array}{l}山栀\\黄芩\end{array}\right\}清热泻火，使肝经火热得以清降而不致上扰
$$

$$
佐\begin{cases}
益母草——活血利水\\[1mm]
川牛膝——引血下行，药性滑利下行，利于肝阳平降\\[1mm]
\left.\begin{array}{l}杜仲\\桑寄生\end{array}\right\}补益肝肾，扶正顾本\\[1mm]
\left.\begin{array}{l}夜交藤\\茯神\end{array}\right\}安神定志
\end{cases}
$$

【注意事项】 本证多因烦劳动阳，恼怒伤肝所致，故应戒烦劳恼怒。眩晕、头痛因痰浊内阻引起者，不宜用本方。

【加减】 阳亢化风，见眩晕较甚及唇舌或肢体发麻者，可加羚羊角、代赭石、龙骨、牡蛎、磁石等以镇肝潜阳息风；肝火偏盛，见头痛较剧，面红目赤，舌苔黄燥，脉弦数者，可加龙胆草、夏枯草、丹皮，或加服龙胆泻肝丸以清肝泻火；便秘者，可加大黄、芒硝以泻热通腑；肝肾阴虚明显者，加女贞子、枸杞子、生地、何首乌、白芍等以滋补肝肾。

【方歌】 天麻钩藤石决明，杜仲牛膝桑寄生，栀子黄芩益母草，茯神夜交安神宁。

【研究报道参考】 临床报道，将100例原发性高血压病患者，根据血压水平及中医证候特点进行配对设计，分为治疗组和对照组各50例。治疗组给予天麻钩藤饮加味治疗，对照组予以非洛地平缓释片治疗，每次5mg，每天1次口服。结果治疗组显效35例、有效10例、无效5例、总有效率90.0%；对照组显效15例、有效22例、无效13例，总有效率74.0%，提示天麻钩藤饮加味治疗原发性高血压病，在有效率、证候总积分及血清NO改变水平方面，均优于单用非洛地平缓释片对照组【王春伏，等.天麻钩藤饮加味治疗原发性高血压病50例.湖南中医杂志，2009，25（2）：58-60】。实验研究，对肾血管性高血压模型大鼠，天麻钩藤饮可显著降低大鼠左室质量（Left ventricular mass，LVM）、左室质量指数（left ventricular mass index，LVI）和心肌组织胶原（colloid，Coll）浓度，与卡托普利组无显著差异；还可同时降低血浆和心肌醛固酮（aldosterone，ALDO）和血管紧张素Ⅱ（angiotension Ⅱ，Ang Ⅱ）水平，提示天麻钩藤饮能够缓解和逆转左室肥厚和心肌纤维化【胡世云，等.天麻钩藤饮对肾血管性高血压大鼠醛固酮和血管紧张素Ⅱ的影响.安徽中医学院学报，2009，28（1）：41-43】。

【方证鉴别】 疏散外风剂适用于由外风所致之证。川芎茶调散疏风止痛，主治外感风邪头痛。症见偏正头痛或巅顶作痛，或见恶寒发热、目眩鼻塞，舌苔薄白、脉浮者。牵正散祛风化痰止痉，主治风中经络、口眼㖞斜。

平熄内风剂用于治疗内在脏腑功能失调所致的风病，有外感温热病热极动风、内伤病肝阳化风、阴虚动风和血虚生风等证候。症见眩晕、震颤、足废不用、语言不利或卒然昏倒、手足抽搐，口眼㖞斜、半身不遂等。镇肝息风汤镇肝息风，滋阴潜阳，主治类中风。症见头目眩晕，目胀耳鸣，脑部热痛，心中烦热，面色如醉，或时常噫气，或肢体渐觉不利，口角渐形㖞斜；甚或眩晕颠仆，昏不知人，移时始醒；或醒后不能复原，脉弦长有力者。天麻钩藤饮平肝息风、滋阴清热，主治肝阳上亢、肝风内动所致的头痛眩晕，耳鸣眼花，口眼㖞斜，舌强语謇，或半身不遂，舌红，脉弦数等。

十三、固涩剂

根据《素问·至真要大论》"散者收之"和"十剂"中"涩可固脱"等原则为立法依据，以固涩药为主组成，具有收敛固涩作用，用于治疗气血精津滑脱散失之证的方剂，统称固涩剂。

固涩剂具有敛汗、固脱、涩精、止遗、止泻、止带等功用，用于气血精液耗散滑脱不禁之证。症见自汗、盗汗、久泻、遗精、滑泄、小便失禁、崩漏带下不止等。固涩法是为正气亏虚而致精气滑脱的病证而设，为治标之法，应用时应根据"治病求本"的原则，寻找引起耗散滑脱的原因，根据其气血阴阳精气津液的不足配伍相应的药物，标本兼治，才能收到良好的效果，不可一味固涩，以防留邪。而以实邪为主者，如热病汗出、痰饮咳嗽、火动遗精、伤食泻痢或血热崩漏者，非本类方剂所宜，否则有"闭门留寇"之弊。

固涩剂根据其不同作用，分为固表止汗、涩精止遗、涩肠固脱、固崩止带四类。

（一）**固表止汗剂** 具有固表止汗的作用，用于卫气不固，或阴虚火旺之证，症见自汗盗汗、面色苍白、心悸气短、舌淡、脉虚细弱等。治宜固表止汗，常用药物如黄芪、牡蛎、麻黄根等。属气虚卫阳不固的自汗，可配白术以增强益气固表之功；属阴虚火旺之盗汗，可配滋阴清热药与泻火药如生地、熟地、黄芩、黄连、黄柏等。代表方剂有牡蛎散。

牡蛎散

【来源】 《太平惠民和剂局方》。

【组成】 煅牡蛎、黄芪、麻黄根、浮小麦（各 30g）。

【功用】 益气固表，敛阴止汗。

【主治】 自汗、盗汗。症见自汗出，夜卧更甚，心悸惊惕，气短倦怠，舌淡红，脉细弱。

【方解】 方中君药煅牡蛎咸涩微寒，敛阴潜阳，固表止汗；臣以生黄芪味甘微温，益气实卫，固表止汗；佐以麻黄根甘平，功专止汗；浮小麦甘凉，专入心经，养心气，退虚热，为使药。全方可益气固表，敛阴止汗，使气阴得复，汗出自止。

> 君：牡蛎——咸涩微寒，敛阴潜阳，固表止汗
> 臣：黄芪——味甘微温，益气实卫，固表止汗
> 佐：麻黄根——甘平，功专止汗
> 使：浮小麦——甘凉，专入心经，养心气，退虚热

【注意事项】 本方收敛固涩之功较著，汗多属实证者禁用。

【加减】 阳气虚弱而畏寒者，加白术、附子以益气助阳；气虚较甚而倦怠乏力者，加人参、白术以益气补虚；阴液不足，口干舌红者，加生地、白芍以滋阴生津；心悸惊惕较著者，加酸枣仁、柏子仁加强养心安神之功；阳气欲脱，大汗淋漓者，急予参附汤以回阳固脱。

【方歌】 牡蛎散内用黄芪，小麦麻根合用宜，卫表自汗或盗汗，固表收敛见效奇。

（二）**涩精止遗剂** 具有涩精止遗的作用，用于肾虚失藏，或肾气不摄，膀胱失约，而致遗精滑泄及小便失禁之证。症见腰酸乏力，耳鸣健忘，遗精滑泄，遗尿或尿失禁，舌淡苔白，脉细弱无力等。治宜涩精止遗，常用龙骨、牡蛎、金樱子、莲须、桑螵蛸等药。并根据具体病情配伍相关药物。例如，阴虚火扰而致遗精，宜配伍滋阴清热药如龟板、女贞子、知母、黄柏等；属肾虚精关不固之滑泄，宜配伍补肾之品如沙苑蒺藜、杜仲、枸杞子、补骨脂等；属肾阳不足，膀胱失约之遗尿，宜配伍温补肾阳的药物如附子、肉桂、补骨脂、益智仁等；兼气虚者，宜配伍补气药如人参、黄芪等。代表方剂有金锁固精丸。

金锁固精丸

【来源】 《医方集解》。

【组成】 沙苑蒺藜、芡实、莲须（各 60g），龙骨、牡蛎、莲子（各 30g）。莲子粉糊丸，每服 9g。

【功用】 补肾涩精。

【主治】 肾虚不固，症见遗精滑泄，神疲乏力，四肢酸软，腰痛耳鸣，舌淡苔白，脉细弱。

【方解】 方中沙苑蒺藜性味甘温，补肾涩精，《本草纲目》谓其"补肾，治腰痛泄精，虚损劳气"，《本经逢原》谓其"为泄精虚劳要药，最能固精"，为君药。芡实、莲子，甘涩而平，俱能益肾固精，又补脾气，莲子还能交通心肾，同为臣药。龙骨甘涩平，牡蛎咸平微寒，皆能固涩止遗，莲须甘平，尤为收敛固精之妙品，同为佐药。全方既能补肾，又能固精，是标本兼顾、以治标为主的良方。本方能秘肾

气、固精关，故曰"金锁固精"。

$$
\text{君：沙苑蒺藜——补肾涩精}
$$

$$
\text{臣}
\begin{cases}
\text{莲子} \\
\text{芡实}
\end{cases}
\text{补肾涩精，加强君药之力}
$$

$$
\text{佐}
\begin{cases}
\text{莲须} \\
\text{煅龙骨} \\
\text{煅牡蛎}
\end{cases}
\text{固涩止遗}
$$

【注意事项】　本方药物多为收敛固涩之品，故下焦湿热或相火妄动所致之遗精、带下者，不宜使用本方。

【加减】　大便干结者，加熟地、肉苁蓉以补精血而通大便；大便溏泄者，加菟丝子、补骨脂、五味子以补肾固涩；腰膝酸痛者，加杜仲、续断以补肾而强腰膝；阳痿者，加入锁阳、巴戟天、淫羊藿以补肾壮阳。

【方歌】　金锁固精芡莲须，龙骨牡蛎与蒺藜，莲粉糊丸盐汤下，补肾涩精止滑遗。

（三）涩肠固脱剂　具有涩肠固脱的作用，用于脾胃虚寒之泻痢日久、滑脱不禁等病证。症见神疲乏力，泻痢不禁，腹痛喜按喜温，饮食减少，舌淡苔白，脉沉迟。治宜涩肠固脱，常用肉豆蔻、罂粟壳、诃子、赤石脂等。并应根据病情选配相应药物。一般常与补气药、温里祛寒药配伍，如人参、肉桂、吴茱萸、干姜等。气滞胀满者，可配行气之陈皮、木香；阴血不足者，可配滋阴养血之品如当归、白芍、阿胶等。代表方剂有四神丸。

四神丸

【来源】　《内科摘要》。

【组成】　补骨脂（120g）、肉豆蔻（60g）、五味子（60g）、吴茱萸（30g）、生姜、大枣。上药为末，枣肉和药为丸，如梧桐子大，每服50~70丸。

【功用】　温补脾肾，涩肠止泻。

【主治】　脾肾虚寒。症见大便不实，不思饮食，或食而不化，或腹痛，神疲乏力，舌淡，苔薄白，脉沉迟无力。

【方解】　方中补骨脂辛苦大温，补命门之火以温养脾土，《本草纲目》谓其"治肾泄"，为君药。肉豆蔻辛温，温脾暖胃，涩肠止泻，合补骨脂则温肾暖脾，固涩止泻之功益彰。吴茱萸辛苦大热，温暖脾肾以散阴寒，同为臣药。五味子酸温，益气固肾，涩肠止泻，为佐药。生姜暖胃散寒，大枣补脾养胃，均为使药。方名四神，是方中四药效果迅速如神之意。

$$
\text{君：补骨脂——温肾暖脾，补命门之火}
$$

$$
\text{臣}
\begin{cases}
\text{肉豆蔻——温脾暖胃，涩肠止泻} \\
\text{吴茱萸——暖脾胃，散寒除湿}
\end{cases}
$$

$$
\text{佐：五味子——固肾益气，涩精止泻}
$$

$$
\text{使}
\begin{cases}
\text{生姜——暖胃散寒} \\
\text{大枣——滋养脾胃}
\end{cases}
$$

【注意事项】　肠胃积滞未清之泄泻禁用。

【加减】　久泻气陷而脱肛者，加黄芪、升麻、枳壳补气升提；腰膝肢冷较甚者，加附子、肉桂温阳暖肾。

【方歌】　四神骨脂与吴萸，肉蔻五味四般须，大枣生姜为丸服，五更肾泄最相宜。

（四）固崩止带剂　具有固崩止带的作用，用于妇女崩漏不止及带下淋漓不断等。症见心悸气短，腰酸乏力，面色苍白，崩漏不止或带下清稀，连绵不断，舌淡，脉虚细弱等，治宜固崩止带，常用龙骨、牡蛎、海螵蛸、五倍子等。并根据不同病情选配相应药物，常配伍补气之人参、黄芪；活血止血之棕榈炭、茜草；健脾燥湿利水之白术、苍术、车前子等。代表方剂有固冲汤。

固冲汤

【来源】　《医学衷中参西录》。

【组成】　白术（30g），生黄芪（18g），龙骨、牡蛎、萸肉（各24g），白芍、海螵蛸（各12g），茜草（9g），棕榈炭（6g），五倍子（1.5g）。

【功用】　益气健脾，固冲摄血。

【主治】　脾气虚弱，冲脉不固证。症见血崩或月经过多，色淡质稀，心悸气短，腰膝酸软，舌淡，脉微弱者。

【方解】　方中白术、黄芪补气健脾，以使脾气健旺则统摄有权，为君药。肝司血海，肾主冲任，故用山萸肉、生白芍补益肝肾，养血敛阴，为臣药。煅龙骨、煅牡蛎、棕榈炭、五倍子收涩止血；海螵蛸、茜草化瘀止血，使血止而无留瘀之弊，共为佐药。全方补气固冲以治其本，收涩止血以治其标，共奏固崩止血之效。

君 { 白术　黄芪 } 补气健脾，以使脾气健旺则统摄有权

臣 { 山萸肉　生白芍 } 补益肝肾，养血敛阴

佐 { 煅龙骨　煅牡蛎　棕榈炭　五倍子 } 收涩止血

　　{ 海螵蛸　茜草 } 化瘀止血，使血止而无留瘀之弊

【注意事项】　崩漏及经血过多属血热妄行者，不宜使用。

【加减】　肢冷汗出，脉微欲绝者，为阳脱之象，需加重黄芪用量，并合参附汤以回阳固脱；少腹痛者，可加香附、丹皮、桃仁；血色暗黑、下之不畅者，可加益母草；气虚下陷者，可加升麻、柴胡、党参。

【方歌】　固冲汤中用术芪，龙牡芍萸茜草施，倍子海蛸棕榈炭，崩中漏下总能医。

【方证鉴别】　固表止汗剂具有固表止汗的作用，适用于卫表不固，肌表疏松，或阴虚有火，症见自汗盗汗，面色苍白，心悸短气，舌淡，脉虚细弱等。牡蛎散益气固表，敛阴止汗。主治自汗、盗汗，常自汗出，夜卧更甚，心悸惊惕，短气烦倦，舌淡红，脉细弱。

涩精止遗剂具有涩精止遗的作用，适用于肾虚失藏，或肾气不摄，膀胱失约，以致遗精滑泄及小便失禁的病证。症见腰酸乏力，耳鸣健忘，遗精滑泄，遗尿或尿失禁，舌淡苔白，脉细弱无力等。金锁固精丸补肾涩精，主治肾虚不固，遗精滑泄，神疲乏力，四肢酸软，腰痛耳鸣，舌淡苔白，脉细弱。

涩肠固脱剂具有涩肠固脱的作用。适用于脾胃虚寒之泻痢日久，滑脱不禁等病证，症见神疲乏力，泻痢不禁，腹痛喜按喜温，饮食减少，舌淡苔白，脉沉迟。四神丸温补脾胃，涩肠止泻，主治脾肾虚寒，症见大便不实，饮食不思，或食而不化，或腹痛，神疲乏力，舌淡苔薄白，脉沉迟无力。

固崩止带剂具有固崩止带的作用。适用于妇女崩漏不止及带下淋漓不断等病证，症见心悸气短，腰酸乏力，面色㿠白，崩漏不止或带下清稀连绵不断，舌淡，脉虚细弱等。固冲汤益气健脾，固冲摄血。主治脾气虚弱，冲脉不固证，症见血崩或月经过多，色淡质稀，心悸气短，腰膝酸软，舌淡，脉微弱者。

十四、安神剂

安神剂是以安神药为主组成，具有安神定志作用，用于治疗神志不安病证的方剂。临床使用安神剂首先要辨清虚实。实证，如心肝阳亢、火热扰心等，常用重镇安神剂；虚证，如因阴血不足、心神失养之神志不安，常用滋养安神剂。重镇安神剂多由金石类药物组成；补养安神剂多由滋腻补养类药物组成，长期服用，均有碍脾胃运化，故不宜久服。对于脾胃虚弱者，尤应注意。另外，某些安神药，如朱砂，含有硫化汞，不可过量和持续服用，以免中毒。神志方面的病证与情志因素关系密切，故需适当配合心理治疗，以期提高疗效。根据药物作用不同，安神剂分为重镇安神剂和滋养安神剂两类。

（一）**重镇安神剂**　用于心肝阳亢、火热扰心之证。症见烦乱、失眠、惊悸、怔忡、癫痫等。常用重镇安神药如朱砂、珍珠母、磁石等，配伍清热泻火药如黄连、黄芩、连翘等，兼有阴血不足者配伍滋阴养血药如生地黄、熟地黄、当归等；兼挟痰湿者配伍理气化痰药如陈皮、半夏等以化痰宁心安神。代表方剂有朱砂安神丸。

朱砂安神丸

【来源】　《内外伤辨惑论》。

【组成】　朱砂（15g）、黄连（18g）、地黄（4.5g）、当归（7.5g）、甘草（16.5g）。水蜜丸，每服6g。

【功用】　重镇安神，清心泻火。

【主治】　心火偏亢，阴血不足，神志不安证。症见心神烦乱，失眠，多梦，怔忡，胸中气乱而热，欲吐，舌红，脉细数。

【方解】　方中朱砂质重性寒，专入心经，重以安神，寒可清热，为君药。黄连，苦寒清心泻火，以助宁心安神，为臣药。生地黄甘苦寒，滋阴清热；当归补养心血，且防君臣药苦燥之性伤阴，同为佐药。甘草为使，调和诸药，又防朱砂质重碍胃。全方泻中有补，标本兼治。

君：朱砂——安神清热

臣：黄连——清心泻火，以助清心安神

佐 {生地黄——滋阴清热 / 当归——补养心血} 防君臣药苦燥之性伤阴

使：甘草——调和诸药，又可防朱砂质重碍胃

【注意事项】　心悸失眠属虚证者不宜使用本方。方中朱砂有毒，不宜多服久服，儿童尤不宜久用；服药期间忌食油腻、辛辣之物。亦不宜与溴化物或碘化物同服。

【加减】　本方临床一般使用成药，可依据兼证用不同汤剂送服朱砂安神丸。例如，阴虚较著见口干咽燥、舌红少苔者，以熟地、玉竹、麦冬等煎汤送服；兼挟痰热见胸闷苔腻者，以瓜蒌、半夏、竹茹等煎汤送服；心火较甚见心胸烦热、舌红脉数有力者，以栀子、莲子心等煎汤送服。

【方歌】　朱砂安神用黄连，当归生地甘草全，怔忡不寐心烦乱，清热养阴可复康。

（二）滋养安神剂　用于心肝血虚、神志不安之证。症见虚烦少寐，心悸怔忡，健忘梦遗等。常用滋养安神药如酸枣仁、柏子仁、五味子等为主组方。兼有气虚者可配伍益气药如人参、甘草等以补心气、养心神；阴不制阳、虚火内动者，可配伍清热药如黄连、知母以清心火、宁心神。代表方剂有天王补心丹。

天王补心丹

【来源】　《校注妇人良方》。

【组成】　人参、丹参、玄参、云苓、远志肉、桔梗（各15g），酸枣仁、柏子仁、当归、天冬、麦冬、五味子（各30g），生地（120g），朱砂为衣。水蜜丸，每服6g。

【功用】　滋阴养血，补心安神。

【主治】　阴虚血少，神志不安。症见心悸失眠，虚烦神疲，梦遗健忘，手足心热，口舌生疮，舌红少苔，脉细而数。

【方解】　方中生地黄滋阴养血，为君药。天冬、麦冬滋阴清热；酸枣仁、柏子仁养心安神，当归补血润燥，同为臣药。人参补气，使气旺则阴血自生，且可宁心益智；五味子益气敛阴，以助补气生阴之力；远志、茯苓养心安神，还可交通心肾；玄参滋阴降火，以制虚火上炎；丹参清心活血，使补而不滞；朱砂镇心安神，兼治其标，均为佐药。桔梗取其载药上行，使药力上入心经，与丹参相伍，又可行气血，使诸药滋而不腻，为使药。全方滋阴养血，补心安神为主，兼可滋阴降火，交通心肾，主治心悸失眠、健忘诸症。

君：生地黄——滋阴养血

臣：
天冬
麦冬 } 滋阴清热
酸枣仁
柏子仁 } 养心安神
当归——补血润燥

佐：
人参——补气，宁心益智
五味子——益气敛阴
茯苓
远志 } 养心安神，交通心肾
玄参——滋阴降火，以制虚火上炎
朱砂——镇心安神
丹参——清心活血，使补而不滞

使：桔梗——载药上行入心，与丹参相伍行气血，使诸药滋而不腻

【注意事项】　方中药物性味滋腻，脾胃虚弱或痰浊较盛者慎服。不宜与碘化物和溴化物同用，如碘化钾合剂、三溴合剂。

【加减】　心火较甚者，见心胸烦热，脉数，加黄连、栀子以助清心之力；气滞血瘀者，见胸闷心前区隐痛，加枳壳、薤白、川芎以行气活血；胸痛甚者，加生蒲黄、三七等以活血祛瘀；脉结代者，加炙甘草、桂枝以益气通阳复脉；胁肋隐痛者，加郁金、川楝子以疏肝理气。

【方歌】　补心地归二冬仁，远茯味砂桔三参，阴亏血少内生热，滋阴养血安心神。

【方证鉴别】　重镇安神剂用于心肝阳亢，火热扰心之证，症见烦乱，失眠，惊悸，怔忡，癫痫等。朱砂安神丸重镇安神，清心泻火。主治心火偏亢，阴血不足，神志不安证，症见心神烦乱，失眠，多梦，怔忡，胸中气乱而热，欲吐，舌红，脉细数。

滋养安神剂用于心肝血虚，魂不守舍之证，症见虚烦少寐，心悸怔忡，健忘梦遗等。天王补心丹滋阴养血，补心安神。主治阴虚血少，神志不安，症见心悸失眠，虚烦神疲，梦遗健忘，手足心热，口舌生疮，舌红少苔，脉细而数。

十五、开窍剂

开窍剂是以芳香开窍药为主组成，具有开窍醒神作用，治疗神昏窍闭之证的方剂。神昏窍闭证有虚实之分。实者，称闭证，多因邪气壅盛，蒙蔽心窍所致，症见牙关紧闭，两手固握，脉有力。闭证又可分为热闭与寒闭。热闭由温热之邪内陷心包引起，治宜清热开窍；寒闭由寒湿痰浊闭窍，或秽浊之邪闭阻气机所致，治宜温通开窍，所用方剂属于开窍剂。虚者，称脱证，多因正气虚脱所致，症见汗出肢冷，手撒遗尿，呼吸气微，口开目合，所用方剂属于补益剂。根据热闭与寒闭的不同，开窍剂可分为凉开剂和温开剂两类。

（一）凉开剂　用于治疗热陷心包或痰热闭窍之热闭证。症见身热烦躁，神昏谵语，动风惊厥等，常用麝香、牛黄、冰片等清热香开药为主组方。热邪壅盛、充斥三焦者，可配黄芩、黄连、栀子以清热泻火解毒；邪热炽盛、灼伤阴津者，可配生石膏、寒水石、滑石等以清热坚阴；热陷心包兼有腑实便秘者，可配芒硝、大黄以清热泻下，釜底抽薪；兼有动风者，可配重镇安神药，如朱砂、珍珠、磁石等既重镇安神，又清心肝之热；痰热闭窍者，可配胆南星、天竺黄、川贝等既化已成之痰，又清热开窍。代表方剂有安宫牛黄丸。

安宫牛黄丸

【来源】　《温病条辨》。

【组成】　牛黄、郁金、犀角、黄芩、黄连、雄黄、栀子、朱砂（各30g），冰片、麝香（各7.5g），珍珠（15g），金箔为衣。每服1丸，1日1次。

【功用】　清热开窍，豁痰解毒。

【主治】　热陷心包证。症见高热烦躁，神昏谵语，口干舌燥，痰涎壅盛，舌红或绛，脉数。亦治中风昏迷、小儿惊厥。

【方解】　方中牛黄味苦而凉，清心解毒，息风定惊，豁痰开窍；麝香辛温，通行十二经，长于开窍醒神，共为君药。犀角清心凉血解毒；黄芩、黄连、栀子清热泻火解毒，助牛黄清心包之热；冰片、郁金芳香辟秽，通窍开闭，加强麝香开窍醒神之功，同为臣药。朱砂、珍珠镇心安神，以除烦躁不安；雄黄豁痰解毒，同为佐药。应用蜂蜜为丸，以和胃调中，为使药。用金箔为衣，取其重镇安神之效。

原书在用法中指出："脉虚者，人参汤下"，取人参补气扶正，以加强其清热开窍之功，但脉虚为正不胜邪之兆，应严密观察病情变化，谨防其由闭转脱；而"脉实者，银花、薄荷汤下"，以增强其清热透解之效。

$$
\begin{array}{l}
君\left\{\begin{array}{l}
牛黄——味苦而凉，清心解毒，息风定惊，豁痰开窍\\
麝香——辛温，通行十二经，长于开窍醒神
\end{array}\right.\\[4mm]
臣\left\{\begin{array}{l}
犀角——清心凉血解毒\\
\left.\begin{array}{l}黄连\\黄芩\\栀子\end{array}\right\}清热泻火解毒，助牛黄以清心包之热\\
\left.\begin{array}{l}冰片\\郁金\end{array}\right\}芳香辟秽，通窍开闭，加强麝香开窍醒神之功
\end{array}\right.\\[6mm]
佐\left\{\begin{array}{l}
\left.\begin{array}{l}朱砂\\珍珠\end{array}\right\}镇心安神，以除烦躁不安\\
雄黄——助牛黄以豁痰解毒
\end{array}\right.\\[4mm]
使：蜂蜜——和胃调中
\end{array}
$$

【注意事项】　①脱证及阴闭患者，不能服用安宫牛黄丸；②有舌红少苔症状的阴虚患者，不宜服用安宫牛黄丸，否则会加重其体内阴液的损伤；③安宫牛黄丸中含有麝香，孕妇服之容易导致堕胎，故孕妇应慎用；④安宫牛黄丸中的牛黄、犀角、雄黄、黄连、黄芩、栀子等药都为大寒之品，容易损伤人的脾胃。故平素经常腹泻的脾胃虚弱患者不宜服用；⑤安宫牛黄丸中的朱砂和雄黄分别含有硫化汞和硫化砷等毒性成分，故不宜大量或长期服用；⑥安宫牛黄丸中含有雄黄。雄黄遇到亚硝酸盐或亚铁盐（硫酸亚铁、葡萄糖酸亚铁、富马酸亚铁）后可生成硫代砷酸盐，从而可降低其疗效。同理，雄黄遇到硝酸盐或硫酸盐后可使雄黄所含的硫化砷氧化，从而可增强其毒性。因此，不可将安宫牛黄丸与亚硝酸盐类、亚铁盐类、硝酸盐类以及硫酸盐类药物同服；⑦安宫牛黄丸中含有犀角。按照中医十九畏中"川乌草乌不顺犀"的原则，在服用安宫牛黄丸时应忌用含有川乌或草乌的药物；⑧在服用安宫牛黄丸期间应忌食辛辣厚味食品，以免助火生痰。

【加减】　兼有腑实者，见神昏舌短，大便秘结，饮不解渴，可用安宫牛黄丸 2 粒化开，调大黄末 9g 内服。

【方歌】　安宫牛黄开窍方，芩连栀郁朱雄黄，牛角珍珠冰麝箔，热闭心包功效良。

【研究报道参考】　临床报道，高血压性脑出血患者 78 例均为临床及 CT 确诊病例，随机分为两组：安宫牛黄丸治疗组 40 例、对照组 38 例。治疗组应用安宫牛黄丸，每次 1 丸，每日 1 次口服，昏迷病人鼻饲给药，连用 5 天。西药治疗按脑出血急性期酌情处理，给予 20%甘露醇脱水，每 6~8 小时 1 次；口服或鼻饲卡托普利控制血压在 180~150/105~90mmHg，常规使用抗生素防治肺部感染及其他并发症，随时纠正水电解质平衡及酸碱失调。对照组其治疗方法除无服用安宫牛黄丸外，其余与治疗组相同。结果治疗组中有效 35 例、无效 5 例；对照组中有效 26 例、无效 12 例。两组有效率对比有差异，提示加用安宫牛黄丸后疗效有所提高。昏迷病人对照组死亡 10 例，治疗组死亡 4 例；两组昏迷病人清醒时间对比，治疗组 3.5 天，对照组 5.7 天，说明加用安宫牛黄丸后死亡率下降，清醒时间缩短【帅家忠，等.安宫牛

黄丸治疗高血压性脑出血 40 例临床观察.安徽医药，2008，12（1）:55】。实验研究，采用大鼠脑出血急性期模型，安宫牛黄丸能降低脑出血急性期脑组织中 NO 含量和 NOS 活性及单胺类神经递质含量，对脑出血急性期的大脑具有保护作用【杨文清，等.安宫牛黄丸对急性脑出血大鼠脑组织中一氧化氮合酶及单胺类神经递质的影响.中国中医急症，2009，18（1）:83-84】。

（二）温开剂 用于治疗寒湿痰浊闭窍，或秽浊之邪闭阻气机之寒闭证。症见突然昏倒，神昏督闷，牙关紧闭等，常用麝香、苏合香、安息香等辛温开窍药为主组方。寒邪凝聚，闭阻机窍者，可配伍丁香、荜茇等以助温通开窍；气厥者，可配伍木香、白檀香、香附、沉香等以行气开郁，调畅脏腑气机；痰厥或秽浊蒙蔽清窍者，可配伍雄黄等以祛除痰湿秽浊。代表方剂有苏合香丸。

苏合香丸

【来源】 《太平惠民和剂局方》。

【组成】 苏合香、冰片、乳香（各 15g），丁香、沉香、木香、麝香、香附、白檀香、白术、安息香、朱砂、诃子肉、水牛角、荜茇（各 30g）。1 次 1 丸，1 日 1~2 次。

【功用】 芳香开窍，行气温中。

【主治】 寒闭证。症见突然昏仆，牙关紧闭，不省人事，苔白，脉迟；或心腹卒痛，甚则昏厥。亦治中风、感受时行瘴疠之气而属寒闭者。

【方解】 方中苏合香、安息香、冰片芳香开窍为君药，香附、白檀香、木香、乳香行气活血；丁香、荜茇、沉香温通散寒；诃子肉温中行气，散寒收敛，同为臣药。白术健脾燥湿；水牛角性寒，既可辟秽，又可防诸药辛香太过；朱砂安被扰之神明，共为佐药。

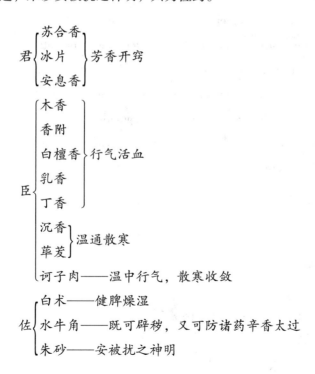

君 { 苏合香、冰片、安息香 } 芳香开窍

臣 { 木香、香附、白檀香、乳香、丁香 } 行气活血
沉香、荜茇 } 温通散寒
诃子肉——温中行气，散寒收敛

佐 { 白术——健脾燥湿
水牛角——既可辟秽，又可防诸药辛香太过
朱砂——安被扰之神明

【注意事项】 中风阳闭、脱证者不宜使用；正气不足者慎用；孕妇禁用；服用时忌辛辣油腻食品；本品香燥药物过多，易耗散正气，不宜久服。

【加减】 本方多使用成药，针对不同病证可用不同汤药送服。脉弱体虚者，用人参汤送服，以扶助正气，防止外脱；中风痰壅者，用姜汁、竹茹煎汤送服，以助化痰之力；癫痫痰迷心窍者，用菖蒲、郁金煎汤送服，以助化痰开窍。

【方歌】　苏合香丸麝息香，木丁朱乳荜檀襄，牛冰术沉诃香附，中恶急救莫彷徨。

【方证鉴别】　凉开剂适用于治疗热陷心包或痰热闭窍之热闭证。主要表现为身热烦躁，神昏谵语，动风惊厥等。安宫牛黄丸清热开窍，豁痰解毒。主治邪热内陷心包证。症见高热烦躁，神昏谵语，口干舌燥，痰涎壅盛，舌红或绛，脉数。亦治中风昏迷，小儿惊厥。

温开剂适用于治疗寒湿痰浊闭窍，或秽浊之邪闭阻气机之寒闭证。主要表现为突然昏倒，神昏昏闷，牙关紧闭等。苏合香丸芳香开窍、行气温中，主治寒闭证。突然昏倒，牙关紧闭，不省人事，苔白，脉迟；心腹卒痛，甚则昏厥。亦治中风及感受时行瘴疠之气，属于寒闭证者。

【Abstract】

Pharmacology of TCM medical formula is a subject that studies and clarifies the incompatibility of drugs in a prescription, and the theories of principles, treatments and applications of formulae. It is an important component of principles, methods, formulae and medicine in TCM. Formulae are based on the demands of disease, and based on syndrome differentiation. They follow the principles of prescription, which consists of "sovereign, minister, assistant and courier". Formulae are set up by appropriate, reasonable combinations of ingredients, proper preparation, dosage and usage. When used in clinic, formulae should be modified by adding or reducing ingredient, in creasing or reducing dosage, and changing preparation form, etc. The modification should be based on the conditions urgent or chronic, and the patient's constitution, age, and living environment. There are many preparation forms of formulae which are decided by the conditions and the characteristics of drugs. Whether the method of decocting drugs is appropriate will affect the therapeutic effects.

This chapter introduces concepts, applications, classifications and cautions of 15 categories, such as exterior-effusing formula, purgative formula, harmonizing and releasing formula, heat-clearing formula, cold-dispelling formula, tonifying and replenishing formula, qi-regulating formula, blood-regulating formula, dampness-dispelling formula, phlegm-dispelling formula, digestant formula, wind-dispelling formula, securing and astringent formula, tranquillizing formula, and orifice-opening formula; and the composition, function and application of 92 formulae.

【复习思考题】

1. 简述方剂的组成原则。

2. 简述方剂的变化形式。

3. 简述解表剂的定义、适用范围及使用注意事项。

4. 简述麻黄汤、银翘散、败毒散的功效、主治及临床表现。

5. 简述泻下剂的定义、分类、适用范围及使用注意事项。

6. 简述大承气汤的功效、主治及临床表现。

7. 简述和解剂的定义、分类、适用范围及使用注意事项。

8. 简述小柴胡汤、逍遥散、半夏泻心汤的功效、主治及临床表现。

9. 简述清热剂的定义、适用范围、分类及使用注意事项。

10. 简述白虎汤、黄连解毒汤、龙胆泻肝汤、白头翁汤的功效、主治及临床表现。

11. 简述温里剂的定义、适用范围、分类及使用注意事项。

12. 简述补益剂的定义、适用范围、分类及使用注意事项。

13. 简述四君子汤、四物汤、归脾汤、八珍汤、六味地黄丸、肾气丸的功效、主治及临床表现。

14. 简述理气剂的定义、适用范围、分类及使用注意事项。

15. 简述理血剂的定义、适用范围、分类及使用注意事项。

16. 简述血府逐瘀汤、补阳还五汤的功效、主治及临床表现。

17. 简述祛湿剂的定义、适用范围、分类及使用注意事项。

18. 简述八正散的功效、主治及临床表现。

19. 简述祛痰剂的定义、适用范围、分类及使用注意事项。

20. 简述二陈汤的功效、主治及临床表现。

21. 简述消导剂的定义、适用范围、分类及使用注意事项。

22. 简述保和丸的功效、主治及临床表现。

23. 简述祛风剂的定义、适用范围、分类及使用注意事项。

24. 简述镇肝息风汤的功效、主治及临床表现。

25. 简述固涩剂的定义、适用范围、分类及使用注意事项。

26. 简述安神剂的定义、适用范围、分类及使用注意事项。

27. 简述开窍剂的定义、适用范围、分类及使用注意事项。

（张孟仁）

第十三章　针 灸 总 论

【内容提要】　针灸学是以中医理论为指导，运用针刺和艾灸防治疾病的一门临床学科。本章介绍了针灸学发展简史，重点阐述经络和腧穴学。经络系统是由经脉和络脉组成。经脉包括十二经脉和奇经八脉，络脉包括十五络脉、孙络、浮络等。腧穴分为十四经穴、奇穴和阿是穴。腧穴是人体脏腑经络气血输注于体表的部位，既是疾病的反应点，又是针灸施术的部位。经脉的循行、分布、走向、交接、表里属络及流注次序有着一定的规律。经络具有沟通表里上下，联络脏腑器官，运行气血，感应传导及调节人体机能平衡的作用；用于阐明病机、指导治疗和保健预防等方面。针灸刺激腧穴，通过经络的联络、传输和调节作用，以达到防治疾病的目的。

【学习目标】

1. 了解经络的起源、形成、发展。
2. 熟悉经络的主要内容和分布概况。
3. 掌握经络的功能与作用。
4. 掌握十二经脉的命名、十二经脉的分布规律、走向规律和交接规律。
5. 掌握腧穴的分类和主治作用。
6. 熟悉腧穴的定位方法。
7. 掌握常用腧穴的定位、归经与主治规律。

第一节　针灸学发展简史

针灸学是以中医理论为指导，运用针刺和艾灸防治疾病的一门临床学科。是我国历代劳动人民及医学家在长期与疾病作斗争中创造和发展起来的一种医疗方法，是祖国医学的重要组成部分。

针灸学的内容包括经络，腧穴，刺灸法，临床治疗，针灸古籍和实验针灸等。针灸具有适应性广泛，经济安全，操作方便，疗效显著等特点，深受患者的欢迎。

一、针灸的起源

针灸的起源已难稽考，但从文献记载、出土文物、社会发展规律等方面探索，远在文字创造前即已萌芽。

针刺疗法起源于新石器时代，人们偶然被一些尖硬物体，如石头、荆棘等碰撞了身体表面的某个部位，会出现意想不到的疼痛被减轻的现象。古人开始有意识地用一些尖利的石块来刺身体的某些部位或人为地刺破身体使之出血，可以减轻疼痛。古书上曾多次提到针刺的原始工具是石针，称"砭石"。人们就用砭石刺入身体的某一部位治疗疾病。砭石在当时还更常用于外科化脓性感染的切开排脓。《说文解字》记载："砭，以石刺病也"。至《内经》著作年代，才由古代的石针、骨针、竹针而发展为青铜针、铁针、金针、银针等金属制针，代替砭石之法直到现在改进为不锈钢针。1968 年在河北藁城发掘的西汉刘胜墓，内有金制、银制医针九根。制作颇为精细，证明了金属制针的不断进步。

灸法产生于火的发现和使用之后。在用火的过程中，人们发现身体某部位的病痛经火的烧灼、烘烤而得以缓解或解除，继而学会用兽皮或树皮包裹烧热的石块、砂土进行局部热熨，逐步发展为以点燃树枝或干草烘烤来治疗疾病。《灵枢·官能》载"针所不为，灸之所宜"；"阴阳以虚，火自当之"。随着后世医学的进步发展为多种多样的灸法。经过长期的摸索，选择了易燃而具有温通经脉作用的艾叶作为灸治的主要材料，由于艾叶具有易于燃烧、气味芳香、资源丰富、易于加工贮藏等特点，作为最主要的灸治原料。"砭而刺之"渐发展为针法，"热而熨之"渐发展为灸法，这就是针灸疗法的前身。针灸用具、材料的逐步改革，扩大了针灸治疗的范围，提高了治疗效果，有力地促进了针灸学术的发展。

二、针灸学理论体系的形成和发展

春秋战国至秦汉时期，我国由奴隶社会迈入封建社会，生产力的提高和社会制度的变革，各种学术思想的进步，古代哲学思想的影响促进了针灸学从实践经验向理论高度的深化。例如，先秦名医扁鹊（秦越人）在给虢太子治尸厥时，让其弟子子阳取外三阳五会而使太子复苏，又令弟子子豹药熨两胁下，而太子坐起……。证明在先秦时期针砭、火灸、药熨等均已广泛应用于多种疾病的治疗。1973 年长沙马王堆 3 号汉墓出土的医学帛书中，有两种古代关于经脉的著作，记载了十一条经脉的循行、病候和灸法治疗。根据其足臂、阴阳的命名特点，称"足臂十一脉灸经"和"阴阳十一脉灸经"，其中叙述了十一脉的循行分布、病候表现及灸法治疗。经初步考证，其著作年代早于《黄帝内经》。反映了针灸学核心理论经络学说的早期面貌。

《内经》的问世，是先秦至西汉医学发展的必然结果。《内经》包括《素问》和《灵枢》两部分，其中以《灵枢》所载针灸理论更为丰富和系统，故《灵枢》又称"针经"。此时的医学家们不但已构筑起经络学说为核心的理论框架，而且已卓有成效地运用刺法、灸法等技术防病治病，并善于理论联系实践，在实践中不断发展和更新理论，初步形成了以理、法、方、穴、术为一体的独特的针灸学理论体系，为后世针灸学术的发展奠定了理论基础。

《内经》对经络学说尤有精辟的论述，不但对十二经脉的循行走向，络属脏腑及其所主病证均有明确记载，而且对奇经八脉、十二经别、十五别络、十二经筋、十二皮部的走向、分布、功能以及和经络系统相关的根结、标本、气街、四海等亦有记叙。《内经》对腧穴理论也有较多的论述，载有 160 个常用穴位的名称，对特定穴理论阐述较详，特别是对五输穴理论阐述较全面。还有原穴、下合穴、十五络穴等也都有载述。《内经》对刺法论述较为详尽，在补泻手法上提出了迎随补泻、徐疾补泻、呼吸补泻、开阖补泻等；在治疗方面，论述了治疗原则，如"盛则泻之，虚则补之"；在取穴配穴方面提出了许多具体方法，如俞募配穴法、远道取穴法等。《内经》记载了一百多种病证，其中绝大多数疾病应用针灸疗法。

《难经》是一部可与《内经》相媲美的古典医籍，该书内容简要，辨析精微，进一步丰富和充实了针灸学理论体系。其中关于奇经八脉和原气的论述，补充了《内经》的不足。同时，还提出了八会穴，并对五输穴按五行学说作了详细的解释。发明六经辨证的张仲景，在其著作《伤寒杂病论》中，不仅在方药方面给人留下许多光辉的典范，而且在针灸学术上也有许多独到的见解和贡献。在他的著作中直接与针灸有关的条文达 69 条，主张针药结合，辨证施治。

现存最早的针灸专著应为晋代皇甫谧的《针灸甲乙经》。作者参考《内经》《明堂孔穴治要》，论述了脏腑经络学说，依照头、面、胸、腹、背等部位记述腧穴，在《内经》的基础上发展和确定了 349 个腧穴的位置、主治及操作，介绍了针灸手法、宜忌和常见病的治疗。东晋葛洪注重灸法，在其著作《肘后备急方》全书中所录针灸医方 109 条，其中 99 条是灸方，并首创隔物灸，引起了人们对灸法的重视，使灸法与针法一样得到了发展。

唐代孙思邈在《千金方》中说明了"阿是穴"的取法和应用，并绘制了"明堂三人图"，分别把人体正面、背面及侧面的十二经脉、奇经八脉用不同颜色绘出，尤其值得推崇的是提出灸法预防疾病，为预防医学做出了贡献。此后王焘在其所著的《外台秘要》中，全面介绍了灸法，为推广灸法起到积极作用。

隋唐设"太医署"，掌管医学教育，针灸成为其中一个专门学科，内设针博士、针助教、针师等从事教学工作，可见当时对针灸的重视程度。

北宋王惟一编撰了《铜人腧穴针灸图经》，叙述了经络、腧穴等内容，并考证了 354 个腧穴，全书曾刻在石碑上，供学习针灸者拓印和阅读。他还设计铸造了两座铜人，是我国最早的针灸模型，对辨认经穴与教学起了很大作用。

元代滑伯仁认为，任督二脉虽属奇经，但有专穴，应与十二经并论，总结为十四经，著《十四经发挥》，系统阐述了经络的循行路线和有关腧穴，对后人研究经脉做出了贡献。

明代是针灸学发展昌盛的朝代，杨继洲以家传《卫生针灸玄机秘要》为基础，汇集了历代针灸著作，并结合实践经验撰写了《针灸大成》，内容丰富，是继《内经》《针灸甲乙经》之后对针灸学的总结，三百多年来一直是针灸学的重要参考著作。当时还有陈会的《神应经》、徐凤的《针灸大全》、高武的《针灸聚英发挥》、汪机的《针灸问对》等，诸家各有所长，形成不同流派，相互争鸣，促进了针灸学的发展。至于推拿、刮痧、敷贴、火罐、捏脊、气功治疗方法，都与经络取穴有关，不仅在历代文献中有记载，而且至今仍被广泛运用。到了清代有吴谦等编著的《医宗金鉴·刺灸心法》及廖润鸿的《针灸集成》等书。

流传几千年的针灸医学虽然不断有所发展，但由于历史条件的限制，其速度比较缓慢，特别是清朝统治阶级因拘于封建礼教，竟以"针刺火灸，究非奉君所宜"的荒谬理由，下令停止太医院使用针灸，废止针灸科，一般"儒医"也注重汤药轻针灸。鸦片战争失败以后，帝国主义入侵，在各地设立教会医院和医学院校，排斥、攻击中国医药学，使中医事业包括针灸学更趋衰落，几至一蹶不振。然而由于针灸经济、方便、有效，深受劳动人民的欢迎，在民间仍得到应用与流传。同时各地有志之士创办学社、学校，培养人才，为发扬针灸，做出了一定的贡献。

新中国成立后，由于党的中医政策的实施，祖国医学获得了新生，带来了针灸事业的复兴与繁荣。全国各地先后成立了中医学院、中医院，设置了针灸专业和专科，并建立了专门研究机构，使针灸在教学、医疗和科研等方面都获得了巨大的成就。

针灸的临床工作有较大的进展，治疗病种不断扩大。临床实践表明，针灸对内、外、骨、妇、儿等科 300 多种病证的治疗有不同程度的效果，对其中 100 多种病证有较好或很好的疗效。针灸治疗心脑血管疾病、胆管结石、细菌性痢疾等，不但用科学的方法肯定了疗效，而且用现代生理学、生化学、微生物学、免疫学等阐明其作用原理，积累了大量的资料。20 世纪 60 年代以来，我国医学界采用针刺麻醉，成功地进行了多种外科手术，为麻醉方法增加了新的内容，引起了世界各国学者的普遍重视，推动了针灸医学的发展。

近年通过多学科的协作，深入研究了针灸治病原理，证明针灸对机体各系统功能有调整作用，能增强机体的抗病能力。针灸镇痛原理的研究已深入到神经细胞、电生理学和神经递质（如脑腓肽）等分子生化水平。

经络的研究不仅肯定了循经感传的客观存在，而且从循经感传现象出现的规律、客观指标及测定方法等方面进行了研究，为经络实质的探讨提供了重要的线索。

几千年来，针灸医学不仅对我国人民的保健事业有重大的作用，而且很早就流传到国外，对世界医疗保健事业也做出了一定的贡献。约在公元六世纪，针灸医学传入朝鲜，并以《针灸甲乙经》等书为教材。公元 562 年，我国吴人知聪携带《明堂图》《针灸甲乙经》到日本。公元 701 年，日本在医学教育中开始设置针灸科，至今还开办针灸大专学校，深受日本人士的欢迎。公元十七世纪末叶，针灸又传到了欧洲。有些国家除设有针灸专科外，还成立了研究针灸医学的专门机构，并多次召开国际针灸学术会议。我国一些省市设立了国际针灸培训基地，为世界各国培训了大批针灸医师。目前全世界已有一百多个国家和地区开展了针灸医疗、科研和教育。我国独特的针灸医学已成为世界医学的重要组成部分，并产生积极广泛的影响，1980 年世界卫生组织还向世界各国推荐针灸治疗 43 种病症。1987 年 11 月经世界卫生组织的支持，在北京召开了世界针灸联合会暨第一届世界针灸学术大会，针灸作为世界通行医学的地位在世界医疗中得以确立。1997 年 11 月，美国国立卫生研究院（NIH）举行了针刺疗法听证会，并明确指出，起源于中国的针刺疗法对许多疾病具有显著疗效，作用确切且副作用极小，可以广泛应用，要探索更多的适应证；原理研究已明确了能释放神经肽及对内分泌的影响等，作用机制仍需深入研究阐明，并提出了需进一步解决针灸医师的培训，颁发针灸执照的标准及医疗保险的支付等，这就为针灸医学在世界范围内的普及推广起到了重要的推动作用。2002 年，世界卫生组织在《针灸临床研究报告的回顾与分析》的第三部分详细分析了针灸治疗病症的范围及疗效，推荐针灸治疗的病症 77 种。随着《中医药"一带一路"发展规划》等系列重要文件出台实施，标志着中医药跃升为中国国家战略，推动了中国医疗事业。针灸是中医药学中的璀璨明珠，2010 年中医针灸成功列入了世界非物质文化遗产，意味着国际社会对这项医学手段的肯定，是针灸走向世界的里程碑。目前有 183 个国家在应用针灸，针灸不仅能治疗百种病症，并且还能养生保健、缓解疲劳，针灸的作用越来越受到大众的关注。36 个国家和地区建立关于针灸的法律法规，18 个国家和地区将针灸纳入国家健康保险。中国不仅是针灸的发源地，也一直在致力于传承、推广、研发针灸。在标准化建设方面，中国制订和修订了 28 项针灸国家标准，22 项针灸行业组织标准，4 项世界针联国际组织标准以及 2 项 ISO 国际标准。2017 年 1 月 18 日，国家主席习近平和世界卫生组织总干事陈冯富珍共同出席了中国向世界卫生组织赠送针灸铜人雕塑仪式，为针灸铜人揭幕，此举为全球健康送上了中华文化的智慧。

第二节　经络总论

经络学说是研究人体经络系统的循行分布、生理功能、病理变化及其与脏腑、气血津液之间相互关系的理论，是中医学理论体系的重要组成部分。

经络是经脉和络脉的总称。经络是运行气血的通路。经和络既有联系又有区别。经，有路径的含义，是较粗大的干线，经脉贯通上下，沟通内外，是经络系统中的主干；络，有网络的含义，络脉是经脉别出的分支，较经脉细小，纵横交错，遍布全身。《灵枢·脉度》载"经脉为里，支而横者为络，络之别者为孙"。

经络内属于脏腑，外络于肢节，沟通于脏腑与体表之间，将人体各部的组织器官联系成为一个有机的整体；以运行气血，营养全身，使人体各部的功能活动得以保持协调和相对平衡。

一、经络学说的形成

经络学说是我国劳动人民通过长期的医疗实践，不断观察总结而逐步形成的，到《内经》创作时代已初步形成了系统的理论，经历代医家不断地充实而逐步趋于完善。据文献记载，主要有：

1. 针灸等刺激的感应和传导的观察　历代医家在长期的医疗实践中观察到针刺腧穴或一定部位时，患者会产生酸、麻、胀、重等感应，称"针感"或"得气"，"针感"沿着一定路线向远部传导。温灸时也会有热感由施灸部位向远处扩散。古代医学家经过长期观察，逐步理解到人体各部有复杂而又有规律的联系通路，从而提出经络分布的轮廓。

2. 古代生活及医疗实践经验的总结　在生产活动中，由于某些坚硬的物品的尖端碰触到人体某些部位，从而产生一些异常的感觉或治愈某些疾病。例如，飞来的碎石片伤及头顶相当于"百会"穴处，头痛消失或缓解；荆棘刺入虎口相当于"合谷"穴处，牙痛消失；树枝碰伤小腿前部相当于"足三里"穴处，则使腹痛得到缓解……由此发现一些体表特殊的、具有解除病痛的"点"，即腧穴。再由无意识到有意识测试身体中的众多的穴，发现主治范围相似的腧穴往往有规律地排列在一条路线上，并将具有相同治疗作用的点连结起来，形成"线"，即经络。例如，分布于上肢外侧前缘的腧穴都能治疗头部病证，分布于上肢内侧前缘的腧穴，虽与上述腧穴距离很近，但却以治疗喉、胸、肺病证为主。可见经络系统的形成，经历了一个由无意识到有意识，由点到线、由线到面，由简单到复杂，由不完善到逐步完善的长期过程。

3. 体表病理现象的推理　在临床实践中，有时发现某一脏器发生病变，在体表相应部位可有压痛、结节、皮疹、色泽改变等现象。而且脏腑有病，按压体表某部出现反应点，病痛可随之缓解，由体表病理现象推理产生了经络联系的概念。

4. 解剖、生理知识的启发　古代医学家通过解剖，在一定程度上认识了内脏的位置、形态及某些生理功能，观察到人体分布着许多管状和条状结构，并与四肢联系，观察到脉管内血液流动的现象等，《灵枢·经水》载"若夫八尺之士，皮肉在此，外可度量切循而得之，其死可解剖而视之"。对认识经络有一定的启发。

以上几点说明，发现经络的途径是多方面的，各种认识又可相互启发，相互佐证，相互补充，从而使人们对经络的认识逐步完善。从现存的医学文献资料来看，经络学说在两千多年前已基本形成。

二、经络系统的组成

经络系统是由经脉和络脉组成的，其中经脉包括十二经脉和奇经八脉，以及附属于十二经脉的十二经别、十二经筋、十二皮部。络脉有十五络脉、浮络、孙络等（图13-1）。

（一）十二经脉

1. 十二经脉的命名　阴阳理论贯穿于整个中医理论，经络系统也以阴、阳来命名。其分布于肢体内侧面的经脉为阴经，分布于肢体外侧面的经脉为阳经。一阴一阳衍化为三阴三阳，相互之间具有相对应的表里相合关系，即肢体内侧面的前、中、后，分别称太阴、厥阴、少阴；肢体外侧面的前、中、后分别称阳明、少阳、太阳。脏为阴，腑为阳。"藏精气而不泻"者为脏，为阴；"传化物而不藏"者称腑，为阳。每一阴经分别隶属于一脏，每一阳经分别隶属于一腑，各经都以脏腑命名。分布于上肢的经脉，在经脉名称之前冠以"手"字；分布于下肢的经脉，在经脉名称之前冠以"足"字。

十二经脉即手三阴（肺、心包、心）、手三阳（大肠、三焦、小肠）、足三阳（胃、胆、膀胱）、足三阴（脾、肝、肾）经的总称。因它们隶属于十二脏腑，为经络系统的主体，故又称"正经"。十二经脉的命名是结合手足、阴阳、脏腑三方面而定。根据脏属阴、腑属阳、内侧为阴、外侧为阳的原则，把各经所属脏腑结合循行于四肢的部位，订出各经的名称（表 13-1）。

表 13-1　十二经脉名称及表里属络关系

手足	阴经（属脏）	阳经（属腑）	循行部位（阴经行于内侧，阳经行于外侧）	
手	太阴肺经	阳明大肠经		前线
	厥阴心包经	少阳三焦经	上肢	中线
	少阴心经	太阳小肠经		后线
足	太阴脾经	阳明胃经		前线
	厥阴肝经	少阳胆经	下肢	中线
	少阴肾经	太阳膀胱经		后线

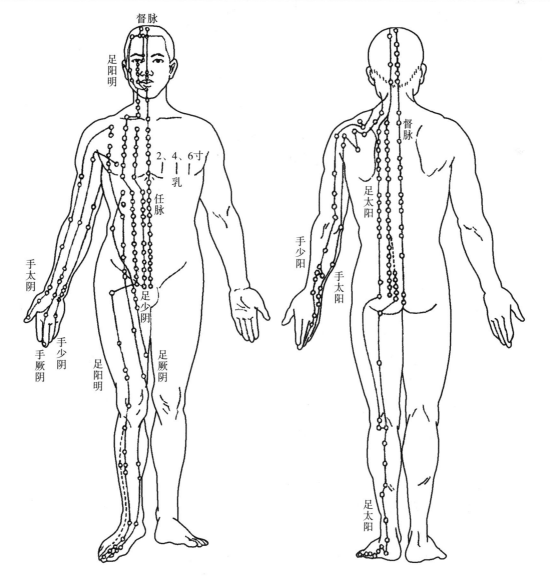

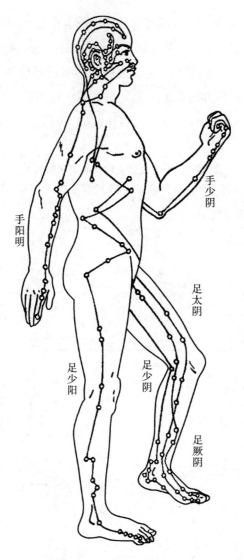

图 13-1　十四经脉循行分布示意图

　　2.十二经脉在体表的分布规律　凡属六脏（五脏加心包）的经脉称"阴经"，凡属六腑的经脉称
"阳经"。它们从左右对称地分布于头面、躯干和四肢，纵贯全身。六条阴经循行于四肢内侧及胸腹部，
其中上肢内侧者为手三阴经，下肢内侧者为足三阴经；六条阳经多循行四肢外侧面及头面、躯干部，其
中上肢外侧者为手三阳经，下肢外侧者为足三阳经。十二经脉在四肢的分布规律是：手足三阳经为"阳
明"在前，"少阳"在中，"太阳"在后；手足三阴经为"太阴"在前，"厥阴"在中，"少阴"在后。
足三阴经在小腿下半部及足背的排列是"厥阴"在前，"太阴"在中，"少阴"在后，至内踝上八寸处
足厥阴经同足太阴经交叉后，循行在太阴与少阴之间，便成为"太阴"在前，"厥阴"在中，"少阴"
在后。

　　3.十二经脉的表里属络关系　十二经脉内属于脏腑，脏与腑有表里相合的关系，阴经与阳经有表里
属络关系。阴经属脏络腑，阳经属腑络脏。例如，手太阴肺经属肺络大肠，手阳明大肠经属大肠络肺。
十二经脉构成六对表里属络关系（表13-1）。

　　4.十二经脉的循行走向规律　十二经脉的循行有一定的方向，其走向规律是：手三阴经从胸走手，

手三阳经从手走头，足三阳经从头走足，足三阴经从足走腹（胸）。《灵枢·逆顺肥瘦》载"手之三阴，从脏走手；手之三阳，从手走头；足之三阳，从头走足；足之三阴，从足走腹。"这是对十二经脉走向规律的高度概括。

5. 十二经脉的交接规律

（1）阴经与阳经在手足部交接　手太阴肺经在示指端与手阳明大肠经相交接；手少阴心经在小指与手太阳小肠经相交接；手厥阴心包经由掌中至无名指端与手少阳三焦经相交接；足阳明胃经从跗（即足背部）上至蹬趾与足太阴脾经相交接；足太阳膀胱经从足小趾斜走足心与足少阴肾经相交接；足少阳胆经从跗上分出，至蹬趾与足厥阴肝经相交接。

（2）阳经与阳经在头面部交接　手足阳明经在鼻旁交接；手足太阳经在目内眦交接；手足少阳经在目外眦交接。

（3）阴经与阴经在胸腹部交接　足太阴脾经与手少阴心经交接于心中，足少阴肾经与手厥阴心包经交接于胸中，足厥阴肝经与手太阴肺经交接于肺中。

走向与交接规律之间也有密切联系，二者结合起来，则是：手三阴经，从胸走手，交手三阳经；手三阳经，从手走头，交足三阳经；足三阳经，从头走足，交足三阴经；足三阴经，从足走腹（胸），交手三阴经，构成一个"阴阳相贯，如环无端"的循行径路。

总之，十二经的循行，凡属六脏（五脏加心包）的经脉称"阴经"，多循行于四肢内侧及胸腹。上肢内侧者为手三阴经，由胸走手；下肢内侧者为足三阴经，由足走腹（胸）。凡属六腑的经脉称"阳经"，多循行于四肢外侧及头面、躯干。上肢外侧者为手三阳经，由手走头；下肢外侧者为足三阳经，由头走足；阳经行于外侧，阴经行于内侧。

6. 十二经脉的流注次序　经络是人体气血运行的通道，而十二经脉则为气血运行的主要通道，它们首尾相贯、依次衔接，因而脉中气血的运行也是循经脉依次传注。因全身气血皆由脾胃运化的水谷之精化生，故十二经脉气血的流注从起于中焦的手太阴肺经开始，依次流注各经，最后传至足厥阴肝经，复再回到手太阴肺经，这样就构成了一个"阴阳相贯，如环无端"的十二经脉整体循行系统。其流注次序是：起于肺经→大肠经→胃经→脾经→心经→小肠经→膀胱经→肾经→心包经→三焦经→胆经→肝经，最后又回到肺经。周而复始，环流不息。应当指出，上述十二经脉的流注次序是仅就一般而言，并非是说气血仅有此一循行方式。实际上经气在体内是通过多条路径，多种循行方式运行的。例如，营气行于脉中，按十二经脉的走向，按时循经而运行；卫气行于脉外，昼行于阳，夜行于阴，环周运行；经别着重于表里经内部的循行；络脉则着重于体表的弥漫扩散；奇经八脉则以溢蓄调节方式而使经气运行。它们之间既有体系的区别，又有密切的联系，从而共同组成了一个以十二经脉为主体的完整的经气循环流注系统。

（二）奇经八脉　是督脉、任脉、冲脉、带脉、阳跷脉、阴跷脉、阳维脉、阴维脉的总称。它们与十二正经不同，既不直属脏腑，又无表里配合关系，"别道其行"，故称"奇经"。八脉中的任、督、冲脉皆起于胞中，同出会阴，称"一源三歧"。其中督脉行于腰背正中线，上至头面；任脉行于胸腹正中，上抵颏部；冲、带、跷、维六脉的穴位均交汇于十二经与任督脉中。冲脉与足少阴肾经相并上行，交会于足少阴肾经穴，环绕口唇。带脉起于胁下，环绕腰间一周。阳跷脉起于足跟外侧，伴足太阳经上行，至目内眦与阴跷脉会合；阴跷脉起于足跟内侧，伴足少阴经上行，至目内眦与阳跷脉会合，沿足太阳经上额，于项后会合于足少阳经。阳维脉起于足跗外侧，沿腿膝外侧上行，至项后与督脉会合；阴维脉起于下肢内侧，沿腿股内侧上行，至咽喉与任脉会合。

奇经八脉的分布与十二经脉纵横交互，冲脉、带脉、跷脉、维脉六脉的腧穴，都寄附于十二经与任、督脉之中，惟任、督二脉各有本经所属穴位，故与十二经脉相提并论，合称"十四经"。

其作用主要体现于两个方面：一是沟通了十二经脉之间的联系；二是对十二经脉的气血运行起蓄积、渗灌调节作用。当十二经脉及脏腑气血旺盛时，奇经八脉能加以蓄积，当人体功能活动需要时，奇经八脉又能渗灌供应。

1. **任脉**　为诸条阴经交会之脉，称"阴脉之海"，具有调节全身阴经经气的作用。

2. **督脉**　诸阳经均与其交会，称"阳脉之海"，具有调节全身阳经经气的作用。

3. **冲脉**　十二经脉均与其交会，称"十二经之海""血海"，具有涵蓄十二经气血的作用。

4. **带脉**　约束联系了纵行躯干部的诸经。

5. **阴维脉、阳维脉**　分别调节六阴经和六阳经的经气，分别主管一身之表里，以维持阴阳协调和平衡。

6. **阴跷、阳跷脉**　主持阳动阴静，共同调节下肢运动和眼睑的开合与睡眠。

由于十四经具有一定的循环路线、病候及其专属腧穴主治，它不但是经络系统的主干，而且在临床上还是辨证归经、诊断疾病和循经取穴施治的基础。

（三）十五络脉　十二经脉和任、督二脉各自别出一络，加上脾之大络，称十五络脉。十二经脉的别络均从本经四肢肘膝关节以下的络穴分出，走向其相表里的经脉，即阴经别络于阳经，阳经别络于阴经。手太阴别络从列缺分出，别走手阳明；手少阴别络从通里分出，别走手太阳；手厥阴别络从内关分出，别走手少阳；手阳明别络从偏历分出，别走手太阴；手太阳别络从支正分出，别走手少阴；手少阳别络从外关分出，别走手厥阴；足阳明别络从丰隆分出，别走足太阴；足太阳别络从飞扬分出，别走足少阴；足少阳别络从光明分出，别走足厥阴；足太阴别络从公孙分出，别走足阳明；足少阴别络从大钟分出，别走足太阳；足厥阴别络从蠡沟分出，别走足少阳。任脉、督脉的别络以及脾之大络主要分布在头身部。任脉的别络从鸠尾分出后散布于腹部；督脉的别络从长强分出后散布于头，左右别走足太阳经；脾之大络从大包分出后散布于胸胁。此外，还有从络脉分出的浮行于浅表部位的称"浮络"，络脉中最细小的分支称"孙络"，遍布全身，难以计数。

四肢部的十二经别络，加强了十二经中表里两经的联系，沟通了表里两经的经气，补充了十二经脉循行的不足。躯干部的任脉别络、督脉别络和脾之大络，分别沟通了腹、背和全身经气，输布气血以濡养全身组织。

（四）十二经别　十二经别是别行的正经，有离、入、出、合于人体表里之间的特点，是正经别行深入体腔的支脉，加强了十二经脉的内外联系，更加强了经脉所属络的脏腑在体腔深部的联系。十二经别多从四肢肘膝关节以上的正经别出（离），经过躯干深入体腔与相关的脏腑联系（入），再浅出于体表上行头项部（出），在头项部，阳经经别合于本经的经脉，阴经经别合于其相表里的阳经经脉（合）。十二经别按阴阳表里关系汇合成六组，在头项部合于六阳经脉，故有"六合"之称。足太阳、足少阴经别从腘部分出，入走肾与膀胱，上出于项，合于足太阳膀胱经；足少阳、足厥阴经别从下肢分出，行至毛际，入走肝胆，上系于目，合于足少阳胆经；足阳明、足太阴经别从髀部分出，入走脾胃，上出鼽，合于足阳明胃经；手太阳、手少阴经别从腋部分出，入走心与小肠，上出目内眦，合于手太阳小肠经；手少阳、手厥阴经别分别从所属正经分出，进入胸中，入走三焦，上出耳后，合于手少阳三焦经；手阳明、手太阴经别从所属正经分出，入走肺与大肠，上出缺盆，合于手阳明大肠经。

十二经别离、入、出、合于表里之间的特点，补充了十二经脉在体内外循行的不足。十二经别不仅加强了十二经脉的内外联系，更加强了经脉所属络的脏腑在体腔深部的联系。由于十二经别通过表里相合的"六合"作用，使得十二经脉中的阴经与头部发生了联系，从而扩大了手足三阴经穴位的主治范围，如手足三阴经穴位之所以能主治头面和五官疾病，与阴经经别合于阳经而上头面的循行分不开。此外，由于十二经别加强了十二经脉与头面部的联系，从而突出了头面部经脉和穴位的重要性及其主治作用。

（五）**十二经筋**　十二经筋是十二经脉之气濡养筋肉骨节的体系，是十二经脉的外周联属部分。其循行分布均起始于四肢末端，走向躯干头面，行于体表，不入内脏，结聚于关节、骨骼部。经筋的作用主要是约束骨骼，利于关节屈伸活动，维持人体正常运动功能。如《素问·痿论》所说："宗筋主束骨而利机关也"。经筋为病，多为转筋、筋痛、痹证等，针灸治疗多局部取穴，如《灵枢·经筋》载："治在燔针劫刺，以知为数，以痛为输"。

（六）**十二皮部**　十二皮部是十二经脉功能活动反映于体表的部位，也是络脉之气散布之所在。十二皮部的分布区域是十二经脉在体表的分布范围，《素问·皮部论》指出："欲知皮部以经脉为纪者，诸经皆然"。

十二皮部居于人体最外层，与经络气血相通，是机体的卫外屏障，具有保卫机体、抗御外邪和反映病证的作用。临床常用的皮肤针、穴位敷贴法等，均以皮部理论为指导。

十二经脉、奇经八脉、十五络脉、十二经别、十二经筋、十二皮部等共同组成经络系统，成为不可分割的整体。

三、经络的标本、根结、气街、四海

经络与全身各部的联系复杂多样，除了前面所介绍的内容之外，还有标本、根结、气街、四海等理论。这些理论是在论述经络的分布和气血运行的基础上，进一步阐述经络腧穴上下内外的对应关系，强调人体四肢与头身、内脏与体表的特定联系，说明四肢下端的特定穴与头、胸、腹、背腧穴的对应关系。掌握这些理论，不仅可以加深对经络分布的特殊规律和气血运行的特殊状况的认识，而且可以有效地指导临床实践。

（一）**标本**　"标本"主要指经脉腧穴分布部位的上下对应关系。"标"原意是树梢，意为上部，与人体头面胸背的位置相应；"本"是树根，意为下部，与人体四肢下端相应。

十二经脉均有"标"部与"本"部，如足阳明之本在厉兑，标在人迎。

（二）**根结**　"根结"指经气的所起与所归，反映经气上下两极间的关系。"根"指根本、开始，即四肢末端的井穴；"结"指结聚、归结，即头、胸、腹部。元·窦汉卿在《标幽赋》中指出："更穷四根三结，依标本而刺无不痊"，意为十二经脉以四肢为"根"，以头、胸、腹三部为"结"。

十二经脉的"根"与"本"，"结"与"标"位置相近或相同，意义也相似。"根"有"本"意，"结"有"标"意。"根"与"本"部位在下，皆经气始生始发之地，为经气之所出；"结"与"标"部位在上，皆为经气所结、所聚之处，为经气之所归。但它们在具体内容上又有所区别，即"根之上有本""结之外有标"，说明"标本"的范围较"根结"为广。"标本"理论强调经脉分布上下部位的相应关系，即经气的集中和扩散；而"根结"理论则强调经气的联系，反映出"根"与"结"之间经气流注较为集中。

标本根结的理论补充说明了经气的流注运行状况，即经气循行的多样性和弥散作用，强调了人体四肢与头身的密切联系，说明四肢肘膝以下的特定穴治疗远离腧穴部位的脏腑及头面五官疾病，头身部穴位能治疗四肢疾病，为临床治疗"上病下取""下病上取"等提供了理论依据。

（三）气街　"气街"是经气聚集通行的共同通路。《灵枢·卫气》记载："胸气有街，腹气有街，头气有街，胫气有街"。《灵枢·动输》又指出："四街者，气之径路也"，说明头、胸、腹、胫部有经脉之气聚集循行的通路。《灵枢·卫气》对气街有较详细记载："故气在头者，止之于脑。气在胸者，止之膺与背腧。气在腹者，止之背腧，与冲脉于脐左右之动脉者。气在胫者，止之于气街，与承山踝上以下"。由此可见，气街具有横向为主、上下分部、紧邻脏腑、前后相连的特点，横贯脏腑经络，纵分头、胸、腹、胫是其核心内容。气街理论从另一个角度阐述了经气运行的规律，为临床配穴提供了理论依据，如临床常用的俞募配穴、前后配穴以及偶刺法等，均以气街理论为立法依据。

（四）四海　"四海"即髓海、血海、气海、水谷之海的总称，为人体气血精髓等精微物质汇聚之所。"海"是江河之水归聚之处。经络学说认为，十二经脉内流行的气血像大地上的水流一样，如百川归海，故《灵枢·海论》指出："人有髓海、有血海、有气海、有水谷之海，凡此四者，以应四海也"。

四海的部位与气街的部位类似，髓海位于头部，气海位于胸部，水谷之海位于上腹部，血海位于下腹部，各部之间相互联系。

四海主持全身的气血、津液，其中脑部髓海为元神之府，是神气的本源，脏腑经络活动的主宰；胸部为气海，宗气所聚之处，贯心脉而行呼吸；胃为水谷之海，是营气、卫气的化源之地，即气血化生之源；冲脉为十二经之海，起于胞宫，伴足少阴经上行，为十二经之根本，三焦原气之所出，乃人体生命活动的原动力，又称血海。

四海理论进一步明确了经气的组成和来源，四海病变，主要分为有余、不足两大类，临床上可据此辨证施治。

四、经络的生理功能及经络学说在临床上的应用

（一）经络的生理功能　经络的功能活动，主要表现在沟通表里上下，联络脏腑器官；运行气血，濡养脏腑组织；感应传导及调节人体各部分功能平衡等方面。经络具有联系脏腑和肢体的作用。人体是由五脏六腑、四肢百骸、五官九窍、皮肉筋骨等组成。它们虽各有不同的生理功能，但又互相协作，使机体保持着协调和统一。维护机体的协调统一，主要通过经络系统的联络作用。十二经脉及其十二经别纵横交错，入里出表，通上达下，循行络属于脏腑和官窍之间；奇经八脉沟通于十二经之间；十二经筋、十二皮部联络筋脉皮肉。因此，使人体组织不仅成为一个不可分离的整体，而且生理活动上也成为一个协调共济的有机整体。

1. **联络脏腑，沟通内外**　经络具有联络脏腑和肢体的作用，如《灵枢·海论》说："夫十二经脉者，内属于腑脏，外络于肢节"。指出了经络能沟通表里、联络上下、将人体各部的组织器官联结成一个有机的整体。人体的五脏六腑、四肢百骸、五官九窍、皮肉筋骨等组织器官，之所以能保持相对的平衡与统一，完成正常的生理活动，是依靠经络系统的联络沟通而实现的。

2. **运行气血，濡养脏腑组织**　人体生命活动的物质基础是气血，其作用是濡润全身脏腑组织器官，使人体完成正常的生理功能。经络是人体气血运行的通道，通过经络系统将气血及营养物质输送到周身，从而完成和调于五脏、洒陈于六腑的生理功能。《灵枢·本藏》说："经脉者，所以行气血而营阴阳，濡筋骨，利关节者也"。因为经络能输布营养到周身，因而保证了全身各器官正常的功能活动。所以经络的运行气血，是保证全身各组织器官的营养供给，为各组织器官的功能活动，提供了必要的物质基础。

3. 抗御外邪，保卫机体 由于经络能"行气血而营阴阳"，营气运行于脉中，卫气运行于脉外，使营卫之气密布于周身，加强了机体的防御能力。外邪侵犯人体往往由表及里，先从皮毛开始，卫气是一种具有保卫作用的物质，能抵抗外邪的侵犯，其充实于络脉，络脉散布于全身，密布于皮部，当外邪侵犯机体时，卫气首当其冲发挥抵御外邪、保卫机体的屏障作用。故《灵枢·本藏》说："卫气和则分肉解利，皮肤调柔，腠理致密矣"。

4. 传导感应，调整虚实 针灸、按摩、气功等方法能防病治病，正是基于经络具有传导感应和调整虚实的作用。《灵枢·官能》说："审于调气，明于经隧"，说明运用针灸等治法要讲究"调气"，要明了经络的通路。针刺治疗必须"得气"，针刺中的"得气"现象是经络传导感应现象的表现。

经络的调整虚实功能是以正常情况下的协调阴阳作为基础，使人体机能活动保持相对的平衡。当人体发出疾病时，出现气血不和及阴阳偏盛偏衰的证候，可运用针灸等方法激发经络的调节作用。针灸等治法就是通过相应的穴位和运用适量的刺激方法激发经络本身的功能，调节机体失常的功能使之趋向平衡，《灵枢·刺节真邪》载"泻其有余，补其不足，阴阳平复"。当疾病表现为"实"时，选取相应的腧穴、采用不同针刺、艾灸方法"泻"其有余，反之则"补"其不足，从而达到体内平衡。

经络调整虚实的功能，还指经络在针刺或艾灸的刺激下，可使不同的病理变化向有利于机体恢复的方向转化。大量临床研究表明，经络对机体各个系统和器官都能发挥多方面、多环节、多途径的调整作用。例如，针刺健康人和患者的足三里时，对胃弛缓者可使收缩波加强，而对胃紧张者可使之弛缓，这种影响对病人更为明显；针刺有关经络的穴位，对亢进者有抑制作用，对抑制者有兴奋作用。临床研究还证明，不同的经络穴位具有相对的特异性。例如，针刺心经和心包经的神门、曲泽、内关等穴治疗心律失常获得较好的疗效，心电图检查显示心率调整，心肌劳损也有好转，而针刺脾经的三阴交、胃经的足三里和膀胱经的昆仑等穴，则效果较差。通过 X 线钡剂检查以及胃计波摄影，发现正常人胃蠕动较少者针刺足三里后胃蠕动增多，波幅增大，针刺非穴位则变化不明显等。

（二）经络学说在临床上的应用

1. 阐明病理变化 经络具有传注病邪，反映病候的功能。由于经络是人体通内达外的一个通道，当生理功能失调时，其又是病邪传注的途径，具有反映病候的特点，在临床某些病证的病理过程中，常常在经络循行通路上出现明显的压痛或结节、条索状等反应物，以及相应的部位皮肤色泽、形态、温度、电阻等的变化。通过望色、循经触摸反应物和按压等，可推断疾病的病理变化。当外邪侵犯人体时，病邪就沿着经络、自外而内、由表及里地传变。内脏病变也可以通过经络反映到体表的一定部位。由于经络在人体各部分布的关系，如内脏有病时便可在相应的经脉循环部位出现各种不同的症状和体征。有时内脏疾患还在头面五官等部位出现反应，如心火上炎可致口舌生疮，肝火上炎致耳目肿赤，肾气亏虚可使耳失聪；肝病胁痛；肾病腰痛；胃火上炎致牙龈肿痛等。

当正虚邪盛时，经络又是病邪传注的途径。经脉病可以传入内脏，内脏病亦可累及经脉。经络既可成为外邪由表入里的传播途径，亦可成为脏腑间病变相互影响的途径。《素问·皮部论》："邪客于皮则腠理开，开则邪入客于络脉，络脉满则注于经脉，经脉满则入舍于府藏也"。指出外邪侵犯体表，可通过经络的传导联系而内传脏腑。其传变规律一般为皮毛→孙络→络脉→经脉→脏腑。如外感寒邪，可由肌表内传肺、脾、胃等脏腑。表里脏腑之间的疾病，可以通过经络互相传变。如脾失健运，可影响胃的受纳和腐熟；大肠传导失司，可致肺失宣肃。非表里关系的脏腑之间，其病变也可以由经脉传变。如肝失疏泄，可以影响脾胃运化，因为足厥阴肝经入腹后，挟胃两旁，属肝络胆；肾阳亏虚，气化失司，水湿泛滥，可致水气凌心等。如《素问·缪刺论》说："夫邪之客于形也，必先舍于皮毛，留而不去，入舍于孙脉，留而不去，入舍于络脉，留而不去，入舍于经脉，内连五脏，散于肠胃"。

2. 指导辨证归经　由于经络有一定的循行部位及所络属的脏腑及组织器官，根据体表相关部位发生的病理变化，可推断疾病的经脉和病位所在。临床上可根据所出现的证候，结合其所联系的脏腑，进行辨证归经。如足厥阴肝经绕阴器，过腹，布胁肋，上连目系，故肝气郁结可见两胁及少腹痛，肝火上炎可见目赤肿痛，肝经湿热多见阴部湿疹瘙痒等。又如足阳明胃经入上齿中，手阳明大肠经入下齿中，故胃肠积热可见齿龈肿痛。胸痹、真心痛可表现为胸前区疼痛，且疼痛沿左侧手少阴心经循行路线放射至手臂内侧尺侧缘。又如头痛，可根据经脉在头部的循行分布规律加以辨别，前额痛多与阳明经有关；两侧痛与少阳经有关；枕部痛与太阳经有关；巅顶痛则与足厥阴经、督脉有关；《灵枢·经脉》"凡诊络脉，脉色青，则寒，且痛；赤则有热"。此外，某些病证可发现在相应的经络循行线上或相应的穴位上有明显的压痛点，结节、条索状等反应物，也有助于对病证的诊断。

3. 指导疾病的治疗及预防保健作用　经络学说广泛地应用于临床各科的治疗，尤其是对针灸、按摩、药物等具有重要的指导意义。针灸治病是根据某经或某脏腑的病变，选取相关经脉上的腧穴进行治疗。腧穴是经气聚集的地方，是经络气血通达于体表的特殊部位。当脏腑病变时，可在特定的腧穴等部位有较集中的反映，或表现为压痛，或呈现为结节状、条索状的反应物，或局部皮肤的色泽、形态、温度等发生变化。如肝病患者，肝俞穴或期门穴多有压痛；胆病患者，在胆俞及胆囊穴附近常有压痛；胃肠疾患者，在胃俞、足三里穴会有明显的痛觉异常；长期消化不良者，可在脾俞穴发现异常的变化；肺脏疾病患者，常可在肺俞、中府等穴有压痛。因此，在临床上，常用指压背俞穴、募穴或原穴的方法，通过对其异常改变的了解以协助诊断病症。通过刺灸腧穴，疏通经气，恢复调节人体脏腑气血的功能，达到治疗疾病的目的。针灸选穴，一般是在明确辨证的基础上，除选用局部腧穴外，常根据经脉循行和主治特点采用循经取穴进行治疗。《四总穴歌》所说："肚腹三里留，腰背委中求，头项寻列缺，面口合谷收"就是循经取穴的很好说明，临床应用非常广泛。例如，头痛即可根据其发病部位，选取有关腧穴进行针刺，前额头痛与阳明经有关，可循经选取上肢的合谷穴，下肢的内庭穴治疗；两肋痛或少腹痛与肝胆经有关，循经选取阳陵泉、太冲穴等。在药物治疗上，常根据其归经理论，选取特定药治疗某些病。如头痛的治疗，病属太阳经的应选羌活，属阳明经的可选白芷，属少阳经的当选柴胡，属足厥阴肝经的可选吴茱萸。又如黄连泻心火，黄芩泻肺火，柴胡泻肝胆火，可见药物归经理论提高了临床用药的准确性。针刺麻醉、耳针、电针、穴位埋线等治疗方法，也都离不开经络学说的指导。还可用调理经络的方法来预防保健，如灸大椎、风门可预防感冒；常灸足三里、关元、气海、三阴交可强壮身体、防病保健。

经络不仅在人体生理功能上有重要作用，而且是说明临床上病理变化，指导辨证归经和针灸治疗的重要理论依据，故《灵枢·经脉》说："经脉者，所以能决死生，处百病，调虚实，不可不通"，概括说明了经络系统在生理、病理和防治疾病方面的重要性。所以能决定人的生和死，是因其具有联系人体内外，起着运行气血的基本作用；所以能处理百病，是因其具有抗御病邪、反映证候的作用；所以能调整虚实，是因其具有传导感应，起补虚泻实的作用。

第三节　腧穴学总论

腧穴是人体脏腑经络气血输注于体表的部位。腧与"输"通，有转输的含义，"穴"即孔隙的意思。在历代文献中，腧穴有"砭灸处""节""会""气穴""骨空"等不同名称，俗称"穴位"。

人体的腧穴均分别归属于各经络，而经络又隶属于一定的脏腑，这就使腧穴、经络、脏腑间的相互联系成为不可分割的关系。

腧穴是针灸施术的部位，在临床上要正确运用针灸治疗疾病，必须掌握腧穴的定位、归经、主治等基本知识。

一、腧穴的分类

腧穴可分为十四经穴、奇穴、阿是穴三类。

（一）十四经穴　十二经脉和任督二脉的腧穴，简称"经穴"。它是腧穴的主体，现有 362 个经穴。经穴因其分布在十四经脉的循行线上，所以与经脉关系密切，它不仅可以反映本经经脉及其所属脏腑的病证，也可以反映本经脉所联系的其他经脉、脏腑的病证，同时又是针灸施治的部位。因此，腧穴不仅有治疗本经脏腑病证的作用，也可以治疗与本经相关经络、脏腑的病证。

（二）奇穴　未能归属于十四经脉的腧穴，既有一定的穴名，又有明确的位置，又称"经外奇穴"。这些腧穴对某些病证具有特殊的治疗作用。奇穴因其所居人体部位的不同，其分布也不尽相同。有些位于经脉线外，如中泉、中魁；有些在经脉线内，如阑尾、肘尖；有些是穴位组合，如四神聪、四缝等穴。

（三）阿是穴　又称压痛点、天应穴、不定穴等。这一类腧穴既无具体名称，又无固定位置，而是以压痛点或其他反应点作为针灸部位。阿是穴多位于病变的附近，也可在与其距离较远的部位。阿是穴是十四经穴与经外奇穴的补充，无一定数目。

二、腧穴的命名

腧穴的名称是腧穴学名词术语的重要内容，了解腧穴命名的含义，增加对中华民族历史文化、哲学知识的了解，以及对古典文学、古文字的兴趣，从而更加热爱针灸的学习。腧穴名的释义，涉及知识面广泛，诸如中医理论、文字考证、天文地理、乐器音律、物象形态等，都有密切关系。现将十四经腧穴的命名择类说明如下：

1. 以天文学上日月星辰命名　如上星、璇玑、华盖、天枢等。
2. 以山、谷、陵、丘命名　如承山、合谷、大陵、梁丘等。
3. 以海、泉、溪命名　如后溪、阳溪、水沟、少海、曲泉等。
4. 以动物名称命名　如鱼际、伏兔、鹤顶、犊鼻等。
5. 以物品命名　如颊车、缺盆、地机、天鼎、悬钟等。
6. 以解剖部位命名　如大椎、腕骨、曲骨等。
7. 以经络阴阳命名　如三阴交、阴陵泉、阳陵泉等。
8. 以穴位作用命名　如听会、迎香、气海、血海、光明等。

三、腧穴的治疗作用

（一）近治作用　是所有腧穴主治作用所具有的共同特点。这些腧穴均能治疗该穴所在部位及邻近组织、器官的病证，如巅顶头痛取百会、胃痛取中脘、牙痛取下关、肩关节痛取肩髃等。

（二）**远治作用**　是十四经腧穴主治作用的基本规律。尤其是十二经脉在四肢肘、膝关节以下的腧穴，不仅能治疗局部病证，而且还能治疗本经循行所及的远隔部位的脏腑、组织、器官的病证，有的甚至具有影响全身的作用。例如，外关穴，不仅能治疗手腕局部的病证，还能治疗偏头痛，同时还能治疗外感病的发热；合谷治疗面部疾患；足三里穴不仅能治疗下肢的病证，而且对于胃肠疾患有很好的治疗效果，并且在人体防御免疫功能方面起很大的作用。

（三）**特殊作用**　大量的临床实践已经证明，针刺某些腧穴，对机体的不同状态可起着双相的良性调整作用，如内关、天枢、合谷、复溜等穴。泄泻时，针刺天枢能止泻；便秘时，针刺天枢又能通便。针刺内关穴既治疗心动过速，也治疗心动过缓。此外，腧穴的治疗作用还具有相对的特异性，如大椎退热、承山通便、至阴矫正胎位等，均是其特殊的治疗作用。

总之，十四经穴主治作用，归纳起来大体是，本经腧穴能治本经病证，表里经腧穴能治疗表里两经病证，邻近经穴能配合治疗局部病证。各经腧穴的主治既有其特殊性，又有其共同性。

四、特定穴的意义

特定穴是指十四经上具有特殊治疗作用的腧穴。因这类腧穴的分布和作用不同，故各有特定的名称和含义。

（一）**五输穴**　手足三阴三阳经在肘膝关节以下各有五个重要腧穴，即井、荥、输、经、合五穴，统称"五输穴"。五输穴按井、荥、输、经、合的顺序，从四肢末端向肘膝方向依次排列，是有具体含义的。古代医家把经气在经脉中运行的情况，比作自然界的水流，以说明经气的出入和经过部位的深浅及其不同作用。经气所出，像水的源头，称"井"；经气所溜，像刚出的泉水微流，称"荥"；经气所注，像水流由浅入深，称"输"；经气所行，像水在通畅的河中流过，称"经"；最后经气充盛，进而汇合于脏腑，恰像百川汇合入海，称"合"。正如《灵枢·九针十二原》所说"经脉十二，络脉十五，……所出为井，所溜为荥，所注为输，所行为经，所入为合……"，多应用于脏腑病。《难经·六十六难》"井主心下满，荥主身热，输主体重节痛，经主喘咳寒热，合主逆气而泄""虚则补其母，实则泻其子"。

（二）**俞、募穴**　俞穴是脏腑经气输注于背腰部的腧穴，俞为阳；募穴是脏腑经气汇聚于胸腹部的腧穴，募为阴。它们均分布于躯干部，与脏腑有密切关系。多用于治疗各脏腑及相连属的组织器官的病证。

（三）**原、络穴**　原穴是脏腑原气所过和留止的部位。十二经脉在腕、踝关节附近各有一个原穴，又名"十二原"。在六阳经上，原穴单独存在，排列在输穴之后，六阴经则以输代原。络脉在由经脉别出的部位各有一个腧穴，称络穴。络脉由正经别出网络于周身。络穴具有联络表里两经的作用。

十二经的络穴皆位于四肢肘膝关节以下，加之任脉络穴鸠尾位于腹，督脉络穴长强位于尾骶部，脾之大络大包位于胸胁部，共十五穴，又称"十五络穴"。多用于治疗脏腑病、表里两经病证。

（四）**郄穴**　"郄"有空隙之意，郄穴是各经经气深集的部位。十二经脉及阴阳跷、阴阳维脉各有一个郄穴，共十六个郄穴。多分布于四肢肘、膝关节以下。用于治疗各经的急性病证。

（五）**下合穴**　是六腑经脉合于下肢三阳经的 6 个腧穴，主要分布于下肢膝关节附近。下合穴主治六腑疾患，"合治内腑"。

（六）**八会穴**　指人体脏、腑、气、血、筋、脉、骨、髓等精气所聚汇的 8 个腧穴，分布于躯干部和四肢部。

（七）**八脉交会穴** 奇经八脉与十二正经脉气相通的 8 个腧穴，其主要分布于肘膝关节以下。用于治疗奇经病证。两脉相合的腧穴互相配合应用。

（八）**交会穴** 两条或两条以上的经脉在循行过程中相互交叉会合，在会合部位的腧穴称交会穴，多分布于躯干部。

五、腧穴体表定位的方法

在针灸治疗过程中，治疗效果的好坏与选穴是否准确有直接关系。因此，准确的选取腧穴，一直为历代医家所重视。

（一）**体表解剖标志定位法** 以体表解剖学的各种体表标志为依据来确定腧穴定位的方法。

1. 固定标志法 指由骨节和肌肉所形成的突起或凹陷、五官轮廓、爪甲、乳头、肚脐等作为取穴的标志，例如，于腓骨头前下方定阳陵泉。

2. 活动标志法 是依据人体某局部活动后出现的隆起、凹陷、孔隙、皱纹等作为取穴标志的方法，如屈肘取曲池；微张口，耳屏正中前缘凹陷中取听宫。

（二）**"指寸"定位法** 以患者手指为标准定取穴位的方法。由于选取的手指不同，节段亦不同，在具体取穴时，医者应当在骨度折量定位法的基础上，参照患者自身的手指进行比量，并结合一些简便的活动标志取穴方法，以确定腧穴的标准定位。可分为：

1. 中指同身寸法 是以患者的中指中节屈曲时桡侧两端纹头之间作为 1 寸，适用于四肢部取穴的直寸和背部取穴的横寸（图 13-2）。

2. 拇指同身寸法 是以患者拇指指关节的宽度作为 1 寸，适用于四肢部的直寸取穴（图 13-3）。

3. 横指同身寸法 又名"一夫法"，是令患者将示指、中指、无名指和小指并拢，以中指中节横纹处为标准，其四指的宽度作为 3 寸（图 13-4）。

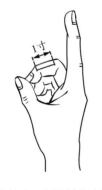
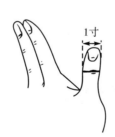
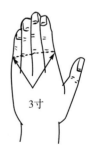

图 13-2 中指同身寸法　　　图 13-3 拇指同身寸法　　　图 13-4 横指同身寸法

（三）**简便取穴法** 是临床上一种简便易行的方法，如垂手中指端取风市，两手虎口自然平直交叉，在示指端到达处取列缺穴等。

（四）**"骨度"折量定位法** 是指以患者骨节为主要标志折量全身各部的长度和宽度，定出分寸，用于腧穴定位的方法（图 13-5）。常用"骨度"折量寸见表 13-2。

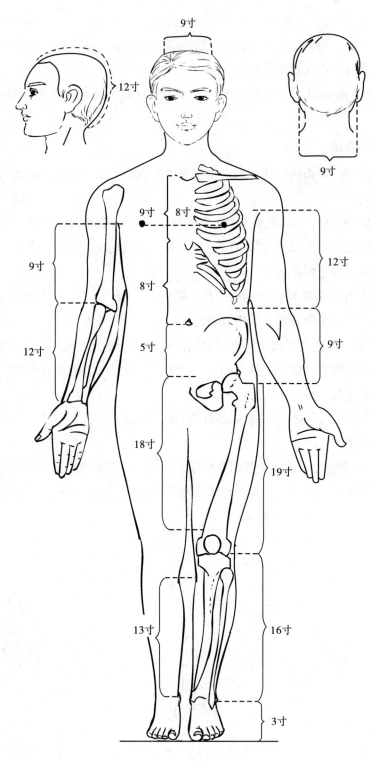

图 13-5　人体骨度折量图

表 13-2　常用骨度折量定位表

部位	起止点	折量寸	度量法	说　明
头面部	前发际正中→后发际正中	12	直寸	用于确定头部腧穴的纵向距离
	眉间（印堂）→前发际正中	3	直寸	用于确定前发际及其头部腧穴的纵向距离
	两额角发际（头维）之间	9	横寸	用于确定头前部腧穴的横向距离
	耳后两乳突（完骨）之间	9	横寸	用于确定头后部腧穴的横向距离
胸腹胁部	胸骨上窝（天突）→剑胸结合中点（歧骨）	9	直寸	用于确定胸部任脉穴的纵向距离
	剑胸结合点（歧骨）→脐中	8	直寸	用于确定上腹部腧穴的纵向距离
	脐中→耻骨联合上缘（曲骨）	5	直寸	用于确定下腹部腧穴的纵向距离
	两肩胛骨喙突内侧缘之间	12	横寸	用于确定胸部腧穴的横向距离
	两乳头之间	8	横寸	用于确定胸腹部腧穴的横向距离
背腰部	肩胛骨内侧缘→后正中线	3	横寸	用于确定背腰部腧穴的横向距离
上肢部	腋前、后纹头→肘横寸（平尺骨鹰嘴）	9	直寸	用于确定上臂部腧穴的纵向距离
	肘横纹（平尺骨鹰嘴）→腕掌（背）侧远端横纹	12	直寸	用于确定前臂部腧穴的纵向距离
下肢部	耻骨联合上缘→髌底	18	直寸	用于确定大腿部腧穴的纵向距离
	髌底→髌尖	2		
	髌尖（膝中）→内踝尖	15	直寸	用于确定小腿内侧部腧穴的纵向距离
	胫骨内侧髁下方阴陵泉→内踝尖	13		
	股骨大转子→腘横纹（平髌尖）	19	直寸	用于确定大腿部前外侧部腧穴的纵向距离
	臀沟→腘横纹	14	直寸	用于确定大腿后部腧穴的纵向距离
	腘横纹（平髌尖）→外踝尖	16	直寸	用于确定小腿外侧部腧穴的纵向距离
	内踝尖→足底	3	直寸	用于确定足内侧部腧穴的纵向距离

（孙　华）

第四节　经络腧穴各论

十四经脉是十二经脉和任脉、督脉的总称。掌握每一条经脉的循行路线，了解腧穴的主治范围，是临床应用针灸治疗疾病的基础。

一、手太阴肺经

【经脉循行】　起于中焦，下络大肠，还循胃上口，穿过膈肌，属肺。从肺系（气管、喉咙部）横出腋下，下循上臂内侧前缘，走手少阴、手厥阴经之前，下向肘中，沿前臂内侧桡骨下缘进入寸口（桡动脉搏动处），下向大鱼际部，沿鱼际边际，出拇指内侧末端（少商穴）。

分支：从腕后（列缺）分出，走向示指桡侧端，交于手阳明大肠经。

【主治概要】　主治喉、胸、肺病，如咳嗽、气喘、胸部胀满、胸痛、喉痛、肩背痛等（图 13-6）。

【本经腧穴】　左右各 11 穴。

1. 中府　Zhōngfǔ（LU1）

【定位】　在胸部，横平第 1 肋间隙，锁骨下窝外侧，前正中线旁开 6 寸（图 13-6）。

【解剖】　当胸大肌、胸小肌处，内侧深层为第 1 肋间内、外肌；上外侧有腋动、静脉及胸肩峰动、静脉；布有锁骨上神经中间支、胸神经外侧支及第 1 肋间神经外侧皮支。

【主治】　咳嗽，气喘，肺胀满，胸痛，肩背痛。

【操作】　向外斜刺或平刺 0.5～0.8 寸，不可向内深刺，以免伤及肺。

【附注】　肺募穴，手、足太阴经交会穴。

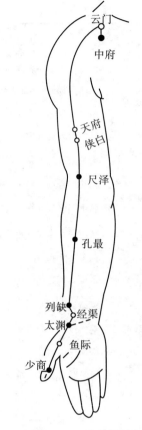

图 13-6　手太阴肺经腧穴总图

2. 尺泽　Chǐzé（LU5）

【定位】　在肘区，肘横纹上，肱二头肌腱桡侧缘凹陷中（图 13-6）。

【解剖】　在肘关节，当肱二头肌腱之外方，肱桡肌起始部；有桡侧返动、静脉分支及头静脉；布有前臂外侧皮神经，直下为桡神经。

【主治】　咳嗽，气喘，咯血，潮热，胸部胀满，咽喉肿痛，小儿惊风，吐泻，肘臂挛痛。

【操作】　直刺 0.8～1.2 寸，或点刺出血。

【附注】　手太阴经合穴。

3. 孔最　Kǒngzuì（LU6）

【定位】　在前臂前区，腕掌侧远端横纹上 7 寸，尺泽（LU5）与太渊（LU9）连线上（图 13-6）。

【解剖】　有肱桡肌，在旋前圆肌上端之外缘，桡侧腕长、短伸肌的内缘；有头静脉，桡动、静脉；布有前臂外侧皮神经，桡神经浅支。

【主治】　咳嗽，气喘，咯血，咽喉肿痛，肘臂拘挛，痔疾。

【操作】　直刺 0.5～1 寸。

【附注】　手太阴经郄穴。

4. 列缺　Lièquē（LU7）

【定位】　在前臂，腕掌侧远端横纹上 1.5 寸，拇短伸肌腱与拇长展肌腱之间，拇长展肌腱沟的凹陷中（图 13-7）。

【解剖】　在肱桡肌腱与拇长展肌腱之间，桡侧腕长伸肌腱内侧；有头静脉，桡动、静脉分支；布有

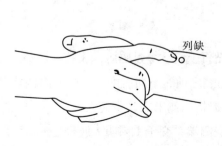
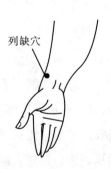

图 13-7　列缺

前臂外侧皮神经和桡神经浅支的混合支。

【主治】　伤风，头痛，项强，咳嗽，气喘，咽喉肿痛，口眼㖞斜，齿痛。

【操作】　向上斜刺 0.3~0.5 寸。

【附注】　手太阴经络穴；八脉交会穴之一，通于任脉。

5. 太渊　Tàiyuān（LU9）

【定位】　在腕前区，桡骨茎突与舟状骨之间，拇长展肌腱尺侧凹陷中（图 13-6）。

【解剖】　桡侧腕屈肌腱的外侧，拇展长肌腱内侧；有桡动、静脉；布有前臂外侧皮神经和桡神经浅支混合支。

【主治】　咳嗽，气喘，咯血，胸痛，咽喉肿痛，腕臂痛，无脉证。

【操作】　避开桡动脉，直刺 0.3~0.5 寸。

【附注】　手太阴经输穴；肺经原穴；八会穴之一，脉会太渊。

6. 鱼际　Yújì（LU10）

【定位】　在手外侧，第 1 掌骨桡侧中点赤白肉际处（图 13-6）。

【解剖】　有拇短展肌和拇指对掌肌；拇指静脉回流支；布有正中神经掌皮支、肌支，尺神经肌支和桡神经浅支混合支。

【主治】　咳嗽，咯血，咽喉肿痛，失音，发热。

【操作】　直刺 0.5~0.8 寸。

【附注】　手太阴经荥穴。

7. 少商　Shàoshāng（LU11）

【定位】　在手指，拇指末节桡侧，指甲根角侧上方 0.1 寸（指寸）（图 13-6）。

【解剖】　有指掌固有动、静脉所形成的动、静脉网；布有前臂外侧皮神经和桡神经浅支混合支，正中神经的掌侧固有神经的末梢神经网。

【主治】　咽喉肿痛，咳嗽，鼻衄，发热，昏迷，癫狂。

【操作】　浅刺 0.1 寸，或点刺出血。

【附注】　手太阴经井穴。

二、手阳明大肠经

【经脉循行】　起于示指桡侧末端（商阳穴），沿着示指桡侧向上，经过第一、第二掌骨之间（合谷）进入拇长伸肌腱与拇短伸肌腱之间的凹陷中，沿前臂前方，至肘部外侧，再沿上臂外侧前缘，上走肩端，沿肩峰前缘，向上出于第 7 颈椎棘突下（大椎穴），再转向前向下进入锁骨上窝缺盆，联络肺，向下通过膈肌，属于大肠。

分支：从锁骨上窝上行，沿颈部，至面颊，入下齿龈，回绕至上唇，交叉于人中，左脉向右，右脉向左，分布于鼻腔两侧（迎香），交于足阳明胃经。

【主治概要】　主治头面、五官、咽喉、胃肠病，如腹痛、肠鸣、泄泻、便秘、痢疾、咽喉痛、齿痛、鼻塞或鼻衄，以及本经循行部位的疼痛等。

【本经腧穴】　左右各 20 穴。

1. 商阳 Shāngyáng（LI1）

【定位】　在手指，示指末节桡侧，指甲根角侧上方 0.1 寸（指寸）（图 13-8）。

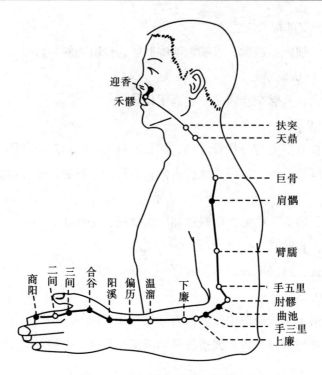

图 13-8　手阳明大肠经腧穴总图

【解剖】　有指及掌背动、静脉网；布有来自正中神经的指掌侧固有神经，桡神经的指背侧神经。

【主治】　耳聋，齿痛，咽喉肿痛，颌肿，青盲，手指麻木，热病，昏迷。

【操作】　浅刺 0.1 寸，或点刺出血。

【附注】　手阳明经井穴。

2. 合谷　Hégǔ（LI4）

【定位】　在手背，第 2 掌骨桡侧的中点处（图 13-9）。

【解剖】　在第 1~2 掌骨之间，第 1 骨间背侧肌中，深层有拇收肌横头；有手背静脉网，为头静脉的起始部，腧穴近侧正当桡动脉从手背穿向手掌之处；布有桡神经浅支的掌背侧神经，深部有正中神经的指掌侧固有神经。

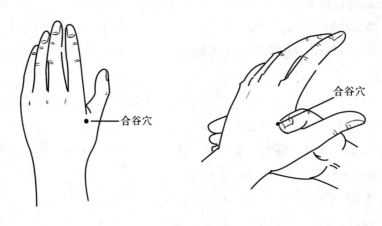

图 13-9　合谷

【主治】 头痛，目赤肿痛，鼻衄，齿痛，牙关紧闭，口眼㖞斜，耳聋，疟腮，咽喉肿痛，热病无汗，多汗，腹痛，便秘，经闭，滞产。

【操作】 直刺 0.5~1 寸，可灸。孕妇禁针灸。

【附注】 手阳明经原穴。

3. 阳溪 Yángxī（LI5）

【定位】 在腕区，腕背侧远端横纹桡侧，桡骨茎突远端，解剖学"鼻烟窝"凹陷中（图 13-10）。

【解剖】 当拇短、长伸肌腱之间；有头静脉、桡动脉的腕背支；布有桡神经浅支。

【主治】 头痛，目赤肿痛，耳聋，耳鸣，齿痛，咽喉肿痛，手腕痛。

【操作】 直刺 0.5~0.8 寸。

【附注】 手阳明经经穴。

4. 手三里 Shǒusānlǐ（LI10）

【定位】 在前臂，肘横纹下 2 寸，阳溪（LI5）与曲池（LI11）连线上（图 13-10）。

【解剖】 有桡侧腕短伸肌、桡侧腕长伸肌，深层为旋后肌；有桡返动脉分支；布有前臂外侧皮神经及桡神经深支。

【主治】 齿痛，颊肿，上肢不遂，腹痛，腹泻。

【操作】 直刺 0.8~1.2 寸。

5. 曲池 Qūchí（LI11）

【定位】 在肘区，尺泽（LU5）与肱骨外上髁连线的中点处（图 13-10）。

【解剖】 桡侧腕长伸肌起始部，肱桡肌的桡侧；有桡返动脉的分支；布有前臂背侧皮神经，内侧深层为桡神经本干。

【主治】 咽喉肿痛，齿痛，目赤痛，瘰疬，瘾疹，热病，上肢不遂，手臂肿痛，腹痛吐泻，高血压，癫狂。

【操作】 直刺 1~1.5 寸。

【附注】 手阳明经合穴。

6. 肩髃 Jiānyú（LI15）

【定位】 在三角肌区，肩峰外侧缘前端与肱骨大结节两骨间凹陷中（图 13-11）。

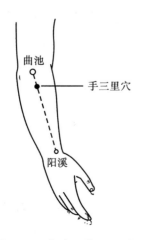

图 13-10 曲池、手三里、阳溪

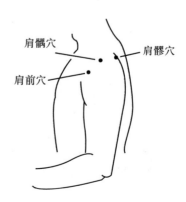

图 13-11 肩髃

【解剖】　三角肌上部中央；有旋肱后动、静脉；布有锁骨上神经、腋神经。

【主治】　肩臂挛痛不遂，瘾疹，瘰疬。

【操作】　直刺或向下斜刺 0.8~1.5 寸。

【附注】　手阳明经与阳跷脉交会穴。

7. 迎香　Yíngxiāng（LI20）

【定位】　在面部，鼻翼外缘中点旁、鼻唇沟中（图 13-8）。

【解剖】　在上唇方肌中，深部为梨状孔的边缘；有面动、静脉及眶下动、静脉分支；布有面神经颊支、上颌神经与眶下神经的吻合丛。

【主治】　鼻塞，鼻衄，口㖞，面痒，胆管蛔虫症。

【操作】　斜刺或平刺 0.3~0.5 寸，不宜灸。

【附注】　手、足阳明经交会穴。

三、足阳明胃经

【经脉循行】　起于鼻翼两侧（迎香穴），挟鼻上行，左右侧交会于鼻根，旁行入目内眦，与足太阳经交会，再向下沿鼻的外侧，进入上齿龈内，回出环绕口唇，向下交会于颏唇沟承浆穴处，再向后至大迎，沿下颌角颊车，上行耳前。经上关，沿着发际，到达前额。

面部的支脉，从大迎前向下经人迎，沿着喉咙，进入缺盆部，向下通过横膈，属于胃，联络脾。

缺盆部直行的脉：经乳头，沿乳中线下行，向下挟脐旁，下行进入腹股沟处的气街穴。

胃下口部支脉：从胃下口幽门处分出，沿着腹内向下至气街，与直行之脉会合，再由此下行经髀关，抵伏兔，至膝盖，沿胫骨外侧前缘，下经足背，进入第 2 足趾外侧端。

胫部的支脉：从膝下 3 寸处（足三里）分出，进入足中趾外侧端。

足背部支脉：从足背上冲阳穴分出，进入足大趾内侧端（隐白穴），与足太阴脾经相接。

【主治概要】　主治胃肠病及头面部疾病，如肠鸣腹胀、水肿、胃痛、呕吐、口渴、消谷善饥、咽喉肿痛、口眼㖞斜以及本经循行部位的疼痛、热病、发狂等。

【本经腧穴】　左右各 45 穴。

1. 承泣　Chéngqì（ST1）

【定位】　在面部，眼球与眶下缘之间，瞳孔直下（图 13-12）。

【解剖】　在眶下缘上方，眼轮匝肌中，深层眶内有眼球下直肌、下斜肌；有眶下动、静脉分支，眼动、静脉的分支；布有眶下神经分支及动眼神经下支的肌支、面神经分支。

【主治】　目赤肿痛，流泪，夜盲，眼睑𥆧动，口眼㖞斜。

【操作】　以左手拇指向上轻推眼球，紧靠眶缘缓慢直刺 0.5~1 寸，不宜提插、捻转，以防刺破血管引起血肿。

【附注】　足阳明经、阳跷脉、任脉交会穴。

2. 地仓　Dìcāng（ST4）

【定位】　在面部，口角旁开 0.4 寸（指寸）（图 13-12）。

【解剖】　在口轮匝肌中，深层为颊肌；有面动、静脉；布有面神经和眶下神经分支，深层为颊肌神经的末支。

【主治】　口㖞，流涎，眼睑𥆧动。

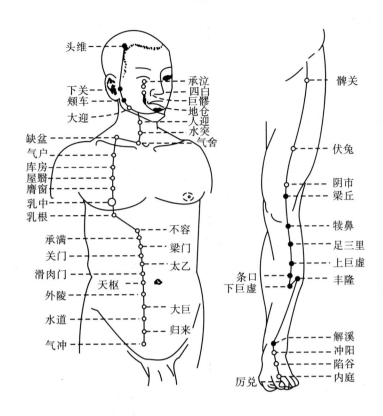

图 13-12 足阳明胃经腧穴总图

【操作】 斜刺或平刺 0.5~0.8 寸。

【附注】 手、足阳明经与阳跷脉交会穴。

3. 颊车 Jiáchē（ST6）

【定位】 在面部，下颌角前上方 1 横指（中指），咀嚼时咬肌隆起最高点处（图 13-12）。

【解剖】 在下颌角前方，有咬肌；有咬肌动、静脉；布有耳大神经，面神经及咬肌神经。

【主治】 口祸，齿痛，颊肿，口噤不语。

【操作】 直刺 0.3~0.5 寸，平刺 0.5~1 寸。

4. 下关 Xiàguān（ST7）

【定位】 在面部，颧弓下缘中央与下颌切迹之间凹陷中（图 13-12）。

【解剖】 当颧弓下缘，皮下有腮腺，为咬肌起始部；有面横动、静脉，最深层为上颌动、静脉；正当面神经颧眶支及耳颞神经分支，最深层为下颌神经。

【主治】 耳聋，耳鸣，聤耳，齿痛，口噤，口眼祸斜。

【操作】 直刺 0.5~1 寸。

【附注】 足阳明、足少阳经交会穴。

5. 头维 Tóuwéi（ST8）

【定位】 在头部，额角发际直上 0.5 寸，头正中线旁开 4.5 寸（图 13-12）。

【解剖】 在颞肌上缘帽状腱膜中；有颞浅动、静脉的额支；布有耳颞神经的分支及面神经额颞支。

【主治】　头痛，目眩，眼痛，流泪，眼睑𥆧动。

【操作】　平刺0.5~1寸，不宜灸。

【附注】　足阳明、足少阳经与阳维脉交会穴。

6. 梁门　Liángmén（ST21）

【定位】　在上腹部，脐中上4寸，前正中线旁开2寸（图13-12）。

【解剖】　当腹直肌及其鞘处，深层为腹横肌；有第7肋间动、静脉分支及腹壁上动、静脉；当第8肋间神经分支处（右侧深部当肝下缘，胃幽门部）。

【主治】　胃痛，呕吐，食欲不振，腹胀，泄泻。

【操作】　直刺0.8~1.2寸。

7. 天枢　Tiānshū（ST25）

【定位】　在腹部，横平脐中，前正中线旁开2寸（图13-12）。

【解剖】　当腹直肌及其鞘处；有第9肋间动、静脉分支及腹壁下动、静脉分支；布有第10肋间神经分支（内部为小肠）。

【主治】　腹胀肠鸣，绕脐痛，便秘，泄泻，痢疾，月经不调，癥瘕。

【操作】　直刺1~1.5寸，可灸。

【附注】　大肠募穴。

8. 梁丘　Liángqiū（ST34）

【定位】　在股前区，髌底上2寸，股外侧肌与股直肌肌腱之间（图13-12）。

【解剖】　在股直肌和股外侧肌之间；有旋股外侧动脉降支；布有股前皮神经、股外侧皮神经。

【主治】　膝肿痛，下肢不遂，胃痛，乳痈。

【操作】　直刺1~1.2寸。

【附注】　足阳明经郄穴。

9. 犊鼻　Dúbí（ST35）

【定位】　在膝前区，髌韧带外侧凹陷中（图13-13）。

【解剖】　在髌韧带外缘；有膝关节动、静脉网；布有腓肠外侧皮神经及腓总神经关节支。

【主治】　膝痛，下肢麻痹，屈伸不利，脚气。

【操作】　向髌韧带内后方斜刺0.5~1寸。

10. 足三里　Zúsānlǐ（ST36）

【定位】　在小腿外侧，犊鼻（ST35）下3寸，犊鼻（ST35）与解溪（ST41）连线上（图13-13）。

【解剖】　在胫骨前肌，趾长伸肌之间；有胫前动、静脉；为腓肠外侧皮神经及隐神经的皮支分布处，深层当腓深神经。

【主治】　胃痛，呕吐，噎嗝，腹胀，泄泻，痢疾，便秘，乳痈，肠痈，下肢痹痛，水肿，癫狂，脚气，虚劳羸瘦。

【操作】　直刺1~2寸。

【附注】　足阳明经合穴，胃下合穴。

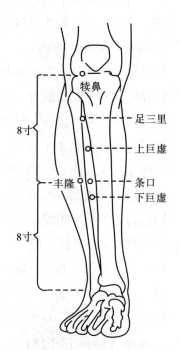

图13-13　犊鼻、足三里、上巨虚、丰隆

11. 上巨虚 Shàngjùxū (ST37)

【定位】 在小腿外侧，犊鼻（ST35）下 6 寸，犊鼻（ST35）与解溪（ST41）连线上（图 13-13）。

【解剖】 在胫骨前肌中；有胫前动、静脉；布有腓肠外侧皮神经及隐神经的皮支，深层当腓深神经。

【主治】 肠鸣，腹痛，泄泻，便秘，肠痈，下肢痿痹，脚气。

【操作】 直刺 1~2 寸。

【附注】 大肠下合穴。

12. 丰隆 Fēnglóng (ST40)

【定位】 在小腿外侧，外踝尖上 8 寸，胫骨前肌的外缘（图 13-13）。

【解剖】 在趾长伸肌外侧和腓骨短肌之间；有胫前动脉分支；当腓浅神经处。

【主治】 头痛，眩晕，痰多咳嗽，呕吐，便秘，水肿，癫狂痫，下肢痿痹。

【操作】 直刺 1~1.5 寸。

【附注】 足阳明经络穴。

13. 解溪 Jiěxī (ST41)

【定位】 在踝区，踝关节前面中央凹陷中，踇长伸肌腱与趾长伸肌腱之间（图 13-12）。

【解剖】 在足踇长伸肌腱与趾长伸肌腱之间；有胫前动、静脉；浅部为腓浅神经，深层为腓深神经。

【主治】 头痛，眩晕，癫狂，腹胀，便秘，下肢痿痹。

【操作】 直刺 0.5~1 寸。

【附注】 足阳明经经穴。

14. 内庭 Nèitíng (ST44)

【定位】 在足背，第 2、3 趾间，趾蹼缘后方赤白肉际处（图 13-12）。

【解剖】 有足背静脉网；布有腓浅神经足背支。

【主治】 齿痛，咽喉肿痛，口㖞，鼻衄，胃病吐酸，腹胀，泄泻，痢疾，便秘，热病，足背肿痛。

【操作】 直刺或斜刺 0.5~0.8 寸。

【附注】 足阳明经荥穴。

四、足太阴脾经

【经脉循行】 起于足大趾末端（隐白穴），沿大趾及足内侧赤白肉际，至内踝前面，上行小腿，在内踝上八寸处，交出足厥阴肝经之前，沿胫骨后面至膝内侧，经股内侧，进入腹部，属于脾，联络胃，通过膈肌，上行挟咽部两旁，连系舌根，分散于舌下。

胃部支脉：从胃别出，向上通过膈肌，注于心中，交于手少阴心经。

【主治概要】 主治脾胃病证，如腹胀、胃脘痛、呕吐、嗳气、便溏、黄疸、身重无力、舌根强痛、下肢肿胀、厥冷等病证。兼治妇科病及前阴病等。

【本经腧穴】 左右各 21 穴。

1. 隐白 Yǐnbái (SP1)

【定位】 在足趾，大趾末节内侧，趾甲根角侧后方 0.1 寸（指寸）（图 13-14）。

【解剖】 有趾背动脉；为腓浅神经的足背支及足底内侧神经。

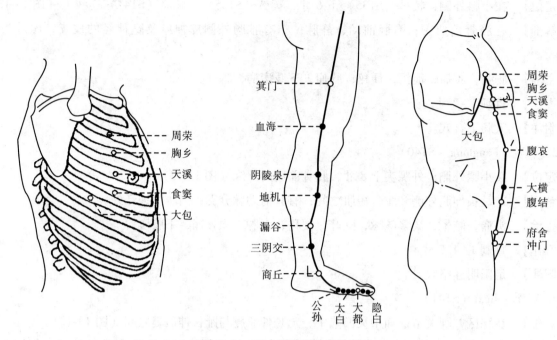

图 13-14　足太阴脾经腧穴总图

【主治】　腹胀，便血，尿血，月经过多，崩漏，癫狂，多梦，惊风。

【操作】　浅刺0.1寸。

【附注】　足太阴经井穴。

2. 公孙　Gōngsūn（SP4）

【定位】　在跖区，第1跖骨底的前下缘赤白肉际处（图13-14）。

【解剖】　在足踇展肌中；有跗内侧动脉分支及足背静脉网；布有隐神经及腓浅神经分支。

【主治】　胃痛，呕吐，腹痛，泄泻，痢疾。

【操作】　直刺0.6~1.2寸。

【附注】　足太阴经络穴；八脉交会穴之一，通于冲脉。

3. 商丘　Shāngqiū（SP5）

【定位】　在踝区，内踝前下方，舟骨粗隆与内踝尖连线中点凹陷中（图13-14）。

【解剖】　有跗内侧动脉，大隐静脉；布有隐神经及腓浅神经分支。

【主治】　腹胀，泄泻，便秘，黄疸，足踝痛。

【操作】　直刺0.5~0.8寸。

【附注】　足太阴经经穴。

4. 三阴交　Sānyīnjiāo（SP6）

【定位】　在小腿内侧，内踝尖上3寸，胫骨内侧缘后际（图13-15）。

【解剖】　在胫骨后缘和比目鱼肌之间，深层有屈趾长肌；有大隐静脉，胫后动、静脉；有小腿内侧皮神经，深层后方有胫神经。

【主治】　肠鸣腹胀，泄泻，月经不调，带下，阴挺，不孕，滞产，遗精，阳痿，遗尿，疝气，失眠，下肢痿痹，脚气。

【操作】　直刺 1~1.5 寸，孕妇禁针。

【附注】　足太阴、少阴、厥阴经交会穴。

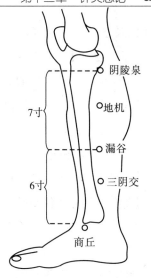

图 13-15　三阴交、阴陵泉

5. 阴陵泉　Yīnlíngquán（SP9）

【定位】　在小腿内侧，胫骨内侧髁下缘与胫骨内侧缘之间的凹陷中（图 13-15）。

【解剖】　在胫骨后缘和腓肠肌之间，比目鱼肌起点上；前方有大隐静脉，膝降动脉，最深层有胫后动、静脉；布有小腿内侧皮神经本干，最深层有胫神经。

【主治】　腹胀，泄泻，水肿，黄疸，小便不利或失禁，膝痛。

【操作】　直刺 1~2 寸。

【附注】　足太阴经合穴。

6. 血海　Xuèhǎi（SP10）

【定位】　在股前区，髌底内侧端上 2 寸，股内侧肌隆起处（图 13-14）。

【解剖】　在股骨内上髁上缘，股内侧肌中间；有股动、静脉肌支；布有股前皮神经及股神经肌支。

【主治】　月经不调，崩漏，经闭，瘾疹，湿疹，丹毒。

【操作】　直刺 1~1.5 寸。

7. 大横　Dàhéng（SP15）

【定位】　在腹部，脐中旁开 4 寸（图 13-14）。

【解剖】　有腹内、外斜肌及腹横肌；布有第 10 肋间动、静脉和肋间神经。

【主治】　泄泻，便秘，腹痛。

【操作】　直刺 1~2 寸。

【附注】　足太阴经与阴维脉交会穴。

8. 大包　Dàbāo（SP21）

【定位】　在胸外侧区，第 6 肋间隙，在腋中线上（图 13-14）。

【解剖】　在第 6 肋间隙，前锯肌中；有胸背动、静脉及第 6 肋间动、静脉；布有第 6 肋间神经，当胸长神经直系的末端。

【主治】　气喘，胸胁痛，全身疼痛，四肢无力。

【操作】　斜刺或向后平刺 0.5~0.8 寸。

【附注】　脾之大络。

五、手少阴心经

【经脉循行】　起于心中，走出后属心系，向下通过横膈，络小肠。

分支：从心系出来，挟食管上行，连于目系。

直行者：从心系出来，向上至肺，横行向下出腋窝，行于手臂内侧后缘，经肘、腕至掌中，沿小指桡侧出其端（少冲穴），交于手太阳小肠经。

【主治概要】　主治心、胸、神志病，如心动过速或过缓、心律不齐、心绞痛、失眠、瘫痪、癫痫、昏迷以及上臂内侧痛等。

【本经腧穴】 左右各 9 穴。

1. 极泉 Jíquán（HT1）

【定位】 在腋区，腋窝中央，腋动脉搏动处（图 13-16）。

【解剖】 在胸大肌的外下缘，深层为喙肱肌；外侧为腋动脉；布有尺神经、正中神经、前臂内侧皮神经及臂内侧皮神经。

【主治】 心痛，咽干烦渴，胁肋疼痛，瘰疬，肩臂疼痛。

【操作】 避开腋动脉，直刺或斜刺 0.3~0.5 寸。

2. 少海 Shàohǎi（HT3）

【定位】 在肘前区，横平肘横纹，肱骨内上髁前缘（图 13-16）。

【解剖】 有旋前圆肌，肱肌；有贵要静脉，尺侧上下副动脉，尺返动脉；布有前臂内侧皮神经，外前方有正中神经。

【主治】 心痛，肘臂挛痛，瘰疬，头项痛，腋胁痛。

【操作】 直刺 0.5~1 寸。

【附注】 手少阴经合穴。

3. 通里 Tōnglǐ（HT5）

【定位】 在前臂前区，腕掌侧远端横纹上 1 寸，尺侧腕屈肌腱的桡侧缘（图 13-16）。

【解剖】 在尺侧腕屈肌与指浅屈肌之间，深层为指深屈肌；有尺动脉通过；布有前臂内侧皮神经，尺侧为尺神经。

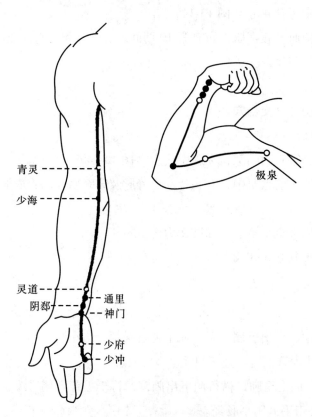

图 13-16 手少阴心经腧穴总图

【主治】 心悸，怔忡，暴喑，舌强不语，腕臂痛。

【操作】 直刺 0.3~0.5 寸。

【附注】 手少阴经络穴。

4. 神门 Shénmén（HT7）

【定位】 在腕前区，腕掌侧远端横纹尺侧端，尺侧腕屈肌腱的桡侧缘（图 13-17）。

【解剖】 在尺侧腕屈肌与指浅屈肌之间，深层为指深屈肌；有尺动脉通过；布有前臂内侧皮神经，尺侧为尺神经。

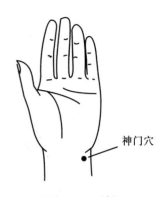

图 13-17 神门

【主治】 心病，心烦，惊悸，怔忡，健忘，失眠，癫狂痫，胸胁痛。

【操作】 直刺 0.3~0.5 寸。

【附注】 手少阴经输穴、心经原穴。

5. 少冲 Shàochōng（HT9）

【定位】 在手指，小指末节桡侧，指甲根角侧上方 0.1 寸（指寸）（图 13-16）。

【解剖】 有指掌侧固有动、静脉所形成的动、静脉网；布有指掌侧固有神经。

【主治】 心悸，心痛，胸胁痛，癫狂，热病，昏迷。

【操作】 浅刺 0.1 寸或点刺出血。

【附注】 手少阴经井穴。

六、手太阳小肠经

【经脉循行】 起于小指尺侧端，行于手背外侧至腕部，出于尺骨茎突，向上沿前臂后缘经尺骨鹰嘴与肱骨内髁之间，沿上臂外侧后缘，出于肩关节后面，绕行肩胛，交会于大椎穴，向下入缺盆，联络心脏，通过横膈，抵胃，属于小肠。

缺盆部支脉：沿颈部达面颊，至目外眦，转入耳中。

颊部支脉：从面颊部分出，上行目眶下，抵于鼻旁，至目内眦（睛明穴）与足太阳膀胱经相接。

【主治概要】 主治头、项、耳、目、咽喉病、热病，如少腹痛、耳聋、耳鸣、颊肿、项背肩胛部疼痛以及肩臂外侧后缘痛等。

【本经腧穴】 左右各 19 穴。

1. 少泽 Shàozé（SI1）

【定位】 在手指，小指末节尺侧，指甲根角侧上方 0.1 寸（指寸）（图 13-18）。

【解剖】 有指掌侧固有动、静脉，指背动脉形成的动、静脉网；布有尺神经手背支。

【主治】 头痛，目翳，咽喉肿痛，乳痈，乳汁少，昏迷，热病。

【操作】 浅刺 0.1 寸或点刺出血。

【附注】 手太阳经井穴。

2. 后溪 Hòuxī（SI3）

【定位】 在手内侧，第 5 掌指关节尺侧近端赤白肉际凹陷中（图 13-19）。

【解剖】 在小指尺侧，第 5 掌骨小头后方，当小指展肌起点外缘；有指背动、静脉，手背静脉网；布有尺神经手背支。

【主治】 头项强痛，目赤，耳聋，咽喉肿痛，腰背痛，癫狂痫，疟疾，手指及肘臂挛痛。

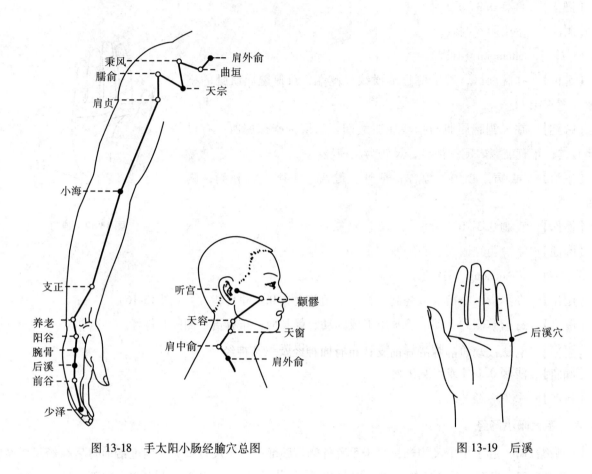

图 13-18　手太阳小肠经腧穴总图　　　　　图 13-19　后溪

【操作】 直刺 0.5~1 寸。

【附注】 手太阳经输穴；八脉交会穴之一，通于督脉。

3. 养老　Yǎnglǎo（SI6）

【定位】 在前臂后区，腕背横纹上 1 寸，尺骨头桡侧凹陷中（图 13-18）。

【解剖】 尺侧腕伸肌腱和小指固有伸肌腱之间；布有前臂骨间背侧动、静脉的末支，腕静脉网；有前臂背侧皮神经和尺神经手背支的吻合支。

【主治】 目视不明，肩、背、肘、臂酸痛。

【操作】 直刺或斜刺 0.5~0.8 寸。

【附注】 手太阳经郄穴。

4. 小海　Xiǎohǎi（SI8）

【定位】 在肘后区，尺骨鹰嘴与肱骨内上髁之间凹陷中（图 13-18）。

【解剖】 尺神经沟中，为尺侧腕屈肌的起始部；有尺侧上、下副动脉和副静脉以及尺返动、静脉；布有前臂内侧皮神经，尺神经本干。

【主治】 肘臂疼痛，癫痫。

【操作】 直刺 0.3~0.5 寸。

【附注】 手太阳经合穴。

5. 曲垣　Qūyuán（SI13）

【定位】　在肩胛区，肩胛冈内侧端上缘凹陷中（图 13-18）。

【解剖】　在肩胛冈上缘，斜方肌和冈上肌中；有颈横动、静脉降支，深层为肩胛上动、静脉肌支；布有第 2 胸神经后支外侧皮支、副神经，深层为肩胛上神经肌支。

【主治】　肩胛疼痛。

【操作】　直刺或斜刺 0.5~1 寸。

6. 颧髎　Quánliáo（SI18）

【定位】　在面部，颧骨下缘，目外眦直下凹陷中（图 13-18）。

【解剖】　在咬肌的起始部，颧肌中；有面横动、静脉分支；布有面神经及眶下神经。

【主治】　口眼㖞斜，眼睑瞤动，齿痛，颊肿。

【操作】　直刺 0.3~0.5 寸，斜刺或平刺 0.5~1 寸，不宜灸。

【附注】　手少阳、太阳经交会穴。

7. 听宫　Tīnggōng（SI19）

【定位】　在面部，耳屏正中与下颌骨髁突之间凹陷中（图 13-20）。

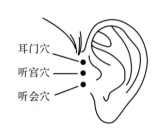

图 13-20　耳门、听宫、听会

【解剖】　有颞浅动、静脉的耳前支；布有面神经及三叉神经第三支的耳颞神经。

【主治】　耳鸣，耳聋，聤耳，齿痛，癫狂痫。

【操作】　张口，直刺 1~1.5 寸。

【附注】　手、足少阳与手太阳经交会穴。

七、足太阳膀胱经

【经脉循行】　起于目内眦，向上到达额部，左右上交于巅顶百会穴。

头部支脉：从头顶分出，到耳上角。

头顶部直行的脉：入里联系于脑，回出分开下行项后，下行交会于大椎穴，再分左右，沿肩胛内侧挟脊柱两旁 1.5 寸，达腰部，进入体腔，联络肾，属于膀胱。

腰部支脉：从腰部分出，向下经臀部，沿股后侧外缘至腘窝。

后项支脉：从项分出下行，经肩胛内侧挟脊柱外旁开 3 寸下行，经臀部、股后外侧与腰部下行的支脉合于腘窝，再向下经小腿后侧、外踝后及足背外侧至足小趾外侧端（至阴穴），交于足少阴肾经。

【主治概要】　主治头、项、目、背、腰、下肢部病证，如小便不通、遗尿、癫狂、疟疾、头痛、目疾及项、背、腰、臀部、下肢后侧本经循行部位疼痛等。

【本经腧穴】　左右各 67 穴。

1. 睛明　Jīngmíng（BL1）

【定位】　在面部，目内眦内上方眶内侧壁凹陷中（图 13-22）。

【解剖】　在眶内缘睑内侧韧带中，深部为眼内直肌；有内眦动、静脉和滑车上下动、静脉，深层上方有眼动、静脉本干；布有滑车上、下神经，深层为眼神经，上方为鼻睫神经。

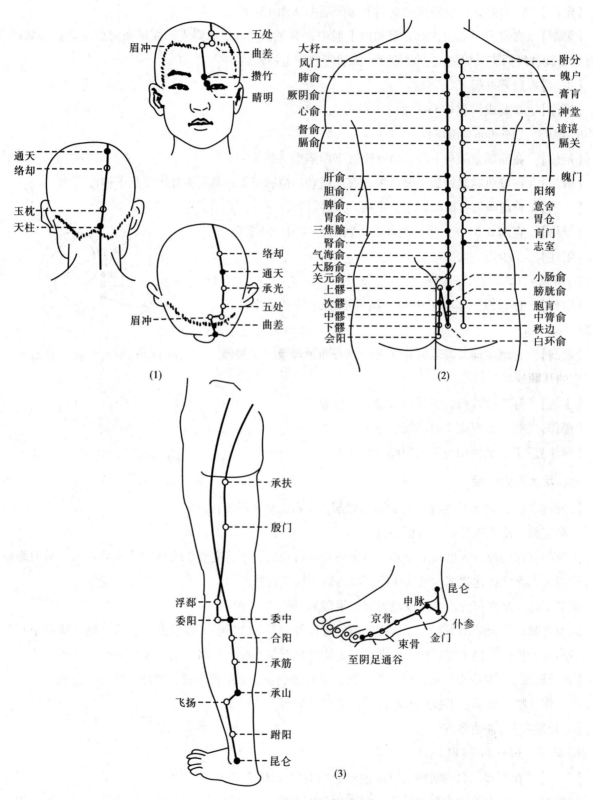

图 13-21　足太阳膀胱经腧穴总图

【主治】　目赤肿痛，流泪，视物不明，目眩，近视，夜盲，色盲。

【操作】　嘱患者闭目，医者左手轻推眼球向外侧固定，右手缓慢进针，紧靠眶缘直刺0.5~1寸，不宜做大幅度提插和捻转，出针后按压针孔片刻，以防出血。禁灸。

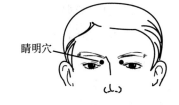

图13-22　睛明

【附注】　手足太阳、足阳明、阴跷、阳跷五脉交会穴。

2. 攒竹　Cuánzhú（BL2）

【定位】　在面部，眉头凹陷中，额切迹处（图13-21）。

【解剖】　有额肌及皱眉肌；当额动、静脉处；布有额神经内侧支。

【主治】　头痛，口眼㖞斜，目视不明，流泪，目赤肿痛，眼睑瞤动，眉棱骨痛，上睑下垂。

【操作】　平刺0.5~0.8寸，禁灸。

3. 大杼　Dàzhù（BL11）

【定位】　在脊柱区，第1胸椎棘突下，后正中线旁开1.5寸（图13-21）。

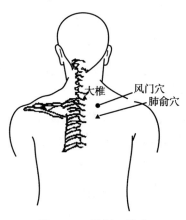

图13-23　风门、肺俞

【解剖】　有斜方肌，菱形肌，上后锯肌，最深层为最长肌；有第1肋间动、静脉后支；布有第1胸神经后支内侧皮支，深层为第1胸神经后支外侧支。

【主治】　咳嗽，发热，项强，肩背痛。

【操作】　斜刺0.5~0.8寸。

【附注】　手、足太阳经交会穴；八会穴之一，骨会大杼。

4. 风门　Fēngmén（BL12）

【定位】　在脊柱区，第2胸椎棘突下，后正中线旁开1.5寸（图13-23）。

【解剖】　有斜方肌，菱形肌，上后锯肌，深层为最长肌；有第2肋间动、静脉后支；布有第2~3胸神经后支内侧皮支，深层为第3胸神经后支外侧支。

【主治】　伤风，咳嗽，发热头痛，项强，胸背痛。

【操作】　斜刺0.5~0.8寸。

【附注】　足太阳经与督脉交会穴。

5. 肺俞　Fèishū（BL13）

【定位】　在脊柱区，第3胸椎棘突下，后正中线旁开1.5寸（图13-23）。

【解剖】　有斜方肌、菱形肌，深层为最长肌；有第3肋间动、静脉后支；布有第3或第4胸神经后支内侧皮支，深层为第3胸神经后支外侧支。

【主治】　咳嗽，气喘，吐血，骨蒸，潮热，盗汗，鼻塞。

【操作】　斜刺0.5~0.8寸。

【附注】　肺背俞穴。

6. 心俞　Xīnshū（BL15）

【定位】　在脊柱区，第5胸椎棘突下，后正中线旁开1.5寸（图13-21）。

【解剖】 有斜方肌、菱形肌，深层为最长肌；有第5肋间动、静脉后支；布有第5或第6胸神经后支内侧皮支，深层为第5胸神经后支外侧支。

【主治】 心痛，惊悸，咳嗽，吐血，失眠，健忘，盗汗，梦遗，癫痫。

【操作】 斜刺0.5~0.8寸。

【附注】 心背俞穴。

7. 膈俞 Géshū（BL17）

【定位】 在脊柱区，第7胸椎棘突下，后正中线旁开1.5寸（图13-21）。

【解剖】 在斜方肌下缘，有背阔肌，最长肌；布有第7肋间动、静脉后支；布有第7或第8胸神经后支内侧皮支，深层为第7胸神经后支外侧支。

【主治】 呕吐，呃逆，气喘，咳嗽，吐血，潮热，盗汗。

【操作】 斜刺0.5~0.8寸。

【附注】 八会穴之一，血会膈俞。

8. 肝俞 Gānshū（BL18）

【定位】 在脊柱区，第9胸椎棘突下，后正中线旁开1.5寸（图13-21）。

【解剖】 在背阔肌、最长肌和髂肋肌之间；有第9肋间动、静脉后支；布有第9或第10胸神经后支的皮支，深层为第9胸神经后支外侧支。

【主治】 黄疸，胁痛，吐血，目赤，目眩，雀目，癫狂痫，脊背痛。

【操作】 斜刺0.5~0.8寸。

【附注】 肝背俞穴。

9. 脾俞 Píshū（BL20）

【定位】 在脊柱区，第11胸椎棘突下，后正中线旁开1.5寸（图13-24）。

【解剖】 在背阔肌、最长肌和髂肋肌之间；有第11肋间动、静脉后支；布有第11胸神经后支内侧皮支，深层为第11胸神经后支外侧支。

【主治】 腹胀，黄疸，呕吐，泄泻，痢疾，便血，水肿，背痛。

【操作】 斜刺0.5~0.8寸。

【附注】 脾背俞穴。

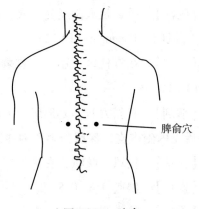

脾俞穴

图13-24 脾俞

10. 胃俞 Wèishū（BL21）

【定位】 在脊柱区，第12胸椎棘突下，后正中线旁开1.5寸（图13-21）。

【解剖】 在腰背筋膜、最长肌和髂肋肌之间；有肋下动、静脉后支；布有第12胸神经后支内侧皮支，深层为第12胸神经后支外侧支。

【主治】 胸胁痛，胃脘痛，呕吐，腹胀，肠鸣。

【操作】 斜刺0.5~0.8寸。

【附注】 胃背俞穴。

11. 肾俞　Shènshū（BL23）

【定位】　在脊柱区，第2腰椎棘突下，后正中线旁开1.5寸（图13-25）。

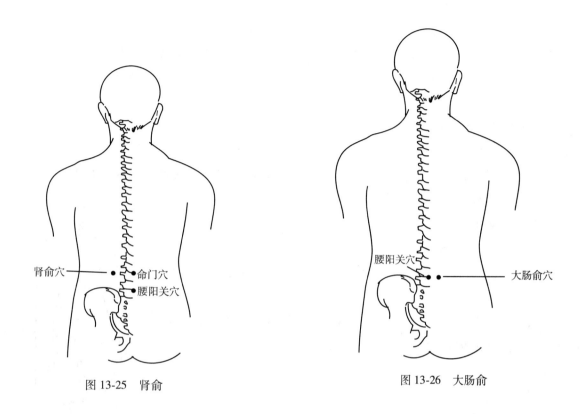

图13-25　肾俞　　　　　　　　　　　图13-26　大肠俞

【解剖】　在腰背筋膜、最长肌和髂肋肌之间；有第2腰动、静脉后支；布有第1腰神经后支外侧支，深层为第1腰丛。

【主治】　遗尿，遗精，阳痿，月经不调，白带，水肿，耳鸣，耳聋，腰痛。

【操作】　直刺0.5~1寸。

【附注】　肾背俞穴。

12. 大肠俞　Dàchángshū（BL25）

【定位】　在脊柱区，第4腰椎棘突下，后正中线旁开1.5寸（图13-26）。

【解剖】　在腰背筋膜、最长肌和髂肋肌之间；有第4腰动、静脉后支；布有第3腰神经皮支，深层为腰丛。

【主治】　腹胀，泄泻，便秘，腰痛。

【操作】　直刺0.8~1.2寸。

【附注】　大肠背俞穴。

13. 膀胱俞　Pángguāngshū（BL28）

【定位】　在骶区，横平第2骶后孔，骶正中嵴旁1.5寸（图13-21）。

【解剖】　在骶棘肌起始部和臀大肌起始部之间；有骶外侧动、静脉后支；布有第1~2骶神经后支外侧支，并有交通支与第1骶神经交通。

【主治】　小便不利，遗尿，泄泻，便秘，腰脊强痛。

【操作】　直刺或斜刺0.8~1.2寸。

【附注】　膀胱背俞穴。

14. 次髎　Cìliáo（BL32）

【定位】　在骶区，正对第2骶后孔中（图13-21）。

【解剖】　在臀大肌起始部；当骶外侧动、静脉后支处；布有第2骶神经后支。

【主治】　疝气，月经不调，痛经，带下，小便不利，遗精，腰痛，下肢痿痹。

【操作】　直刺1~1.5寸。

15. 承扶　Chéngfú（BL36）

【定位】　在股后区，臀沟的中点（图13-21）。

【解剖】　在臀大肌下缘；有坐骨神经伴行的动、静脉；布有股后皮神经，深层为坐骨神经干。

【主治】　腰骶臀股部疼痛，痔疾。

【操作】　直刺1~2寸。

16. 殷门　Yīnmén（BL37）

【定位】　在股后区，臀沟下6寸，股二头肌与半腱肌之间（图13-21）。

【解剖】　在半腱肌与股二头肌之间，深层为大收肌；外侧为股深动、静脉第3穿支；布有股后皮神经，深层正当坐骨神经干。

【主治】　腰痛，下肢痿痹。

【操作】　直刺1~2寸。

17. 委中　Wěizhōng（BL40）

【定位】　在膝后区，腘横纹中点（图13-27）。

【解剖】　在腘窝正中，有腘筋膜；皮下有股腘静脉，深层内侧为腘静脉，最深层为腘动脉；有股后皮神经，正当胫神经处。

【主治】　腰痛，下肢痿痹，腹痛，吐泻，小便不利，遗尿，丹毒。

【操作】　直刺1~1.5寸，或用三棱针点刺腘静脉出血。

【附注】　足太阳经合穴；膀胱下合穴。

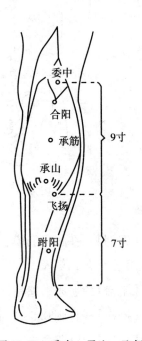

图13-27　委中、承山、飞扬

18. 膏肓　Gāohuāng（BL43）

【定位】　在脊柱区，第4胸椎棘突下，后正中线旁开3寸（图13-21）。

【解剖】　在肩胛骨脊柱缘，有斜方肌、菱形肌，深层为髂肋肌；有第4肋间动、静脉背侧支及颈横动脉降支；布有第2~3胸神经后支外侧支，深层为肩胛背神经，最深层为第4肋间神经干。

【主治】　咳嗽，气喘，肺痨，健忘，遗精，完谷不化。

【操作】　斜刺0.5~0.8寸。

19. 秩边　Zhìbiān（BL54）

【定位】　在骶区，横平第4骶后孔，骶正中嵴旁开3寸（图13-21）。

【解剖】　有臀大肌，在梨状肌下缘；正当臀下动、静脉处；布有臀下神经及股后皮神经，外侧为坐骨神经。

【主治】　小便不利，便秘，痔疾，腰骶痛，下肢痿痹。

【操作】　直刺 1.5~2 寸。

20. 承山　Chéngshān（BL57）

【定位】　在小腿后区，腓肠肌两肌腹与肌腱交角处（图 13-27）。

【解剖】　在腓肠肌两肌腹交界下端；有小隐静脉，深层为胫后动、静脉；布有腓肠内侧皮神经，深层为胫神经。

【主治】　痔疾，脚气，便秘，腰腿拘急疼痛。

【操作】　直刺 1~2 寸。

21. 飞扬　Fēiyáng（BL58）

【定位】　在小腿后区，昆仑（BL60）直上 7 寸，腓肠肌外下缘与跟腱移行处（图 13-27）。

【解剖】　有腓肠肌及比目鱼肌；布有腓肠外侧皮神经。

【主治】　头痛，目眩，腰腿疼痛，痔疾。

【操作】　直刺 1~1.5 寸。

【附注】　足太阳经络穴。

22. 昆仑　Kūnlún（BL60）

【定位】　在踝区，外踝尖与跟腱之间的凹陷中（图 13-21）。

【解剖】　有腓骨短肌；有小隐静脉及外踝后动、静脉；布有腓肠神经。

【主治】　头痛，项强，目眩，癫痫，难产，腰骶疼痛，足跟肿痛。

【操作】　直刺 0.5~0.8 寸。

【附注】　足太阳经经穴。

23. 申脉　Shēnmài（BL62）

【定位】　在踝区，外踝尖直下，外踝下缘与跟骨之间凹陷中（图 13-21）。

【解剖】　在腓骨长短肌腱上缘；有外踝动脉网及小隐静脉；布有腓肠神经的足背外侧皮神经分支。

【主治】　头痛，眩晕，癫狂痫，腰腿酸痛，目赤痛，失眠。

【操作】　直刺 0.3~0.5 寸。

【附注】　八脉交会穴之一，通阳跷脉。

24. 至阴　Zhìyīn（BL67）

【定位】　在足趾，小趾末节外侧，趾甲根角侧后方 0.1 寸（指寸）（图 13-28）。

【解剖】　有趾背动脉及趾跖侧固有动脉形成的动脉网；布有趾跖侧固有神经及足背外侧皮神经。

【主治】　头痛，目痛，鼻塞，鼻衄，胎位不正，难产。

【操作】　浅刺 0.1 寸。胎位不正用灸法。

【附注】　足太阳经井穴。

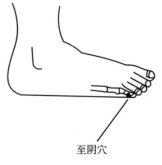

至阴穴

图 13-28　至阴

八、足少阴肾经

【经脉循行】　起于足小趾下，斜走足心（涌泉），出于舟骨粗隆下，沿内踝后，进入足跟，再向上行于小腿内侧后缘，出于腘窝内侧，上经股内侧后缘，入脊内，穿过脊柱，属于肾，联络膀胱。

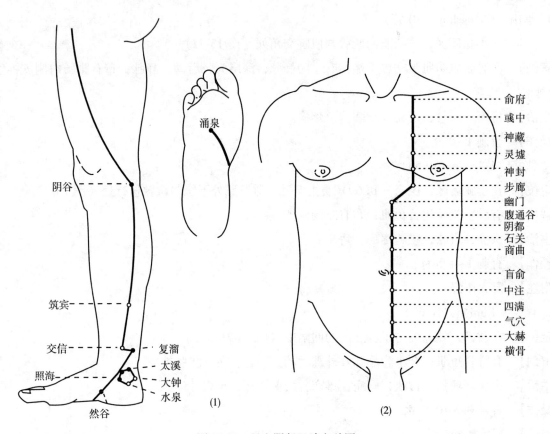

图 13-29　足少阴肾经腧穴总图

肾部直行的脉：从肾向上通过肝和横膈，进入肺中，沿喉咙，挟于舌根部。

肺部支脉：从肺出来，联络心脏，流注于胸中，与手厥阴心包经相接。

【主治概要】　主治妇科病、前阴病、肾、咽喉病及经脉循行部位其他病证，如遗精、阳痿、早泄、咳嗽、气喘、水肿、泄泻、便秘、耳鸣、失眠等。

【本经腧穴】　左右各 27 穴。

1. 涌泉　Yǒngquán（KI1）

【定位】　在足底，屈足卷趾时足心最凹陷处（图 13-30）。

【解剖】　在足底第 2~3 跖骨之间，足底腱膜中，内有趾短屈肌腱，拇长屈肌腱，第二蚓状肌，深层为骨间肌；有来自胫前动脉的足底弓；布有足底内侧神经支。

【主治】　头痛，头晕，失眠，目眩，咽喉痛，舌干，失音，小便不利，大便难，小儿惊风，足心热，癫疾，霍乱转筋，昏厥。

【操作】　直刺 0.5~0.8 寸。

【附注】　足少阴经井穴。

2. 太溪　Tàixī（KI3）

【定位】　在踝区，内踝尖与跟腱之间的凹陷中（图 13-31）。

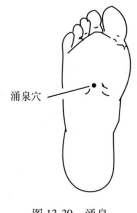

图 13-30　涌泉

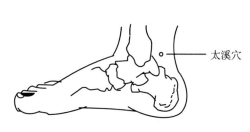

图 13-31　太溪

【解剖】　有胫后动、静脉；布有小腿内侧皮神经，当胫神经所过处。

【主治】　咽喉肿痛，齿痛，耳聋，耳鸣，咳嗽，气喘，胸痛咯血，消渴，月经不调，遗精，阳痿，小便频数。

【操作】　直刺 0.5~0.8 寸，可灸。

【附注】　足少阴经输穴、原穴。

3. 照海　Zhàohǎi（KI6）

【定位】　在踝区，内踝尖下 1 寸，内踝下缘边际凹陷处（图 13-29）。

【解剖】　后下方有胫后动、静脉；布有小腿内侧皮神经，当胫神经本干经过处。

【主治】　月经不调，带下，阴挺，阴痒，小便频数，癃闭，便秘，不寐，咽干，气喘。

【操作】　直刺 0.5~0.8 寸；可灸。

【附注】　八脉交会穴之一，通阴跷脉。

4. 复溜　Fùliū（KI7）

【定位】　在小腿内侧，内踝尖上 2 寸，跟腱的前缘（图 13-29）。

【解剖】　深层前方有胫后动、静脉；布有腓肠内侧皮神经和小腿内侧皮神经，深层为胫神经。

【主治】　水肿，腹胀，泄泻，盗汗，热病汗不出，下肢痿痹。

【操作】　直刺 0.5~1 寸，可灸。

【附注】　足少阴经经穴。

5. 阴谷　Yīngǔ（KI10）

【定位】　在膝后区，腘横纹上，半腱肌肌腱外侧缘（图 13-29）。

【解剖】　在半腱肌腱和半膜肌腱之间；有膝上内侧动、静脉；布有股内侧皮神经。

【主治】　阳痿，疝痛，月经不调，崩漏，小便难，膝腘内侧痛。

【操作】　直刺 0.8~1.5 寸。

【附注】　足少阴经合穴。

6. 俞府　Shūfǔ（KI27）

【定位】　在胸部，锁骨下缘，前正中线旁开 2 寸（图 13-29）。

【解剖】　在胸大肌中；有胸内动、静脉的前穿支；布有锁骨上神经前支。

【主治】　咳嗽，气喘，胸痛，呕吐。

【操作】 斜刺或平刺 0.5~0.8 寸，可灸。

九、手厥阴心包经

【经脉循行】 起于胸中，出属心包络，向下通过横膈，从胸至腹依次联络上、中、下三焦。

胸部支脉：沿胸浅出胁部，至腋下 3 寸处（天池），上行抵腋窝中，沿上臂内侧中间，行于手太阴和手少阴之间，进入肘窝中，向下行于前臂两筋之中，进入掌中（劳宫穴），沿着中指到指端。

掌中支脉：从劳宫分出，沿无名指出其尺侧端（关冲穴），与手少阳三焦经相接。

【主治概要】 主治心、胸、胃、神志病以及经脉循行部位的其他病证，如心痛、心悸、心烦、胸闷、癫狂、手臂挛急、掌心发热等。

【本经腧穴】 左右各 9 穴。

1. 天池 Tiānchí （PC1）

【定位】 在胸部，第 4 肋间隙，前正中线旁开 5 寸（图 13-32）。

【解剖】 在胸大肌外下部、胸小肌下部起始端，深层为第 4 肋间内、外肌；有胸腹壁静脉，胸外侧动、静脉分支；布有胸前神经肌支及第 4 肋间神经。

【主治】 胸闷，咳嗽，气喘，胁肋胀痛，瘰疬，乳痛。

【操作】 斜刺或平刺 0.3~0.5 寸。本穴正当胸腔，不宜深刺以免伤及肺脏。

【附注】 手厥阴、足少阳经交会穴。

2. 曲泽 Qūzé （PC3）

【定位】 在肘前区，肘横纹上，肱二头肌腱的尺侧缘凹陷中（图 13-32）。

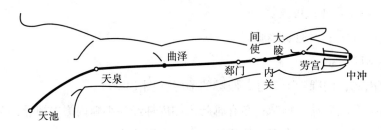

图 13-32 手少阴心包经腧穴总图

【解剖】 在肱二头肌腱的尺侧；当肱动、静脉处；布有正中神经本干。

【主治】 心痛，善惊，心悸，胃痛，呕吐，热病，烦躁，肘臂挛痛。

【操作】 直刺 0.8~1 寸，或者用三棱针刺血，可灸。

【附注】 手厥阴经合穴。

3. 间使 Jiānshǐ （PC5）

【定位】 在前臂前区，腕掌侧远端横纹上 3 寸，掌长肌腱与桡侧腕屈肌腱之间（图 13-32）。

【解剖】 有指浅屈肌，深部为指深屈肌；有前臂正中动、静脉，深部为前臂掌侧骨间动、静脉；布有前臂内侧皮神经，其下为正中神经，深层有前臂掌侧骨间神经。

【主治】 心痛，心悸，胃痛，呕吐，热病，疟疾，癫狂。

【操作】 直刺 0.5~1 寸，可灸。

【附注】 手厥阴经经穴。

4. 内关 Nèiguān（PC6）

【定位】 在前臂前区，腕掌侧远端横纹上2寸，掌长肌腱与桡侧腕屈肌腱之间（图13-33）。

【解剖】 有指浅屈肌，深层为指深屈肌；有前臂正中动、静脉，深层为前臂掌侧骨间动、静脉；布有前臂内侧皮神经，其下为正中神经掌皮支，深层为前臂掌侧骨间神经。

【主治】 心痛，心悸，胸痛，胃痛，呕吐，呃逆，失眠，癫狂，痫证，郁证，眩晕，中风，偏瘫，哮喘，偏头痛，热病，肘臂挛痛。

【操作】 直刺0.5~1寸。

【附注】 手厥阴经络穴；八脉交会穴之一，通阴维脉。

5. 劳宫 Láogōng（PC8）

【定位】 在掌区，横平第3掌指关节近端，第2、3掌骨之间偏于第3掌骨，握拳屈指的中指尖处（图13-34）。

【解剖】 在第2~3掌骨间，下为掌腱膜，第二蚓状肌及指浅、深屈肌腱，深层为拇指内收肌横头的起端，有骨间肌；有指掌侧总动脉；布有正中神经的第2指掌侧总神经。

【主治】 癫狂，痫证，口疮，口臭，鹅掌风。

【操作】 直刺0.3~0.5寸。

【附注】 手厥阴经荥穴。

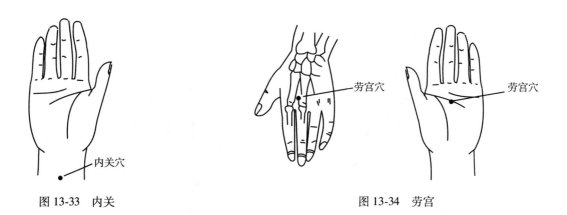

图13-33 内关 　　　　　　　　　　　图13-34 劳宫

6. 中冲 Zhōngchōng（PC9）

【定位】 在手指，中指末端最高点（图13-32）。

【解剖】 有指掌侧固有动、静脉所形成的动、静脉网；为正中神经的指掌侧固有神经分布处。

【主治】 中风昏迷，舌强不语，中暑，昏厥，小儿惊风，热病，舌下肿痛。

【操作】 浅刺0.1寸，或用三棱针点刺出血。

【附注】 手厥阴经井穴。

十、手少阳三焦经

【经脉循行】 起于手无名指末端（关冲穴），向上行于第4~5掌骨之间，沿腕背，出于前臂外侧桡骨和尺骨之间，通过肘尖，沿上臂外侧，达肩部，交出足少阳经之后，向前进入缺盆，分布于胸中，散络于心包，向下通过横膈，从胸至腹，属上、中、下三焦。

胸中支脉：从胸中分出，上出于缺盆，上走颈旁。沿耳后直上，出于耳部上行额角，屈而下行至面颊，到达眶下部。

耳部支脉：从耳后入耳中，出走耳前，与前脉交叉于面颊部，到达目外眦（瞳子髎穴），与足少阳胆经相接。

【主治概要】 主治侧头、耳、目、胸胁、咽喉部以及经脉循行部位的其他疾病，如水肿、遗尿、小便不利、耳鸣、耳聋、目赤、咽喉痛以及耳后、肩臂部外侧疼痛等。

【本经腧穴】 左右各23穴。

1. 关冲　Guānchōng（TE1）

【定位】 在手指，第4指末节尺侧，指甲根角侧上方0.1寸（指寸）（图13-35）。

【解剖】 有指掌固有动、静脉形成的动、静脉网；布有来自尺神经的指掌侧固有神经。

【主治】 头痛，目赤，耳聋，耳鸣，喉痹，舌强，热病，心烦，咽喉肿痛。

【操作】 浅刺0.1寸，或用三棱针点刺出血。

【附注】 手少阳经井穴。

2. 中渚　Zhōngzhǔ（TE3）

【定位】 在手背，第4、5掌骨间，第4掌指关节近端凹陷中（图13-35）。

【解剖】 有骨间肌；手背静脉网及掌背动脉；布有来自尺神经的手背支。

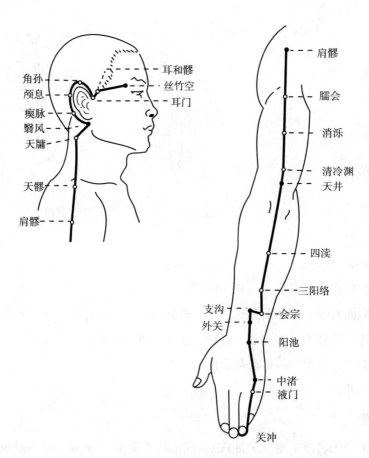

图13-35　手少阳三焦经腧穴总图

【主治】　头痛，目眩，目赤，耳聋，耳鸣，喉痹，咽喉肿痛，手指不能屈伸，热病。

【操作】　直刺 0.3~0.5 寸。

【附注】　手少阳经输穴。

3. 阳池　Yángchí（TE4）

【定位】　在腕后区，腕背侧远端横纹上，指伸肌腱的尺侧缘凹陷中（图 13-35）。

【解剖】　在尺骨和腕骨的关节部，指总伸肌腱与小指固有伸肌腱之间；下有腕背静脉网及掌背动脉；布有来自尺神经的手背支及前臂背侧皮神经末支。

【主治】　目赤，耳聋，咽喉肿痛，疟疾，腕痛，消渴。

【操作】　直刺 0.3~0.5 寸。

【附注】　手少阳经原穴。

4. 外关　Wàiguān（TE5）

【定位】　在前臂后区，腕背侧远端横纹上 2 寸，尺骨与桡骨间隙中点（图 13-36）。

【解剖】　在桡骨与尺骨之间，指总伸肌与拇长伸肌之间，深层有前臂骨间背侧动脉和前臂骨间掌侧动、静脉；布有前臂背侧皮神经和骨间背侧神经。

【主治】　热病，头痛，耳聋，耳鸣，目赤肿痛，胁痛，瘰疬，上肢痹痛。

【操作】　直刺 0.5~1 寸。

【附注】　手少阳经络穴；八脉交会穴之一，通阳维脉。

5. 支沟　Zhīgōu（TE6）

【定位】　在前臂后区，腕背侧远端横纹上 3 寸，尺骨与桡骨间隙中点（图 13-35）。

【解剖】　在桡骨与尺骨之间，指总伸肌与拇长伸肌之间，屈肘俯掌时则在指总伸肌的桡侧；深层有前臂骨间背侧和掌侧动、静脉；布有前臂背侧皮神经，深层有前臂骨间背侧及掌侧神经。

【主治】　暴喑，耳聋，耳鸣，胁肋痛，呕吐，便秘，热病。

【操作】　直刺 0.5~1 寸。

【附注】　手少阳经经穴。

6. 天井　Tiānjǐng（TE10）

【定位】　在肘后区，肘尖（EX-UE1）上 1 寸凹陷中（图 13-35）。

【解剖】　在肱骨下端后面鹰嘴窝中，尺骨鹰嘴突起上缘，有肱三头肌腱；肘关节动、静脉网；布有前臂背侧皮神经和桡神经肌支。

【主治】　偏头痛，耳聋，瘰疬，癫痫。

【操作】　直刺 0.5~1 寸。

7. 臑会　Nàohuì（TE13）

【定位】　在臂后区，肩峰角下 3 寸，三角肌的后下缘（图 13-37）。

【解剖】　在肱骨上端背面，肱三头肌中；有中侧副动、静脉；布有臂背侧皮神经，桡神经肌支，深层为桡神经。

【主治】　瘿气，瘰疬，目疾，上肢痹痛。

【操作】　直刺 0.5~1 寸。

8. 肩髎　Jiānliáo（TE14）

【定位】　在三角肌区，肩峰角与肱骨大结节两骨间凹陷中（图 13-37）。

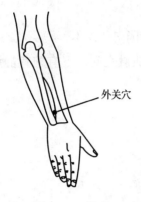

图 13-36　外关

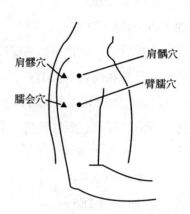

图 13-37　臑会、肩髎

【解剖】　在肩峰后下缘，三角肌中；有旋肱后动脉肌支；布有腋神经肌支。

【主治】　臂痛，肩重不能举。

【操作】　直刺 0.5~1.5 寸。

9. 翳风　Yìfēng（TE17）

【定位】　在颈部，耳垂后方，乳突下端前方凹陷中（图 13-35）。

【解剖】　有耳后动、静脉，颈外浅静脉；布有耳大神经，深部为面神经干从颅骨穿出处。

【主治】　耳鸣，耳聋，口眼㖞斜，牙关紧闭，颊肿，瘰疬。

【操作】　直刺 0.8~1.2 寸。

【附注】　手、足少阳经交会穴。

10. 角孙　Jiǎosūn（TE20）

【定位】　在头部，耳尖正对发际处（图 13-35）。

【解剖】　有耳上肌；颞浅动、静脉耳前支；布有耳颞神经分支。

【主治】　耳部肿痛，目赤肿痛，目翳，齿痛，项强，颊肿。

【操作】　平刺 0.3~0.5 寸。

【附注】　手、足少阳、手阳明经交会穴。

11. 耳门　Ěrmén（TE21）

【定位】　在耳区，耳屏上切迹与下颌骨髁突之间的凹陷中（图 13-20）。

【解剖】　有颞浅动、静脉；布有耳颞神经及面神经分支。

【主治】　耳聋，耳鸣，聤耳，齿痛。

【操作】　张口，直刺 0.5~1 寸。

12. 丝竹空　Sīzhúkōng（TE23）

【定位】　在面部，眉梢凹陷中（图 13-35）。

【解剖】　有眼轮匝肌；颞浅动、静脉额支；布有面神经颧眶支及耳颞神经分支。

【主治】　头痛，目眩，目赤痛，眼睑眴动，齿痛，癫痫。

【操作】　平刺 0.5~1 寸，不宜灸。

十一、足少阳胆经

【经脉循行】　起于目外眦，上行达额角，再下行至耳后，经额部至眉上，又向后折至风池穴，沿颈旁下行至肩，左右交会于大椎穴，前行入缺盆。

耳部支脉：从耳后入耳中，出走耳前，达目外眦后方。

外眦部支脉：从目外眦分出，下走大迎，合手少阳经到达目眶下，下经颊车，于颈部向下会合前脉于缺盆，再向下进入胸中，通过横膈，络于肝，属于胆，沿胁肋内，出于少腹两侧腹股沟动脉部，横行入髋关节部。

缺盆直行脉：从缺盆下行腋下，沿侧胸，过季胁，下行会合前脉于髋关节部，再向下沿股外侧，出膝外侧，下经腓骨前面，达腓骨下段，出外踝前，沿足背，入第 4 趾外侧端（足窍阴穴）。

足背部支脉：从足背分出，沿第 1~2 跖骨之间，出于大趾端，回过来到趾甲后的毫毛部，与足厥阴肝经相接。

【主治概要】　主治头、耳、目、咽喉病、神志病以及经脉循行部位的其他病证，如口苦、目眩、寒热交作、头痛、颔痛、目外眦痛以及胸、胁、股、下肢外侧痛等。

【本经腧穴】　左右各 44 穴。

1. 瞳子髎　Tóngzǐliáo（GB1）

【定位】　在面部，目外眦外侧 0.5 寸凹陷中（图 13-38）。

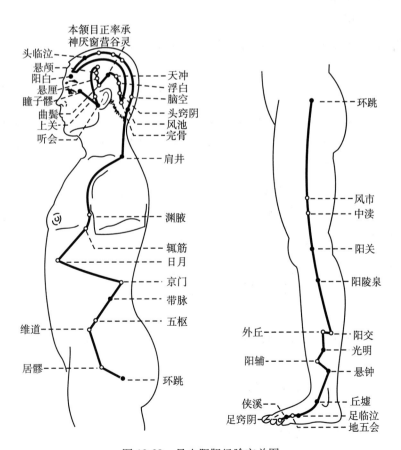

图 13-38　足少阳胆经腧穴总图

【解剖】 有眼轮匝肌，深层为颞肌；当颞眶动、静脉分布处；布有颧面神经和颧颞神经，面神经的额颞支。

【主治】 头痛，目赤，目痛，畏光羞明，迎风流泪，远视不明，内障，目翳。

【操作】 向后刺或斜刺 0.3~0.5 寸；或用三棱针点刺出血。

【附注】 手太阳、手、足少阳经交会穴。

2. 率谷 Shuàigǔ（GB8）

【定位】 在头部，耳尖直上入发际 1.5 寸（图 13-39）。

【解剖】 在颞肌中；有颞浅动、静脉顶支；布有耳颞神经和枕大神经会合支。

【主治】 偏头痛，眩晕，呕吐，小儿惊风。

【操作】 平刺 0.5~1 寸。

【附注】 足太阳与足少阳经交会穴。

3. 阳白 Yángbái（GB14）

【定位】 在头部，眉上 1 寸，瞳孔直上（图 13-38）。

【解剖】 在额肌中；有额动、静脉外侧支；布有额神经外侧支。

【主治】 头痛，目眩，目痛，外眦疼痛，雀目，视物模糊，眼睑
瞤动。

【操作】 平刺 0.3~0.5 寸。

【附注】 足太阳经与阳维脉交会穴。

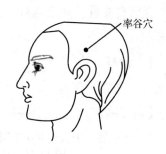

图 13-39 率谷

4. 风池 Fēngchí（GB20）

【定位】 在颈后区，枕骨之下，胸锁乳突肌上端与斜方肌上端之
间的凹陷中（图 13-40）。

【解剖】 在胸锁乳突肌与斜方肌上端附着部之间的凹陷中，深层
为头夹肌；有枕动、静脉分支；布有枕小神经分支。

【主治】 头痛，眩晕，颈项强痛，目赤肿痛，鼻渊，鼻衄，耳
聋，气闭，中风，口眼㖞斜，疟疾，热病，感冒，瘿气。

【操作】 针尖微下，向鼻尖方向斜刺 0.5~1.2 寸，或平刺透风府
穴。此穴深部为延髓，必须严格掌握针刺的角度与深度。

【附注】 足少阳经与阳维脉交会穴。

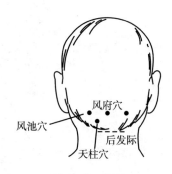

图 13-40 风池

5. 肩井 Jiānjǐng（GB21）

【定位】 在肩胛区，第 7 颈椎棘突与肩峰最外侧点连线的中点
（图 13-41）。

【解剖】 有斜方肌，深层为肩胛提肌与冈上肌；有颈横动、静脉分支；布有腋神经分支，深层上方
为桡神经。

【主治】 肩背痹痛，手臂不举，颈项强痛，乳痈，瘰疬，难产。

【操作】 直刺 0.5~0.8 寸，深部正当肺尖，慎不可深刺。孕妇禁针。

【附注】 手、足少阳经与阳维脉交会穴。

6. 居髎 Jūliáo（GB29）

【定位】 在臀区，髂前上棘与股骨大转子最凸点连线的中点处（图13-38）。

【解剖】 浅层为阔筋膜张肌，深部为股外侧肌；有旋髂浅动、静脉分支及旋股外侧动、静脉升支；布有股外侧皮神经。

【主治】 腰腿痹痛，下肢痿痹，足痿，疝气。

【操作】 直刺或斜刺1~1.5寸。

【附注】 足少阳经与阳跷脉交会穴。

7. 环跳 Huántiào（GB30）

【定位】 在臀区，股骨大转子最凸点与骶管裂孔连线的外1/3与内2/3交点处（图13-42）。

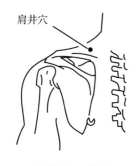

图13-41 肩井

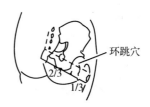

图13-42 环跳

【解剖】 在臀大肌、梨状肌下缘；内侧为臀下动、静脉；布有臀下皮神经，臀下神经，深部正当坐骨神经。

【主治】 半身不遂，下肢痿痹，闪挫腰痛。

【操作】 直刺2~3寸。

【附注】 足少阳、太阳经交会穴。

8. 风市 Fēngshì（GB31）

【定位】 在股部，直立垂手，掌心贴于大腿时，中指尖所指凹陷中，髂胫束后缘（图13-38）。

【解剖】 在阔筋膜下，股外侧肌中；有旋股外侧动、静脉肌支；布有股外侧皮神经，股神经肌支。

【主治】 下肢痿痹，遍身瘙痒，肢体麻木。

【操作】 直刺1~2寸。

9. 阳陵泉 Yánglíngquán（GB34）

【定位】 在小腿外侧，腓骨头前下方凹陷中（图13-43）。

【解剖】 在腓骨长、短肌中；有膝下外侧动、静脉；当腓总神经分为腓浅神经及腓深神经处。

【主治】 半身不遂，下肢痿痹、麻木，膝肿痛，脚气，胁肋痛，口苦，呕吐，黄疸，小儿惊风。

【操作】 直刺或斜向下刺1~1.5寸。

【附注】 足少阳经合穴；胆下合穴；八会穴之一，筋会阳陵泉。

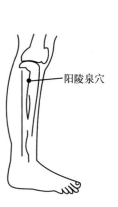

图13-43 阳陵泉

10. 光明　Guāngmíng（GB37）

【定位】　在小腿外侧，外踝尖上 5 寸，腓骨前缘（图 13-38）。

【解剖】　在趾长伸肌和腓骨短肌之间；有胫前动、静脉分支；布有腓浅神经。

【主治】　目痛，夜盲，乳胀痛，膝痛，下肢痿痹，颊肿。

【操作】　直刺 1~1.5 寸。

【附注】　足少阳经络穴。

11. 悬钟　Xuánzhōng（GB39），（别名：绝骨 Juégǔ）

【定位】　在小腿外侧，外踝尖上 3 寸，腓骨前缘（图 13-38）。

【解剖】　在腓骨短肌与趾长伸肌分歧处；有胫前动、静脉分支；布有腓浅神经。

【主治】　半身不遂，颈项强痛，胸腹胀满，胁肋疼痛，膝腿痛，腋下肿，咽喉肿痛，痔疾。

【操作】　直刺 1~1.5 寸。

【附注】　八会穴之一，髓会绝骨。

12. 丘墟　Qiūxū（GB40）

【定位】　在踝区，外踝的前下方，趾长伸肌腱的外侧凹陷中（图 13-38）。

【解剖】　在趾短伸肌起点；有外踝前动、静脉分支；布有足背中间皮神经分支及腓浅神经分支。

【主治】　胸胁肿痛，下肢痿痹，疟疾。

【操作】　直刺 0.5~0.8 寸。

【附注】　足少阳经原穴。

13. 足临泣　Zúlínqì（GB41）

【定位】　在足背，第 4、5 跖骨底结合部的前方，第 5 趾长伸肌腱外侧凹陷中（图 13-38）。

【解剖】　有足背动、静脉网，第 4 趾背侧动、静脉；布有足背中间皮神经。

【主治】　目赤肿痛，胁肋疼痛，月经不调，疟疾，中风偏瘫，痹痛不仁，足跗肿痛，遗尿。

【操作】　直刺 0.3~0.5 寸。

【附注】　足少阳经输穴；八脉交会穴之一，通于带脉。

14. 足窍阴　Zúqiàoyīn（GB44）

【定位】　在足趾，第 4 趾末节外侧，趾甲根角侧后方 0.1 寸（指寸）（图 13-38）。

【解剖】　有趾背侧动、静脉和趾跖动脉形成的动脉网；布有趾背侧神经。

【主治】　偏头痛，目眩，目赤肿痛，耳聋，耳鸣，喉痹，胸胁痛，足跗肿痛，失眠，多梦，热病。

【操作】　浅刺 0.1 寸，或点刺出血。

【附注】　足少阳经井穴。

十二、足厥阴肝经

【经脉循行】　起于足大趾背毫毛部，沿足背内侧上行，过内踝前 1 寸处，向上行小腿内侧至内踝上 8 寸处交出足太阴经之后，上行膝内侧，沿股内侧中线，入阴毛，绕阴器，上达小腹，挟胃，属肝，络胆，上过横膈，分布于胁肋，循喉咙后，上入鼻咽部，连目系，上出前额，与督脉合于巅顶。

目系支脉：从目系分出，下行颊里，环绕唇内。

肝部支脉：从肝分出，通过横膈，向上流注于肺，与手太阴肺经相接。

【主治概要】　主治肝病、妇科病、前阴病，如头痛、胁痛、呃逆、小便不利、月经不调、疝气、少腹疼痛等。

【本经腧穴】 左右各 14 穴。

1. 大敦 Dàdūn（LR1）

【定位】 在足趾，大趾末节外侧，趾甲根角侧后方 0.1 寸（指寸）（图 13-44）。

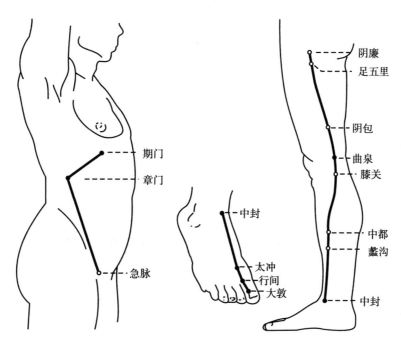

图 13-44 足厥阴肝经腧穴总图

【解剖】 有趾背动、静脉；布有腓深神经的趾背神经。

【主治】 疝气，崩漏，尿血，癃闭，遗尿，癫狂，痫证。

【操作】 斜刺 0.1~0.2 寸，或用三棱针点刺出血。

【附注】 足厥阴经井穴。

2. 行间 Xíngjiān（LR2）

【定位】 在足背，第 1、2 趾间，趾蹼缘后方赤白肉际处（图 13-44）。

【解剖】 有足背静脉网，第 1 趾背侧动、静脉；布有腓深神经的趾背神经。

【主治】 月经过多，闭经，痛经，白带，遗尿，疝气，胸胁满痛，呃逆，咳嗽，泄泻，头痛，眩晕，目赤痛，青盲，中风，癫痫，口眼㖞斜。

【操作】 斜刺 0.5~0.8 寸。

【附注】 足厥阴经荥穴。

3. 太冲 Tàichōng（LR3）

【定位】 在足背，第 1、2 跖骨间，跖骨底结合部前方凹陷中，或触及动脉搏动（图 13-45）。

【解剖】 在足踇长伸肌腱外缘；有足背静脉网，第 1 跖背侧动脉；布有趾背神经，深层为胫神经足底内侧神经。

【主治】 头痛，眩晕，面瘫，疝气，月经不调，癃闭，遗尿，小儿惊风，癫狂，痫证，胁痛，腹胀，黄疸，呕逆，咽痛，目赤肿痛，下肢痿痹。

【操作】　直刺 0.5~0.8 寸。

【附注】　足厥阴经输穴、原穴。

4. 曲泉　Qūquán（LR8）

【定位】　在膝部，腘横纹内侧端，半腱肌肌腱内缘凹陷中（图 13-44）。

【解剖】　在胫骨内髁后缘，半膜肌、半腱肌止点前上方，缝匠肌后缘；浅层有大隐静脉，深层有腘动、静脉；浅层有隐神经分布，深层为胫神经。

【主治】　月经不调，痛经，阴挺，阴痒，腹痛，遗精，小便不利，带下。

【操作】　直刺 1~1.5 寸。

【附注】　足厥阴经合穴。

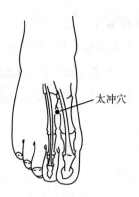

图 13-45　太冲

5. 章门　Zhāngmén（LR13）

【定位】　在侧腹部，在第 11 肋游离端的下际（图 13-44）。

【解剖】　有腹内、外斜肌及腹横肌；有第 10 肋间动脉末支；布有第 10~11 肋间神经；右侧当肝下缘，左侧当脾下缘。

【主治】　腹胀，泄泻，胁痛，痞块。

【操作】　斜刺 0.5~1 寸。

【附注】　脾募穴；足厥阴经与足少阳经交会穴；八会穴之一，脏会章门。

6. 期门　Qīmén（LR14）

【定位】　在胸部，第 6 肋间隙，前正中线旁开 4 寸（图 13-44）。

【解剖】　在腹内、外斜肌腱膜中，有肋间肌；有第 6 肋间动、静脉；布有第 6 肋间神经。

【主治】　胸胁胀满疼痛，呕吐，呃逆，吞酸，腹胀，泄泻，乳痈，胸中热，咳喘，奔豚，疟疾。

【操作】　斜刺 0.5~0.8 寸。

【附注】　肝募穴；足厥阴经、足太阴经与阴维脉交会穴。

十三、督脉

【经脉循行】　起于小腹内，下出于会阴部，向后行于脊柱的内部，向上达项后风府，进入脑内，上行巅顶，沿前额下行鼻柱。

【主治概要】　主治神志病，热病，腰骶、背、头项局部病证及相应的内脏疾病。

【本经腧穴】　一名一穴，共 29 穴。

1. 长强　Chángqiáng（GV1）

【定位】　在会阴区，尾骨下方，尾骨端与肛门连线的中点处（图 13-46）。

【解剖】　在肛尾韧带中；有肛门动、静脉分支及棘间静脉丛之延续部；布有尾神经后支及肛门神经。

【主治】　泄泻，痢疾，便秘，便血，痔疾，癫狂，脱肛。

【操作】　斜刺，针尖向上与骶骨平行刺入 0.5~1 寸。不得刺穿直肠，以防感染，可灸。

【附注】　督脉络穴；督脉与足少阳、足少阴经交会穴。

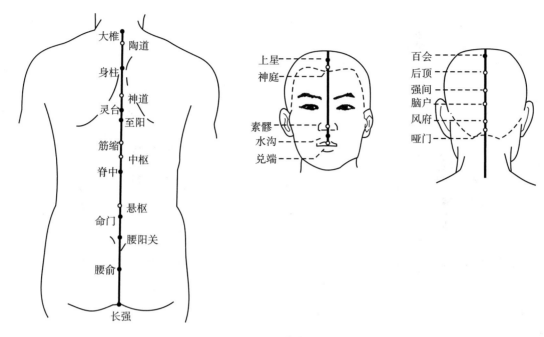

图 13-46 督脉腧穴总图

2. 腰阳关 Yāoyángguān（GV3）

【定位】 在脊柱区，第 4 腰椎棘突下凹陷中，后正中线上（图 13-47）。

【解剖】 在腰背筋膜、棘上韧带及棘间韧带中；有腰动脉后支及棘突间静脉丛；布有腰神经后支的内侧支。

【主治】 腰骶疼痛，月经不调，赤白带下，遗精，阳痿，下肢痿痹。

【操作】 向上斜刺 0.5~1 寸。

3. 命门 Mìngmén（GV4）

【定位】 在脊柱区，第 2 腰椎棘突下凹陷中，后正中线上（图 13-47）。

【解剖】 在腰背筋膜、棘上韧带及棘间韧带中；有腰动脉后支及棘突间静脉丛；布有腰神经后支内侧支。

【主治】 虚损腰痛，脊强反折，遗尿，尿频，泄泻，遗精，阳痿，早泄，带下，手足逆冷。

【操作】 向上斜刺 0.5~1 寸。

4. 至阳 Zhìyáng（GV9）

【定位】 在脊柱区，第 7 胸椎棘突下凹陷中，后正中线上（图 13-46）。

【解剖】 在腰背筋膜、棘上韧带及棘间韧带；有第 7 肋间动脉后支及棘突间静脉丛；布有第 7 肋间神经后支内侧支。

【主治】 胸胁胀痛，黄疸，咳嗽气喘，脊强，背痛。

【操作】 斜刺 0.5~1 寸。

5. 大椎 Dàzhuī（GV14）

【定位】 在脊柱区，第 7 颈椎棘突下凹陷中，后正中线上（图 13-48）。

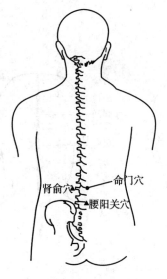

图 13-47　腰阳关、命门

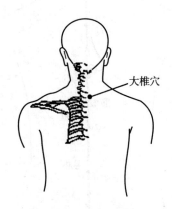

图 13-48　大椎

【解剖】　在腰背筋膜、棘上韧带及棘间韧带中；有颈横动脉分支、棘突间静脉丛；布有第 8 颈神经后支内侧支。

【主治】　热病，疟疾，咳嗽，喘逆，骨蒸潮热，头痛项强，肩背痛，中暑，风疹。

【操作】　斜刺 0.5~1 寸，可灸。

6. 哑门　Yǎmén（GV15）

【定位】　在颈后区，第 2 颈椎棘突上际凹陷中，后正中线上（图 13-46）。

【解剖】　在第 1~2 颈椎之间，项韧带和项肌中，深部为弓间韧带和脊髓；有枕动、静脉分支及棘突间静脉丛；布有第 3 颈神经和枕大神经支。

【主治】　舌缓不语，暴喑，脊强反折，癫狂，痫证，重舌，舌强不语。

【操作】　伏案正坐位，头微前倾，项肌放松，向下颌方向缓慢刺入 0.5~1 寸，不可向上斜刺或深刺。深部接近延髓，必须严格掌握针刺的角度和深度。

【附注】　督脉与阳维脉交会穴。

7. 风府　Fēngfǔ（GV16）

【定位】　在颈后区，枕外隆凸直下，两侧斜方肌之间凹陷中（图 13-46）。

【解剖】　在枕骨和第 1 颈椎之间，项韧带和项肌中，深部为环枕后膜和小脑延髓池；有枕动、静脉分支及棘突间静脉丛；布有第 3 颈神经和枕大神经支。

【主治】　癫狂，痫证，中风，眩晕，颈项强痛，咽喉肿痛，失音。

【操作】　伏案正坐位，使头微前倾，项肌放松，向下颌方向缓慢刺入 0.5~1 寸。深部为延髓，针尖不可向上，以免刺入枕骨大孔，误伤延髓。

【附注】　督脉与阳维脉交会穴。

8. 百会　Bǎihuì（GV20）

【定位】　在头部，前发际正中直上 5 寸，或两耳尖连线中点处（图 13-49）。

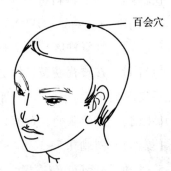

图 13-49　百会

【解剖】　在帽状腱膜中；有左右颞浅动、静脉及左右枕动、静脉吻合网；布有枕大神经及额神经分支。

【主治】　头痛，眩晕，惊悸，中风，失语，癫狂，痫证，痔疾，脱肛，阴挺，不寐。

【操作】　平刺0.5~0.8寸。

【附注】　督脉与足太阳经交会穴。

9. 神庭　Shéntíng（GV24）

【定位】　在头部，前发际正中直上0.5寸（图13-46）。

【解剖】　在左右额肌之交界处；有额动、静脉分支；布有额神经分支。

【主治】　头痛，眩晕，目赤肿痛，失眠，鼻渊，鼻衄，癫狂，热病。

【操作】　平刺0.3~0.8寸。

【附注】　督脉与足太阳、足阳明经交会穴。

10. 素髎　Sùliáo（GV25）

【定位】　在面部，鼻尖的正中央（图13-46）。

【解剖】　在鼻尖软骨中；有面动、静脉鼻背支；布有筛前神经鼻外支（眼神经分支）。

【主治】　鼻塞，鼻衄，喘息，惊厥，昏迷，新生儿窒息。

【操作】　向上斜刺0.3~0.5寸，或点刺出血，不灸。

11. 水沟　Shuǐgōu（GV26）（别名：人中　Rénzhōng）

【定位】　在面部，人中沟的上1/3与中1/3交点处（图13-46）。

【解剖】　在口轮匝肌中；有上唇动、静脉；布有眶下神经支及面神经颊支。

【主治】　昏迷，晕厥，暑病，癫狂，痫证，小儿惊风，口眼㖞斜，腰脊强痛。

【操作】　向上斜刺0.3~0.5寸，不灸。

【附注】　督脉与手、足阳明经交会穴。

12. 龈交　Yínjiāo（GV28）

【定位】　在上唇内，上唇系带与上牙龈的交点（图13-46）。

【解剖】　有上唇系带；有上唇动、静脉；布有上颌内槽神经分支。

【主治】　齿龈肿痛，鼻渊，癫狂。

【操作】　向上斜刺0.2~0.3寸，或点刺出血，不灸。

13. 印堂　Yìntáng（GV29）

【定位】　在头部，两眉毛内侧端中间的凹陷中（图13-50）。

【解剖】　在降眉间肌中；两侧有额内动、静脉分支；布有来自三叉神经的滑车上神经。

【主治】　头痛，头晕，鼻渊，鼻衄，目赤肿痛，重舌，呕吐，子痫，急、慢惊风，不寐，颜面疔疮以及三叉神经痛。

【操作】　提捏局部皮肤，向下平刺0.3~0.5寸，或用三棱针点刺出血，可灸。

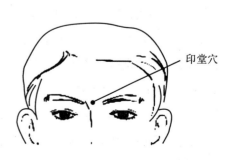

印堂穴

图13-50　印堂

十四、任脉

【经脉循行】 起于小腹内，下出于会阴部，向上行于阴毛部，沿着腹内，向上经过关元等穴，到达咽喉，再上行环绕口唇，经过面部，进入目眶下（承泣，属足阳明胃经）。

【主治概要】 主治胸、腹、头面的局部病证，如疝气、带下、腹中结块等。

【本经腧穴】 一名一穴，共24穴。

1. 会阴 Huìyīn（CV1）

【定位】 在会阴区，男性在阴囊根部与肛门连线的中点，女性在大阴唇后联合与肛门连线的中点（图13-51）。

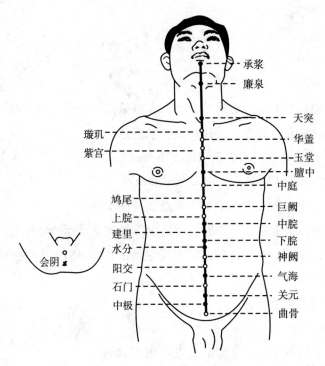

图13-51 任脉腧穴总图

【解剖】 在球海绵体中央，有会阴浅、深横肌；有会阴动、静脉分支；布有会阴神经分支。

【主治】 昏迷，癫狂，惊痫，小便不利，痔疾，遗精，月经不调。

【操作】 直刺0.5~1寸，孕妇慎用，可灸。

【附注】 任脉别络；任脉与督脉、冲脉交会穴。

2. 中极 Zhōngjí（CV3）

【定位】 在下腹部，脐中下4寸，前正中线上（图13-51）。

【解剖】 在腹白线上，深部为乙状结肠；有腹壁浅动、静脉分支，腹壁下动、静脉分支；布有髂腹下神经的前皮支。

【主治】 小便不利，遗尿，阳痿，遗精，疝气，月经不调，带下，崩漏，阴挺。

【操作】 直刺1~1.5寸。

【附注】 任脉与足三阴经交会穴；膀胱募穴。

3. 关元 Guānyuán（CV4）

【定位】 在下腹部，脐中下 3 寸，前正中线上（图 13-52）。

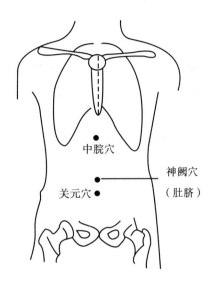

中脘穴

关元穴

神阙穴
（肚脐）

图 13-52 关元、神阙、中脘

【解剖】 在腹白线上，深部为小肠；有腹壁浅动、静脉分支，腹壁下动、静脉分支；布有第 12 肋间神经前皮支的内侧皮支。

【主治】 遗尿，小便不利，疝气，遗精，阳痿，月经不调，崩漏带下，阴挺，不孕。本穴有强壮作用，为保健要穴。

【操作】 直刺 1~2 寸，可灸。

【附注】 任脉与足三阴经交会穴；小肠募穴。

4. 气海 Qìhǎi（CV6）

【定位】 在下腹部，脐中下 1.5 寸，前正中线上（图 13-51）。

【解剖】 在腹白线上，深部为小肠；有腹壁浅动脉、静脉分支，腹壁下动、静脉分支；布有第 11 肋间神经前皮支的内侧皮支。

【主治】 绕脐腹痛，水肿鼓胀，水谷不化，大便不通，泄泻，遗尿，遗精，疝气，月经不调，经闭，阴挺。本穴有强壮作用，为保健要穴。

【操作】 直刺 1~2 寸。

5. 神阙 Shénquè（CV8）

【定位】 在脐区，脐中央（图 13-52）。

【解剖】 在脐窝正中，深部为小肠；有腹壁下动、静脉；布有第 10 肋间神经前皮支的内侧皮支。

【主治】 中风脱证，腹痛，泄泻，脱肛，水肿，虚脱。

【操作】 多用艾条灸或艾炷隔盐灸。禁针刺。

6. 中脘 Zhōngwǎn（CV12）

【定位】 在上腹部，脐中上 4 寸，前正中线上（剑胸结合与脐中连线的中点处）（图 13-52）。

【解剖】 在腹白线上，深部为胃幽门部；有腹壁上动、静脉；布有第 7 肋间神经前皮支的内侧支。

【主治】 胃痛，腹胀，泄泻，呕吐，反胃，吞酸，黄疸，癫狂。

【操作】 直刺 1~1.5 寸。

【附注】 胃募穴；八会穴之一，腑会中脘；任脉与手太阳、少阳、足阳明经交会穴。

7. 膻中 Dànzhōng（CV17）

【定位】 在胸部，横平第 4 肋间隙，前正中线上（图 13-51）。

【解剖】 在胸骨体上；有胸廓内动、静脉的前穿支；布有第 4 肋间神经前支的内侧皮支。

【主治】 咳嗽，气喘，胸痛，心悸，善太息，梅核气，产妇少乳，噎嗝，呕吐。

【操作】 平刺 0.3~0.5 寸。

【附注】 心包募穴；八会穴之一，气会膻中。

8. 天突 Tiāntū（CV22）

【定位】 在颈前区，胸骨上窝中央，前正中线上（图 13-53）。

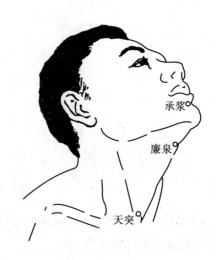

【解剖】 在胸骨切迹中央，左右胸锁乳突肌之间，深层左右为胸骨舌骨肌和胸骨甲状肌；皮下有颈静脉弓、甲状腺下动脉分支；深部为气管，向下胸骨柄后方为无名静脉及主动脉弓；布有锁骨上神经前支。

【主治】 咳嗽，哮喘，胸痛，咽喉肿痛，暴喑，瘿气，噎嗝，梅核气。

【操作】 先直刺 0.2 寸，然后将针尖转向下方，沿胸骨柄后缘，气管前缘缓慢向下刺入 0.5~1 寸。本穴针刺不能过深，也不宜向左右刺，以防刺伤锁骨下动脉及肺尖。

图 13-53 天突、廉泉

【附注】 任脉与阴维脉交会穴。

9. 廉泉 Liánquán（CV23）

【定位】 在颈前区，喉结上方，舌骨上缘中点凹陷处，前正中线上（图 13-53）。

【解剖】 在舌骨上方，有甲状舌骨肌、舌肌；有颈前浅静脉，甲状腺上动、静脉；布有颈皮神经，深层有舌下神经分支。

【主治】 舌下肿痛，舌根急缩，舌纵涎出，舌强不语，暴喑，吞咽困难。

【操作】 向舌根斜刺 0.5~0.8 寸。

【附注】 任脉与阴维脉交会穴。

十五、经外奇穴

（一）头颈部

1. 四神聪 Sìshéncōng（EX-HN1）

【定位】 在头部，百会（GV20）前后左右各旁开 1 寸处，共 4 穴（图 13-54）。

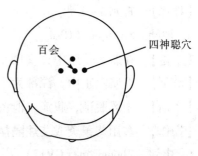

【解剖】 在帽状腱膜中；有枕动、静脉、颞浅动、静脉顶支和眶上动、静脉的吻合网；布有枕大神经、耳颞神经及眶上

图 13-54 四神聪

神经分支。

【主治】 头痛，眩晕，失眠，健忘，癫狂，痫证，偏瘫，脑积水，大脑发育不全。

【操作】 平刺0.5~0.8寸，可灸。

2. 太阳 Tàiyáng（EX-HN5）

【定位】 在头部，眉梢与目外眦之间，向后约一横指的凹陷中（图13-55）。

【解剖】 在颞筋膜及颞肌中；有颞浅动、静脉；布有三叉神经第二、三支分支及面神经颞支。

【主治】 偏正头痛，目赤肿痛，目涩，牙痛，三叉神经痛。

【操作】 直刺或斜刺0.3~0.5寸，或用三棱针点刺出血。禁灸。

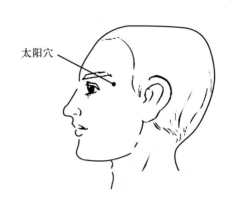

图13-55 太阳

3. 翳明 Yìmíng（EX-HN14）

【定位】 在颈部，翳风（TE17）后1寸。

【解剖】 在胸锁乳突肌上；有耳后动、静脉；布有耳大神经和枕小神经。

【主治】 目疾（如近视、远视、雀目、青盲、早期白内障），头痛，眩晕，耳鸣，失眠，精神病。

【操作】 直刺0.5~1寸，可灸。

（二）躯干部

1. 定喘 Dìngchuǎn（EX-B1）

【定位】 在脊柱区，横平第7颈椎棘突下，后正中线旁开0.5寸。

【解剖】 在斜方肌、菱形肌、头夹肌、最长肌中；有颈横动脉和颈深动脉分支；布有第七、八颈神经后支。

【主治】 哮喘，咳嗽，落枕，肩背痛，上肢疼痛不举，荨麻疹。

【操作】 直刺0.8~1.2寸，可灸。

2. 夹脊 Jiájǐ（EX-B2）

【定位】 在脊柱区，第1胸椎至第5腰椎棘突下两侧，后正中线旁开0.5寸，一侧17穴。

【解剖】 在横突间的韧带和肌肉中。因穴位位置不同，涉及的肌肉也不同。一般分为3层，浅层为斜方肌、背阔肌和菱形肌，中层有上、下锯肌，深层有骶棘肌和横突棘突间的短肌。每穴都有相应椎骨下方发出的脊神经后支及其伴行的动脉和静脉丛分布。

【主治】 适应范围较广，上胸部的穴位治疗心肺、上肢疾病，下胸部的穴位治疗胃肠疾病，腰部的穴位治疗腰、腹及下肢疾病。

【操作】 直刺0.3~0.5寸，或用梅花针叩刺，可灸。

（三）上肢部

1. 四缝 Sìfèng（EX-UE10）

【定位】 在手指，第2~5指掌面的近端指间关节横纹的中央，一手4穴（图13-56）。

【解剖】 皮下有指纤维鞘、指滑液鞘、屈指深肌腱，深部为指关节腔；有指掌侧固有动、静脉分支；布有指掌侧固有神经。

【主治】　疳积，百日咳，肠虫症，小儿腹泻，咳嗽气喘。

【操作】　点刺 0.1~0.2 寸，挤出少量黄白色透明样黏液或出血。

2. 十宣　Shíxuān（EX-UE11）

【定位】　在手指，十指尖端，距指甲游离缘 0.1 寸（指寸），左右共 10 穴（图 13-57）。

【解剖】　有指掌侧固有动、静脉形成的动、静脉网；布有指掌侧固有神经和丰富的痛觉感受器。

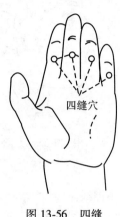

图 13-56　四缝

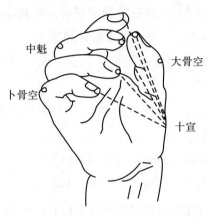

图 13-57　十宣

【主治】　昏迷，晕厥，中暑，热病，小儿惊厥，咽喉肿痛，指端麻木。

【操作】　直刺 0.1~0.2 寸，或用三棱针点刺出血。

（四）下肢部

1. 内膝眼　Nèixīyǎn（EX-LE4）

【定位】　在膝部，髌韧带内侧凹陷处的中央（图 13-58）。

【解剖】　在髌下韧带内侧，有膝关节动、静脉网；布有隐神经分支、股神经的前皮支。

【主治】　膝关节酸痛，鹤膝风，脚气，腿痛。

【操作】　向膝中斜刺 0.5~1 寸，或透刺对侧犊鼻，可灸。

2. 胆囊　Dǎnnáng（EX-LE6）

【定位】　在小腿外侧，腓骨小头直下 2 寸（图 13-58）。

【解剖】　在腓骨长肌与趾长伸肌处；有胫前动、静脉分支；布有腓肠外侧皮神经、腓浅神经。

【主治】　急、慢性胆囊炎，胆石症，胆管蛔虫症，胆绞痛，胁痛，下肢痿痹。

【操作】　直刺 1~1.5 寸，可灸。

3. 阑尾　Lánwěi（EX-LE7）

【定位】　在小腿外侧，髌韧带外侧凹陷下 5 寸，胫骨前嵴外一横指（中指）（图 13-58）。

【解剖】　穴下有胫骨前肌、小腿骨间膜和胫骨后肌；分布有腓肠外侧皮神经。

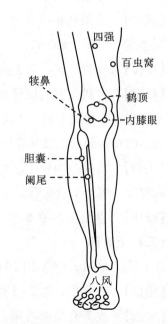

图 13-58　内膝眼、胆囊、阑尾

【主治】　急、慢性阑尾炎，消化不良，胃炎，下肢瘫痪。

【操作】　直刺1.5~2寸，可灸。

【Abstract】

Acupuncture and moxibustion are clinical procedures which prevent and treat diseases under the guidance of TCM theories. This chapter introduces the development of acupuncture and moxibustion, with an emphasis on meridians and acupoints. The system of meridian and collateral consists of meridians and collaterals. Meridians include twelve meridian vessels, eight extra meridians; collaterals include fifteen collateral vessels, tertiary collateral vessels and superficial collateral vessels. Acupoints can be divided into fourteen meridian points, extra points and ouch points. Acupoints are the points human qi and blood are transported, and they are not only reaction points but also therapeutic points of the disease. The meridians' circulations, distributions, directions, connections, relationships between exterior and interior and its flowing and infusing orders have certain principles. Meridians and collaterals have functions of connecting exterior to interior and up to down, connecting organs, transporting qi and blood, conducting senses and balancing the functions of the human being; and it is used in clarifying mechanisms, guiding treatment and prevention. Acupuncture stimulates the acupoints to achieve the goal of preventing and treating disease via connection, transportation and adjustment of meridians and collaterals.

【复习思考题】

1. 经络系统是由哪些部分组成的？

2. 我国现存最早的针灸专著是什么？

3. 特定穴有何意义？

4. 经络的生理功能有哪些？

5. 腧穴分几类？腧穴有哪些治疗作用？

6. 腧穴的定位方法有哪些？

7. 十二经脉循行分布有何规律？

8. 简述十四经常用腧穴的定位、归经与主治。

（包　飞　陈素辉　孙　华）

第十四章　刺 灸 方 法

【内容提要】　刺法和灸法是两种不同的治病方法，是针灸学的重要组成部分。刺法也称针法，是利用金属制成的针具，通过一定的手段，刺激人体腧穴，以治疗人体多种病证的方法；灸法主要利用艾叶，点燃后在体表穴位或患处烧灼或熏烤，给人体以温热性刺激，通过经络腧穴的作用，以达到治病防病目的。两种治疗方法同属于中医外治法，都是通过腧穴，作用于经络、脏腑，以达到调和阴阳，扶正祛邪，行气活血，防治疾病的目的。本章重点介绍毫针刺法和灸法。

【学习目标】

1. 了解毫针刺法、灸法的一般知识和内容。
2. 掌握行针与得气和常用的行针手法。
3. 了解针刺补泻手法。
4. 熟悉针刺异常情况的预防和处理原则。
5. 掌握灸法的内容和适应证；熟悉灸法的禁忌证。

第一节　毫针的构造和规格

一、毫针的构造

毫针是临床上常用的针具，是古代九针之一。制针的原料目前以不锈钢丝为主，其特点针身光滑、坚韧而富有弹性。

毫针的构造可分为五个部分：以铜丝或铅丝紧密缠绕的一端为针柄；针柄的末端多缠绕成圆筒状称针尾；针的尖端锋锐的部分称针尖；针柄与针尖之间的部分称针身；针柄与针身的连接之处为针根。

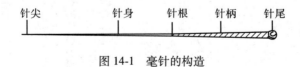

针尖　　　　针身　　针根　针柄　针尾

图14-1　毫针的构造

二、毫针的规格

毫针的长短、粗细规格，是指针身为准（表14-1）。15~25mm多用于头面等浅表穴位，40~50mm多用于躯干、四肢穴位，75~100mm多用于肌肉丰满处，如环跳穴，或用于透穴。针的粗细规格临床上根据身体的部位或针刺的方法而选用（表14-2）。一般躯干和四肢部位多采用30~32号，眼区部位可用32~35号，需要较强刺激或点刺出血可用26~28号。

表14-1　毫针的长短规格表

寸	0.5	1.0	1.5	2.0	2.5	3.0	4.0	5.0
毫米	15	25	40	50	65	75	100	125

表14-2　毫针的粗细规格表

号数	26	28	30	32	34	35
直径（mm）	0.45	0.38	0.32	0.28	0.23	0.22

第二节　针刺练习

针刺练习，主要是指指力和手法的练习，是初学针刺者的基本技能训练。

1. 纸垫练针法　用松软的纸张，折叠成长约8cm，宽约5cm，厚2~3cm的纸块。用线如"井"字形扎紧，做成纸垫。练针时，左手执垫，右手拇、示、中指前后交替地捻动针柄，穿透纸垫，反复练习（图14-2）。

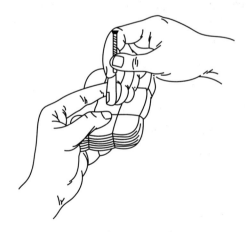

图14-2　纸垫练针法

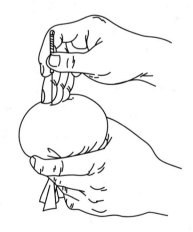

图14-3　棉团练针法

2. 棉团练针法　用棉花做衬，用布将棉花扎紧，做成直径6~7cm的棉团，练针方法同纸垫练针法。所不同的是棉团松软，可做提插、捻转等基本功的练习（图14-3）。操作练习，先选用较短毫针练习进针、出针、上下提插、左右捻转等基本操作方法，短针应用自如后，用长针练习。

3. 自身练习法　为了更好地掌握针刺方法，体验各种针刺感觉，应进行自身练习或同学之间相互练习，才能做到心中有数，运用自如。

第三节　针刺前的准备

一、做好诊断、辨证及解释工作

针刺治疗前应认真根据中医基本理论及相关资料为病人诊断，辨证分析疾病所在，确定治疗方案。对于初诊的病人还应耐心做好解释工作，使患者对针刺方法有所了解，消除恐惧心理，积极配合，才能发挥针刺治疗效果，避免或减少异常情况的发生。同时医师要精力专注，一心放在病人身上。历代针灸家都非常重视，正如《灵枢·邪客》指出："持针之道，欲端以正，安以静"。

二、选择针具

临床上具体选择哪种型号的毫针，长短多少，一定要根据病人的体质、胖瘦、病情、病位及所取腧穴而定。如《灵枢·官针》说："九针之宜，各有所为，长、短、大、小，各有所施也"。体壮、形肥且病位较深者，可选取稍粗、稍长的毫针。反之若体弱、形瘦、而病位较浅者，则应选用较短、较细的针具，临床上选针常以将针刺入腧穴应至之深度，而针身还应露在皮肤上 1/4 为宜。例如，应刺入 0.5 寸，可选 1.0 寸的毫针。

三、选择体位

针刺时患者的体位选择是否适当，对于腧穴的正确定位，针刺的施术操作，持久的留针以及防止晕针、滞针、弯针甚至断针等都有很大影响。总的原则是患者在治疗中有较舒适而又能耐久的体位，又便于医师取穴施术，又能适当留针，因此在针刺时必须选择好体位。临床常用仰靠坐位、俯伏坐位、仰卧位、侧卧位等。对于初诊、精神紧张或年老、体弱、病重的患者，应采用卧位，以避免发生针刺意外事故。

四、消毒

包括针具消毒、腧穴部位的消毒和医者手指的消毒。针具最好使用一次性无菌针灸针；或采用高压蒸气消毒。腧穴部位可用 75% 酒精棉球擦拭消毒，擦拭时应由腧穴部位的中心向四周环绕擦拭。或先用 2.5% 碘酒棉球擦拭后再用酒精棉球涂擦消毒或用络合碘消毒。当腧穴消毒后，切忌接触污物，以免重新污染。关于医者手指的消毒，在施术前，应先用肥皂水洗净，或用 75% 酒精棉球擦拭。

第四节　毫 针 刺 法

一、进针法

针刺时，一般用右手持针操作，称"刺手"，左手爪切按压所刺部位或辅助针身，称"押手"。刺手的作用主要是掌握针具，进针时使针尖迅速刺透皮肤进入腧穴，然后施行适当的捻转、提插等各种手法；押手的作用主要是固定腧穴位置，夹持针身协助刺手进针，使针身有所依附，不致摇晃和弯曲，便于进针，同时还可以加强得气，协助调节控制针刺感应。《灵枢·九针十二原》说："持针之道，坚者为宝"，是持针法操作的总则。同时，医师持针应重视"治神"，全神贯注。《难经·七十八难》说："知为针者信其左，不知为针者信其右"，说明针刺操作时左右两手协同作用的重要性。右手持针的姿势，一般以拇、示、中三指夹持针柄，以无名指抵住针身，其状如持毛笔。此法临床上最常用。另外，还有拇、示指持针法，拇、中指持针法等。

（一）**单手进针法** 术者以拇指、示指持针，中指端抵住腧穴，指腹紧靠针身下段。当拇、示指向下用力按压时，中指随之屈曲，将针刺入，直刺至所要求的深度。实际上，此法是以刺手的中指代替了押手的作用，具有简便、快捷、灵活的特点。该法多用于较短毫针的进针（图14-4）。

（二）**双手进针法** 双手进针法是左右双手配合，协同进针。根据押手辅助动作的不同，又分为指切进针法、夹持进针法、提捏进针法、舒张进针法四种。

1. 指切进针法 又称爪切进针法，用押手拇指或示指端切按在腧穴位置旁，刺手持针，紧靠押手指甲面将针刺入。此法适用于短针的进针（图14-5）。

2. 夹持进针法 用押手拇、示二指持捏消毒干棉球，夹住针身下端，将针尖固定在腧穴表面，刺手捻动针柄，将针刺入腧穴，此法适用于长针的进针（图14-6）。

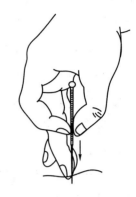

图14-4 单手进针法

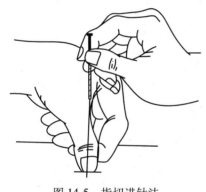

图14-5 指切进针法

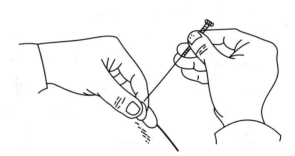

图14-6 夹持进针法

3. 舒张进针法 用押手示、拇指将所刺腧穴部位的皮肤向两侧撑开，使皮肤绷紧，刺手持针，使针从左手拇、示二指的中间刺入。此法主要用于皮肤松弛部位的腧穴（图14-7）。

4. 提捏进针法 用押手拇、示二指将针刺部位的皮肤捏起，刺手持针，从捏起的上端将针刺入。此法主要用于皮肉浅薄部位的进针，如印堂等（图14-8）。

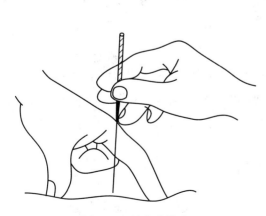

图14-7 舒张进针法

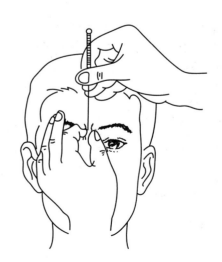

图14-8 提捏进针法

各种进针方法在临床上要根据腧穴所在具体部位的解剖关系、针刺的深浅和手法，也要根据具体辨证灵活运用。

二、针刺的角度、深度和方向

在针刺过程中，掌握正确的针刺角度、方向和深度，是增强针感，提高疗效，防止意外事故发生的重要环节。取穴准确，不仅指其皮肤表面的位置，还必须与正确的针刺角度、方向和深度紧密结合，才能充分发挥其治疗效果。同一腧穴，由于针刺角度、方向、深度的不同，所产生的针感强弱、方向和疗效常有明显差异。

（一）针刺的角度　指进针时的针身与皮肤表面所形成的夹角。其角度的大小，主要是根据腧穴所在部位的特点和医者针刺时所要达到的效果结合而定，一般分为直刺、斜刺和平刺 3 种（图 14-9）。

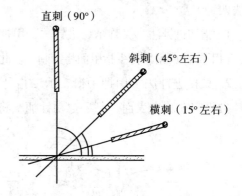

图 14-9　针刺角度

1. 直刺　针身与皮肤表面呈 90°角垂直刺入。此法适用于大部分腧穴，尤以肌肉丰满处的腧穴常用。

2. 斜刺　针身与皮肤表面呈 45°角倾斜刺入。此法适用于肌肉较浅薄处或内有重要脏器或不能直刺、深刺的穴位。

3. 平刺　即横刺、沿皮刺。是针身与皮肤表面呈 15°~20°角沿皮刺入。此法适用于皮薄肉少的部位，如头部的腧穴等。

（二）针刺的深度　指针身刺入人体内的深浅程度。每个腧穴的针刺深度，在腧穴各论中已有详述，在此仅根据下列情况作原则的介绍。

1. 体质　身体瘦弱浅刺，身强体肥者深刺。

2. 年龄　年老体弱及小儿娇嫩之体宜浅刺；中青年身强体壮者宜深刺。

3. 病情　阳证、新病宜浅刺；阴证、久病宜深刺。

4. 部位　头面、胸背及皮薄肉少处宜浅刺，四肢、臀、腹及肌肉丰满处宜深刺。

针刺的角度和深度关系极为密切，一般来说，深刺多用直刺；浅刺多用斜刺或平刺。对天突、哑门、风府等穴及眼区，胸背和重要脏器（如心、肝、肺等）部位的腧穴，尤其要注意掌握好针刺角度和深度。

（三）针刺的方向　指在进针时，针尖所朝方向或部位而言，它与针刺角度有密切关系。一般需根据经脉循行方向、腧穴分布的部位和要求达到的治疗效果而定。只有掌握好针刺的方向，才能确保针刺的安全，并能提高针刺的疗效。

临床上针刺方向可根据治疗的需要而定，如为了达到"气至病所"，针刺时针尖应朝向病痛部位；也可根据补泻的需要，如"迎随补泻"，根据辨证，有时要求针尖与所刺经脉循行方向一致，有时则要求针尖与所刺经脉循行方向相反；还可根据腧穴的分布部位，为了保证针刺的安全，针刺某些腧穴时，一定要掌握好针刺的方向。

三、治神、行针与得气

治神指针灸医师通过对病人精神调摄、全神贯注和意念集中等，使针下得气甚而气至病所，提高临床疗效的方法。《素问·宝命全形论》说："凡刺之真，必先治神……"。《灵枢·官能》载"用针之要，无忘其神"。治神要贯穿于针刺操作的全过程，它直接影响临床疗效，也是衡量针灸医师技术水平高低的标准。正如《素问·九针十二原》说："粗守形，上守神"。

行针也称运针，指医师将针刺入腧穴后，为了使之得气或进行补泻等目的而施行的各种针刺手法，这一过程称行针。

得气也称针感，是毫针治病的关键之一，针刺必须在得气的情况下才可施行适当的补泻手法，才能获得满意的治疗效果。得气指医师将针刺入腧穴后通过一定的手法操作，所产生的经气感应。当产生得气时，医师会感到针下有徐和或沉紧的感觉，同时病人也会在针下有相应的酸、麻、胀、重感，甚或沿着一定部位，向一定方向扩散传导的感觉。若没有得气，则医者感到针下空虚无物，患者亦无酸、胀、麻、重等感觉。正如窦汉卿在《标幽赋》中所说"轻滑慢而未来，沉涩紧而已至……气之至也，如鱼吞钓饵之浮沉；气未至也，如闲处幽堂之深邃"。得气与否及气至的迟速，直接关系到疗效，也可以借此窥测疾病的预后。正如《灵枢·九针十二原》指出："刺之而气不至，无问其数；刺之而气至，乃去之，勿复针。针各有所宜，各不同形，各任其所为刺之要。气至而有效……"，充分说明了得气的重要意义。临床上一般是得气迅速，疗效较好；得气较慢效果则差；若不得气，则可能无效。《金针赋》也说："气速效速，气迟效迟"。因此，临床上针刺得气的快慢、强弱，与病人本身的状况以及医师操作的技巧等有非常密切的关系。

针刺不得气的原因较多，可能由于医师用心失专，取穴不准确；或针刺角度、深浅及方向掌握的欠佳；或由于辨证失当；或由于病人的体质虚弱，经气不足等。针刺时要求医师用心专一，全神贯注；合理调整针刺部位、角度、深度和方向；正确辨证，运用必要的手法，再次行针，一般即可得气。如患者病久体虚，以致经气不足，或因其他病理因素致局部感觉迟钝不易得气，可采用行针推气或留针候气，或用温针，或加艾灸，以助经气的来复，或因治疗而随着疾病向愈，经气可逐步得到恢复，则可得气。若用上法仍不得气者，多为脏腑经络之气虚衰已极，当考虑配合或改用其他疗法。

（一）行针的基本手法

1. 提插法　是将针刺入腧穴的一定深度后，使针在穴内进行上、下进退的操作方法。把针从浅层向下刺入深层为插；由深层向上退到浅层为提。提插的幅度、频率可根据病情与腧穴部位而异。提插幅度大、频率快时，刺激量就大；提插幅度小、频率慢时，刺激量就小（图 14-10）。

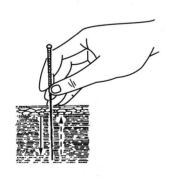

图 14-10　提插法

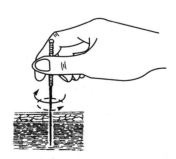

图 14-11　捻转法

2. 捻转法　是将针刺入腧穴的一定深度后，以右手拇指和中、示二指持住针柄，进行一前一后地来回旋转捻动的操作方法。捻转的幅度、频率可根据病情与腧穴部位而异。捻转幅度大、频率快时，刺激量就大；捻转幅度小、频率慢时，刺激量就小（图14-11）。

以上两种手法，既可单独应用，也可相互配合运用，可根据情况灵活运用。

（二）辅助手法　是针刺时用以辅助行针的操作方法，常用的有：

1. 循法　是以左手或右手于所刺腧穴的四周或沿经脉的循行部位，进行徐和的循按或循摄的方法。此法可通气活血，有行气、催气之功，若针下过于沉紧，用之可宣散气血，使针下徐和。

2. 刮柄法　是将针刺入一定深度后，用拇指或示指的指腹抵住针尾，用拇指、示指或中指爪甲，由下而上的频频刮动针柄的方法。此法在不得气时，用之可激发经气，促使得气。

3. 弹针法　是将针刺入腧穴后，以手指轻轻弹针柄，使针身产生轻微的振动，而使经气速行。

4. 搓柄法　是将针刺入后，以右手拇、示、中指持针柄单向捻转，如搓线状，但搓时应与提插法同时配合使用，以免针身缠绕肌肉纤维。此法有行气、催气和补虚泻实的作用。

5. 摇柄法　是将针刺入后，手持针柄进行摇动，如摇橹或摇辘轳状，可起行气作用。

6. 震颤法　针刺入后，手持针柄，用小幅度、快频度的提插捻转动作。使针身产生轻微的震颤，以促使得气或增强祛邪、扶正的作用。

四、针刺补泻

针刺补泻指在针刺得气后，针对病人的虚实和邪气的盛衰而施行的两类针刺手法，是决定针刺疗效的一个重要因素。历代针灸医家非常重视。如子午流注纳子法是以时辰为主，不论其时辰在一日中的阴阳所属和配合什么天干，都仅按照一天中的时辰顺序，配合十二经脉的气血流注，用井、荥、输、经、合的五行相生关系进行治疗。常用的方法是子母补泻取穴法，本法强调辨证取穴的原则。实证时，在气血流注至病经的时辰，取病经的子穴进行针灸；虚证时，在气血流注至病经的时辰，取病经的母穴进行针灸；虚实不显著的病证或补泻时辰已过，则取病经的本穴或原穴进行针灸。明辨十二经脉气血多少流注规律是行针的基础。《灵枢·官能》所谓："用针之理，必知形气之所在。左右上下，阴阳表里，血气多少，行之逆顺，出入之合，谋划有过"。这就是说行针治病，首先要辨清十二经脉之流注顺逆，阴阳互根消长转化之规律，经脉表里络属之关系；采用某经施术时，要了解此经气血盛衰的特点，是"盛经"，还是"虚经"；针刺时，根据疾病表里之所在、病情之轻重、虚实之变化予以不同的针刺手法。

（一）针刺补泻的原则　《灵枢·经脉》："盛则泻之，虚则补之，热则疾之，寒则留之，陷下则灸之，不盛不虚，以经取之"。这是根据针灸治病的基本原则而确立的两种不同的治疗方法。《灵枢·九针十二原》也载："虚实之要，九针最妙，补泻之时，以针为之"。这是针刺治病的一个重要环节，也是毫针刺法的核心内容。

凡是能鼓舞人体正气，使低下的功能恢复旺盛的手法，即是补法。凡是能疏泄病邪、使亢进的功能恢复正常的手法，即是泻法。针刺补泻就是通过针刺腧穴，运用与机体状态和疾病性质相应的手法激发经气，以补益正气，疏泄病邪而调节人体脏腑经络功能，促使阴阳平衡而恢复健康。

（二）影响针刺补泻效果的因素

1. 机体的功能状态　当机体处于虚惫状态而呈虚证时，针刺可以起到补虚的作用。若机体处于邪盛而呈实热、闭证的实证情况下，针刺又可以泻邪，起清热启闭的泻实作用。例如，胃肠痉挛疼痛时，针刺可以止痉而使疼痛缓解。胃肠蠕动缓慢而呈弛缓时，针刺可以增强肠胃蠕动而使其功能恢复正常。

2. 腧穴特性　腧穴的功能不仅具有普遍性，而且有些腧穴具有相对特异性，如足三里、关元、气海、肾俞等穴具有强壮作用，多用于补虚；有的腧穴却适宜清泻实邪，如十宣、少商、大椎、曲池等穴。

3. 针刺手法 针刺手法是产生补泻作用，促使机体内在因素转化的主要手段。针灸治病主要在调节阴阳、疏通经络，使机体归于"阴平阳秘，精神乃治"的状态。我国古代针灸医家在长期的医疗实践中，总结和创造了很多针刺补泻手法。对古人留下的补泻手法，不应轻易抛弃，对于精华部分要继承发扬。临床治疗病证，辨证是基础，选穴是保证，手法是关键。

（三）临床常用针刺补泻手法

1. 常用单式补泻手法见表14-3。

表 14-3 常用单式补泻手法

手 法	补 法	泻 法
提插补泻	先浅后深，重插轻提，提插幅度小，频率慢	先深后浅，轻插重提，提插幅度大，频率快
捻转补泻	左转时角度小，用力轻	右转时角度大，用力重
疾徐补泻	进针慢、退针快，少捻转	进针快、退针慢，多捻转
迎随补泻	针尖随着经脉循行的方向，顺经斜刺	针尖迎着经脉循行的方向，迎经斜刺
呼吸补泻	呼气时进针，吸气时退针	吸气时进针，呼气时退针
开阖补泻	出针后迅速按压针孔	出针时摇大针孔
平补平泻	进针后均匀地提插、捻转、得气后出针	

2. 复式手法 临床上常用的有烧山火和透天凉两种。

烧山火：因可使病人局部或全身出现温热感而得名，适用于治疗麻冷顽痹、虚寒性病证。操作方法：将穴位纵向分为天、地、人3部，将针刺入天部（上1/3），得气后行捻转补法，再将针刺入人部（中1/3），得气后行捻转补法，然后再将针刺入地部（下1/3），得气后行捻转补法，慢慢地将针提到天部。如此反复操作3次，将针按至地部留针。

透天凉：因可以使病人在局部或全身出现寒凉感而得名，适用于急性痛肿、热痹等实热性病证。操作方法：将针刺入应刺深度的地部（下1/3），得气后行捻转泻法，再将针紧提至人部（中1/3），得气后行捻转泻法，然后再将针紧提至天部（上1/3），得气后行捻转泻法，将针缓慢地按至地部。如此反复3次，将针紧提至天部留针。

五、留针法与出针法

（一）留针法 指进针后，将针置穴内，以加强针感和针刺的持续作用。留针时间的长短，依病情而定。一般病证，只要针下得气，施术完毕后即可出针，或酌留15~30分钟。但对一些慢性、顽固性、疼痛性、痉挛性病证，可适当增加留针时间，并与期间加以行针，以增强疗效。对针感较差者，留针还可起到候气的作用。

（二）出针法 施行针刺补泻手法与留针完毕后，便可出针。出针时，是以左手拇、示指持消毒干棉球，最好持止血钳夹消毒干棉球或用消毒棉棍，按住针孔周围皮肤，右手持针轻微捻转并慢慢提至皮下，然后迅速拔出并用消毒干棉棍按压针孔片刻，防止出血；若施行针刺泻法则不按压针孔，最后检查针数，防止遗漏。

第五节　针刺异常情况的处理及预防

一、晕针

【现象】　患者突然感觉心悸、精神疲倦、头晕目眩，或面色苍白、恶心欲呕、出冷汗、脉象沉细；严重者出现肢体厥冷、血压下降、二便失禁，不省人事等。

【原因】　患者精神紧张、体质虚弱、饥饿疲劳、大汗、大泻、大出血后，或体位不当，或医者手法过重而致脑部暂时缺血。

【处理】　首先将针全部取出，使患者平卧，头部稍低，注意保暖，轻者在饮温开水或糖水后即可恢复正常；重者在上述处理的基础上，可指掐人中、素髎、内关穴，必要时应配合其他急救措施。

【预防】　对于初次接受针刺治疗和精神紧张者，应先做好思想工作，消除顾虑；正确选择舒适持久的体位（尽可能采取卧位），取穴不宜太多，手法不宜过重；对于过度饥饿、疲劳者，不予针刺。留针过程中，医者应随时注意观察病人的神色，询问病人的感觉，一旦出现晕针征兆，可及早采取处理措施。

二、滞针

【现象】　进针后，出现提插捻转及出针困难，患者疼痛明显。

【原因】　患者精神紧张。针刺入后，局部肌肉强烈收缩，或因毫针刺入肌腱，行针时捻转角度过大或连续进行单向捻转而使肌纤维缠绕针身。

【处理】　嘱患者消除紧张状态，使局部肌肉放松。因单向捻转而致者，需反向捻转。如属肌肉一时性紧张，可以按揉局部，或在附近部位加刺一针，随之将针取出。

【预防】　对精神紧张者，先做好解释工作，消除紧张顾虑，进针时避开肌腱，行针时捻转角度不宜过大，更不可单向连续捻转。

三、弯针

【现象】　针身弯曲，针柄改变了进针时刺入的方向和角度，提插捻转及出针均感困难，患者感觉疼痛。

【原因】　医者进针手法不熟练，用力过猛，或碰到坚硬组织；留针中患者改变体位；针柄受到外物的压迫、碰撞以及滞针未得到及时正确地处理。

【处理】　如系轻微弯曲，不能再行提插捻转，应慢慢将针退出；弯曲角度过大时，应顺着弯曲方向将针退出；如因患者改变体位而致，应嘱患者恢复原体位，使局部肌肉放松，再行退针，切忌强行拔针。

【预防】　医师进针手法要熟练，指力要轻巧，患者体位要舒适，留针时不得随意改动体位，针刺部位和针柄不能受外物碰撞和压迫，如有滞针及时正确处理。

四、断针

【现象】　针身折断，残端留在患者体内。

【原因】　针具质量欠佳，针身或针根有剥蚀损坏；针刺时，针身全部刺入；行针时，强力捻转提插，肌肉强烈收缩或患者改变体位；滞针和弯针现象未及时正确处理。

【处理】　嘱患者不要紧张，不要乱动，以防断端向肌肉深层陷入。如断端还在体外，可用手指或镊子取出；如断端与皮肤相平，可挤压针孔两旁，使断端暴露体外，用镊子取出；如针身完全陷入肌肉，应在 X 线下定位，外科手术取出。

【预防】　认真检查针具，对不符合质量要求的应剔出不用。选针时，针身的长度要比准备刺入的深度长 0.5 寸。针刺时，不要将针身全部刺入，应留一部分在体外。进针时，如发生弯针，应立即出针，不可强行刺入。对于滞针和弯针，应及时正确处理，不可强行拔出。

五、血肿

【现象】　出针后，局部呈青紫色或肿胀疼痛。

【原因】　针尖弯曲带钩，使皮肉受损或针刺时误伤小血管。

【处理】　微量出血或针孔局部小块青紫，是毛细血管受损引起，一般不必处理，可自行消退。如局部青紫较重或活动不便者，在先行冷敷止血后，过 24 小时再行热敷，或按揉局部促使瘀血消散。

【预防】　仔细检查针具，熟悉解剖部位，避开血管针刺。

六、创伤性气胸

【现象】　轻者感胸痛、胸闷、心悸、呼吸不畅；重者则出现呼吸困难、心跳加快、发绀、出冷汗、烦躁，严重时发生血压下降、休克等危急现象等。体检时可见患侧胸部肋间隙增宽，触诊可见气管向健侧移位，患侧胸部叩诊呈鼓音，心浊音界缩小，肺部听诊呼吸音明显减弱或消失。X 线胸透可进一步确诊。

【原因】　凡刺胸骨上窝，胸骨切迹上缘及第 11 胸椎两侧，侧胸（胸中线）第 8 肋间，前胸（锁骨中线）第 6 肋间以上的腧穴，如针刺方向、角度和深度不当，都可能刺伤肺，使空气进入胸腔，导致创伤性气胸。

【处理】　一旦有气胸发生，可作对症处理，采用半卧位休息，防止感染，镇咳，胸腔穿刺排气等。

【预防】　为了有效地防止发生气胸，针刺以上部位时，医者思想必须高度集中，正确为患者选择体位，熟悉解剖部位，掌握好针刺方向、角度和深度。

七、针刺后异常感觉

【现象】　出针后患者不能挪动体位；或遗留疼痛、过于沉重、麻木、酸胀等不适的感觉；或原有症状加重。

【原因】　多由行针手法过重；或留针时间过长；或体位不适；或针落在体内。

【处理】　首先检查是否落针；一般出针后让患者休息片刻；或在针刺局部上下循按。

【预防】　行针手法要得当，避免手法过强和留针时间过长。

第六节　针刺的注意事项

1. 过于饥饿、疲劳、酒醉、大出血、精神高度紧张者，不行针刺；体质虚弱者，刺激不宜过强，并尽可能采取卧位。

2. 妊娠 3 个月以下者，下腹部和腰骶部的穴位禁针；妊娠 3 个月以上者，上下腹部、腰骶部及一些能引起子宫收缩的腧穴，如合谷、三阴交、昆仑、至阴等均不宜针刺。月经期间，月经周期正常者，最好不予针刺；月经周期不正常者，为了调经可以针刺。

3. 小儿囟门未闭时，头顶部腧穴不宜针刺。因小儿不能配合，故不宜留针。

4. 避开血管针刺，防止出血；常有自发性出血或损伤后出血不止的患者不宜针刺。

5. 皮肤有感染、溃疡、瘢痕或肿瘤的部位不宜针刺。

6. 防止刺伤重要脏器。《素问·诊要经终论》说："凡刺胸腹者，必避五脏"。

（1）针刺眼区腧穴，要掌握一定的角度和深度。不宜大幅度提插捻转或长时间留针，防止刺伤眼球和出血。

（2）背部第11胸椎两侧，侧胸（胸中线）第8肋间，前胸（锁骨中线）第6肋间以上的腧穴，禁止直刺、深刺，以免刺伤心、肺，尤其对肺气肿患者更需谨慎，防止发生气胸。

（3）两胁及肾区的腧穴，禁止直刺、深刺，以免刺伤肝、脾、肾，尤其是肝脾肿大患者，更应注意。

（4）对于胃溃疡、肠粘连、肠梗阻患者的腹部及尿潴留患者的耻骨联合区，必须注意针刺的角度、深度，如刺法不当，也可能刺伤胃肠道和膀胱，引起不良后果。

（5）针刺项部及背部正中线第2腰椎以上的腧穴，如进针角度、深度不当，易误伤延髓和脊髓，引起严重后果。针刺这些穴位至一定深度如患者出现触电感向四肢或全身放散，应立即退针，切忌捣针。

第七节　灸　　法

灸法是用艾绒为主要材料制成的艾炷或艾条点燃以后，在体表的一定部位熏灼，给人体以温热性刺激，通过经络的传导起到温经散寒、扶阳固脱、消瘀散结，达到治疗疾病和预防保健目的的一种外治方法。也是针灸学的重要组成部分。《灵枢·官能》指出："针所不为，灸之所宜"。《医学入门》说："药之不及，针之不到，必须灸之"。

一、灸法的概述

灸法虽为古代疗法，但疗效独特。现代研究已证明，灸法可以调整脏腑功能、促进新陈代谢、增强免疫功能等。针、灸两法各有特点，例如，灸法的温热保健作用等针刺法难以达到；而放血及对深部组织病证的作用，又是灸法所不及。二者之间具有共同性、互补性和特异性。灸法也可治疗多种病证，临床内、外、妇、儿等急、慢性疾病均可用；在保健防病方面有广阔的前景。

（一）**艾的作用**　艾，别名艾蒿，为菊科多年生灌木状草本植物，自然生长于山野之中，我国各地均有生长。

在农历的4~5月间，当叶盛花未开时采收。采收时将艾叶摘下或连枝割下，晒干或阴干后备用。艾叶中纤维质较多，水分较少，同时还有许多可燃的有机物，故艾叶是理想的灸疗原料。关于艾叶的性能，《本草纲目》载："艾叶能灸百病"，用艾叶做施灸材料，有通经活络、祛除寒邪、回阳救逆等作用。

（二）**艾绒的制备**　采集肥厚新鲜的艾叶，放置日光下暴晒干燥，然后放在石臼中，用木杵捣碎，筛去杂梗和泥砂，再晒再捣再筛，如此反复多次，就成为淡黄色洁净细软的艾绒。

（三）**艾炷和艾条**

1. 艾炷　以艾炷灸施灸时，所燃烧的锥形艾团，称艾炷。制作艾炷的方法，一般用手捻。取纯净陈久的艾绒置于平板上，用拇、示、中三指边捏边旋转，把艾绒捏成上尖下平的圆锥形小体，手工制作艾炷要求搓捻紧实，耐燃。此外，有条件的可用艾炷器制作。用艾炷器制作的艾炷，艾绒紧密，大小一致，更便于应用。根据临床的需要，艾炷的大小常分为 3 种规格，小炷如麦粒大，可直接放于穴位上燃烧（直接灸）；中炷如半截枣核大；大炷如半截橄榄大，常用于间接灸（隔物灸）。

2. 艾条　指用艾绒卷成的圆柱形长条。分为纯艾条（清艾条）和药艾条两种。一般长 20cm，直径 1.2cm。因其使用简便，无痛苦，患者还可以自灸，故临床应用更为广泛。

二、常用灸法

（一）艾炷灸　将纯净的艾绒放在平板上，用手指搓捏成圆锥形状，称艾炷（图 14-12）。每燃烧 1 个艾炷称为 1 壮。艾柱灸分为直接灸和间接灸两类。

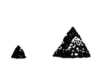
图 14-12　艾炷灸

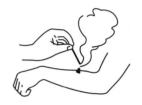
图 14-13　直接灸

1. 直接灸　将艾炷直接放在皮肤上施灸称直接灸（图 14-13），分为瘢痕灸和无瘢痕灸。

（1）瘢痕灸　又称"化脓灸"，施灸前用大蒜捣汁涂敷施灸部位后，放置艾炷施灸。每炷必须燃尽，一般灸 5~10 壮。因施灸时疼痛较剧，灸后产生化脓并留有瘢痕，所以灸前必须征得患者的同意。对施灸中的疼痛，可用手在施灸部周围轻轻拍打，以缓解灼痛。在正常情况下，灸后 1 周左右施术部位化脓（称"灸疮"），5~6 周后，灸疮自行痊愈，结痂脱落，留下瘢痕。

（2）无瘢痕灸　将艾炷置于穴位上点燃，当艾炷燃到 2/5 左右，病人感到灼痛时，即更换艾炷再灸。一般灸 3~5 壮，使局部皮肤充血为度。

2. 间接灸　艾炷不直接放在皮肤上，而用药物隔开放在皮肤上施灸。

（1）隔姜灸　将新鲜生姜切成约 0.5cm 厚的薄片，中心处用针穿刺数孔，上置艾炷，放在穴位施灸，当患者感到灼痛时，可将姜片稍许上提，使之离开皮肤片刻，旋即放下，再行灸治，反复进行。或在姜片下衬一些纸片，放下再灸，直到局部皮肤潮红为止（图 14-14）。本法简便易行，一般不会引起烫伤，临床应用较广。生姜味辛，性微温。具有解表，散寒，温中，止呕的作用。故此法多用于治疗外感表证和虚寒性疾病，如感冒、咳嗽、风湿痹痛、呕吐、腹痛、泄泻等。

图 14-14　隔姜灸

（2）隔蒜灸　用独头大蒜切成约 0.5cm 厚的薄片，中间用针穿刺数孔，放在穴位或肿块上（如未溃破化脓的脓头处），用艾炷灸，可灸 5~7 壮。因大蒜液对皮肤有刺激性，灸后容易起泡，故应注意防护。大蒜味辛，性温，有解毒、健胃、杀虫之功。本法多用于治疗肺痨、腹中积块及未溃疮疖、毒蛇咬伤等。

（3）隔盐灸　本法只适用于脐部。方法：患者仰卧屈膝，以纯白干燥的食盐，填平脐孔，再放上姜片和艾炷施灸。如患者脐部凸出，可用湿面条围脐如井口，再填盐于脐中，如上法施灸。加施姜片的目的是隔开食盐和艾炷的火源，以免食盐遇火起爆，导致烫伤。此法对急性腹痛、吐泻、痢疾、四肢厥冷和虚脱等证具有良好的作用。

（4）隔附子（饼）灸　将附子切细研末，以黄酒调和作饼。由于附子辛温火热，有温肾补阳的作用，用来治疗各种阳虚证，如阳痿、早泄以及外科疮疡窦道久不收口等证。可根据病情选取适当部位灸治，直至皮肤出现红晕为度。或灸时在药饼下衬垫纱布，以防烫伤，药饼灸后可重复再用。

（二）艾条灸　将点燃的一端艾条悬于施灸部位之上，一般艾火距皮肤有一定距离，灸10~20分钟，以灸至皮肤温热红晕，而又不致烧伤皮肤为度。操作方法又分为温和灸、回旋灸和雀啄灸。

1. 温和灸　将艾条的一端点燃，对准施灸处，距0.5~1寸进行熏烤，使患者局部有温热感而无灼痛。一般每处灸5~10分钟，至皮肤稍起红晕为度（图14-15）。

2. 雀啄灸　艾条燃着的一端，与施灸处不固定距离，而是像鸟雀啄食一样，上下移动或均匀地向左右方向移动或反复旋转施灸（图14-16）。

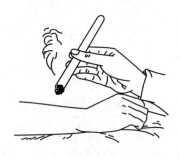

图 14-15　温和灸

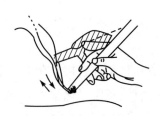

图 14-16　雀啄灸

3. 回旋灸　施灸时，艾条点燃的一端与施灸皮肤虽保持一定的距离，但位置不固定，而是均匀地向左右方向移动或反复旋转地进行灸治。

（三）温针灸　是针刺与艾灸结合应用的一种方法，适用于既需要留针而又适宜用艾灸的病证。操作方法是，将针刺入腧穴得气后并给予适当补泻手法而留针时，将纯净细软的艾绒捏在针尾上，或用艾条一段长约2cm，插在针柄上，点燃施灸。待艾绒或艾条烧完后除去灰烬，将针取出。此法是一种简而易行的针灸并用方法（图14-17）。

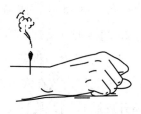

图 14-17　温针灸

三、灸法的适应证和禁忌证

（一）适应证

1. 慢性久病及阳气不足的疾病。

2. 一切虚寒病证。

（二）禁忌证

1. 对实热证、阴虚发热者，一般不适宜灸疗。

2. 对颜面、五官和有大血管的部位，不宜采用瘢痕灸。

3. 孕妇的腹部、腰骶部也不宜施灸。

四、注意事项

1. 施术者应严肃认真，专心致志，精心操作。施灸前应向患者说明施术要求，消除恐惧心理，取得患者的合作。若需选用瘢痕灸，必须先征得患者同意，避免发生医疗纠纷。

2. 临床施灸应选择正确的体位，要求患者的体位平正舒适，既有利于准确选定穴位，又有利于艾炷的安放和施灸的顺利完成。

3. 艾炷灸的施灸量常以艾炷的大小和灸壮的多少为标准。一般情况，凡初病、体质强壮的艾炷宜大，壮数宜多；久病、体质虚弱的艾炷宜小，壮数宜少。按施灸部位的特点，在头面胸部施灸不宜大炷多灸；在腰腹部施灸可大炷多壮；在四肢末端皮薄而多筋骨处不可多灸；皮厚而肌肉丰满处，宜大炷多壮。更应结合病情施灸，如属沉寒痼冷，阳气欲脱者，非大炷多灸不可奏效；如属风寒外感、痛疽痹痛，则应掌握适度，否则易使邪热内郁产生不良后果。

4. 灸治应用广泛，虽可益阳亦能伤阴，临床上凡属阴虚阳亢、邪实内闭及热毒炽盛等病证，应慎用灸法。

5. 施灸时，对颜面五官、阴部、有大血管分布等部位不宜选用直接灸法，对于妊娠期妇女的腹部及腰骶部不宜施灸。

6. 施灸或温针灸时，要注意防止艾火脱落，以免造成皮肤及衣物的烧损。灸疗过程中，要随时了解患者的反应，及时调整灸火与皮肤间的距离，掌握灸疗的量，以免造成施灸太过，亦可引起灸伤。

7. 施术的诊室，应注意通风，保持空气清新，避免烟尘过浓，污染空气，伤害人体。

五、灸后处理

施灸后，局部皮肤出现微红灼热属正常现象，无需处理，很快即可自行消失。如因施灸过量，时间过长，局部出现小水疱，只要注意不擦破，可自然吸收。如水疱较大，可用消毒毫针刺破水疱，放出水液，或用注射器抽出水液，再涂以络合碘，并以纱布包裹。如行化脓灸者，灸疮化脓期间，要注意适当休息，保持局部清洁，防止污染，可用敷料保护灸疮，待其自然愈合。如因护理不当并发感染，灸疮脓液呈黄绿色或有渗血现象者，可用消炎药膏或玉红膏、京万红膏涂敷。

【Abstract】

Acupuncture（also known as puncturing or needling）and moxibustion are different methods of treating diseases；both are important parts of acupuncture and moxibustion. It is a method of stimulating acupoints using needles which are made of metal with some certain manipulations, so as to treat a lot of diseases within the human body. Moxibustion is a method using moxa which is lit on the acupoints or the superficial place where the disease is related, giving the body warm stimuli via the functions of channels and acupoints, so as to approach the aim of preventing and treating diseases. Both of the two methods belong to exterior treatments of TCM, and function on channels and collaterals, viscera and bowels through acupoints. They harmonize yin and yang：to achieve the goal of preventing and treating diseases, by means of reinforcing healthy qi and eliminating pathogenic factors, promoting flow of qi and blood flow. This chapter focuses on the introduction of filiform acupuncture and moxibustion.

【复习思考题】

1. 什么是行针与得气？常用的行针手法有哪些？

2. 常见的针刺意外有哪些？如何处理及预防？

3. 常用的双手进针方法有几种？

4. 常用的灸法有几种？

5. 灸法有哪些适应证和禁忌证？

（孙　华）

第十五章　其他疗法

【内容提要】　本章主要介绍头针疗法、耳针疗法、拔罐疗法、电针疗法、水针疗法、三棱针疗法、皮肤针疗法及针刺麻醉。每种方法都详细论述其操作手法、适应证和禁忌证及注意事项等。这些不同的技术方法在刺激方法、治疗作用和主治范围上各有特点，在临床上可以根据病症的性质、证候类型、患者体质、腧穴部位以及治疗的要求等具体情况，分别选择应用。

> 【学习目标】
>
> 1. 了解头针的适应证。
> 2. 了解耳针的临床应用。
> 3. 熟悉火罐疗法的操作及其适应证。
> 4. 熟悉电针疗法的应用及注意事项。

第一节　头针疗法

一、概述

（一）**头针的概念**　头针是在头部特定的刺激区运用针刺防治疾病的一种方法，临床常用于脑源性疾患，也适用于其他病证。

头针疗法是在传统针灸理论基础上发展而来的。"头者，精明之府"，见于《素问·脉要精微论》。《黄帝内经》认为"脑为髓之海"。随着医疗理论的发展和临床实践的积累，头针已经成为世界范围针灸临床常用的治疗方法之一。其所用的穴区和经络、穴位、脏腑有密切联系，其穴名反映了经络、穴位等理论和特点。为了促进头针应用的发展与研究，1984 年 5 月世界卫生组织西太区针灸穴名标准化会议经过讨论，决定按照分区定经，经上选穴，并结合古代透刺穴位（一针透双穴或三穴）方法原则，制定了《头针穴名标准化国际方案》。编号中的英文 MS 是"micro-system"and"scalppoints"的缩写。它的主要理论依据是祖国医学的脏腑经络理论和大脑皮层功能定位，头部原有腧穴的主治作用。这个方案规定头针分 14 个刺激区。

本节主要参考了 2008 年国家质量监督检验检疫总局和标准化管理委员会颁发和实施的国家标准GB/T20709.2—2008《针灸技术操作规范第 2 部分：头针》。

（二）**头针的适应证**

头针主要适应治疗脑源性疾患，如神经、精神系统疾病、脑血管疾病、假性球麻痹、失语、共济失调、震颤麻痹、舞蹈病等。此外，也可以治疗坐骨神经痛、三叉神经痛、头痛、运动神经元病、急性腰痛、肩周炎、消化系统疾病、胃下垂、膈肌痉挛等。

（三）头与脏腑经络的关系

1. **督脉** 分布线：沿颈椎后突上行，循头顶正中线前行，经前额正中下行，循鼻尖至鼻下人中，与任脉相接。

2. **任脉** 分布线：沿气管前上行，绕下颌正中至口，别而绕口，在两口角上行，经眶下孔上行入目。

3. **足太阳膀胱经** 分布线：起自目内眦，分支走向两侧耳上角，主干线在督脉两侧后行至项，沿颈椎两侧至背。

4. **足少阳胆经** 分布线：起于眼外角，向上行头至角，再向后屈而下行，至耳前上方，绕耳后，在耳后分支入耳中，出耳前，斜行至外眼角外侧，从眼角下至大迎，分支斜向上行，经过颧骨前到眼下方，其主干线从大迎至下颌角，下行经颈侧至锁骨窝。在耳后分出一线，沿头侧绕行至前额走向颞区，在头角与耳前线相合。

5. **足阳明胃经** 分布线：起于鼻两旁，上行至眼内角，再下行，经鼻外侧至口角两侧，绕唇下左右交叉，沿下颌至大迎，分出一支，经下颌角，上行经耳前，沿发际至额顶左右相接。主要干线从大迎下走人迎，循气管两侧入锁骨上窝。别络上行，在口角外侧穿出，上行至眼眶，入眼球后方。

6. **手太阳小肠经** 分布线：沿颈侧上行过颊，斜行于外眼角，再向后行至耳前入耳中，颊部有一分支斜行颧下鼻侧，上行于内眼角。

7. **手阳明大肠经** 分布线：从颈侧上行至下颌，经下颌角斜行至鼻下人中，左右交叉，绕鼻翼上行至鼻骨的两侧，连接足阳明经。其络脉从颈侧上行经下颌角，上行入耳中。

8. **手少阳三焦经** 分布线：自锁骨上行颈侧至耳后，分成两支，一支自耳后绕至耳前上角，下行经颧骨下方绕至目下方。一支入耳中，出耳前斜行至外眼角。

9. **足厥阴肝经** 分布线：从目系下行环唇内，从眼眶出上额，斜行至百会穴处。

因此，人体的经气通过经脉、经别等联系集中于头面部。因此有"气出于脑"的阐述，说明头面是经气汇集的重要部位，针灸治疗非常重视头部腧穴的重要作用。

二、标准头穴线的定位和主治

标准头穴线均位于头皮部位，按颅骨的解剖分额区、顶区、颞区、枕区4个区、14条标准线。

（一）额中线（MS1）（图15-1）

【部位】 在额部正中，从督脉神庭穴向前引一条长1寸的直线。

【主治】 癫狂痫、强哭强笑、头痛、失眠、健忘、鼻病等。

（二）额旁1线（MS2）（图15-1）

【部位】 在额部，从膀胱经眉冲穴向前引一条长1寸的直线。

【主治】 冠心病、心绞痛、支气管哮喘、支气管炎、失眠等。

（三）额旁2线（MS3）（图15-1）

【部位】 在额部，从胆经头临泣穴向前引一条长1寸的直线。

【主治】 急慢性胃炎、胃和十二指肠溃疡、肝胆疾病等。

（四）额旁 3 线（MS4）（图 15-1）

【部位】 在额部，从胃经头维穴内侧 0.75 寸起向下引一条长 1 寸的直线。

【主治】 功能性子宫出血、阳痿、遗精、子宫脱垂、尿频、尿急等。

（五）顶中线（MS5）（图 15-2）

【部位】 在头顶部，从督脉百会穴至前顶穴之间的连线。

【主治】 腰腿足病，如瘫痪、麻木、疼痛，以及皮层性多尿、脱肛、小儿夜尿、高血压、头顶痛等。

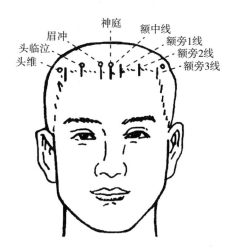

图 15-1 头正面头针穴线图示

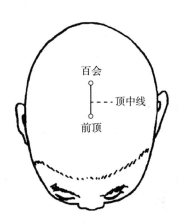

图 15-2 头顶头针穴线图示

（六）顶颞前斜线（MS6）（图 15-3）

【部位】 在头部侧面，从督脉前顶穴至胆经悬厘穴的连线。

【主治】 对侧肢体中枢性运动功能障碍。全线分 5 等份，上 1/5 治疗对侧下肢和躯干瘫痪，中 2/5 治疗对侧上肢瘫痪，下 2/5 治疗对侧中枢性面瘫、运动性失语、流涎、脑动脉粥样硬化等。

（七）顶颞后斜线（MS7）（图 15-3）

【部位】 在头部侧面，从督脉百会穴至胆经曲鬓穴的连线。

【主治】 对侧肢体中枢性感觉障碍。全线分 5 等份，上 1/5 治疗对侧下肢和躯干感觉异常，中 2/5 治疗对侧上肢感觉异常，下 2/5 治疗对侧头面部感觉异常。

（八）顶旁 I 线（MS8）（图 15-4）

【部位】 在头顶部，督脉旁 1.5 寸，从膀胱经通天穴向后引一条 1.5 寸的直线。

【主治】 腰腿足病证，如瘫痪、麻木、疼痛等。

（九）顶旁 2 线（MS9）（图 15-4）

【部位】 在头顶部，督脉旁开 2.25 寸，从胆经正营穴向后引一条长 1.5 寸的线到承灵穴。

【主治】 肩、臂、手等病证，如瘫痪、麻木、疼痛等。

（十）颞前线（MS10）（图 15-4）

【部位】 在头的侧部、颞部两鬓内，从胆经颔厌穴至悬厘穴的连线。

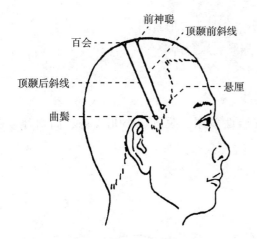
图 15-3 头侧面头针穴线图示

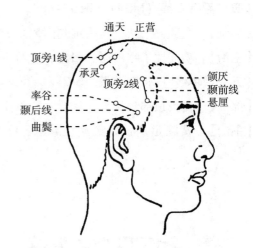
图 15-4 头侧面头针穴线图示

【主治】 偏头痛、运动性失语、周围性面神经麻痹和口腔疾病等。

（十一）颞后线（MS11）（图 15-4）

【部位】 在头的颞部、颞部耳上方，从胆经率谷穴至曲鬓穴的连线。

【主治】 偏头痛、耳鸣、耳聋、眩晕等。

（十二）枕上正中线（MS12）（图 15-5）

【部位】 在枕部，即督脉强间穴至脑户穴之间的一条长 1.5 寸的线。

【主治】 眼病。

（十三）枕上旁线（MS13）（图 15-5）

【部位】 在枕部，由枕外粗隆督脉脑户穴旁开 0.5 寸起，向上引一条长 1.5 寸线。

【主治】 皮层性视力障碍、白内障、近视、目赤肿痛等眼病。

（十四）枕下旁线（MS14）（图 15-5）

【部位】 在枕部，从膀胱经玉枕穴向下引一条长 2 寸的线。

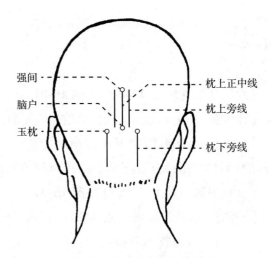
图 15-5 头后面头针穴线图示

【主治】 小脑疾病引起的平衡障碍、后头痛、腰背两侧痛等。

穴线选择方法，应根据疾病选用不同头针穴线治疗，单侧肢体疾病，选用对侧穴线；双侧肢体疾病，选用双侧穴线；内脏全身疾病或不易区别左右的疾病，可双侧取穴线，一般根据疾病选用相应的穴线，并可选用有关穴线配合治疗。例如，下肢瘫痪，可选项颞前斜线上 1/5 配合顶旁 1 线等。

三、头针的操作方法

明确诊断，选定穴线，取得病人合作后，患者采取坐位或卧位，分开头发，常规消毒，选用 28～30 号 1.5～2.5 寸长的不锈钢毫针。针刺要求：快速进针和快速捻转，针与头皮呈 15°～30°夹角快速将针刺入头皮下，当针达到帽状腱膜下层时，指下感到阻力减小，然后使针与头皮平行继续快速推进针体，根据不同穴区可刺入不同的长度，或用捻转法进针。一般以拇指掌侧面和示指桡侧面夹持针柄，以示指的掌指关节快速连续屈伸，使针身左右旋转，捻转速度每分钟可达 200 次左右。进针后持续捻转 0.5~1min，留针 5~10min，反复操作 2~3 次即可出针。快速运针患者的针感较强，尤其对瘫痪患者运针或留针期间嘱其活动肢体（重症患者可作被动活动）。也可用电针刺激，进针后接脉冲电针仪在主要穴区，以代替手法捻针，频率可用 200~300 次/分，刺激强度根据患者的耐受程度而定。如果症状严重，病情复杂，病程较长者，可留针 2 小时以上。出针方法：如针下无沉紧感，可快速抽拔出针，也可缓缓出针，出针后必须用消毒干棉棍按压针孔片刻，以防止出血。根据病情一般每日或隔日针治 1 次。

四、头针注意事项

1. 头部因有发，尤其要做到严密消毒，以防感染。

2. 毫针推进时术者手下如有抵抗感，或患者觉疼痛时，应停止进针，将针往后退，然后改变角度再进针。

3. 由于头针的刺激较强，刺激时间较长，术者须注意观察患者表情，以防晕针。

4. 对于脑血管病患者，只要患者生命指征平稳，早期就可配合头针治疗。缺血性脑梗死患者可在发病 48 小时后进行头针治疗；脑出血患者可在病情稳定后进行头针治疗。

5. 凡并发有高热、心力衰竭等时，不宜立即采用头针疗法。

第二节 耳针疗法

一、概述

（一）耳针的概念 耳针是在耳郭穴位用针刺等刺激防治疾病的一种方法。治病范围较广，操作方便。对于疾病的定位诊断也有一定的参考意义。

运用耳针治疗疾病历史悠久，《灵枢·厥病》记载"耳聋无闻，取耳中"。《灵枢·五邪》记载："邪在肝，则两胁中痛，寒中，恶血在内，行善掣节，时脚肿。取之行间，以引胁下，补三里以温胃中，取血脉以散恶血；取耳间青脉，以去其掣"。

本节主要参考了 2008 年国家质量监督检验检疫总局和标准化管理委员会颁发和实施的国家标准 GB/T 13734—2008《耳穴名称与定位》。

（二）耳与脏腑经络的关系

1. 耳与经络的关系

（1）手少阳经从耳后出耳上角，支脉入耳中。

（2）手太阳经入耳中。

（3）足少阳经下耳后，支脉至耳中，出耳前。

（4）足阳明经上耳前。

（5）足太阳经的支脉至耳上角。

（6）手阳明别络入耳中。

说明手足三阳经脉都联系耳部，阴经则通过经别合于阳经而与耳郭相通。奇经八脉中有阴、阳跷脉并入耳后，阳维脉循头入耳。故《灵枢·口问》说："耳者，宗脉之所聚也"。此外，手太阳经筋也"入耳中"，可见耳部与全身经脉的联系相当密切。

2. 耳与脏腑的生理、病理有着密切的联系　与生理相关的如《素问·金匮真言论》说："南方赤色，入通于心，开窍于耳，藏精于心……"；《灵枢·脉度》说："肾气通于耳，肾和则耳能闻五音矣"；《千金方》说："……神者，心之脏……气通于舌，非窍也，其通于窍者，寄见于耳，荣华于耳"；《证治准绳》说："肾为耳窍之主、心为耳窍之客"；《杂病源流犀烛》说："肺主气，一身之气贯于耳"。与病理相关的如《素问·脏器法时论》说："肝病者，……耳无所闻……气逆，则头痛耳聋不聪颊肿"；《素问·玉机真脏论》说："脾脉者土也，……其不及，则令人九窍不通……"；《证治准绳》说："肺气虚则少气，……是以耳聋"。而察耳的形态、色泽等改变，可"视其外应，以知其内脏"的病变，如《灵枢·本脏》说："黑色小理者，肾小，……耳薄而不坚者，肾脆"；《证治准绳》说："凡耳轮红润者生，或黄或黑或青而枯燥者死，薄而白、薄而黑者皆为肾败"。耳与经络脏腑的密切联系，说明耳不单纯是个听觉器官，它是人体整体的一部分，不仅存在着相关性，而且具有相对特异性。

在临床上，可以根据耳郭与脏腑经络相关的理论，对疾病进行诊断和治疗。现代研究证明，当内脏或躯体产生病变时，耳郭表面的特定部位常出现压痛、丘疹、脱屑、变色等。皮肤导电量也有所变化，通过耳穴的按压和观察，则可对全身病证做出相应的诊断，此诊断方法称耳穴诊法。同样用针刺、耳压等方法刺激耳穴，可治相应的病症，如唐代孙思邈取耳中穴治黄疸、疫毒，明代杨继洲取耳尖穴治目生翳膜等。

二、常用耳穴

（一）耳郭表面解剖（图 15-6）

为了便于掌握耳针穴位的部位，必须熟悉耳郭解剖名称。

1. 耳轮　耳郭最外缘的卷曲部分；其深入至耳腔内的横行突起部分称"耳轮脚"；耳轮后上方稍突起处称"耳轮结节"；耳轮与耳垂的交界处称"耳轮尾"。

2. 对耳轮　在耳轮的内侧，与耳轮相对的隆起部，又称对耳轮体；其上方有两分叉，向上分叉的一支称"对耳轮上脚"，向下分叉的一支称"对耳轮下脚"。

3. 三角窝　对耳轮上脚和下脚之间的三角形凹窝。

4. 耳舟　耳轮与对耳轮之间凹沟。

5. 耳屏　指耳郭前面瓣状突起部。

6. 屏上切迹　耳屏上缘与耳轮脚之间的凹陷。

7. 屏轮切迹　对耳屏与对耳轮之间的稍凹陷处。

8. 对耳屏　对耳轮下方与耳屏相对的隆起部。

9. 屏间切迹　耳屏与对耳屏之间的凹陷。

10. 耳垂　耳郭最下部，无软骨的部分。

11. 耳甲艇　耳轮脚以上的耳甲部。

12. 耳甲腔　耳轮脚以下的耳甲部。

13. 外耳道开口　在耳甲腔内的孔窍。

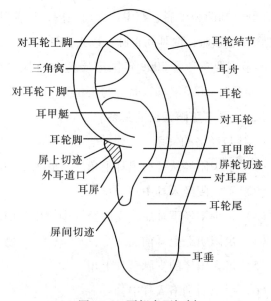

图 15-6　耳郭表面解剖

（二）**耳穴在耳郭上的分布规律**　人体发生疾病时，常会在耳郭的相应部位出现"阳性反应"点，如压痛、变形、变色、水疱、结节、丘疹、凹陷、脱屑、电阻降低等，这些反应点就是耳针防治疾病的刺激点。

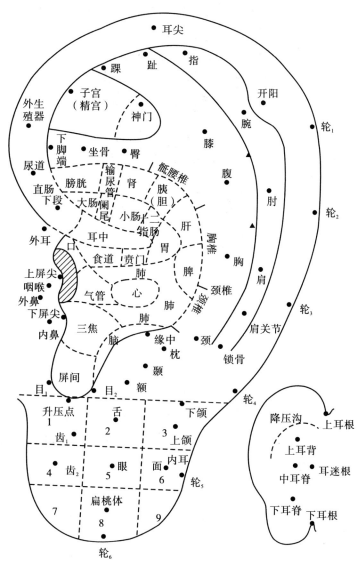

图 15-7　常用耳穴示意图

表 15-1　耳穴分布规律表

身体部位	耳穴分布区域
头面部	耳垂或附近
上肢	耳舟
下肢	对耳轮上、下脚
躯干	对耳轮
胸腔脏器	耳甲腔
腹腔脏器	耳甲艇
盆腔脏器	三角窝
消化道	耳轮脚周围环形排列

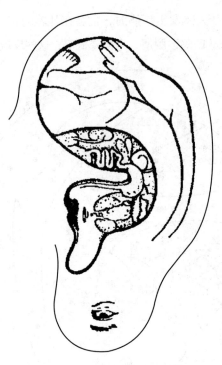

图 15-8　耳穴形象分布示意图

　　耳穴在耳郭的分布有一定规律，一般来说耳郭好像一个倒置在子宫的胎儿，头部朝下，臀部朝上。其分布规律是：与头面部相应的穴位在耳垂邻近；与上肢相应的穴位在耳舟；与躯干和下肢相应的穴位在对耳轮和对耳轮上、下脚；与内脏相应的穴位多集中在耳甲艇和耳甲腔；消化道在耳轮脚周围环形排列。

　　（三）常用耳穴的名称、部位及主治（表 15-2）

表 15-2　常用耳穴的名称、解剖部位及主治表

分部	穴位名称	解剖部位	主治
耳轮	轮 1~6	自耳轮结节下缘至耳垂正中下缘分成 5 等分，共 6 点，自上而下依次为轮 1、轮 2、轮 3、轮 4、轮 5、轮 6	发热、扁桃体炎、高血压、上呼吸道感染
耳轮脚	膈（耳中）	在耳轮脚	呃逆，黄疸，消化不良，皮肤瘙痒
耳舟	肘	在腕穴与肩穴之间	相应部位的疼痛、麻木
	肩关节	在肩与屏轮切迹平线之间	
对耳轮上脚	趾	对耳轮上脚的外上角	相应部位的疼痛、麻木
	踝	对耳轮上脚的内上角	
	膝	对耳轮上脚的起始部与对耳轮下脚上缘同水平	
对耳轮下脚	臀	在对耳轮下脚的外侧 1/2 处	腰痛，坐骨神经痛
	坐骨神经	在对耳轮下脚的内侧 1/2 处	
	交感（下脚端）	在耳轮下脚与耳轮内侧交界处	消化及循环系统功能失调、哮喘、急惊风、痛经等

续　表

分部	穴位名称	解剖部位	主　治
对耳轮	腹	对耳轮上，与对耳轮下脚相平	腹腔疾病、妇科病
	胸	对耳轮上，与屏上切迹同水平	胸胁痛、乳腺炎
	颈	在轮屏切迹偏耳舟侧处	落枕、颈部扭伤、单纯性甲状腺肿
三角窝	子宫（精宫）	三角窝耳轮内侧缘的中点	月经不调、带下、痛经、盆腔炎、遗精、阳痿
	神门	在三角窝内靠耳轮上脚的下、中1/3交界处	失眠、多梦、烦躁、眩晕、咳嗽、哮喘、荨麻疹、炎症
	盆腔	在对耳轮上、下脚分叉处	盆腔炎、腰痛
耳屏	外鼻	耳屏外侧面的中央	鼻炎、鼻疖等
	咽喉	耳屏内侧面的上1/2处	咽喉肿痛
	肾上腺	在耳屏下部外侧缘	低血压、昏厥、无脉症、咳嗽、哮喘、感冒、中暑
对耳屏	脑点（缘中）	在对耳屏尖与轮屏切迹间的中点	遗尿症、功能性子宫出血
	皮质下	在对耳屏的内侧面	镇静、安神、镇痛、消炎
	颞（太阳）	额穴与枕穴连线的中点	偏头痛
屏间切迹	目1	屏间切迹前下	青光眼、近视、麦粒肿
	目2	屏间切迹后下	
	内分泌	在屏间切迹底部	更年期综合征、甲状腺功能亢进、皮肤病、肥胖等
	胃	在耳轮脚消失处	消化不良、腹胀、胃痛、呃逆
	大肠	在耳轮脚上方内1/3处	痢疾、肠炎、腹泻、便秘
耳甲艇	膀胱	在对耳轮下脚的下缘、大肠穴直上方	膀胱炎、尿潴留、遗尿
	肾	在对耳轮下脚的下缘、小肠穴直上方	生殖、泌尿、妇科疾病，腰痛，耳鸣，失眠，眩晕
	肝	在胃、十二指肠穴的后方	胁痛，眼病，月经不调，消化不良，胃胀，崩漏等
	脾	在肝穴下方，耳甲腔的外上方	消化不良、腹胀、胃痛、口腔炎、崩漏、血液病等
耳甲腔	心	耳甲腔正中凹陷处	心血管系统疾病、中暑、急惊风，口舌生疮
	肺	心穴的上、下、外三面	呼吸系统疾病、皮肤病
	三焦	在口、内分泌、皮质下和肺穴之间	便秘、浮肿、肥胖、糖尿病
耳垂	眼	在耳垂5区的中央	青光眼、近视、麦粒肿、急性结膜炎等
	面颊	在耳垂5、6区交界线周围	三叉神经痛、面神经麻痹、痤疮、腮腺炎
	内耳	在耳垂6区中央稍上方	耳鸣、听力减退、中耳炎、耳源性眩晕
	扁桃体	在耳垂8区中央	扁桃体炎、咽炎
耳郭背面部	降压沟	在耳郭背面，由内上方斜向外下方行走的凹沟处	高血压
	耳迷根	在耳郭背与乳突交界处（相当于耳轮脚同水平）的耳根部	胃痛、胆道蛔虫症、腹泻、气喘、鼻塞、胆囊炎，胆石症

注：为使定位方便，把耳垂划分成"井"字的9等份，由内向外，上到下，分别为1、2、3区，4、5、6区，7、8、9区

三、耳针的临床应用

（一）耳针适应范围 耳针在临床治疗的疾病很广，不仅用于治疗许多功能性疾病，而且对一部分器质性疾病也有一定疗效。主要治疗的病证：

1. **多种疼痛性病证** 如软组织损伤、手术后疼痛、头痛、面痛、胁痛、蛇丹、腰腿痛、关节痛等。

2. **多种内脏病证** 如眩晕、失眠、阳痿、遗精、月经不调、哮喘、泄泻、便秘、瘿、消渴、肥胖、小儿遗尿等。

3. **多种热病** 如感冒、百日咳、丹痧、疟疾、痢疾等。

4. **皮肤病和五官病** 如风疹、湿疹、目赤肿痛、牙痛、口疮、耳内流脓、乳蛾、喉痹、过敏性鼻炎等。

此外，还可用于戒烟、戒酒、戒毒和催产、催乳等方面。其中有许多病证可单独用本疗法，有的则可配合其他疗法治疗。耳针疗法还可用于外科手术麻醉（见针刺麻醉）。

（二）选穴处方原则（表 15-3）

1. **按疾病的相应部位选穴** 是根据病变的相应部位，在耳郭上选取相应的耳穴。例如，胃病选胃穴、眼病选眼穴、坐骨神经痛选坐骨神经穴、腰痛选腰骶穴、肩周炎选肩穴、膝关节痛取膝穴等。

表 15-3 常见病证选穴处方

病 名	选 穴			
	按相应部位	按中医理论	按现代医学	按临床经验
感冒	内鼻	肺、大肠	下屏尖	神门
中暑	枕	心	脑	神门
咳嗽	支气管	肺	耳迷根	神门
哮喘	肺	大肠	下脚端、下屏尖	平喘
胃痛	胃	脾	脑、下脚端	神门
月经不调	子宫	脾	屏间	
痛经	子宫	肾	屏间、下脚端	
遗尿	膀胱	肾	脑点、脑	
扭伤	相应部位	肝	脑	神门
失眠	枕	心	皮质下	神门
呃逆		脾、胃	交感	耳中
肥胖		脾、胃	内分泌	三焦

2. **按中医理论辨证选穴** 根据中医的脏腑、经络学说辨证选取相应的穴位。例如，皮肤病选肺穴，因为"肺主皮毛"；偏头痛选胆穴，因为胆经循行于侧头部；目赤肿痛选肝穴，因"肝开窍于目"；骨折可选肾穴，因"肾主骨，生髓"；脾与胃相表里，胃病可取脾穴等。

3. **按现代医学知识选穴** 耳穴中的某些穴位与现代医学理论有关，如胃肠病选交感穴；失眠选皮质下；低血压选肾上腺；糖尿病、甲状腺功能亢进、肥胖、月经不调等可选内分泌穴等。

4. **根据临床经验选穴** 如目赤肿痛选耳尖穴；膈肌痉挛、呃逆选耳中穴；感冒鼻塞取耳迷根穴。神门穴用于镇静，安神，消炎，镇痛。

以上方法可单独使用，也可配合使用，但力求少而精，一般每次取3~5穴，双耳交替。

四、操作方法

（一）**耳穴探查** 可分观察法、按压法、电阻测定法三种。观察法：用肉眼在自然光线下，对耳郭由上而下，从内至外，直接观察耳穴部有无变形、变色、丘疹、脱屑、结节、充血、凹陷、水疱等阳性反应。按压法：经初步诊断后，在病变的相应耳穴用探针、毫针柄或火柴棒等物，用轻、慢而均匀的压力寻找压痛点。电阻测定法：用特制的电子测定仪对耳穴皮肤电阻进行测定。当有疾病时，多数患者相应耳穴的电阻下降，皮肤导电量增高，故又称"良导点"。这种良导点可作为耳针治疗的刺激点。

（二）**消毒** 针刺耳穴时，必须严格消毒。耳穴皮肤消毒用75%的酒精，或先用2%碘酒，再用75%酒精脱碘，或用络合碘消毒。

（三）**刺激方法**

1. **毫针刺法** 针刺时用左手固定耳郭，右手进针，深度以穿入软骨但不透过对侧皮肤为度。

2. **压丸法** 即用小颗粒状药物贴敷于耳穴表面的一种简易刺激法。本法临床应用最为广泛，临床上多用王不留行籽或磁珠，贴附在小方块胶布中央，然后贴敷于耳穴上，每天患者可自行按压数次，3~5天复诊时按病情酌情增减或更换穴位。

3. **刺血法** 用三棱针在耳穴处点刺出血的一种治疗方法。具有去瘀生新，镇静泻热，镇痛的作用。耳穴刺激时，患者可有局部疼痛或胀痛，或有热感、酸麻感，或有循经感传及放射传导等。

（四）**留针** 毫针一般留针10~20分钟，痛证可留针1~2小时或更长。留针期间可间歇捻针。

（五）**出针** 出针后用消毒干棉球按压针孔片刻，防止出血，或再涂以络合碘或酒精，以防感染。

五、注意事项

1. 严密消毒，预防感染

（1）针具、耳穴局部皮肤常规消毒。

（2）出针时，在局部涂以络合碘。如有出血，可先压迫止血后，再擦络合碘。

（3）夏季敷贴药子、磁珠时，耳穴不宜过多，时间不宜过长。

（4）换贴药子时，休息1~3天为宜，将胶布膏擦净，以免皮肤感染。

（5）用皮内针、三棱针、皮肤针等刺激耳穴后，尽量不要淋洗耳郭局部。

（6）如治疗后耳穴局部红肿、破损，或伴有少量渗出，则为耳郭皮肤感染。严重时可出现局部化脓，红肿热痛，恶寒发热，血白细胞增加，为耳郭软骨膜炎，需进行及时处理。皮肤感染可在局部涂擦碘酒，每日3次；或照射氦-氖激光；或用清热解毒中药内服、外洗。也可用艾条灸大椎、曲池或耳穴局部，炎症显著者可用抗生素。

2. 耳郭部针刺比较疼痛，注意预防晕针。初诊及体弱病人，最好采取卧位。

3. 有习惯性流产史的孕妇禁用耳针。年老体弱、严重贫血、过度疲劳等情况慎用耳针。

4. 对扭伤或肢体活动障碍的病人，进针后待耳郭充血发热时，嘱病人活动患部，可提高疗效。

第三节　拔罐疗法

一、概述

拔罐疗法，古代称"角法"。因古代利用兽角做成饮具称"角"，后来用作拔罐，故以此为名。拔罐法指用燃火、抽气等方法使罐的气压低于大气压，并使其吸附于腧穴或应拔部位的体表，使被拔部位的皮肤充血、瘀血，以产出良性刺激，达到调整机体功能防治疾病的外治方法。

本节参考了中华人民共和国国家标准（GB/T21709.5—2008）《针灸技术操作规范第 5 部分：拔罐》。

二、拔罐的特点

拔罐后，引起局部组织充血或皮下轻度的瘀血，使机体气血活动旺盛，经络通畅。因而本法具有行气止痛、消肿散结、祛风散寒、清热解毒、活血通络等作用，广泛地用于内、外、妇、儿、骨、皮肤、五官、神经等多科病证。拔罐法无痛无创，使用安全，经常和针刺配合使用。

三、罐的种类

罐因材料及使用方法的不同而各有所异，常用的有竹罐、陶罐、玻璃罐、抽气罐等（图 15-9）。

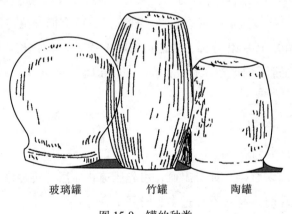

玻璃罐　　　　竹罐　　　　陶罐

图 15-9　罐的种类

1. 竹罐　用直径 3~5cm 坚固无损的细毛竹，截成长 6~10cm 长的竹筒，一端留节作底，另一端做罐口。经锯段、去皮、取圆、锉底、作细、见光、磨口、煮管、取膜等工艺，制成管壁厚度为 2~3mm，中间呈腰鼓型的竹罐。优点是取材容易、制作简便、轻巧价廉、不易摔碎，缺点是容易燥裂、漏气、吸着力不大。

2. 陶罐　由陶土烧制而成，罐的两端较小，中间略向外展，形同腰鼓，口径的大小不一，口径小的略短，口径大的则较长。特点是吸力大，但较重，且易碎。

3. 玻璃罐　采用耐热质硬的透明玻璃制成，分多种型号。优点是质地透明，使用时可以窥见罐内皮肤的瘀血、出血等情况，便于掌握拔罐治疗的程度。缺点是容易破碎。

4. 抽气罐　是将罐与抽气器连结为一体。穴位吸附力可随意调节，此法避免烫伤，操作简便，便于自行应用，不易破损。缺点不能窥见罐内皮肤，容易起疱。

四、拔罐法的操作

（一）**火罐法** 是利用燃烧时消耗罐中部分氧气，并借火焰的热力使罐内的气体膨胀而排除罐内部分空气，使罐内气压低于外面大气压，借以将罐吸着于施术部位的皮肤上。火罐法其吸拔力的大小与罐具的大小和深度、罐内燃火的温度和方式、扣罐的时机与速度及空气在扣罐时再进入罐内的多少等因素有关。如罐具深而且大，在火力旺时扣罐，罐内热度高、扣罐动作快，下扣时空气再进入罐内少，则罐的吸拔力大；反之则小，可根据临床治疗需要灵活掌握，常用的方法有：

1. 闪火法 用止血钳等夹住95%酒精棉球，点燃后在火罐内壁中段绕1~2圈，迅速退出并及时将罐扣在施术部位上。此法比较安全，不受体位限制，是常用的拔罐方法，须注意操作时不要烧罐口，以免灼伤皮肤。

2. 投火法 将纸条点燃后，投入罐内，然后迅速将罐扣在施术部位。此法多适用于侧面拔，需注意将纸投入罐内时，未燃的一端应向下。

3. 贴棉法 用直径约为2cm的棉花片，厚薄适中，浸少量75%~95%的酒精，贴在罐内壁的中段，以火柴点燃，扣在施术部位上，即可吸住。此法多用于侧面拔，需防酒精过多、滴下烫伤皮肤。

（二）**水罐法** 一般是先用完好无损的竹罐，放在锅内，加水煮沸，用镊子将罐口朝下夹出，迅速用凉毛巾紧扣罐口，立即将罐扣在应拔部位，即能吸附在皮肤上。放入适量的祛风活血药物，如羌活、独活、当归、红花、艾叶、川椒、木瓜、川乌、草乌等，即称药罐，多用于治疗风寒湿痹等证。

（三）**抽气法** 先将备好的抽气罐紧扣在需拔罐的部位上，用抽气筒将罐内的空气抽出，使之产生所需负压，即能吸住，此法适用于任何部位拔罐。

（四）**起罐** 起罐亦称脱罐。用一手拿住罐，另一手将罐口边缘的皮肤轻轻按下，待空气缓缓进入罐内后，即可将罐取下。切不可硬拔，以免损伤皮肤。若起罐太快，易造成空气快速进入罐内，则负压骤减，易使患者产生疼痛。拔罐后局部红紫痕数日即消失。

五、拔火罐法的运用及适应证

在临床上，根据病情、症状的需要，具体运用火罐时还有以下几种方法：

1. 闪罐法 适用于肌肉比较松弛、吸拔不紧或留罐有困难处，以及局部皮肤麻木或功能减退的虚证患者。其操作方法是：将罐子拔上后立即取下，如此反复吸拔多次，至皮肤潮红为度。

2. 留罐法 又称坐罐法，适用于症状比较固定。拔罐后将罐留置一定时间，一般留置5~10分钟。罐大吸拔力强的应适当减少留罐时间，夏季及肌肤薄处，留罐时间也不宜过长，待皮肤红润、充血或瘀血时，将罐取下。

3. 走罐法 又名推罐法，一般用于面积较大，肌肉丰厚的部位，如腰背部、股部等处。罐口要求平滑较厚实，最好选用玻璃罐，先在罐口涂润滑油脂或在走罐所经皮肤上涂润滑油脂，将罐吸拔好后，以手握住罐底，稍倾斜，即推动方向的后边着力，前边略提起，慢慢向前推动，这样在皮肤表面上下或左右或循经，来回推拉移动数次，至皮肤潮红为度。走罐具有与按摩疗法、保健刮痧疗法相似的效应，可以改善皮肤的呼吸和营养，有利于汗腺和皮脂腺的分泌，可增强关节、肌腱弹性和活动性，促进周围血液循环；可增加肌肉的血流量，增强肌肉的工作能力和耐力，防止肌萎缩；可增强胃肠蠕动，兴奋支配腹内器官的神经，增进胃肠等脏器的分泌功能；可加速静脉血管中血液回流，降低大循环阻力，减轻心脏负担，调整肌肉与内脏血液流量及贮备的分布情况。循经走罐还能改善各经功能，有利于经络整体功能的调整。

4. 针罐法　先在选定的穴位上施行针刺，按病情需要施以补泻手法后，将针留在原处，再以针刺处为中心，拔上火罐。待皮肤红润、充血或瘀血时，将罐取下。然后将针起出，此法能起到针罐配合的作用。

5. 刺血（刺络）拔罐法　即在应拔部位的皮肤消毒后，按病变部位的大小和出血量要求或按刺血法要求，用三棱针点刺出血或用皮肤针扣打后，刺破小血管，然后拔以火罐，可加强刺血法的疗效。

三棱针的技术操作规范见 GB/T21709.4 的规定，皮肤针的技术操作规范见 GB/T 21709.7 的规定。刺络拔罐法以逐瘀化滞为主，应用较广泛，多用于各种急慢性软组织损伤、神经性皮炎、痤疮、皮肤瘙痒症、丹毒、哮喘、坐骨神经痛、带状疱疹等。施用本法需注意，不可在大血管上行刺血拔罐法，以免造成出血过多。

六、拔罐禁忌

1. 急性严重疾病、接触性传染病、严重心脏病、心力衰竭。

2. 皮肤高度过敏、传染性皮肤病以及皮肤肿瘤（肿块）部、皮肤溃烂部。

3. 血小板减少性紫癜、白血病及血友病等出血性疾病。

4. 心尖区体表大动脉搏动处及静脉曲张处。

5. 精神分裂症、抽搐、高度神经质及不合作者。

6. 急性外伤性骨折，中度和重度水肿部位。

7. 瘰疬、疝气处及活动性肺结核。

8. 眼、耳、口、鼻等五官孔窍部。

七、拔罐注意事项

1. 拔罐时要选择适当体位和肌肉丰满的部位。若体位不当、移动、骨骼凸凹不平及毛发较多的部位均不适用。

2. 拔罐时要根据所拔部位的面积大小选择大小适宜的罐。操作时必须迅速，才能使罐拔紧，吸附有力。

3. 用火罐时应注意勿灼伤或烫伤皮肤。若烫伤或留罐时间太长而皮肤起水疱时，小疱无需处理，防止擦破即可。较大水疱用消毒针将水放出，涂以碘伏，或用消毒纱布包敷，以防感染。

八、拔罐法的作用机制

1. 负压作用　国内外学者研究发现，人体在火罐负压吸拔的时候，皮肤表面有大量气泡溢出，从而加强局部组织的气体交换。通过检查，也观察到，负压使局部的毛细血管通透性变化和毛细血管破裂，少量血液进入组织间隙，从而产生瘀血，红细胞受到破坏，血红蛋白释出，出现自家溶血现象。在机体自我调整中产生行气活血、舒筋活络、消肿止痛、祛风除湿等功效，起到一种良性刺激，促其恢复正常功能的作用。

2. 温热作用　拔罐法对局部皮肤有温热刺激作用，以火罐、水罐、药罐最明显。温热刺激能使血管扩张，促进以局部为主的血液循环，改善充血状态，加强新陈代谢，使体内的废物、毒素加速排出，改变局部组织的营养状态，增强血管壁通透性，增强白细胞和单核吞噬细胞的吞噬活力，增强局部耐受性和机体的抵抗力，起到温经散寒、清热解毒等作用，从而达到促使疾病好转的目的。

3. 调节作用 拔罐法的调节作用是建立在负压或温热作用的基础之上的，首先是对神经系统的调节作用，由于自家溶血等给予机体一系列良性刺激，作用于神经系统末梢感受器，经向心传导，达到大脑皮层；加之拔罐法对局部皮肤的温热刺激，通过皮肤感受器和血管感受器的反射途径传到中枢神经系统，从而发生反射性兴奋，借以调节大脑皮层的兴奋与抑制过程，使之趋于平衡，并加强大脑皮层对身体各部分的调节功能，使患部皮肤相应的组织代谢旺盛，吞噬作用增强，促使机体恢复功能，阴阳失衡得以调整，使疾病逐渐痊愈。

其次是调节微循环，提高新陈代谢。微循环的主要功能是进行血液与组织间物质的交换，其功能的调节在生理、病理方面都有重要意义。且还能使淋巴循环加强，淋巴细胞的吞噬能力活跃。此外，由于拔罐后自家溶血现象，随即产生一种类组胺的物质，随体液周流全身，刺激机体，增强其功能活力，这有助于机体功能的恢复。

第四节 电针疗法

一、概述

电针疗法是毫针与电相结合并应用于临床的一种新兴的针刺疗法，以防治疾病。电针是在针刺腧穴"得气"后，在针上通以接近人体生物电的微量电流。电针的优点：在针刺腧穴的基础上，加以脉冲电的治疗作用，两种刺激相结合，对某些疾病可提高疗效；能比较正确地掌握刺激参数；代替手法运针，节省人力。

本节参考了中华人民共和国国家标准（GB/T21709.11—2009）《针灸技术操作规范第11部分：电针》。

二、操作方法

1. 配穴方法 必须选取两个穴位以上，一般以取用同侧肢体1~3对穴位（即用1~3对导线）为宜，不可过多，以免刺激太强，患者不易接受。

2. 电针方法

（1）将针刺入治疗的有效穴位深度，选取穴位，按照毫针进针和行针方法，寻找到应有的针感"得气"，具体应符合GB/T 21709.20针刺的要求。

（2）将电针仪的输出旋钮转到零，打开电源开关。

（3）将输出电极分别夹在穴位的两支针上，根据症状选好波形，慢慢旋动输出旋钮；当肌肉开始收缩时，调整频率及波长旋钮，将频率调到要求程度，再慢慢加大输出量，观察针体周围的收缩，并询问病人的感觉，使其达到适应量。通电时间一般5~20分钟。用于针刺麻醉可持续稍长时间。

3. 电流的刺激强度 当电流开到一定强度时，患者有麻刺感，此时电流强度称"感觉阈"。若电流强度增加，患者突然产生刺痛感，此时电流强度称"痛阈"。一般情况下，感觉阈和痛阈之间的电流强度是治疗最适宜的刺激强度。但此区间的范围较窄，需仔细调节，以病人能耐受舒适为度。

三、脉冲电流的作用和电针的适应证

1. 脉冲电流的作用 脉冲电流通过毫针刺激腧穴，具有调整人体功能，加强镇痛，促进气血循环，

调整肌张力等作用。脉冲电输出的不同频率、不同波幅的脉冲波形，在电针治疗中各有其特殊作用，因而选择治疗波形，与临床疗效关系密切（表 15-4）。

表 15-4　不同波形脉冲电流的作用

波形	频　　率	特　　点	主治及功用
密波	频率高于 30Hz，50~100 次/秒	能降低神经应激功能	镇痛、镇静、缓解肌肉和血管痉挛、针刺麻醉等
疏波	频率低于 30Hz，2~5 次/秒	能引起肌肉收缩，提高肌肉韧带张力	痿证，各种肌肉、关节、韧带、肌腱的损伤等
疏密波	疏、密波交替，持续时间各约 1.5 秒	能促进代谢、气血循环，改善组织营养，消除炎性水肿	疼痛，扭挫伤，关节周围炎，面瘫，坐骨神经痛，肌无力，局部冻伤等
断续波	断时，1.5 秒内无脉冲电流输出；续时，是密波连续工作 1.5 秒	能提高肌肉组织的兴奋性，对横纹肌有良好的刺激收缩作用	痿证、瘫痪等

2. 电针的适应证　电针的适用范围与毫针刺法基本相同，临床常用于各种痛证，痹证，痿证，心、胃、肠、胆、膀胱、子宫等器官的功能失调，癫狂，肌肉、韧带、关节的损伤性疾病等，并可用于针刺麻醉。

四、注意事项

1. 年老体弱、饥饿、过劳等，不宜使用电针。

2. 调节电流量时，应逐渐从小到大，切勿突然增强，以防引起肌肉强烈收缩，患者不能忍受，或造成弯针、断针、晕针等意外。

3. 有心脏病者，注意心胸、背部的穴位不应接双侧，接同侧为宜. 避免电流回路通过心脏。

4. 近延髓、脊髓部位使用电针时，电流输出量宜小。切勿通电过大，以免发生意外。

5. 孕妇慎用。

6. 心脏附近、安装心脏起搏器者、颈动脉窦附近禁用电针。

7. 要注意"电针耐受"现象的发生。"电针耐受"是长期多次应用电针，使机体对其刺激产生耐受，从而降低电针疗效的现象。

第五节　水 针 疗 法

一、概述

水针疗法又称穴位注射法，是以中西医理论为指导，是在经络、腧穴、压痛点或皮下反应物上，注射适量的药液，以防治疾病的一种方法。它是将针刺与药物对穴位的渗透刺激作用结合在一起发挥综合效能，故对某些疾病能提高疗效。

本节参考了中华人民共和国国家标准（GB/T 21709.6—2008）《针灸技术操作规范第 6 部分：穴位注射》。

二、用具及常用药液

根据使用药物的剂量大小及针刺的深度，选用不同型号的一次性无菌注射器和针头。

凡可肌内注射的药物，都可用于水针疗法。常用的中药注射液有当归、红花、板蓝根、灯盏花、补骨脂、柴胡、鱼腥草、复方丹参、川芎等；西药有弥可保、维生素 B_1、维生素 B_{12}、维生素 C、0.25%～2%盐酸普鲁卡因、胎盘组织液、生理盐水等。

三、穴位选择

1. 一般可根据针灸治疗时的处方原则进行辨证选穴。

2. 作为水针的特点，临床上常结合经络、经穴的触诊法选取阳性反应点进行治疗。是用拇指或示指以均匀的力量在患者体表进行按压、触摸、滑动，以检查其有无压痛、条索状或结节等阳性反应物，以及皮肤的凹陷、隆起、色泽的变化等。触诊检查的部位一般是背腰部的背俞穴，四肢部则沿经络循行路线触摸，尤其是原穴、郄穴、合穴等特定穴部位及一些经验穴。有压痛等阳性反应者，注入反应点往往效果较好，反应不明显者，也可取有关俞、募、郄穴进行治疗。

3. 软组织损伤者可选取最明显的压痛点；较长肌肉的肌腹或肌腱损伤时，可取肌肉的起止点；如腰椎间盘突出症，可将药液注入相应的穴位中。

4. 耳穴根据耳针疗法中耳穴的探查方法选取有关穴位。

四、操作方法

1. 首先使病人取舒适体位，根据病情选择有效主治穴位，选穴要精练，并选择肌肉较丰满处的穴位，也可选择阿是穴，或触诊时触到的结节、条索状的阳性反应点。

2. 注射角度与深浅　根据穴位所在部位与病变组织的不同要求，决定针刺角度及注射的深浅。同一穴位可从不同的角度刺入。也可按病情需要决定注射深浅度，如三叉神经痛于面部有触痛点，可在皮内注射成一"皮丘"；腰肌劳损多在深部，注射时宜适当深刺等。

3. 注射剂量　应根据药物说明书规定的剂量，不能超量。小剂量注射时，可用原药物剂量的 1/5～1/2。一般以穴位部位来分，头面部可注射0.3～0.5ml；耳穴可注射0.1ml；四肢可注射1～2ml；胸背部可注射0.5～1ml；腰臀部可注射2～2.5ml。

4. 操作　根据所选穴位及用药量选择合适的注射器和针头。局部皮肤常规消毒后，快速进针法将针刺入皮下组织，然后缓慢推进或上下提插，探得酸胀等"得气"感应后，回抽一下，如无回血，即可将药物慢慢推入。

五、适用范围

水针疗法的应用范围较广，凡是针灸的适应证大部分都可用本法治疗。

六、注意事项

1. 治疗时应对患者说明治疗特点和注射后的正常反应。

2. 严格遵守无菌操作、防止感染，最好每注射一个穴位换一个针头。使用前应注意药物的有效期，不要使用过期药。并注意检查药液有无沉淀变质等情况，如已变质即应停止使用。

3. 注意药物的性能、药理作用、剂量、配伍禁忌、副作用和过敏反应。凡能引起过敏反应的药物必须先做皮试，皮试阳性者不可应用。副作用较严重的药物不宜采用。刺激作用较强的药物，应谨慎使用。

4. 项颈、胸背部注射时，切勿过深，也必须控制药物剂量，注射宜缓慢。药液不宜注入关节腔、脊髓腔和血管内。注射时如回抽有血，必须避开血管后再注射。如误入关节腔可引起关节红肿热痛等反应；如误入脊髓腔，会损害脊髓，必须注意。

5. 神经干旁注射时，必须避开神经干，或浅刺以不达神经干所在的深度。如针尖触到神经干，患者有触电感，必须退针，改换角度，避开神经干后再注射，以免损伤神经，造成不良后果。

6. 躯干部穴位注射不宜过深，防止刺伤内脏。背部脊柱两侧穴位针尖可斜向脊柱，避免直刺而引起气胸。

7. 年老体弱者，注射部位不宜过多，用药剂量可酌情减少，以免晕针。孕妇的下腹、腰骶部和三阴交、合谷等孕妇禁针穴位，也不宜穴位注射。

第六节　三棱针疗法

一、概述

三棱针疗法是用三棱针点刺穴位或浅表血络，放出少量血液，防治疾病的方法，亦称"刺络法"。三棱针古称"锋针"，用于泻热出血。《素问·血气形志》说："凡治病必先去其血"；《灵枢·九针十二原》说："菀陈则除之"；《灵枢·官针》提出："络刺""赞刺""豹文刺"等，现代称为"放血方法"。说明古人对刺络放血十分重视。临床实践证明，此法具有醒脑开窍，泻热消肿，去瘀止痛等作用。

本节参考了中华人民共和国国家标准（GB/T 21709.4—2008）《针灸技术操作规范第4部分：三棱针》。

二、操作方法

1. 点刺法　针刺前先推按被刺穴位，使血液积聚于针刺部位，经常规消毒后，左手拇、示、中三指夹紧被刺部位或穴位，右手持针，对准穴位迅速刺入1~2mm，随即将针退出，轻轻挤压针孔周围，使出血少许，然后用消毒棉球或棉签按压针孔。此法多用于手指或足趾末端穴位，如十宣、十二井或头面的太阳、印堂、攒竹、上星等。

2. 散刺法　又称"豹文刺"。是针对病变局部周围进行点刺的一种方法，根据病变部位大小的不同，可刺10~20针，由病变外缘呈环形向中心点刺，以消除瘀血或水肿，达到活血去瘀、通经活络的作用，此法多用于局部瘀血、肿痛、顽癣等。

3. 刺络法　常规消毒，左手拇指压在被刺部位下端，上端用橡皮管结扎，或用手指按压，右手持三棱针对准被刺部位静脉，迅速刺入脉中2~3mm，然后出针，使其流出少量血液，出血停止后，以消毒棉球按压针孔。当出血时，也可轻按静脉上端，以助瘀血排出，毒邪得泄。此法常用于肘窝、腘窝及太阳穴等处的浅表静脉，用以治疗中暑、急性腹泻、发热、急性腰扭伤、急性淋巴管炎等。

4. 挑刺法　是以三棱针或相似针具挑断皮下白色纤维组织，用以治疗某些疾病的一种方法。操作时先常规消毒，将针横向刺入穴位皮肤，挑破皮肤2~3mm，然后再深入皮下，挑断皮下白色纤维组织，以挑尽为止。术后碘伏消毒，敷上无菌纱布，胶布固定。对一些惧怕疼痛患者，可先用0.5%普鲁卡因少许打一皮丘，再行挑治。

挑治的部位，根据病证不同有三种选点法。

（1）以痛为腧选点法　　如肩周炎，即在肩关节部位寻找痛点或敏感点挑刺；甲状腺功能亢进，在甲状腺凸起部挑刺。

（2）以脊髓神经分布特点选点法　　如颈椎病、颈淋巴结肿大、咽喉肿痛、甲状腺功能亢进等，可在颈项部选点挑刺；慢性前列腺炎、肛门痔疾等取腰骶部八髎挑治。

（3）以脏腑器官病变选取相应腧穴法　　如背俞穴邻近阳性反应点挑治，挑治的点可以是穴位或阳性反应点（痛点、丘疹，或条索状物），但要注意与痣、毛囊炎、色素斑等相鉴别。

三、适用范围

三棱针疗法具有通经活络、泻热开窍、活血祛瘀、消肿止痛作用。各种实证、热证、瘀血和经络瘀滞、痹阻疼痛等均可应用。

四、注意事项

1. 必须严格无菌操作，以防感染。

2. 点刺、散刺时手法宜轻宜快，出血不宜过多，以几滴为宜。注意勿刺伤深部动脉。

3. 病后体弱、气血两亏，孕妇和有自发性出血倾向者及皮肤创伤、溃疡、瘢痕、不明肿物等部位不宜使用本法。

第七节　皮肤针疗法

一、概述

皮肤针又称"梅花针""七星针"。运用皮肤针叩刺人体腧穴或一定部位，使叩刺部位皮肤充血红晕或渗出微量血液，以防治疾病的方法。是我国古代"半刺""浮刺""毛刺"等针法的发展。《灵枢·官针》："半刺者，浅内而疾发针，无针伤肉，如拔毛状"；"浮刺者，傍入而浮之，以治肌急而寒者也"；"毛刺者，刺浮痹皮肤也"。皮肤针疗法之所以可以通过刺激皮表，调整脏腑、经络之气，扶正祛邪，从而治疗疾病，其理论依据就是经络学说的皮部理论。《素问·皮部论》说："凡十二经络脉者，皮之部也。是故百病之始生也，必先于皮毛"。

本节参考了中华人民共和国国家标准（GB/T 21709.7—2008）《针灸技术操作规范第 7 部分：皮肤针》。

二、操作方法

1. 叩刺法　　皮肤常规消毒，针尖对准叩刺部位，使用手腕之力，将针尖垂直叩打在皮肤上，并立刻弹起，反复进行。常见如下两种。

（1）压击法　　拇指和中指、无名指掌住针柄，针柄末端靠在手掌后部，示指压在针柄上。压击时手腕活动，示指加压，刺激的强度在于示指的压力。适用于硬柄针。

（2）敲击法　　拇指和示指捏住针柄的末端，上下颤动针头，利用针柄的弹性敲击皮肤，刺激的轻重应根据针头的重量和针柄的弹力，靠颤动的力量来掌握。适用于弹性针柄。

2. 刺激强度　　根据患者体质、病情、年龄、叩打部位的不同，有弱、中、强三种强度。

皮肤针操作方法及适应证见表 15-5。

3. 叩刺部位

（1）循经叩刺 指沿着经脉循行路线进行叩刺，最常用于颈项、背腰骶部的督脉经、膀胱经。因督脉能调节一身之阳气，五脏六腑的背俞穴，皆分布在背腰部的膀胱经。其次是四肢肘、膝以下的三阴、三阳经，因原、络、郄、五输穴多分布在肘膝以下，可以治疗其相应的脏腑经络病证。

表 15-5　皮肤针操作方法及适应证

刺激强度	用针情况	叩刺局部	病人感觉	适应证
弱刺激	用较轻腕力叩刺，针尖接触皮肤时间短	局部皮肤略潮红	患者无疼痛感	老年人、孕妇、儿童、虚证患者和头面、五官、肌肉浅薄处
强刺激	用较重腕力叩刺，针尖接触皮肤时间稍长	局部皮肤可见隐隐出血	患者感觉疼痛	年壮体强、实证患者和肩、背、腰、臀、四肢肌肉较丰厚处
中刺激	介于弱、强之间	局部皮肤潮红，但无渗血	患者稍感疼痛	一般疾病和多数患者，除头面等肌肉浅薄处外，大部分均可用此法

（2）穴位叩刺 指选取与所治病证相关的穴位叩刺，主要指某些特定穴、华佗夹脊穴、阿是穴和阳性反应点等。

（3）局部叩刺 指在病变局部进行叩刺，如头面五官疾病、关节病、局部扭伤、顽癣等病证。

三、适用范围

皮肤针多用于头痛、偏头痛，痹证，急性腰扭伤，肩周炎，腰痛，失眠、多梦，肌肤麻木，神经性皮炎，顽癣，慢性胃肠病，呃逆，斑秃，痛经，近视等。

四、注意事项

1. 施术前检查针具，如有钩曲、不齐、缺损等，应及时修理或更换，方可使用。
2. 针刺前皮肤必须消毒。叩刺后皮肤如有出血，须用消毒干棉球擦拭干净，保持清洁，以防感染。
3. 操作时针尖须垂直上下，用力均匀，避免斜刺或钩挑。
4. 局部皮肤如有创伤、溃疡、瘢痕形成等，不宜使用本法。
5. 凝血功能障碍、急重病证、不明肿物等部位，不宜使用本法。

第八节　针刺麻醉

一、概述

针刺麻醉是运用中医的经络、穴位原理，选择适当穴位针刺，采用针刺手法对病人相应手术部位的神经支配产生人为影响从而达到减轻疼痛以满足手术需要的方法。它是我国根据针刺有镇痛和调整人体生理功能的作用启发下创造出来的，是针灸学的一项新发展。针刺与外科手术相结合，提高了外科手术的操作和效果。针麻还对理论研究提出了新课题，推动了经络、经穴-脏腑相关、痛觉生理学、镇痛原理的研究。

把针刺应用于外科手术的针刺麻醉是20世纪50年代的创新技术，1958年上海第一人民医院的研究者公开发表了《针刺替代麻醉为临床麻醉开辟了新道路》的临床研究成果，从而开辟了针刺麻醉和针刺镇痛研究这一新的研究领域，并为针灸走向世界奠定了基础。在其后的50多年中，针麻经历了由当初的普遍应用到有选择地应用、从单纯针刺麻醉代替药物麻醉到针刺与药物复合麻醉的发展历程，其积累的资料为针灸学术的发展提供了宝贵的经验和教训。针刺麻醉就是在针灸具有良好的镇痛作用基础上发展起来的，针刺并不是起到完全麻醉的作用，而是提高痛阈的镇痛作用。因针刺具有提高痛阈的作用，故增加了疼痛的耐受力，降低了疼痛的敏感性。

（一）针刺麻醉的优点

1. 不用或少用麻醉药，减少或避免因麻醉药物引起的副作用。

2. 安全有效，对心、肺、肝、肾等功能不良或年老体弱、休克等不宜采用药物麻醉的病人，应用针刺麻醉比较安全；或减少麻醉药剂量。

3. 病人能配合医师完成手术，针麻手术时病人保持清醒状态。病人除痛觉变迟钝外，其他各种感觉和运动功能仍正常。因此，病人可与医师合作，有利于手术进行。

4. 术中生理干扰少。针刺有调节人体各种功能的作用。手术时病人的血压、脉搏、呼吸一般都比较平稳。

5. 伤口痛也较轻，利于手术后康复。

6. 简便经济，针麻使用的工具比较简单，不需要复杂的麻醉器械，操作较易掌握。

（二）针刺麻醉主要适应证

1. 对麻醉药物过敏者。

2. 肝、肾、肺功能不良，病情危重、休克和年迈体衰不能接受麻醉药物者。

3. 病情诊断明确、无需广泛探查者。

4. 愿意接受针麻，耐痛能力较好者。

5. 有接受针刺并能发挥针刺调整作用者，术前要做好针麻效果预测。

（三）针刺麻醉的禁忌证

1. 凡针刺治疗中视为禁忌者。

2. 惧怕针刺，顾虑重重，经反复解释仍不能排除精神紧张者。

3. 精神系统的某些疾病，如痴呆、精神分裂症、躁狂抑郁性精神病以及神经系统损坏性疾病者。

4. 诊断不明、需做术中广泛探查者。

5. 病灶局部广泛粘连、手术复杂者。

（四）临床上经常使用的针刺麻醉的类型

1. 单一针刺麻醉　应用单一的方法刺激经穴，如针刺、指压、穴位注射等。

2. 针刺复合麻醉　以应用针刺麻醉为主，同时配合另一种药物麻醉方法，也称针刺平衡麻醉，如针刺硬膜外复合麻醉、针刺气体吸入麻醉等。另外，还可按所取经穴部位不同分为针刺麻醉、耳针麻醉、头皮针麻醉及面针麻醉等。如按穴位刺激方法不同又可分为手法针刺麻醉、电针麻醉、穴位注射麻醉、指压麻醉等。

二、针刺麻醉的作用

1. 镇痛作用。

2. 抗内脏牵拉反应的作用。

3. 抗创伤性休克的作用。

4. 抗手术感染的作用。

5. 促进术后创伤组织的修复作用。

三、针刺麻醉的方法

（一）术前准备 手术前，参加手术的医务人员对病人的病情、病史、精神状况一起进行分析讨论，统一认识，确定针麻手术方案。充分评估术中可能出现的各种情况，准备采取相应的措施。针麻手术时病人处于清醒状态，因此，在术前须将针麻的意义、特点、方法、过程和效果向病人作介绍。同时把手术过程可能有的不适感觉等向患者讲清楚，使其有思想准备，并了解如何进行配合（如开胸时做深呼吸等）。还可在术前在患者身上选穴进行1~3次试针，以了解"得气"情况和对针刺的耐受力，以便在手术时采用适当的刺激方法给予适当的刺激量。

（二）选穴 选穴原则：选穴以容易得气（以酸、麻、胀、重的感应为佳）、不痛、病人体位舒适、术者操作无影响为原则。

1. **体穴选择** 选用十四经穴为主。具体选法有三种。

（1）**循经选穴** 根据经络所通，主治所及的理论，选取与切口部位、手术脏器联系密切的经络腧穴。例如，拔牙选手阳明大肠经的合谷、三间穴；腹式输卵管结扎选足太阴脾经的三阴交穴、足厥阴肝经的太冲穴等。

（2）**近部选穴** 选用手术附近部位的腧穴。例如，拔下牙选颊车、大迎穴；剖宫产选带脉穴等。

（3）**按神经学说选穴** 常用的选法主要有两种：①同节段（或近节段）选穴，如甲状腺手术选扶突、合谷、内关等穴；②按神经干分布选穴或直接刺激神经干，骨科手术应用较多。例如，选极泉穴或臂丛穴（腋窝腋动脉搏动处的两侧各刺1针）进行某些上肢手术；刺激第三四腰神经、股神经、坐骨神经等进行某些下肢手术；在颧髎穴刺激三叉神经第二支，进行某些头部手术或脑手术等。

2. **耳穴选择**

（1）**按脏象学说选穴** 如肺主皮毛，切皮和缝皮时可取肺穴；肾主骨，骨科或胸腔手术切肋骨可选肾穴；肝开窍于目，眼科手术可取肝穴等。

（2）**按手术部位选穴** 如阑尾切除术选阑尾穴；肺手术取肺穴；胆囊手术取胆囊穴等。

（3）**按照耳穴的神经支配和解剖生理学选穴** 如腹腔内脏手术选口穴、耳迷根穴，因是受迷走神经支配。把脑、下脚端等穴作为常用穴，能提高镇痛效果和减轻内脏反射，是根据其生理作用为指导的。

三种选穴法可单独选用，也可配合运用。

（三）刺激方法

1. **手法运针** 体针常用捻转或捻转结合提插的手法；耳针只能捻转，不能提插。运针频率每分钟120~200次为宜，捻转角度一般是90°~270°之间，要求始终处于"得气"状态。手法运针应均匀稳定地进行，这是针麻的基本功，它可以根据术者指下感觉调整刺激强度。

2. **电针** 操作方法同电针疗法。针麻一般用密波为主，刺激量以病人能耐受的中等刺激强度为宜。

3. **诱导和留针** 在手术开始前，对穴位预先进行一段时间刺激，称诱导。诱导时间一般在20~30分钟。可分普遍诱导和重点诱导两种，前者是对所有穴位按照穴位处方顺序进行普遍运针，时间稍长；后者是对重点穴位进行运针，在术前5分钟进行。手术过程中刺激一般须较轻；但对某些敏感部位，手术时可加强针刺感应；某些手术刺激较轻的，可暂停运针或通电，予以静留针，如脑外科切开脑膜后就可静留针一段时间。

四、针刺麻醉的临床效果

经过五十年的临床实践，针麻目前已应用于普外科、神经外科、眼科、耳鼻喉科、口腔科、胸外科、骨科、妇产科、泌尿外科、小儿科等多种手术病证，具有比较广泛的适应证。一般地说，以头面部、颈部、胸部的手术针麻效果较好，适应针麻的病例较多；腹部手术因腹肌紧张、内脏牵拉反应等原因，相对地说适应针麻的病例较少，尚须加强研究。针麻是一种安全、有效、简便、经济的新麻醉方法，特别适用于山区、农村和战时环境。

五、针刺麻醉的缺陷

作为一种临床麻醉方法来说，针麻还存在着镇痛不全、内脏牵拉反应较重和腹壁肌肉紧张等不足之处，有时需要采取适当的药物予以辅助。同时也存在取穴多、诱导时间长等困难，同时存在个体差异，使得其目前没有在临床上广泛开展应用。针刺麻醉仍在不断地完善之中，它的发展将会给人们带来新的福音。

六、常用针麻处方（表 15-6）

表 15-6　常用针麻处方

手术种类	体针或耳针	操　作
内翻倒睫矫正术	睛明、合谷	睛明穴术前重点诱导，不留针，合谷穴术中用密波电针
拔牙术	合谷透劳宫；或用耳针牙痛点	诱导 20 分钟，拔牙前针感可稍强
扁桃体摘除术	合谷	诱导 20 分钟，术中继续手法运针或用密波电针
甲状腺手术	扶突（双），或取合谷、内关；或用耳针肺、神门、屏间、颈	诱导 20 分钟，术中继续运针或密波电针
颅脑手术	颧髎、太冲；或用耳针：肺、神门透肾，下脚端或脑	诱导 20~30 分钟，术中继续运针或密波电针
肺切除术	合谷、内关；三阳络透郄门；外关透内关	诱导 20~30 分钟，术中继续运针或电针，患者应配合做慢而深的腹式呼吸
胃次全切除术	足三里、上巨虚、三阴交；或足三里、翳风、手三里	诱导 20~30 分钟，用脉冲电密波刺激
输卵管结扎术	三阴交、次髎、公孙、太冲；或用耳针：肺、神门、屏间、生殖器	诱导 20~30 分钟，术中继续运针或密波电针
剖宫产术	带脉、足三里、三阴交；或用耳针：肺、神门、腹、子宫	诱导 20~30 分钟，术中继续运针或密波电针

七、注意事项

1. 针刺操作，不论手法运针或电针，均以患者能忍受、较舒适的中强感应为宜。切勿过强，如果病人感到难受，会影响针麻效果。

2. 针麻手术时患者处于清醒状态。手术室要保持安静，不能高声说话，避免引起病人烦躁不安，影响手术进行。

3. 针麻手术对某些病例或某些手术环节，还可能发生镇痛不全、肌肉紧张、内脏牵引反应等，因此术中需做好辅助用药准备。

4. 对某些病灶复杂，粘连较多，或需广泛探查的病例，尤其是某些难度较高的腹腔手术，针麻效果尚不稳定，注意慎用。

【Abstract】

This chapter introduces scalp acupuncture, auricular acupuncture (also known as ear acupuncture), cupping therapy, electro-acupuncture, point-injection therapy, triangle-edged needle therapy, and dermal needle therapy and acupuncture anaesthesia. Manipulations, indications, contraindications and cautions of each therapy are described in detail. These techniques have different characteristics in stimulating methods, therapeutic indications and applications, therefore, when used clinically, they should be chosen based on the nature of the disease, pattern of syndromes, constitution of patients, acupoint locations and the requests of therapy.

【复习思考题】

1. 头针有哪些适应证？

2. 耳针有哪些适应证？

3. 拔火罐法的作用机制有哪些？拔火罐的注意事项。

4. 电针的适应证有哪些？应用电针的注意事项。

（张亚敏　孙　华）

第十六章　针 灸 治 疗

【内容摘要】　疾病的发生和发展，临床证候表现虽然错综复杂，究其原因不外乎脏腑、经络功能失调。针灸治疗是根据脏腑、经络学说，运用四诊诊察病情，进行八纲辨证，将临床上各种不同证候进行分析归纳，以明确疾病的病因病机，以及疾病所在的部位。根据辨证进行相应的配穴处方，或针或灸，或针灸并用，或补泻兼施。本章重点介绍针灸镇痛原理，针灸的治疗作用，针灸的治疗原则与配穴原则及临床常见病证的针灸治疗。针灸治疗通过对穴位的刺激和温煦起到调和阴阳，扶正祛邪，疏通经脉，行气活血的作用，使脏腑、经络功能趋于调和，达到防病治病的目的。

【学习目标】

1. 了解针刺镇痛原理。

2. 熟悉针灸的治疗原则。

3. 掌握针灸处方配穴原则。

4. 熟悉临床常见疾病的针灸治疗。

由于针灸治疗疾病具有操作简便、价格低廉、疗效迅速、无副作用等特点，为愈来愈多的国家和地区所接受。

针灸国际化真正起步于 20 世纪 20~30 年代，发展于 50 年代，于 70 年代进入高潮。进入 21 世纪以来，针灸国际化进程促进了传统针灸与现代科学技术的相互渗透，现代化的进展又促进了针灸向世界各地的传播，二者相辅相成。世界上有 160 多个国家及地区纷纷来我国学习针灸疗法，中医针灸已逐步被越来越多的国家所接受和认可，足可见针灸学博大精深之魅力。

世界卫生组织推荐针灸治疗的 77 种病症具体如下：

1. 已通过临床对照试验，证明针灸是一种有效治疗方法的疾病、症状有：放疗和/或化疗的不良反应，过敏性鼻炎（包括花粉病），胆绞痛，抑郁症（包括抑郁性神经症和中风后的抑郁症），急性细菌性痢疾，原发性痛经，急性胃脘痛（消化性溃疡、急性和慢性胃炎、胃痉挛），面部疼痛（包括颅颌功能紊乱），头痛，原发性高血压，原发性低血压，引产，膝关节疼痛，白细胞减少症，腰痛，胎位不正，妊娠呕吐，恶心和呕吐，颈部疼痛，口腔疼痛（包括牙齿疼痛和颞颌关节功能障碍），肩周炎，术后疼痛，肾绞痛，类风湿关节炎，坐骨神经痛，扭伤，撞击，网球肘。

2. 已初步证明针灸有效，但仍需进一步研究的疾病与症状有：腹痛（急性胃肠炎或因胃肠痉挛引起的），寻常型痤疮，酒精依赖和解毒，贝尔麻痹（面瘫），支气管哮喘，癌症疼痛，心脏神经官能症，慢性胆囊炎急性发作，胆石症，竞争压力症候群，闭合性颅脑损伤，非胰岛素依赖型糖尿病，耳痛，流行性出血热，流鼻血（狭义，不含广义或原发性疾病），结膜下注射引起的眼痛，女性不孕，面肌痉挛，女性尿道综合征，纤维肌痛和筋膜炎，胃动力功能障碍，痛风性关节炎，乙型肝炎病毒携带状态，带状疱疹［人（阿尔法）疱疹病毒3］，高脂血症，卵巢功能减退，失眠，分娩痛，哺乳不足，非器质性男性性功能障碍，梅尼埃病，神经痛（带状疱疹后），神经性皮炎，肥胖，阿片、可卡因和海洛因依赖，骨性关节炎，内视镜检查引起的疼痛，血栓闭塞性脉管炎疼痛，多囊卵巢综合征（斯坦-综合征），儿童气管拔管后，术后恢复期，经前期综合征，慢性前列腺炎，瘙痒症，神经根疼痛和肌筋膜疼痛综合征，原发性雷诺综合征，下泌尿道复发性感染，交感神经营养不良（反射性），尿潴留（外伤），精神分裂症，药物性唾腺分泌过多，干燥综合征，咽喉痛（包括扁桃体炎），急性脊椎疼痛，颈部僵硬，颞下颌关节功能障碍，肋软骨炎，烟草依赖，抽动-秽语综合征，慢性溃疡性结肠炎，尿路结石，血管性痴呆，百日咳。

3. 其他传统疗法难以奏效，且个别针灸临床对照试验报告有效，因此针灸值得一试。这样的疾病与症状有：黄褐斑，中心性浆液性脉络膜病变，色盲，耳聋，弱智，肠易激综合征，脊髓损伤导致的神经源性膀胱，慢性肺心病，小呼吸道阻塞。

4. 在提供了特殊的现代医学知识和足够监测设备的条件下，可以让针灸医生尝试的疾病与症状有：呼吸困难的慢性阻塞性肺疾病，昏迷，婴儿惊厥，冠心病心绞痛，婴幼儿腹泻，儿童病毒性脑炎后后遗症，渐进的和假性延髓麻痹。

第一节　针刺镇痛

针刺镇痛指用针刺的方法防止和治疗疼痛的一种方法。它是在传统中医针刺治疗疼痛的基础上，结合现代针刺麻醉临床实践发展起来的一种有效的临床治疗技术。

在我国应用针灸方法消除或减轻多种疼痛已有两千多年的历史，针灸治疗疼痛可追溯到砭石时期。《帛书》中已有灸法镇痛的记载，《内经》中涉及疼痛的篇章有十余篇，有3篇是痛症专论，对疼痛的病因病机、临床表现、治疗原则、预后转归进行了系统的论述，是现存最早的关于疼痛的理论。我国现存最早的成书于春秋战国时期的《足臂十一脉灸经》和《阴阳十一脉灸经》就是采用灸法治疗痛症。从针灸医学发展史可以发现，针灸不仅广泛地治疗疼痛性疾病，而且还逐步地被用于抑制和预防某些损伤性疼痛，并显示出卓越的效果。

针刺（灸）镇痛原理从中医学观点来看，针灸镇痛大体通过3个途径，即病因治疗、病机治疗和症状治疗，三者常常相辅相成，共同发挥作用。其中"通经络、调气血"是解除疼痛的关键一环。"不通则痛"，"通"即指气血运行流畅，无阻滞现象。针灸能行气活血，起到"通"的作用，以达到鼓舞气血运行的作用。当脉道不滑利、气血运行受阻时，针灸可以通调脉道，促进气血运行滑利。当气血瘀滞不行时，针灸可以活血化瘀，恢复气血运行。改善致痛的病理条件，起到镇痛的作用。

疼痛性病症是针灸的主要适应证之一，临床上利用针灸的镇痛作用，可有效地进行急性痛、慢性痛、癌痛等的治疗，针刺还可用于预防手术痛（见针刺麻醉）。

疼痛是临床最常见的自觉症状之一，表现为刺痛、灼痛、胀痛、撕裂痛、绞痛等，并伴有复杂的心理活动，如焦虑、害怕、恐惧、痛苦等。大量的临床资料和实验研究证实，针灸有良好的镇痛效果，如对头痛、牙痛、三叉神经痛、坐骨神经痛、带状疱疹后遗神经痛、肋间神经痛、胃痛、胆绞痛、痛经、产后宫缩痛、四肢关节痛、腰痛、手术后疼痛等，有明显的镇痛作用。

一、针刺镇痛的神经机制

我国神经生理学家张香桐教授于 1978 年首先提出"针刺镇痛是来自针刺穴位和痛源部位的神经冲动，在中枢神经系统内相互作用、加工和整合的结果"这一假说，经过多学科专家的多层次（从细胞水平进入分子和基因水平）、多角度（神经、体液、经络）的探索，已经证实针刺镇痛是一个生理性调整过程。

1. 针刺镇痛的神经通路

（1）针刺对神经系统的作用：①针刺对周围神经的作用：实验表明，针刺或电针传导痛觉的神经，一方面可使这一神经中痛觉纤维的传导发生阻滞，即通过针刺，可以抑制痛觉神经向脊髓传递疼痛信息，同时又能抑制脊髓细胞对伤害性刺激的反应，从而减少或阻止痛冲动的传导和痛源部位的传入冲动。因为这种镇痛是发生于脊髓以下的作用，所以称为针刺对周围神经的作用。这一点在临床的实践中往往表现为周围组织的止痛治疗中，如针刺麻醉、"疼痛取阿是"，阿是穴治疗具有立竿见影之效基本就是通过这方面的机制实现的；②针刺对中枢神经的作用：现代医学认为中枢神经内不仅存在痛觉中枢，而且存在与镇痛有关的组织结构和对各种刺激信息进行整合、加工的调制系统。当疼痛刺激发生以后，经过周围神经的传导进入脊髓，然后传入中枢神经的各级水平（如脊髓、脑干、丘脑、边缘系统、大脑皮层等），经过中枢神经系统对该刺激信息进行整合、加工，产生痛觉和痛的情绪反应。

（2）针刺对神经递质的作用　针刺对神经递质的作用现代研究证实，许多中枢神经递质的含量变化与针刺镇痛效应密切相关。其中了解较多的有乙酰胆碱、5-羟色胺、脑内吗啡样物质、去甲肾上腺素和多巴胺等。总体来讲，通过针刺可以使脑内具有镇痛作用的递质（乙酰胆碱、5-羟色胺、脑内吗啡样物质）数量增加或作用加强，而使拮抗镇痛作用的递质（去甲肾上腺素、多巴胺）减少，从而达到镇痛效应。更多的实验表明，针刺过程中机体的周围神经系统和中枢神经系统及化学递质都会发生变化，针刺的镇痛作用是机体在针灸刺激下，神经、体液等多种因素参与下共同完成的复杂的反应过程，而并非某一方面简单的变化反应单独完成的，有些机制尚有待于进一步的研究和探讨，但不是痛点转移和心理暗示的结果。针刺镇痛不仅可以提高痛阈和耐痛阈，还可降低情绪反应，既能抑制体表痛，亦可抑制深部内脏的牵扯痛。针刺某些腧穴可提高痛阈/耐痛阈值 65%~80%，且具有全身性作用，起效时间一般在 20~40 分钟，20%~50% 患者在 5~10 分钟即可获效。梁繁荣等的实验结果提示，炎症痛本身除了激活了外周的内源性阿片肽（EOP）系统外，还可能激活中枢的 EOP 系统，使痛与镇痛维持在一个高水平。而电针刺激则进一步提高 β-内啡肽（β-EP）含量，增大机体镇痛力度，从而引起痛阈提高的效果。梁繁荣等观察到 5-羟色胺（5-HT）与电针镇痛的后效应相关。影响针灸镇痛作用的因素主要有个体差异、穴位特异性、针刺刺激参数、是否得气和针刺时间等。

2. 针刺镇痛的神经化学机制

（1）脑内阿片肽在针刺镇痛中的作用　针刺镇痛时，脑内阿片肽释放增加，其中 β-内啡肽和脑啡肽在脑内具有很强的镇痛效应，脑啡肽与强啡肽在脊髓内有镇痛作用。针刺激活脑内的内阿片肽系统，主要通过三个方面发挥镇痛作用：①脊髓内的内阿片肽神经元释放相应递质，作用于初级感觉传入末梢的阿片受体，抑制传入末梢释放 P 物质，抑制脊髓伤害性感受神经元的痛反应；②脑内有关核团中内阿片肽能神经元兴奋，释放递质并通过有关神经元复杂的换元，参与下行抑制系统，起了抑制痛觉传递的作用；③垂体 β-内啡肽释放至血液内也起一定的作用。已有实验证明，2Hz 电针主要激活脑和脊髓中的脑啡肽能系统和脑内的 β-内啡肽能系统介导镇痛效应；100Hz 电针主要由脊髓强啡肽能介导镇痛效应。针刺可促使吗啡样物质的释放，增加脑内阿片肽的含量，提高 c-fos 的表达等来证明针刺能产生镇痛作用。

（2）经典神经递质在针刺镇痛中的作用　针刺镇痛时，脑内 5-羟色胺的合成、释放和利用都增加，合成超过利用，因此脑内 5-羟色胺含量增加。参与脑内镇痛的中缝背核和中缝大核中含有丰富的 5-羟色胺能神经元，前者的轴突组成上行投射纤维，后者的轴突（即下行抑制系统的一部分）下行至脊髓，损毁此两核团及投射纤维，或用 5-羟色胺受体阻断剂阻断 5-羟色胺能通路，都将减弱针刺镇痛效果。去甲肾上腺素上、下行纤维分别投射至脑和脊髓。激活脑内去甲肾上腺素能上行投射系统，对抗针刺镇痛；激活低位脑干发出的去甲肾上腺素能下行投射系统则加强针刺镇痛。但针刺激活多巴胺能系统时，却削弱或对抗针刺镇痛作用。中枢乙酰胆碱能系统被激活时也增加针刺镇痛。

3. 针刺镇痛的分子机制研究　姬广臣等实验结果表明，炎症痛可引起大鼠中脑导水管周围灰质（PAG）部位的 I 型白介素-1 受体 mRNA（IL-1RImRNA）表达增加，而电针则抑制炎症痛引起的大鼠 PAG 部位 IL-1RImRNA 表达，从而抑制 IL1-β 的致痛作用，达到镇痛效果。IL1-ra 是炎症灶局部产生的抗炎细胞因子，可以拮抗 IL1-β 对相应受体的作用。李熳等的研究表明，电针可能通过调节炎症灶局部致炎细胞因子及抗炎细胞因子之间的平衡，从根本上解除局部病灶免疫细胞的激活状态，从外周途径缓解疼痛。李熳等的进一步研究表明，SP 与 IL1-β 参与了福尔马林所致的炎性痛反应过程，电针可能通过抑制炎性痛病灶局部感觉神经末梢合成和释放 SP 及减少免疫细胞向病灶局部游走、合成并释放 IL1-β，从而发挥消炎镇痛作用。以上研究表明，不同频率电针针刺镇痛效应的差异与中枢相关基因的特异性表达有关，说明应用分子生物学理论和技术，可以从更深层次上阐明针刺镇痛的原理。

二、针刺对急性疼痛的作用

周密等研究急性疼痛和电针镇痛时各项生理指标和血清生化指标之间的关系，结果表明，两组在电针疼痛刺激前后生理和生化指标都有显著差异，生理指标的变化和生化指标的变化之间存在显著的相关性，并且针刺镇痛组模拟疼痛刺激后的生理和生化指标变化幅度均小于疼痛刺激组。薄其秀等观察头针对分娩镇痛的效果，结果表明，头针镇痛在阴道分娩中有较好疗效，对母婴无不良影响。王兵等观察电针合谷对子宫收缩乏力的影响，以及对宫缩持续时间和间歇时间的影响，结果针药组对子宫收缩乏力的总有效率为 97.1%，而药物组为 70.3%，两组比较，差异有非常显著性意义（$P < 0.01$）；与药物组相比，针药组在治疗后 0.5、1、1.5、2 小时，对宫缩持续时间和间歇时间的影响差异有显著或非常显著性意义（$P < 0.05$，$P < 0.01$）。

三、针刺对慢性疼痛的作用

倪育飞等评估针刺镇痛在减轻患者肠镜检查中不适的效果。针刺镇痛能够有效地缓解患者结肠镜检查的不适感，同时缩短肠镜检查时间，患者满意度高。将 80 例门诊结肠镜检查患者随机分为电针组和对照组各 40 例。电针组在镜检前 30 分钟于右侧足三里、上巨虚，左侧阴陵泉、三阴交以电针刺激持续至镜检结束，同时针刺合谷；对照组不予任何防治措施。连续监测患者血压、心率的变化；分别观察两组患者结肠镜插镜时，过乙状结肠、脾区、肝区时的疼痛级别；记录插镜至回盲部时间、术后不良反应以及检查后患者满意度。结果显示，80 例患者全部完成了肠镜检查，电针组患者在结肠镜插镜时、过乙状结肠以及脾区时其疼痛评分显著低于对照组（$P < 0.01$）；同时电针组患者插镜至回盲部的时间为（9.58±3.86）分钟，亦显著快于对照组的（12.96±6.4）分钟（$P < 0.05$）；电针组患者术后满意度亦显

著高于对照组（$P<0.05$），两组患者血压、心率并无显著差异。刘庆等观察电针对慢性内脏痛敏大鼠痛反应的影响，为临床电针治疗慢性内脏痛机制研究打下基础。研究表明，电针能明显改善慢性内脏痛大鼠的痛反应。方法：对新生幼鼠给予结肠扩张刺激，造成其成年后慢性内脏痛觉敏化，对内脏痛大鼠隔日电针 1 次共 4 次，观察其腹壁撤退反射评分，腹外斜肌放电幅值和甩尾反射潜伏期等指标变化，结果内脏痛大鼠与正常对照大鼠相比，腹壁撤退反射评分增高，肌电幅值明显增大，甩尾反射潜伏期明显缩短；内脏痛大鼠电针 4 次后上述 3 项指标与电针前相比，差异有统计学意义，而与正常对照大鼠之间差异无显著性。

四、针刺对癌痛的作用

中医学认为，癌性疼痛的病机为气滞血瘀、痰凝、经络痹阻，不通而痛；久病正虚邪盛，气血亏虚，不荣而痛。故治以调和气血，以通止痛。针刺不仅可以激发经气补虚泻实，疏通经络，调理气血，使气行血荣痛止，还可移神宁心，减轻癌症所致的疼痛综合征，减轻放化疗不良反应。

根据世界卫生组织报道，全世界每年约有 500 万人死于癌症，癌症病人中 55%～85% 并发疼痛。癌痛严重影响癌症病人的生存质量。虽然近来控释吗啡的应用提高了药物镇痛疗效，但仍不能解决由于逐渐耐药不断增加药量而加大药物副作用及依赖性的问题。目前对于癌痛的治疗，现代医学临床常规遵照 WHO 三阶梯给药原则给药，药物治疗在取得镇痛效果的同时，存在着不可避免的副作用，如腹胀、便秘、头晕、纳差、恶心、呕吐、多汗、心悸、气短，甚至有时会出现呼吸抑制等。同时镇痛药随着剂型的改良，价格越来越高，尤其是在配合放、化疗的同时，患者的经济负担很重。而针刺疗法在取得很好镇痛效果的同时避免了药物的副作用及依赖性，而且价格低廉，能为患者减轻经济负担。陈仲杰等根据疼痛的轻中重不同程度分为 3 层，按照随机数字表分别将每一层病人随机分配到针刺组和药物组。针刺组采用"以痛为腧"治疗，在疼痛部位找 3～5 个最明显的压痛点作为针刺点；药物组按 WHO 三阶梯给药原则给口服药，轻度癌痛用阿司匹林，中度用可待因，重度用吗啡。以数字分级法评定疼痛缓解的临床疗效，结果针刺组和药物组均可有效控制癌痛，但针刺组作用明显优于药物组，针刺组总有效率为 94.1%，药物组总有效率为 87.5%，2 组疗效差异有显著性意义（$P<0.05$）。结论：针刺治疗癌痛可取得优于三阶梯药物的镇痛效果，且无镇痛药的副反应及依赖性。

五、针刺对手术后痛的作用

手术创伤引起气血不通，经络受阻而出现伤口疼痛。根据中医"气行血行，气滞血凝，通则不痛"的理论，针刺具有活血化瘀、疏通经络的作用，达到手术后镇痛的效应，有利于伤口愈合。常庚申等采用随机分组、平行对照、多中心临床试验方法，纳入 200 例病人，试验组 100 例为电针刺激内麻点加口服安慰剂，对照组 100 例为安慰针加口服盐酸曲马多片。结果：两组镇痛治疗前、后各时点的疼痛体征改善情况，试验组平均分数下降高于对照组（$P<0.001$）；两组治疗后镇痛疗效比较，试验组优于对照组（$P<0.001$，$P<0.05$）；两组治疗安全性等级比较，试验组明显高于对照组（$P<0.001$）。内麻点靠近足太阴脾经，脾主肌肉、四肢。电针刺激内麻点用于四肢手术后镇痛效果及安全性均优于常规镇痛药。电针刺激该穴后，手术中、手术后血清 β-内啡肽较手术前明显升高，而 β-内啡肽升高是针刺内麻点镇痛机制之一。针刺内麻点麻醉病人手术中、手术后血清血管紧张素 Ⅱ 与手术前比较没有明显变化，说明手术中、手术后病人安静、血压平稳。朋立超等探讨电针刺激合谷、内关穴对甲状腺手术区域镇痛的机制。选择 20 名甲状腺疾病患者，志愿接受针刺麻醉，刺激双侧合谷、内关，刺激方式为连续波、刺激

电压为 6~8V、频率为 10~20Hz，在刺激 40 分钟后开始手术。在电针刺激前、刺激后 10 分钟、20 分钟、30 分钟，监测耳大神经的潜伏期、传导速度、波峰幅度等电生理功能变化，同时测定痛觉变化。结果：电针刺激合谷、内关 10 分钟、20 分钟、30 分钟后，痛觉明显降低（$P<0.01$），耳大神经潜伏期缩短、传导速度加快、波峰幅度增高，较刺激前有明显变化（$P<0.01$）。结论：①针刺合谷、内关在颈部区域可以产生较好的镇痛作用；②针刺合谷、内关可以引起支配颈部区域的神经电生理改变，表现为兴奋性增高；③支配合谷、内关穴位与颈部区域的神经可能属于同源神经。

六、针刺镇痛的一般规律

1. 针刺镇痛作用的性质　针刺既能镇急性痛，又能镇慢性痛；针刺既能抑制体表痛，又能减轻乃至消除深部痛和牵涉痛；针刺既能提高痛阈和耐痛阈，又能减轻疼痛的情绪反应。

2. 针刺镇痛作用的强度　在适宜的针刺刺激条件下，使正常人痛阈和耐痛阈提高可达 65%~80%。

3. 针刺镇痛的空间作用范围　针刺具有全身性的镇痛作用，但穴位与针刺镇痛部位之间有相对的特异性。

4. 针刺镇痛作用的时程　在人体从针刺开始至痛阈或耐痛阈升高至最大值一般需 20~40 分钟，继续运针或电针刺激可使镇痛作用持续保持在较高水平上。

第二节　针灸的治疗作用

祖国医学对疼痛的病机亦早有论述，归纳起来不外乎两个方面，即不通则痛、不荣则痛。《素问·举痛论》说"寒气入经而稽迟，泣而不行，客于脉外则血少，客于脉中则气不通，故卒然而痛"，即实邪与气血相搏，使脏腑、经络失调，气血运行不畅，发为疼痛，为疼痛的主要病机"不通则痛"提供了重要的理论基础。《质疑录·论肝血补法》说："肝血不足则为筋挛，为角弓……为少腹痛，为疝痛诸证，凡此皆肝血不荣也"，将虚痛的病理归为"不荣"所致，为疼痛的病机"不荣则痛"奠定了理论基础。无论是"不通则痛"还是"不荣则痛"，其发生均离不开经络系统，离不开气和血两大方面，而针灸的作用机制正是疏通经络、调和气血，这就决定了针灸疗法对于疼痛的治疗具有十分明显的优势。

传统中医认为，各种原因导致的脏腑经络气血运行不畅，或瘀滞不行，或产生逆乱，或气机升降失常，或气血亏虚等气血运行障碍的病理改变，引起疼痛症状，即"不通则痛""不荣则痛"的病机。针灸治疗通过对穴位的刺激和温煦起到疏通经脉，行气活血的作用，改善了病变部位的气血运行状态，从而改善了病痛处营养状态，恢复其正常的生理活动。

一、调和阴阳

人体在正常情况下，保持着阴阳相对平衡的状态。如果因七情六淫以及跌仆损伤等因素使阴阳的平衡遭到破坏，就会导致"阴胜则阳病，阳胜则阴病"等病理变化，而产生"阳盛则热，阴盛则寒"等临床证候。针灸治病的关键就在于根据证候的属性来调节阴阳的偏盛偏衰，使机体转归于"阴平阳秘"，恢复其正常的生理功能，从而达到治愈疾病的目的。针灸调和阴阳的作用，基本上是通过经穴配伍和针刺手法来完成。例如，由肾阴不足，肝阳上亢引起的头痛，治当育阴潜阳，可取足少阴经穴针以补法，配足厥阴经穴针以泻法。

二、调和气血，扶正祛邪

气血是构成人体和维持人体生命活动的基础物质，而经络是运行气血的道路，穴位和经络也是邪气入侵和传变的重要部位与途径。针灸相关的经络、穴位，通过补虚泻实的手法，既可以调和人体的气血，又可以祛除入侵的病邪，起到扶正祛邪的作用。

扶正，就是扶助抗病能力；祛邪，就是祛除致病因素。疾病的发生、发展及其转归的过程，即正气与邪气相互斗争的过程。《素问遗篇·刺法论》说："正气存内，邪不可干"。既病之后，机体仍然会不断地产生相应的抗病能力与致病因素做斗争。若正能胜邪，则邪退而病向愈；若正不敌邪，则邪进而病恶化。因此，扶正祛邪是保证疾病趋向良性转归的基本法则。针灸治病，就在于能够发挥其扶正祛邪的作用。大凡针刺补法和艾灸有扶正的作用；针刺泻法和放血有祛邪的作用，但在具体运用时必须结合腧穴的特殊性来考虑。例如，膏肓、气海、命门、足三里、关元等穴，多在扶正时用；而十宣、十二井穴、人中、大椎等穴，多于祛邪时用。

三、疏通经络

人体的经络"内属于脏腑，外络于肢节"。十二经脉的分布，阳经在四肢之表，属于六腑；阴经在四肢之里，属于五脏。并通过十五络的联系，沟通表里，组成了气血循环的通路，"内溉脏腑，外濡腠理"，维持着正常的生理功能。就病理而言，经络与脏腑之间也是息息相关。病起于外者，经络先病而后可传于脏腑；病生于内者，脏腑先病而后可反映于经络。例如，太阳伤寒，首先出现头项腰背疼痛的经络证候，然后出现脏腑证候。

针灸治病，就是根据经络与脏腑在生理病理上相互影响的机制，在腧穴部位进行针刺或艾灸，取得"通其经脉，调其血气"的作用，从而排除病理因素，治愈疾病。根据辨证施治法则，有补虚与泻实之分。补虚，就是扶助正气；泻实，就是祛除邪气。在疾病过程中，正气不足则表现为虚证，治宜补法；邪气亢盛则表现为实证，治宜泻法。《素问·通评虚实论》说："邪气盛则实，精气夺则虚"。《灵枢·经脉》说："盛则泻之，虚则补之"，是针灸补虚泻实的基本原则。如果违反了这个原则，犯了虚虚实实之戒，就会造成"补泻反则病益笃"的不良后果。在一般情况下，凡属某一经络、脏腑的病变，而未涉及其他经络脏腑者，即可在该经取穴，采用补泻手法，是"不盛不虚，以经取之"的本经补泻法。假使经络发生了彼虚此实，或彼实此虚的病理变化，针灸处方就不局限于采用某一经的穴位。例如，合谷配复溜不仅是两经同用的处方，而且手法不同，效果亦异，用泻法可治感冒无汗，用补法可治阴虚盗汗。

第三节　针灸治疗原则与配穴处方原则

一、针灸的治疗原则

1. 补虚泻实

《灵枢·九针十二原》："凡用针者，虚则实之，满者泄之，菀陈则除之，邪胜则虚之"。《灵枢·经脉》："盛则泻之，虚则补之，热则疾之，寒则留之，陷下则灸之，不盛不虚，以经取之"。指出针灸治病，凡邪气盛满时，当用泻法，以泻其实邪；正气不足，身体虚弱时，应用补法，以补其不足，使正气充实。若属热邪，应用疾刺法或刺出血，以疏泄其邪热。若寒邪过盛，脏腑经络之气凝滞时，当用留针法，以使阳气来复而祛散寒邪，或用灸法以助阳散寒。若气血瘀滞，闭阻经络时，用出血法，以祛除其瘀。若阳气不足而脉陷下时，则宜用灸法，以升阳举陷。若非他经所犯而本经有病者，则取本经腧穴，以调其气血。因此，临床运用针灸治病时，必须根据中医基本理论，运用望、闻、问、切四诊配合其他方法，确立八纲，始能决定针灸治疗原则。

2. 清热与温寒

清热，指热证用"清"法。温寒，指寒证用"温"法，与治寒以热、治热以寒的意义是一致的。《灵枢·经脉》说："热则疾之，寒则留之"。《灵枢·九针十二原》说："刺诸热者，如以手探汤；刺寒清者，如人不欲行"。"疾之"和"如以手探汤"，指治热病宜浅刺而疾出；"留之"和"如人不欲行"，指治寒病宜深刺而留针。凡热邪在表，或热闭清窍而神昏不省人事等，针刺应浅而疾出，如用三棱针在大椎或井穴点刺出血少许，确有清热泄毒、醒神开窍之效。假使热邪入里，即"阴有阳疾"，亦可采用深刺久留的方法，直到热退为止，如热未退，还可反复施术。凡寒邪入里，或寒邪内生之疾，针刺应深而留针，并可酌加艾灸以扶正壮阳、温散寒邪。若寒邪在表，壅遏络脉而肢体痹痛，亦可浅刺疾出，用三棱针点刺放血。此外，热证可用"透天凉"法，寒证可用"烧山火"法。

3. 治标与治本

标本的含义颇广。内为本，外为标；正气为本，邪气为标；病因为本，症状为标；先病为本，后病为标。《素问·标本病传论》说："知标本者，万举万当，不知标本，是谓妄行"，是强调标本在辨证论治中的重要性。应用针灸治标与治本的原则是缓则治其本、急则治其标和标本兼治。

二、针灸配穴处方原则

针灸处方中腧穴的选择，是以阴阳、脏腑、经络和气血等学说为依据，其基本原则是"循经取穴"，这是根据"经脉所通，主治所及"的原理而来的。因此，在"循经取穴"的指导下，取穴原则包括近部取穴、远部取穴和对证取穴。临床上三种方法既可单独选取，也可相互配合应用。

1. 近部取穴　根据每一腧穴都能治疗所在部位的局部和邻近部位的病证这一普遍规律提出的。多用于治疗体表部位明显和较局限的症状。

2. 远部（远道）取穴　根据阴阳脏腑经络学说等中医基本理论和腧穴的主治功能提出的。是在病痛较远的部位取穴（特别是在本经肘膝以下的部位）。

3. 对证取穴（随证取穴、辨证取穴）　是根据中医理论和腧穴的功能提出的，与近部与远部取穴不同。临床上出现发热、失眠、自汗、盗汗、多梦、虚脱等全身证候，就应用随证取穴。例如，大椎清热，内关止呕等。八会穴就是典型的对证取穴，腑会中脘、脏会章门、气会膻中、血会膈俞、筋会阳陵泉、骨会大杼、髓会绝骨（悬钟）、脉会太渊。

三、配穴方法

配穴是在选穴的基础上，选取两个或两个以上、主治相同或相近，具有协同作用的腧穴加以配伍应用的方法。其目的是加强腧穴的治病作用，配穴是否得当，直接影响治疗效果。

常用的配穴方法主要包括本经配穴、表里经配穴、上下配穴、前后配穴和左右配穴等。配穴时应处理好主穴与配穴的关系，原则是少而精，突出主要腧穴的作用，适当配伍次要腧穴。

第四节　针灸临床诊治特点

中医学辨证论治的内容丰富，就针灸学科而言，其辨证论治有其特点，即不仅要辨病、辨证，更要辨经。要将八纲、脏腑、经络等辨证方法紧密结合，分析疾病的病因病机，归纳疾病的病位病性，即确定病位是在脏还是在腑、在经还是在络，并且要分析病性是属寒还是属热、属虚还是属实、属阴还是属阳，才能做出正确的诊断和治疗，合理应用理、法、方、穴、术。

一、辨病诊治

从经络的角度看，疾病虽多，但大体可以分为在内的脏腑病和在外的经络肢节病。在针灸临床诊治时，如果病在脏腑，用脏腑辨证的方法为主辨其病在何脏何腑，如果是经络肢节病，则需要应用经络辨证的方法进行辨经定位。

脏腑病有其相同的用穴规律，不论是何脏何腑病，都可以取其原穴、背俞穴和募穴治疗。此外，治疗六腑病最常用下合穴，如胃痛、胃痞、胃反、呕吐等都属于胃病，皆可以用足三里；泄泻、便秘、肠痈等都属于大肠病，皆可以用上巨虚。而五脏六腑的急性病，可取郄穴，如急性胃痛，可取胃经的郄穴梁丘；急性哮喘，可取肺经的郄穴孔最等。如果脏腑病表现为明显的实证或者虚证时，还可以结合五输穴的生克补泻法选取相应的五输穴，如肝实泻行间、肝虚补曲泉等。另外，根据中医治未病的法则，治肝之时也要兼顾脾胃，如邪在肝，则两胁中痛，寒中，恶血在内，行善掣节，时脚肿。取之行间，以引胁下，补足三里以温胃中，取血脉以散恶血，取耳间青脉，以去其掣。

二、辨证诊治

在临床运用针灸治病时，不仅要通过辨证知其是脏腑病还是经络肢节病，需要进一步结合八纲辨证，根据中医基本理论，运用望、闻、问、切四诊配合其他方法，辨其阴阳、表里、寒热、虚实，确定具体的治疗方法和补泻手法。阴阳是中医的基本理论核心，八纲中的总纲；表里一般是指疾病所在部位的深浅而言；寒热指疾病的性质而言；虚实指人体正气的盛衰和病邪的消长。《灵枢·九针十二原》"凡用针者，虚则实之，满者泄之，菀陈则除之，邪胜则虚之"。《灵枢·经脉》"盛则泻之，虚则补之，热则疾之，寒则留之，陷下则灸之，不盛不虚，以经取之"。指出针灸治病，凡邪气盛满时，当用泻法，以泻其实邪；正气不足，身体虚弱时，应用补法，以补其不足，使正气充实。若属热邪，应用疾刺法或刺出血，以疏泄其邪热。若寒邪过盛，脏腑经络之气凝滞时，当用留针法，以使阳气来复而祛散寒邪，或用灸法以助阳散寒。若气血瘀滞，闭阻经络时，用出血法以祛除其瘀。若阳气不足而脉陷下时，则宜用灸法，以升阳举陷；若非他经所犯而本经有病者，则取本经腧穴，以调其气血。一般情况下，辨证为表证的针刺宜浅刺（在经络在皮肉者），热证的宜浅刺、疾出、泻法，实证的宜多针少灸或刺络出血、泻法；辨证为里证的宜深刺（在脏、在腑），寒证的宜久留针、宜灸，虚证的采用补法，少针多灸等。针灸治病是采用补法、泻法或补泻兼施法，作用于经络、腧穴，取得"通其经络，调其血气"的作用，从而治愈疾病。

三、辨经诊治

针灸是通过经络腧穴而起作用的，所以针灸临床除了辨病和辨证外，还必须辨经，进一步确定病与何经相关，应该选取何经、何穴进行治疗。辨经主要根据"是动则病……"和"是主……所生病"的病候内容进行辨证施治。它是说明每一条经脉气血的变动，可以引起各种不同的疾病，也可以主治疾病。所以，就有了《灵枢·经脉》篇中谈到的："经脉者，所以能决死生，处百病，调虚实"的治疗法则。如脾足太阴之脉病候："是动则病，舌本强，食则呕，胃脘胀，腹胀善噫，得后与气，则快然如衰，身体皆重，是主脾所生病者，舌本痛，体重不能动摇，食不下，烦心，心下急痛，溏瘕泄，水闭，黄疸，不能卧，强立，股膝内肿、厥，足大指不用"，在临床上如果出现这些病候，就可以辨为脾经病，取脾经相应的穴位进行治疗。在临床上，还要根据病症所在的部位辨经诊治，如中医将头痛按部位分经，可有足太阳后头痛、足阳明前额痛、足少阳侧头痛、足厥阴巅顶痛。头痛的部位不仅由病变所在的经脉决定，而且与病因和病性有一定的对应性，故此，治疗头痛首要的是辨明疼痛的部位，明确头痛的部位可以辨明病在何经，如头痛以巅顶为主，可取百会、四神聪、太冲等。

如颈肩腰背腿的病痛，应循按病变部位以辨经，如《灵枢·刺节真邪》论道："用针者必察其经脉之虚实，切而循之，按而弹之，视其动应者乃后取之""用针者，必先查其经络之虚实。一经上实下虚而不通者，此必有横络盛加于大经，令之不通，视而泻之，此所谓解结也"。《难经·七十八难》："知为针者信其左，不知为针者信其右，当刺之时，先以左手按压所针荥俞之处……"。

对于脏腑病，可以结合患病脏腑所联系的经络辨经，如足阳明胃经属胃络脾，足太阴脾经属脾络胃，所以脏腑病除了选用原穴、背俞穴、募穴和下合穴等特定穴外，还可以选取所属经脉及其表里的腧穴。

第五节　常见病证的针灸治疗

一、中风

中风是以突然昏仆、不省人事或伴口角㖞斜、半身不遂、语言不利等，或无昏仆仅以口㖞、半身不遂为主要症状的疾病。因发病急骤，症见多端，病情变化迅速，与风的善行数变特点相似。古代文献有"卒中""厥证""偏枯"等名称。

本病包括现代医学的脑溢血、脑血栓形成、脑梗死等脑血管疾病。

（一）病因病机　中风是多种因素导致，风、火、痰浊、瘀血为主要病因。如正气不足，经络空虚，风邪入侵；烦劳过度，病后体虚，年老体衰，阴阳失调，内风旋动；饮食不节、劳倦内伤、脾失健运、聚湿生痰、痰瘀化热、阻滞经络、蒙蔽清窍；或肝阳素旺，木克脾土，脾失运化，内生痰浊；或内火炽盛，炼液为痰，以致肝风挟痰火窜扰经络，蒙蔽清窍而猝然昏倒，㖞僻不遂；五志过极，心火暴盛，风火相煽；或肝郁气滞，失于条达，气血瘀滞；或者暴怒伤肝，肝阳暴动，气血俱浮，上冲于脑，突发中风。

（二）辨证　中风多属本虚标实之证，在本属肝肾不足，气血衰少，阴阳偏盛；在标为风火相煽，痰浊壅盛，气血瘀阻。

1. 辨病位浅深和病情轻重　分为中经络和中脏腑。

（1）中经络　肌肤不仁，一侧手足麻木或偏身麻木，半身不遂、口眼㖞斜或语言不利。

（2）中脏腑　神志不清或昏迷，半身不遂，口眼㖞斜，或失语或头痛，项强，高热，呼吸鼾鸣，喉中痰声漉漉，口角流涎等。根据病因、病机不同，又分为闭证和脱证。

1）闭证　多因气火冲逆，血菀于上，肝风煽张，痰浊壅盛。症见突然昏仆，不省人事，牙关紧闭，口噤不开，两手握固，面赤气粗，喉中痰鸣，二便闭结，脉弦滑有力。

2）脱证　由于真阳衰微，元阳暴脱。症见目合口张，鼻鼾息微，手撒遗尿，四肢逆冷，脉细弱等。若见汗出如油，两颧淡红，脉微欲绝或浮大无根，为真阳外越之危候。

2. 辨病势顺逆　以神志作为标准。

（三）治疗

1. 中经络　调和经脉，疏通气血。

（1）半身不遂　取手足阳明经穴为主，辅以太阳、少阳经穴。一般刺病侧穴。也可先针健侧，后针病侧，即"补患侧，泻健侧"的治法，适用于病程较久者。上肢：肩髃、曲池、手三里、外关、合谷；下肢：环跳、阳陵泉、足三里、解溪、昆仑。配穴：肩髎、阳池、后溪、风市、悬钟。毫针刺用补泻兼施法。如病侧经筋屈曲拘挛者，肘部取曲泽，腕部取大陵，膝部取曲泉，踝部取太溪。

（2）口眼喎斜（中枢性）　取手足阳明经穴为主，初起单刺病侧，病久左右均刺。处方：地仓、颊车、合谷、太冲、内庭。

2. 中脏腑　开闭泻热，醒脑开窍，回阳固脱。

（1）闭证　取督脉和十二井穴为主，毫针刺用泻法或点刺出血。处方：人中、十二井穴、太冲、丰隆、劳宫、内关。

（2）脱证　取任脉经穴为主，用大艾炷灸。处方：关元、神阙（隔盐灸）。

配合头针疗法，效果更加。根据症状可选取对侧顶颞前斜线、顶颞后斜线、顶旁1线、顶旁2线等。

二、缠腰火丹

缠腰火丹是以突发单侧簇集状水疱呈带状分布的皮疹，伴有烧灼样刺痛为主症的病证，又称"蛇串疮""蛇丹"。有干、湿不同，红、黄之异，皆如累累珠形，干者色红赤，形如云片，上起风粟，作痛发热。湿者色黄白，水疱大小不等，溃烂流水，较干者多痛。多发生于腰腹、胸背及颜面部。

本病相当于西医学的带状疱疹。是水痘-带状疱疹病毒所引起的一种皮肤病，主要侵犯皮肤及脊神经后根，引起该神经感受区内疼痛，同时，在相应的皮肤表面产生带状疱疹特有的节段性水疱丘疹，以水疱多见。好发于春秋季节，成人多见。

（一）**病因病机**　本病多因情志不遂，肝经火盛，肝郁化火；饮食失调，过食辛辣厚味，以致脾失健运，湿浊内停，郁而化热，湿热搏结，外感毒邪郁于皮肤或湿热内蕴袭于腠理、闭阻肌肤而发；病久正虚无力驱邪外出，邪毒稽留不去，余毒未清，导致肌肤营卫壅滞，气血凝结阻于经络，不通则痛。

（二）**辨证施治**　根据"经之所过，病之所治"的原则选取相应的经络及穴位，多以局部疱疹区为主，治法上多选用针刺疗法、艾灸疗法、刺络拔罐、耳针和局部围刺法等，旨在清热利湿解毒，活血化瘀，行气止痛。

主穴：合谷，依据疱疹所发部位的不同，选取发病侧相应节段的华佗夹脊穴。

1. 肝胆热盛型

【证候】　局部皮损鲜红，疱壁紧张，灼热刺痛。自觉口苦咽干、口渴，烦闷易怒，食欲不佳。小便赤，大便干或不爽。舌质红，舌苔薄黄或黄厚，脉弦滑微数。

【治法】　清利肝胆湿热。

【处方】　主穴+阳陵泉、足临泣、行间、太冲、血海，毫针刺用泻法。

2. 脾虚湿蕴型

【证候】　皮肤颜色较淡，疱壁松弛，疼痛略轻，口不渴或渴而不欲饮，不思饮食，食后腹胀，大便时溏，女性患者常见白带多。舌质淡红体胖，舌苔白厚或白腻，脉沉缓或滑。

【治法】　健脾化湿。

【处方】　主穴+阴陵泉、三阴交、足三里、曲池、血海，毫针刺用补泻兼施法。

3. 气滞血瘀型

【证候】 皮疹消退后局部疼痛难忍，拒按，伴烦躁失眠、精神不振、胃纳不佳；舌暗红或有瘀点；苔薄白，脉弦细。

【治法】 理气活血，通络止痛。

【处方】 主穴+血海、膈俞，委中，毫针刺用泻法。

（三）其他疗法

1. 耳针　主穴：肺、神门；配穴：皮质下、内分泌、交感、肾上腺。局部皮肤常规消毒后，主穴必用，配穴据症情酌取 1~2 穴，采用捻转强刺激手法，持续运针 0.5~1 分钟，留针 20~30 分钟，双耳交替，每日或隔日 1 次，5 次 1 疗程。

2. 艾灸法　在疱疹患处取"阿是穴"回旋灸，每穴施灸 5~7 分钟，每次灸 3~4 穴，每日或隔日 1 次，5 次 1 疗程。

3. 刺络拔罐法　令病人选好体位，一般取卧位。然后充分暴露病灶区。常规消毒皮损部位，用三棱针沿疱疹周围点刺，以皮肤轻微出血为度。用闪火法，先在皮损两端吸拔，接着沿带状分布，将罐依次拔在疱疹密集簇拥之处。罐具大小，依部位而选，但必须拔紧。罐数按病灶范围而定，以排满为度，留罐时间以拔出水疱、瘀血汁沫为度，一般 5~10 分钟。拔罐后外涂碘伏，每日或隔日 1 次，直至痊愈。针刺放血清泻热毒，因火罐强大吸附作用而使皮损水疱内呈血性内容，次日即可结痂。达到迅速止痛，缩短病程，减少后遗神经疼痛。

4. 综合疗法　先采用针刺疗法的 1~2 种方法，再配合艾灸法或刺络拔罐法，通过针刺的清理脾胃湿热，清泻肝胆邪热，疏通经络气血的作用，加上灸法、火罐以热引热，外透毒邪的作用共同达到消肿化瘀、祛腐生肌、拔毒止痛的目的。

针灸治疗带状疱疹的方法多，疗效好，副作用小，后遗症少，而且费用低。现代医学研究表明，针灸可以激发机体内部的生理应激系统，通过神经体液调节，使机体痛阈提高，免疫功能加强，同时可以促进内源性阿片肽类物质的分泌，产生镇痛作用，针灸还可以使炎性灶的血管通透性降低，抑制炎性物质渗出，从而起到治疗作用。

（四）注意事项

1. 针灸治疗带状疱疹镇痛效果明显，一般在 1~3 次针灸治疗后，即会有显著的改善。部分患者常在皮损消退后遗留后遗神经痛。故针灸治疗带状疱疹疗程需长些，尤其是老年人，在疱疹结痂后要巩固针刺治疗，对于缩短病程、缓解疼痛、预防后遗神经痛的发生，提高生活质量尤为重要。

2. 注意休息，加强营养，治疗期间不宜食肥甘厚味、辛辣食品，饮食宜清淡，并忌食海鲜发物，注意保暖，勿受寒凉。

3. 嘱患者须保持疱疹区的皮肤卫生，勤换内衣，但疱疹未结痂前勿洗头、沐浴，并要保持乐观。

4. 少数病例合并化脓感染者需外科处理。

三、胃痛

胃痛又称胃脘痛，是以上腹胃脘反复性发作性疼痛为主的病证。因痛及心窝部，故文献中也称"胃心痛""心下痛"等。

本证多见于西医学的急慢性胃炎、消化性溃疡、肿瘤及胃神经功能失调等。

（一）**病因病机**　外感寒邪，内客于胃，寒主收引，致胃气不和而痛。饮食不节，或过饥过饱，致胃失和降，壅滞而痛。肝为刚脏，性喜条达而主疏泄，若忧思恼怒则气郁而伤肝，肝木失于疏泄，横逆犯胃，致气机阻滞而发生疼痛。脾胃为仓廪之官，主受纳和运化水谷，若饥饿失常，或劳倦过度，或久病脾胃受伤等，均能引起脾阳不足，中焦虚寒，或胃阴受损，失其濡养而发生疼痛。

（二）辨证施治

主穴：中脘、足三里、内关。

1. 寒邪客胃

【证候】　胃痛暴作，痛势较剧，得温痛减，遇寒痛增，口和不渴，喜热饮；舌质淡红，苔薄白，脉弦紧。

【治法】　散寒止痛。

【处方】　主穴+阳陵泉、胃俞、公孙、梁丘；毫针刺用补泻兼施法，可灸。

2. 饮食停滞

【证候】　胃痛，脘腹胀满，嗳腐吞酸，恶心呕吐，吐出不消化食物，吐后或矢气后痛减，口气重浊，大便不爽；苔厚腻，脉滑或弦滑。

【治法】　消导除积。

【处方】　主穴+公孙、内庭、天枢；毫针刺用泻法。

3. 肝气犯胃

【证候】　胃脘胀满，痛连胁或痛无定处，嗳气频繁，每因恼怒、郁闷发作或加重；舌质暗红，苔薄白，脉沉弦或沉细。

【治法】　疏肝理气和胃。

【处方】　主穴+太冲、期门、章门；毫针刺用泻法。

4. 湿热中阻

【证候】　胃脘灼热胀痛，得食则重，甚食入即吐，泛酸嘈杂，口干口苦，口气重浊；舌质暗红，苔黄腻，脉滑数。

【治法】　清热化湿。

【处方】　主穴+内庭、厉兑、阴陵泉；毫针刺用泻法。

5. 脾胃虚寒

【证候】　胃痛隐隐，喜温喜按，空腹痛甚，得食痛减，纳呆神疲，或泛吐清水，畏寒肢冷，大便溏薄；舌质淡红或舌体胖大，苔白而滑，脉细弱或迟缓。

【治法】　健脾温中。

【处方】　主穴+脾俞、胃俞、公孙；毫针刺用补法，可灸。

（三）其他疗法

1. 耳穴贴压　胃、脾、肝、交感、神门。

2. 皮肤针　取穴：第6~12胸椎两侧足太阳膀胱经背俞穴，上腹部任脉及足阳明胃经。方法：自上向下依次叩打，急性胃炎宜重叩至皮肤隐隐出血为度；慢性胃炎手法较轻，叩至皮肤潮红即可。

3. 头针　额旁2线。

4. 火罐疗法　脾俞、胃俞、肝俞闪罐、着罐或走罐，以皮肤红润、充血或瘀血为度。

四、头痛

头痛是患者自觉头部疼痛的一类病证，常见于各种急慢性疾病，涉及范围很广。

本病常见于西医学的高血压、偏头痛、神经血管性头痛、感染性发热性疾患、脑外伤以及眼、鼻、耳等病中。

（一）病因病机　头为"诸阳之会"，手足三阳经和足厥阴肝经均上头面，督脉直接与脑府相联系。本病的病因分外感、内伤两方面。"伤于风者，上先受之"，风邪袭络，上犯巅顶络脉，则气血不和，经络阻遏，久则络脉留瘀。肝阳上亢，肝木性喜条达，郁则气滞不畅，如因情志激动，则肝胆之风循经上扰，可致头痛。痰浊内扰，饮食失宣，脾不健运，痰浊内生，清阳不升，浊阴不降。气血不足，禀赋虚弱，血气素亏，髓海精气不充，每因操劳或用脑过度而发作。血瘀阻络，跌仆撞击，损及髓海，以致瘀血停滞，经络不通。

（二）辨证施治

1. 外感头痛　按头痛部位分经取穴。前头部：上星、头维、合谷、阿是穴；巅顶部：百会、通天、太冲、阿是穴；侧头部：率谷、太阳、外关、阿是穴；后头部：后顶、风池、昆仑、阿是穴。毫针刺用泻法。

2. 内伤头痛　主穴：百会、风池、太阳。

（1）肝阳上亢

【证候】　头痛目眩，心烦易怒，夜寐不宁，面赤口苦；舌红苔黄，脉弦数。

【治法】　平肝潜阳。

【处方】　主穴+太冲、阳陵泉；毫针刺用泻法。

（2）痰浊上扰

【证候】　头痛昏蒙，胸脘满闷，呕吐痰涎；舌质暗红，舌苔白腻，脉滑。

【治法】　祛痰化浊利窍。

【处方】　主穴+头维、中脘、丰隆；毫针刺用泻法。

（3）肾精亏损

【证候】　头痛且空，兼眩晕，腰痛酸软，神疲乏力，耳鸣，少寐；舌红少苔，脉细无力。

【治法】　补肾填髓。

【处方】　主穴+脑空、肾俞、悬钟、太溪；毫针刺用补法，可灸。

（4）气血亏虚

【证候】　头痛绵绵，遇劳则甚；兼见心悸怔忡，神疲乏力，面色不华，食欲不振；舌淡苔白，脉细无力。

【治法】　补益气血。

【处方】　主穴+心俞、脾俞、足三里、三阴交；毫针刺用补法，可灸。

（5）瘀血阻络

【证候】　头痛经久不愈，痛处固定不移，痛如锥刺；舌紫暗或有瘀斑，脉细涩或细弦。

【治法】　活血化瘀，通络止痛。

【处方】　主穴+阿是穴、合谷、血海、委中；毫针刺用泻法。

（三）其他疗法

1. 耳穴贴压　枕、额、脑、神门、肝。

2. 皮肤针　取穴：太阳、印堂、阿是穴。适用于肝阳上亢及瘀血阻络型。

五、腰痛

腰痛，又称"腰脊痛"，是以自觉腰部疼痛、活动受限为主症的一类病证。可表现在腰部的一侧或两侧，或腰痛而牵及腿仅表现为腿痛。

本证常见于西医学的腰部骨骼和软组织的损伤、腰椎疾病、泌尿系统感染、肌肉风湿及部分内脏病变。

（一）病因病机　腰为肾之府，肾脉循行"贯脊属肾"。而腰脊部经脉、经筋、络脉的病损也可发生腰痛。感受风寒或久卧湿地，风寒水湿之邪浸渍经络，经络之气阻滞而发病。感受湿热之邪，或寒湿内蕴日久化热，湿热阻遏气血运行。肾亏体虚，长期操劳过度，久坐久立，或因房劳伤肾，精气耗损，肾气虚惫，"腰为肾之府"，腰部脉络失于温煦、濡养可导致腰痛。或跌仆外伤闪挫，用力不当，腰肌劳损，或积累陈伤，经筋、络脉受损，瘀血阻滞所致。

（二）辨证施治

主穴：大肠俞、环跳、委中、阿是穴。

1. 寒湿腰痛

【证候】　腰痛重着，痛连臀腘，转侧不利，遇阴雨天加重；苔白腻，脉沉迟缓。

【治法】　温经除湿，通络止痛。

【处方】　主穴+命门、昆仑、风府，毫针刺用补泻兼施法，可灸。

2. 湿热腰痛

【证候】　腰痛，痛处灼热感，热天或雨天加重，活动后可减轻，小便短赤；苔黄腻，脉濡数或弦数。

【治法】　清热利湿，通络止痛。

【处方】　主穴+阴陵泉、三阴交，毫针刺用泻法。

3. 瘀血腰痛

【证候】　有腰部外伤史，腰痛如刺，痛处固定拒按，日轻夜重，转侧不利；舌紫暗或有瘀斑，脉沉涩。

【治法】　活血化瘀，理气止痛。

【处方】　主穴+血海、膈俞、次髎、期门、合谷，毫针刺用泻法。

4. 肾虚腰痛

【证候】　腰痛酸软，喜揉喜按，反复发作，遇劳则甚，双膝无力，阳虚则手足不温，腰背少腹冷痛，少气乏力，舌淡，脉沉细；阴虚则五心烦热，口干咽燥，失眠健忘耳鸣，舌嫩红，脉弦细数。

【治法】　偏阴虚—补肾滋阴；偏阳虚—补肾助阳。

【处方】　主穴+肾俞、太溪、腰阳关。肾阳虚配关元、气海、命门、足三里、昆仑；肾阴虚配绝骨、照海、秩边、三阴交。毫针刺用补泻兼施法，可灸。

（三）其他疗法

1. 耳穴贴压　腰骶椎、肾、神门。

2. 头针　取顶颞后斜线上 1/5、顶旁 1 线。方法：1.5 寸毫针沿皮刺入，捻转 1~2 分钟，然后通以脉冲电针仪 15~20 分钟，在治疗的同时，嘱患者活动腰部。

3. 皮肤针　阿是穴、委中。方法：用皮肤针叩刺出血，再拔以火罐。

4. 火罐疗法　阿是穴或相应穴位闪罐、着罐或走罐，以皮肤红润、充血或瘀血为度。

六、坐骨神经痛

坐骨神经痛指多种病因所致的沿坐骨神经通路及其分布区的疼痛，属中医"腰腿痛"范畴。临床以臀部、股后侧，小腿后外侧、足外侧疼痛为主症。属于足太阳、足少阳经脉和经筋病证。

（一）**病因病机**　感受风寒湿邪，风寒水湿之邪浸渍经络，经络之气阻滞而发病。肾亏体虚，长期操劳过度，久坐久立，或因房劳伤肾，精气耗损，肾气虚惫导致腰腿疼痛。跌扑外伤闪挫，用力不当，腰肌劳损，或积累陈伤，经筋、络脉受损，瘀血阻滞所致。

（二）**辨证施治**

主穴：腰 2~5 华佗夹脊穴、阿是穴、环跳、委中、阳陵泉。

1. 风寒湿痹

【证候】　腰腿冷痛，上下走窜，屈伸不便，遇阴雨寒冷气候加重，或伴下肢肿胀；舌质淡红，苔薄白或白腻，脉浮紧或沉。

【治法】　祛风散寒，除湿止痛。

【处方】　主穴+秩边、命门，毫针刺用泻法，可灸。

2. 瘀血阻滞

【证候】　腰部闪挫伤史，腰腿刺痛，痛处拒按，按之刺痛放散，夜间痛甚，不能俯仰，转侧不利；舌紫暗或有瘀斑，脉涩。

【治法】　活血通络。

【处方】　主穴+膈俞、血海，毫针刺用泻法。

3. 气血不足

【证候】　腰腿隐痛，反复发作，遇劳则甚，下肢痿软，恶风畏寒，喜揉喜按，神疲乏力，面色无华；舌淡苔少，脉沉细。

【治法】　补益气血。

【处方】　主穴+足三里、三阴交，毫针刺用补泻兼施法，可灸。

（三）**其他疗法**

1. 耳穴贴压　坐骨神经、臀、腰骶椎、肾。

2. 皮肤针　叩刺腰骶部及在压痛点刺络出血，加拔火罐。

3. 火罐疗法　阿是穴或相应穴位闪罐、着罐或走罐，以皮肤红润、充血或瘀血为度。

七、面痛

面痛是以眼、面颊部出现反复发作的、短暂的、阵发性、烧灼样抽掣疼痛，又称"面风痛""痛性抽搐"。

本病相当于西医学的三叉神经痛。三叉神经分眼支、上颌支和下颌支，临床上以第二、第三支同时发病多见。

（一）**病因病机**　面部主要归于手、足三阳经所主。风邪上侵面部三阳经脉，多由外感或内伤所致血脉壅闭、气血受阻而发生疼痛；内伤者或由肝胆风火上逆；或由胃火上炎；或由痰浊上扰，以致风火攻冲头面，上扰清窍而作痛。

（二）**辨证施治**

主穴：合谷、内庭、太冲。

【证候】　触及面部某一点而突然发作，甚至不敢洗脸、漱口和进食。疼痛呈阵发样、闪电样剧痛，其痛如刀割、针刺、火灼，可伴有病侧部面部肌肉抽搐、流泪、流涎等现象。发作时间短暂，数秒钟或数分钟后可缓解。舌红、紫暗，苔白或薄黄，脉浮数或弦。

【处方】　第一支痛：主穴+鱼腰、下关，可配阳白、上星等穴；第二、三支痛：主穴+四白、下关、地仓、夹承浆、颧髎等。

其中头面部穴位取患侧；合谷、内庭、太冲取双侧。毫针刺用补泻兼施法。针刺入穴位后，患侧面部出现触电样针感，是取得疗效的关键。加强针感的传导刺激，则得气快，针感强，镇痛效果显著。针刺鱼腰穴使针感放散至前额；四白穴针感放散至下睑、上唇及鼻翼处。

三叉神经痛是临床顽固性病证，其病程多迁延日久，反复发作。《灵枢·终始》篇曰："久病者，邪气入深，刺此病者，深内而久留之"。在治疗中采取长时间留针，更好地激发经气，祛除邪气，从而加强调节疏通经气的作用。

（三）**其他疗法**

耳穴贴压：根据疼痛发作的不同部位选取穴位，常用的穴位有牙、颌、面颊、颞、额、肝、胆、神门、皮质下等。

八、网球肘

网球肘是肱骨外上髁部桡侧伸肌腱附着处的慢性劳损，临床以肘部疼痛、腕和前臂旋转功能障碍为主症。属中医"伤筋""痹症"范畴。

本病常见于西医学的肱骨外上髁炎、肱骨内上髁炎和尺骨鹰嘴炎。

（一）**病因病机**　本病主要是慢性劳损引起。肘、腕长期操劳，风寒之邪积聚肘部，以致劳伤气血或风寒敛缩脉道，筋经、络脉失和而成。肘外部主要归属于手三阳经所主，故手三阳经筋受损是主要病机。

（二）**辨证施治**

主穴：曲池、阿是穴。

1. 寒湿外侵

【证候】　肘部疼痛，得温痛减，遇劳加重，不能旋臂，提物困难；苔薄白，脉浮缓。

【治法】　祛寒除湿。

【处方】　主穴+肘髎、手三里、尺泽，毫针刺用泻法，可灸。

2. 气血瘀阻

【证候】　有突然挥臂或绞拧衣物史，痛如锥刺，向前臂及腕部放射，持物困难或握物无力；苔薄白，脉弦紧。

【治法】　理气活血通络。

【处方】　主穴+尺泽、合谷，毫针刺用泻法。

3. 肝肾两亏

【证候】 肘痛，昼轻夜重，持物无力，伴头晕目眩，耳鸣，腰酸膝软；舌红少苔，脉细弱。

【治法】 滋补肝肾。

【处方】 主穴+肝俞、肾俞、足三里、三阴交、太溪，毫针刺用补泻兼施法。

（三）其他疗法

1. 耳穴贴压　肘、神门、颈椎。

2. 皮肤针　取穴：压痛点。方法：叩刺局部出血，加拔火罐。

3. 火罐疗法　阿是穴或相应穴位闪罐、着罐，以皮肤红润、充血或瘀血为度。

九、落枕

落枕是睡眠后或受风寒后发生的一侧颈项强直，颈部活动受限，患部酸楚疼痛，重者可向同侧肩背及上臂扩散。

西医学认为本病是各种原因导致颈部肌肉痉挛所致。

（一）**病因病机**　颈项侧部为手三阳和足太阳经脉所主。落枕是睡眠时颈部位置不当，或因负重颈部过度扭伤，或风寒侵袭项背，寒性收引，使筋络拘急；颈部脉络受损，气血运行不畅，不通而痛。故手三阳和足太阳筋络受损，气血阻滞，为本病的主要病机。

（二）**辨证施治**

主穴：落枕穴、阿是穴、后溪。

1. 太阳经病变

【证候】 颈项强直，痛连项背，头部俯仰受限，不能左右回顾，项背部压痛明显。舌紫暗或有瘀斑，脉浮紧。

【处方】 主穴+昆仑、天柱、大杼，毫针刺用泻法。

2. 少阳经病变

【证候】 颈项强直，痛连肩臂，颈部不能侧弯和左右转动，颈侧部压痛明显。舌紫暗或有瘀斑，脉弦紧。

【处方】 主穴+悬钟、外关、风池、翳风，毫针刺用泻法。

（三）其他疗法

1. 耳穴贴压　颈、颈椎、肩、神门、压痛点。

2. 皮肤针　取穴：风府、风池、天柱、肩井、肩外俞。方法：自上而下，自内向外进行叩刺，以皮肤潮红为度，然后拔火罐。

3. 火罐疗法　阿是穴或相应穴位闪罐、着罐或走罐，以皮肤红润、充血或瘀血为度。

十、漏肩风

漏肩风是以肩部长期固定疼痛，活动受限为主症的病证。由于风寒是本病的重要诱因，常称"漏肩风"；因本病多发于50岁左右的成人，故俗称"五十肩"；因患肩局部畏寒，肩关节粘连，活动受限，故又称"肩凝"等。临床以肩痛和活动受限为主症。

本病相当于西医学的肩关节周围炎。是肩周肌肉、肌腱、滑囊和关节囊等软组织的退行性、炎症性病变。早期以疼痛为主，后期出现功能障碍。

（一）**病因病机**　感受风寒湿邪，风寒水湿之邪浸渍肩部，经络之气阻滞而发病。或肾亏体虚，长期操劳过度，慢性劳损，跌扑外伤闪挫，用力不当，或积累陈伤，经筋、络脉受损，瘀血阻滞所致。肩部主要归属手三阳经脉所主，内外因素导致肩部经络阻滞不通或经脉失养，是本病的主要病机。

（二）**辨证施治**

主穴：肩髃、肩贞、合谷。

1. 风寒湿痹

【证候】　肩部窜痛，遇寒加重或日轻夜重，得温痛减，肩酸痛不举，动则痛剧；舌淡红，苔薄白，脉弦滑或弦紧。

【治法】　祛风散寒，除湿止痛。

【处方】　主穴+天宗、风门、曲池、外关，毫针刺用补泻兼施法。

2. 经脉失养

【证候】　肩痛日久，肩臂肌肉挛缩，关节僵直，动作受限，酸痛乏力，局部得温痛减，受寒加剧；舌淡或有瘀点，脉沉细。

【治法】　益气活血，疏通经脉。

【处方】　主穴+气海、足三里、三阴交，毫针刺用补泻兼施法。

肩内侧痛，配合尺泽、阴陵泉；肩外侧痛，配合臂臑、阳陵泉；肩后痛，配合条口透承山。

（三）**其他疗法**

1. 耳穴贴压　肩、肩关节、肾上腺、压痛点。

2. 透针法　取穴：条口透承山、阳陵泉透阴陵泉。单肩病取健侧穴，双肩病则双侧取穴。针刺方法：病人坐位，两腿屈成直角，用3~4寸长毫针针刺入条口或阳陵泉穴，徐徐进针，频频捻转，在得气的情况下，嘱病人活动患肢，动作应由慢到快，用力不宜过猛。本法适用于病程短者。

3. 火罐疗法　阿是穴或相应穴位闪罐、着罐或走罐，以皮肤红润、充血或瘀血为度。

十一、面瘫

面瘫是以口、眼向一侧㖞斜为主症的病证。俗称"吊线风"。

本病相当于西医学的周围性面神经麻痹，认为多因风寒导致面神经血管痉挛，局部缺血、水肿，使面神经受压，神经营养缺乏，甚至引起神经变性而发病。也有因疱疹病毒等引起的非化脓性炎症所致。

（一）**病因病机**　手、足阳经脉均上头面部，当病邪侵犯面部经络，可导致本病的发生。本病多由脉络空虚，风寒之邪乘虚侵袭阳明、少阳脉络，以致经气阻滞、经筋失养，筋肌纵缓不收而发病。

（二）**辨证施治**

主穴：地仓、颊车、阳白、四白、内庭、合谷、太冲。

1. 风邪袭络

【证候】　突然口眼㖞斜，面部感觉异常，耳后耳中隐痛，额纹浅或消失；鼓腮漏气，或有恶寒发热，鼻塞流涕；舌质淡红，苔薄白或薄黄，脉浮紧或浮数。

【治法】　祛风通络。

【处方】　主穴+风池、翳风、外关，毫针刺用补泻兼施法。

2. 虚风内动

【证候】　口眼㖞斜，面部麻紧感，面肌蠕动，每于说话或情绪激动时口眼抽动，或有头晕耳鸣，目涩无泪；舌淡或红，少苔，脉弦细。

【治法】 滋补肝肾，息风止痉。

【处方】 主穴+太溪、足三里、阳陵泉，毫针刺用补泻兼施法。

（三）其他疗法

1. 耳穴贴压　面颊区、肝、眼、口、下屏尖、额。

2. 火罐疗法　瘫痪侧面部相应穴位闪罐、着罐或走罐，以皮肤红润、充血或瘀血为度。

十二、牙痛

牙痛指牙齿因各种原因引起的疼痛，遇冷、热、酸、甜等刺激时牙痛发作或加重。文献中也称"牙宣""骨槽风"。

常见于西医学的龋齿，急、慢性牙髓炎，牙周炎，根尖周围炎和牙本质过敏等；也见于三叉神经痛、周围性面神经炎等。

（一）病因病机　手、足阳明经脉分别入下齿、上齿，大肠、胃腑积热，或风邪外袭经络，郁于阳明而化火，火邪循经上炎而发为牙痛。肾主骨，齿为骨之余，肾阴不足，虚火上炎亦可引起牙痛。亦有多食甘酸之品，口齿不洁，垢秽蚀齿而作痛。

（二）辨证施治

主穴：合谷、颊车、下关。

1. 风热侵袭

【证候】 牙痛突然发作，阵发性加重，得冷痛减，受热加重，牙龈肿胀；形寒身热，口渴；舌红苔白或薄黄，脉浮数。

【治法】 祛风清热。

【处方】 主穴+风池、外关，毫针刺用泻法。

2. 胃火上蒸

【证候】 牙痛剧烈，牙龈红肿或出脓血，得冷痛减，咀嚼困难；口渴口臭，溲赤便秘，舌红苔黄燥；脉弦数或滑数。

【治法】 清胃泻火。

【处方】 主穴+二间、内庭，毫针刺用泻法。

3. 虚火上炎

【证候】 牙痛隐隐，时作时止，日轻夜重，牙龈暗红萎缩，牙根松动，咬物无力；腰膝酸软，五心烦热；舌嫩红少苔，脉细数。

【治法】 滋阴清火。

【处方】 主穴+太溪、照海、悬钟，毫针刺用补泻兼施法。

（三）其他疗法

1. 耳针　牙痛点、神门、屏尖、上颌、下颌，取2~3穴，强刺激，留针20~30分钟。

2. 耳穴贴压　牙痛点、神门、屏尖、上颌、下颌。

十三、痛经

痛经是妇女在行经期间或行经前后，出现周期性小腹或腰骶部疼痛或胀痛，甚则剧痛难忍，常可伴有面色苍白、头面冷汗淋漓、手足厥冷、泛恶呕吐等症。

（一）病因病机 本病多因行经期感受寒邪，饮食生冷，以致脉络凝滞，瘀血停滞胞中，经行受阻，不通则痛；或因情志郁结，气滞经行不畅而成。或因体质虚弱，或大病、久病之后，气血不足，渐至血海空虚，胞脉失养所致。

（二）辨证施治

主穴：三阴交、太冲、中极。

1. 寒湿凝滞

【证候】 经前或行经时小腹冷痛，重则连及腰背，得热痛减；伴经行量少，色暗有血块，畏寒便溏；舌苔白腻，脉沉紧。

【治法】 祛寒除湿，活血止痛。

【处方】 主穴+关元、地机、归来、血海，毫针刺用补泻兼施法，可灸。

2. 肝郁气滞

【证候】 经前或经期小腹胀痛，胀甚于痛，经中有瘀块，块下后疼痛减轻；月经量少，淋漓不畅，色暗，胸胁两乳作胀；舌质暗或有瘀斑，脉沉弦。

【治法】 疏肝解郁，理气止痛。

【处方】 主穴+曲泉、气海，毫针刺用泻法。

3. 肝肾亏损

【证候】 月经后小腹隐痛，按之痛减；月经量少色淡，质稀，腰膝酸痛，头晕耳鸣；舌质淡苔薄白，脉沉细。

【治法】 滋补肝肾。

【处方】 主穴+关元、肝俞、肾俞、照海、足三里，毫针刺用补泻兼施法。

4. 肝郁湿热

【证候】 经前或经期小腹疼痛，甚则痛及腰骶，或感腹内灼热；经行量多质稠，色鲜红或紫，有小血块，胁肋疼痛，小便短赤，带下黄稠；舌红苔黄腻，脉弦数。

【治法】 疏肝解郁，清热利湿。

【处方】 主穴+期门、章门、次髎，毫针刺用泻法。

（三）其他疗法

1. 耳穴贴压 子宫、内分泌、交感、肾。

2. 头针 额旁3线。

十四、感冒

感冒是外邪侵袭人体所致的常见外感疾病。四时均可发生，尤以冬、春两季气候骤变时为多。文献也称"伤风""时行感冒"。

分为普通感冒和流行性感冒。普通感冒以上呼吸道局部症状重，全身症状轻为其临床特点。流行性感冒则起病急、发热、头痛、关节疼痛等全身症状较重，上呼吸道症状一般较轻。常见于西医学的上呼吸道感染。

（一）病因病机 感冒主要由于体虚，抗病能力减弱，当气候剧变时，人体卫外功能不能适应，邪气乘虚由皮毛、口鼻而入，引起一系列肺卫症状。偏寒者，则致寒邪束表，肺气不宣，阳气郁阻，毛窍闭塞；偏热者，则热邪灼肺，腠理疏泄，肺失清肃。感冒虽以风邪多见，但随季节不同，多挟时气或非时之气，如挟湿、挟暑等。

（二）辨证施治

主穴：合谷、曲池、外关。

1. 风寒感冒

【证候】　发热轻，恶寒重，鼻塞声重，流清涕，头痛身痛，四肢酸楚，无汗；苔薄白，脉浮紧。

【治法】　辛温解表。

【处方】　主穴+风池、风门、列缺，毫针刺用平补平泻法。

2. 风热感冒

【证候】　发热重，微恶寒，头胀痛，咽喉肿痛，鼻塞，流浊涕；苔薄微黄，脉浮数。

【治法】　辛凉解表。

【处方】　主穴+风池、大椎，毫针刺用平补平泻法。

3. 暑湿感冒

【证候】　见于夏季，恶寒发热或身热不扬，头晕头重，鼻塞流浊涕，胸闷泛恶，食欲减退，腹泻；苔黄腻，脉濡数。

【治法】　解暑除湿。

【处方】　主穴+足三里、中脘、阴陵泉，毫针刺用补泻兼施法。

（三）其他疗法

1. 耳穴贴压　肺、内鼻、咽喉、大肠。

2. 火罐疗法　沿背部督脉、膀胱经走罐，或闪罐、着罐，以皮肤红润、充血或瘀血为度。

十五、不寐

不寐即失眠，也称"不得眠""目不瞑"，是以经常不能获得正常睡眠为特征的一种病证。轻者难以入睡，或睡而易醒，醒后能再睡，亦有时睡时醒，睡之不实者；严重者则彻夜不眠。

本证可见于西医学的神经衰弱、抑郁症、焦虑症、围绝经期综合征等。可单独出现，但常伴有头晕、头痛、心悸、健忘、乏力等症状。

（一）病因病机　不寐主要病机为阴阳失调、阳不入阴，导致心神不安。不寐主要因思虑劳倦、内伤心脾，生血之源不足，心神失养所致；或因久病、惊恐、房劳伤肾，肾阴耗伤，不能上济于心以致心阳独亢，不能下交于肾，心肾不交而神志不宁；有因体质素弱，心胆虚怯；情志内伤，肝郁化火，扰动心神；饮食不节，损伤脾胃，聚湿生痰化热，痰热扰心，心神不宁等。

（二）辨证施治

主穴：神门、三阴交、照海、申脉。

1. 心脾两虚

【证候】　不易入睡，入睡后易醒，多梦；心悸，健忘，头晕，肢倦乏力，腹胀，便溏，面白无华；苔薄白，舌质淡，脉细弱。

【治法】　补益心脾安神。

【处方】　主穴+心俞、脾俞、足三里，毫针刺用补法。

2. 阴虚火旺

【证候】 心烦、不寐，或稍入睡即醒；头晕，耳鸣，腰酸膝软，遗精，健忘，手足心热，口干咽燥；舌质红，脉细数。

【治法】 滋阴降火安神。

【处方】 主穴+太溪、肾俞、心俞，毫针刺用补泻兼施法。

3. 肝阳上扰

【证候】 烦躁、易怒，难以入睡；头晕头痛，胸胁胀痛，口苦，目赤；舌质红，苔黄，脉弦数。

【治法】 平肝潜阳安神。

【处方】 主穴+肝俞、大陵、太冲、四神聪，毫针刺用补泻兼施法。

4. 痰热扰心

【证候】 睡眠不实；痰多胸闷，脘腹胀满，嗳腐吞酸；苔黄厚腻，脉滑数。

【治法】 化痰清热安神。

【处方】 主穴+中脘、丰隆、内关、曲池，毫针刺用补泻兼施法。

5. 心胆气虚

【证候】 心烦不得眠、心悸多梦，易惊醒，胆怯易怒，气短倦怠；舌质淡，脉弦细。

【治法】 益气镇惊，安神定志。

【处方】 主穴+心俞、胆俞、阳陵泉、丘墟，毫针刺用补泻兼施法。

（三）其他疗法

耳穴贴压：神门、皮质下、交感、心、肝、脾、肾、内分泌。

十六、肥胖症

肥胖症是人体内脂肪贮存过多，体脂增加使体重超过标准体重20%称肥胖症。如无明显病因可寻者称单纯性肥胖症；具有明确病因者称继发性肥胖症。针灸减肥以治疗单纯性肥胖为主。

（一）**病因病机** 本病形成多由过食肥甘、膏粱厚味之品，加之久卧、久坐，必使运化无力，输布失调，膏脂内聚；七情所伤，肝气郁滞，脾失健运则浊脂内聚；脾肾气虚，肝胆失调，不仅造成膏脂、痰浊、水湿停蓄，也使气机失畅，而造成气滞或血瘀。因此，肥胖病的发病为本虚标实，本为气虚，标为湿、痰、脂（瘀）。

（二）**辨证施治**

主穴：中脘、足三里、天枢、水道、归来、丰隆、曲池。

1. 痰湿阻滞

【证候】 体型肥胖，嗜睡，易疲倦，纳差，口淡无味，月经少或闭经，舌胖有齿痕，脉沉缓或滑。

【治法】 祛痰化湿，健脾和胃。

【处方】 主穴+脾俞、胃俞、阴陵泉、丰隆、中极、三阴交，毫针刺用补泻兼施法。

2. 胃火炽盛

【证候】 体型肥胖，胃纳亢进，消谷善饥，舌质红，苔黄腻，脉滑数。

【治法】 清胃泻火。

【处方】 主穴+合谷、曲池、内庭，毫针刺用补泻兼施法。

（三）其他疗法

1. 耳穴贴压 胃、内分泌、三焦、缘中、大肠。方法：每次餐前30分钟按压耳穴3～5分钟，有灼热感为宜。

2. 火罐疗法　沿背部督脉、膀胱经走罐，着罐，以皮肤红润、充血或瘀血为度。

十七、便秘

便秘指大便秘结不通或排便间隔时间延长，或排便困难的病证。

（一）**病因病机**　本证多因大肠积热，或气滞、寒凝，或气血亏虚，使大肠传导功能失调所致。饮食失节、劳倦过度、情志失调、六淫袭扰、热病伤津、老年体虚、妇人多产、痰滞虫积、久蹲强努、裂痔畏便等。诸因素使脏腑功能失调、气血津液紊乱、大肠传导功能失常导致便秘。

（二）**辨证施治**

主穴：天枢、支沟、上巨虚、承山。

1. 热结便秘

【证候】　大便干结，坚涩难下；面红身热，腹胀腹痛，口干口臭，小便短赤；舌红苔黄或黄燥，脉滑数。

【治法】　清热通便。

【处方】　主穴+大肠俞、内庭、曲池，毫针刺用泻法。

2. 气滞便秘

【证候】　大便秘结，欲便不能，便质正常；胁腹胀满，甚则腹痛，嗳气频作，纳食减少；苔薄腻，脉弦。

【治法】　理气通便。

【处方】　主穴+太冲、阳陵泉，毫针刺用泻法。

3. 气虚便秘

【证候】　大便并不干硬，虽有便意，但排便费力，挣则汗出短气，甚喘促，便后疲乏；面色㿠白，倦怠懒言；舌淡或淡嫩，苔薄，脉沉细。

【治法】　益气通便。

【处方】　主穴+肺俞、脾俞、足三里，毫针刺用补泻兼施法。

4. 血虚便秘

【证候】　大便秘结而干；面白无华，头晕目眩，心悸，唇舌淡；舌质淡嫩，脉细涩或细弱。

【治法】　养血润燥。

【处方】　主穴+脾俞、足三里、膈俞、血海，毫针刺用补泻兼施法。

5. 阴虚便秘

【证候】　大便燥结，排出困难，状如羊屎；形体消瘦，五心烦热，口干颧红；舌红少苔，脉细数。

【治法】　滋阴通便。

【处方】　主穴+太溪、照海，毫针刺用补泻兼施法。

6. 阳虚便秘

【证候】　大便艰涩，排出困难；小便清长，夜尿频，腹中冷痛或腰脊酸冷，畏寒肢冷，面色㿠白；舌淡苔白或润，脉沉迟。

【治法】　温阳通便。

【处方】　主穴+肾俞、命门，毫针刺用补法，配合灸穴。

（三）其他疗法

耳穴贴压：直肠下段、大肠、便秘点、皮质下、交感。

【Abstract】

The causes of the occurrence and development of disease with complex syndromes can not exclude the disorders of viscera and bowels and channels and collaterals. Acupuncture and moxibustion treatment is based on the theories of viscera and bowels, and channels and collaterals; and it uses the four examinations to diagnose the disease and carry on differentiation of eight principles to induce and analyse the different syndromes clinically, so as to clarify the cause, mechanism, and the location of the disease. Acupuncture, or moxibustion, or both of them are performed with manipulations of supplementation and draining according to the prescription of acupoint combination based on syndrome differentiation. This chapter focuses on the introduction of the theory of anaesthesia, therapeutic effects and principles of acupuncture and moxibustion, principles of acupoint combination, and treatment of clinical common diseases in acupuncture and moxibustion. Acupuncture and moxibustion treatment harmonizes the functions of the viscera, bowels, channels and collaterals by means of adjusting yin and yang, reinforcing healthy qi and eliminating pathogenic factors, clearing channels and collaterals, and promoting flow of qi and blood flow via stimuli and heat on acupoints, so as to achieve the goal of preventing and treating diseases.

【复习思考题】

1. 针灸治疗原则与配穴处方原则有哪些？
2. 针灸有哪些治疗作用？
3. 简述针灸配穴处方原则，并举例说明治疗腰痛、头痛、胃痛、中风、失眠等病证的主要穴位。

（孙　华）

参 考 文 献

［1］李家邦. 中医学. 第6版. 北京：人民卫生出版社，2004.

［2］李家邦. 中医学. 第7版. 北京：人民卫生出版社，2008.

［3］陆付耳. 中医学. 北京：高等教育出版社，2006.

［4］程士德. 程士德中医学基础讲稿. 北京：人民卫生出版社，2008.

［5］陈士奎. 中西医结合医学导论. 北京：中国中医药出版社，2005.

［6］贺志光. 中医学. 第4版. 北京：人民卫生出版社，1996.

［7］郑守曾. 中医学. 第5版. 北京：人民卫生出版社，1999.

［8］陆付耳，刘沛霖. 基础中医学. 北京：科学出版社，2003.

［9］河北新医大学. 中医学. 北京：人民卫生出版社，1977.

［10］中国科学技术协会. 中西医结合医学学科发展报告. 北京：中国科学技术出版社，2009.

［11］王洪图. 内经选读. 上海：上海科技出版社，1997.

［12］印会河. 中医基础理论. 上海：上海科学技术出版社，1984.

［13］邓铁涛. 中医诊断学. 上海：上海科学技术出版社，1984.

［14］赵金铎. 中医症状鉴别诊断学. 北京：人民卫生出版社，1984.

［15］陈潮祖. 中医治则与方剂. 第3版. 北京：人民卫生出版社，1995.

［16］沈映君. 中药药理学. 上海：上海科学技术出版社，2001.

［17］田代华. 实用中药辞典. 北京：人民卫生出版社，2002.

［18］高学敏. 中药学. 第2版. 北京：中国中医药出版社，2007.

［19］国家药典委员会. 中华人民共和国药典（2000年版一部）. 北京：化学工业出版社，2000.

［20］王筠默. 中药药理学. 上海：上海科学技术出版社，1985.

［21］杨丽珍，等. 常用中药中西医结合临床应用手册. 南昌：江西科学技术出版社，1998.

［22］邱德文. 现代方剂学. 北京：中医古籍出版社，2006.

［23］王绵之. 方剂学讲稿. 北京：人民卫生出版社，2005.

［24］邓中甲. 方剂学. 北京：中国中医药出版社，2003.

［25］广州中医学院. 方剂学. 上海：上海科学技术出版社，1979.

［26］邱茂良. 针灸学. 上海：上海科学技术出版社，2004.

［27］杨甲三. 腧穴学. 上海：上海科学技术出版社，1984.

［28］沈雪勇. 经络腧穴学. 北京：中国中医药出版社，2016.

［29］伦新. 实用针灸手法学. 北京：人民卫生出版社，2004.

［30］王富春，马铁明. 刺法灸法学. 北京：中国中医药出版社，2016.

［31］梁繁荣，王华. 针灸学. 北京：中国中医药出版社，2016.

［32］高树中，杨骏. 针灸治疗学，北京：中国中医药出版社，2016.

［33］腧穴名称与定位，（GB/T 12346—2006），中华人民共和国国家标准，2006-12-01实施. 中华人民共和国国家质量监督检验检疫总局中国国家标准化管理委员会发布.

［34］耳穴名称与定位（GB/T 13734—2008），中华人民共和国国家标准，2008-07-01 实施. 中华人民共和国国家质量监督检验检疫总局中国国家标准化管理委员会发布.

［35］针灸技术操作规范第 2 部分：头针（GB/T 20709.2—2008），中华人民共和国国家标准，2008-07-01 实施. 中华人民共和国国家质量监督检验检疫总局中国国家标准化管理委员会发布.

［36］针灸技术操作规范第 5 部分：拔罐（GB/T 21709.5—2008），中华人民共和国国家标准，2008-07-01 实施. 中华人民共和国国家质量监督检验检疫总局中国国家标准化管理委员会发布.

［37］针灸技术操作规范第 20 部分：毫针基本刺法（GB/T 21709.20—2009），中华人民共和国国家标准，2009-08-01 实施. 中华人民共和国国家质量监督检验检疫总局中国国家标准化管理委员会发布.

［38］针灸技术操作规范第 8 部分：皮内针（GB/T 21709.8—2008），中华人民共和国国家标准，2008-07-01 实施. 中华人民共和国国家质量监督检验检疫总局中国国家标准化管理委员会发布.